必修 歯科臨床研修実践ハンドブック

Essential Clinical Handbook for Dental Residents

令和6年度 診療報酬改定対応版

●監修

九州歯科大学 口腔機能学講座
クリニカルクラークシップ開発学 教授
粟野 秀慈

福岡歯科大学 総合歯科学講座 総合歯科学 教授
米田 雅裕

●編集

福岡歯科大学 総合歯科学講座
訪問歯科センター 准教授
今井 裕子

福岡歯科大学 総合歯科学講座 総合歯科学 講師
畠山 純子

九州歯科大学 口腔機能学講座
クリニカルクラークシップ開発学 講師
村岡 宏祐

九州歯科大学 口腔機能学講座
クリニカルクラークシップ開発学 准教授
守下 昌輝

福岡歯科大学 総合歯科学講座 総合歯科学 准教授
山田 和彦

九州歯科大学 健康増進学講座
ラーニングデザイン教育推進学 准教授
吉居 慎二

医歯薬出版株式会社

本書のご使用にあたって

1) 項目ごとの目標とポイントは臨床研修歯科医向けに記載されています.

2) 一部項目に示されている「用意するもの」の内容で基本セットは省略しています.

3) 一部項目に記載されている「カルテへの記載」で使用されている診療報酬点数は令和6年9月1日時点の歯科診療報酬点数に従っています.

4) 「カルテへの記載」での記載例には,検査結果や指導内容などの必要な内容が,紙面の都合上,一部省略されています.また表記に使用される用語は,許容されている範囲で記されており,統一はされていません.

5) カルテのフォーマットはスペースの都合上,ケースによって異なっています.

6) 本書に関連する動画をインターネット上で視聴することができます.詳しくは巻末の「本書に付属する動画のご利用について」をご参照下さい.

🎬 動画目次

プロービング（日本歯周病学会，歯周病学基礎実習動画）……………………………………101

口腔清掃　ブラッシング，フロッシング（日本歯周病学会，歯周病学基礎実習動画）………201

暫間固定　接着性レジン固定法，A-sprint，winglock（日本歯周病学会，歯周病学基礎実習動画）………205

超音波スケーリング（日本歯周病学会，歯周病学基礎実習動画）………………………………207

シャープニング（日本歯周病学会，歯周病学基礎実習動画）……………………………………209

スケーラー種類・スケーリング手順（日本歯周病学会，歯周病学基礎実習動画）……………211

ハンドスケーリング上顎，下顎（日本歯周病学会，歯周病学基礎実習動画）…………………211

咬合検査　中心咬合位，側方運動，前方運動・中心滑走（日本歯周病学会，歯周病学基礎実習動画）………218

FlapSurgery，EMD療法・人工骨移植，上唇小帯切除術，歯周パック（粟野秀慈・久保田浩三）………226

縫合（村岡宏祐・守下昌輝）………………………………………………………………………233

普通抜歯（福田　晃・守下昌輝・村岡宏佑）……………………………………………………235

テンポラリークラウン製作法（餅状レジンによる圧接法）（向坊太郎・細川隆司）…………252

筋圧形成（都築　尊）………………………………………………………………………………310

咬合採得─仮想咬合平面の決定，水平的顎間関係の記録（都築　尊）…………………………312

序

　今回，新たに『必修　歯科臨床研修実践ハンドブック』を出版することとなりました．本書の前身は，平成18年度に歯科医師臨床研修が必修化されたのにあわせて，臨床研修のための「必修臨床研修歯科医ハンドブック」（竹原直道，廣藤卓雄監修）として出版されました．その後，2年ごとの診療報酬改定時に改訂を行い，最後の「新臨床研修歯科医ハンドブック　令和4年度診療報酬改定対応版」（廣藤卓雄，粟野秀慈，米田雅裕監修）の内容を基盤として，現状の臨床研修に加えて卒前の診療参加型臨床実習においても活用していただくことをコンセプトに，今回大幅な内容の改訂を行いました．

　令和6年4月1日から改正歯科医師法の施行により，共用試験に合格した歯学生が歯科医師法第17条の規定にかかわらず，大学が行う診療参加型臨床実習において，歯科医師の指導監督のもと，歯科医療に関する知識，技能および態度を修得するために，Student Dentistとして歯科医業を行うことができることとなりました．加えて，卒前の診療参加型臨床実習と卒後の臨床研修は，共通の到達目標の設定を行うなど，臨床研修と診療参加型臨床実習の有機的な連携をはかるシームレス化もはかられております．本書は，九州歯科大学と福岡歯科大学で診療参加型臨床実習・臨床研修に携わる臨床教員が中心となって執筆しており，歯科医師になった際に必要となる包括歯科診療に係るすべての項目を網羅して，臨床研修歯科医だけではなく，卒前の診療参加型臨床実習に参加している学生の皆さんにとっても役立つ内容となっております．

　本書は，臨床研修と診療参加型臨床実習のかかわり，医療保険制度の仕組みと令和6年度診療報酬改定に対応した診療録記載法，感染対策から予防・治療の臨床手技，医療事故対応，周術期口腔機能管理，歯科訪問診療などを含めた有病患者への対応も網羅しており，全国のさまざまな研修プログラムに幅広く対応しております．

　今後の歯科医療を取り巻く環境は，大きく変わっていくでしょう．医療分野における，Digital Transformation（DX）化，生成AIの活用，少子高齢化，人口減少，歯科医療従事者の不足など，先行き不透明な未来ではありますが，そういった中でも，人間性豊かで有能な医療人は，変わらず求められ続けるでしょう．歯科医師としての第一歩を踏み出す皆様が，志を高くもち，患者さんの立場に立てる質の高い歯科医師となるために，本書が皆さんの必携のバイブルとなることを祈念しております．

令和6年9月
監修者　粟野秀慈
　　　　米田雅裕

編集・執筆者一覧

■監修

粟野　秀慈

米田　雅裕

■編集

今井　裕子

畠山　純子

村岡　宏祐

守下　昌輝

山田　和彦

吉居　慎二

■執筆

福岡歯科大学 成長発達歯学講座 障害者歯科学
天野　郁子

九州歯科大学 口腔機能学講座 顎口腔欠損再構築学
有田　正博

九州歯科大学 口腔機能学講座 クリニカルクラークシップ開発学
粟野　秀慈

九州歯科大学 健康増進学講座 地域健康開発歯学
安細　敏弘

福岡歯科大学 口腔・顎顔面外科学講座 口腔外科学
池邉　哲郎

福岡歯科大学 口腔医療センター
泉　利雄

福岡歯科大学 総合歯科学講座 訪問歯科センター
今井　裕子

北海道大学大学院歯学研究院 口腔健康科学分野 予防歯科学
岩﨑　正則

下関市立市民病院 歯科・歯科口腔外科
上原　雅隆

九州歯科大学 口腔機能学講座 歯周病学
臼井　通彦

福岡歯科大学 総合歯科学講座 高齢者歯科学
梅崎陽二朗

アイビーデンタルクリニック
大澤　賢次

九州歯科大学 生体機能学講座 口腔内科学分野
大谷　泰志

福岡歯科大学 総合医学講座 内科学
大星　博明

福岡歯科大学 成長発達歯学講座 成育小児歯科学
岡　暁子

九州歯科大学 口腔機能学講座 総合診療学
鬼塚　千絵

福岡歯科大学 咬合修復学講座 冠橋義歯学
加我　公行

九州歯科大学 健康増進学講座 地域健康開発歯学
角田　聡子

九州歯科大学 健康増進学講座 臨床疫学
角舘　直樹

クルミ歯科
河野　稔広

九州歯科大学 健康増進学講座 顎口腔機能矯正学
川元　龍夫

きむら歯科口腔医院
木村　貴之

九州歯科大学 元教授
久保田浩三

九州歯科大学 生体機能学講座 老年障害者歯科学
久保田潤平

福岡歯科大学 成長発達歯学講座 成育小児歯科学
熊谷　徹弥

九州歯科大学 健康増進学講座 顎口腔機能矯正学
黒石加代子

北九州市立医療センター 歯科
國領　真也

九州歯科大学 口腔機能学講座 総合診療学
木尾　哲朗

九州歯科大学 口腔機能学 口腔再建リハビリテーション学
近藤　祐介

岩手医科大学歯学部 小児歯科学・障害者歯科学
齊藤　桂子

広島大学病院 歯科保存診療科
西藤　法子

九州歯科大学 健康増進学講座 口腔機能発達学
佐伯　桂

九州歯科大学 生体機能学講座 口腔内科学
坂口　修

九州歯科大学 生体機能学講座 歯科侵襲制御学
左合　徹平

九州歯科大学 生体機能学講座 顎顔面外科学
笹栗　正明

福岡歯科大学 総合歯科学講座 総合歯科学
佐藤　絢子

北海道大学大学院歯学研究院 口腔健康科学講座 予防歯科学
佐藤美寿々

九州歯科大学 生体機能学講座 歯科侵襲制御学
椎葉　俊司

広島大学大学院医系科学研究科 歯髄生物学
柴　秀樹

九州歯科大学 口腔保健学科 歯科衛生士育成ユニット
邵　仁浩

厚生労働省 北海道厚生局
曽我部浩一

福岡歯科大学 咬合修復学講座 冠橋義歯学
髙江洲　雄

九州歯科大学 生体機能学講座 顎顔面外科学
高橋　理

福岡歯科大学 成長発達歯学講座 障害者歯科学
田﨑　園子

鹿児島大学大学院医歯学総合研究科 腫瘍学講座 顎顔面放射線学
田中　達朗

九州歯科大学 生体機能学講座 顎顔面外科学
田部　士郎

福岡歯科大学 成長発達歯学講座 矯正歯科学
玉置　幸雄

福岡歯科大学 咬合修復学講座 有床義歯学
都築　尊

九州歯科大学 生体機能学講座 口腔内科学
鶴島　弘基

医療法人社団 湧泉会 ひまわり歯科
冨永　晋二

福岡歯科大学 総合歯科学講座 高齢者歯科学
内藤　徹

九州歯科大学 口腔機能学講座 総合診療学
永松　浩

九州歯科大学 健康増進学講座 総合内科学
中道　郁夫

福岡歯科大学 口腔医療センター
中村　恵子

九州歯科大学 口腔機能学講座 歯周病学
中村　太志

九州歯科大学 健康増進学講座 口腔機能発達学
西田　郁子

西野歯科医院
西野　宇信

九州歯科大学 生体機能学講座 口腔内科学
西牟田文香

医療法人 千昌会 まつうら歯科
布巻　昌仁

九州歯科大学 口腔機能学講座 口腔再建リハビリテーション学
野代　知孝

福岡歯科大学 口腔・顎顔面外科学講座 口腔腫瘍学
橋本憲一郎

福岡歯科大学 総合歯科学講座 総合歯科学
畠山　純子

九州歯科大学 生体機能学講座 顎顔面外科学
土生　学

九州歯科大学 生体機能学講座 口腔内科学
早川　真奈

九州歯科大学 生体機能学講座 顎顔面外科学
原口　和也

医療法人 発達歯科会 おがた小児歯科
原野　望

福岡歯科大学 客員教授
樋口　勝規

九州歯科大学 共通基盤教育部門 社会歯科学研究室
福泉　隆喜

九州歯科大学 口腔保健学科 多職種連携推進ユニット
藤井　航

福岡歯科大学 口腔保健学講座 口腔健康科学
藤本　暁江

古橋歯科医院
古橋　会治

九州歯科大学 名誉教授
細川　隆司

九州歯科大学 口腔機能学講座 顎口腔欠損再構築学
槙原　絵理

九州歯科大学 口腔機能学講座 口腔再建リハビリテーション学
正木　千尋

福岡歯科大学 咬合修復学講座 冠橋義歯学
松浦　尚志

九州歯科大学 生体機能学講座 歯科放射線学
松本　忍

大阪歯科大学 口腔外科学第二講座
三次　翔

北海道大学大学院歯学研究院 口腔病態学分野 口腔診断内科学
宮本　郁也

九州歯科大学 口腔機能学講座 口腔再建リハビリテーション学
向坊　太郎

九州歯科大学 口腔機能学講座 口腔再建リハビリテーション学
宗政　翔

九州歯科大学 口腔機能学講座 クリニカルクラークシップ開発学
村岡　宏祐

九州歯科大学 健康増進学講座 口腔機能発達学
森川　和政

九州歯科大学 口腔機能学講座 クリニカルクラークシップ開発学
守下　昌輝

九州歯科大学 生体機能学講座 歯科放射線学講座
森本　泰宏

愛知学院大学歯学部 歯内治療学講座
諸冨　孝彦

福岡歯科大学 咬合修復学講座 冠橋義歯学
山口雄一郎

福岡歯科大学 総合歯科学講座 総合歯科学
山田　和彦

九州歯科大学 健康増進学講座 ラーニングデザイン教育推進学
吉居　慎二

九州歯科大学 生体機能学講座 口腔内科学
吉岡　泉

九州歯科大学 生体機能学講座 口腔内科学
吉賀　大午

福岡歯科大学 口腔治療学講座 歯周病学
吉永　泰周

福岡歯科大学 総合歯科学講座 総合歯科学
米田　雅裕

九州歯科大学 口腔機能学講座 口腔保存治療学
鷲尾　絢子

北九州市立八幡病院 歯科
渡辺　幸嗣

必修 歯科臨床研修実践ハンドブック
令和6年度診療報酬改定対応版

CONTENTS

歯科医師臨床研修制度の概要 ……………………………………………………………………………… *2*

第1章 歯科医師としての心構え

1 臨床を行うにあたってのクリニカルポリシー …………………………… *6*
2 歯科医師のマナー ……………………………………………………………… *8*
3 歯科医師と患者 ………………………………………………………………… *10*
4 歯科医師とコデンタルスタッフ …………………………………………… *12*
5 診療前の準備 …………………………………………………………………… *14*
6 診療後の情報整理・評価 …………………………………………………… *16*

第2章 医療保険制度を知る

1 医療保険制度の仕組み ……………………………………………………… *18*
2 保険診療の流れ ………………………………………………………………… *22*
3 診療録（カルテ）の書き方 ………………………………………………… *24*

第3章 医療安全，感染対策

1 医療安全，感染対策の基本 ………………………………………………… *28*
2 ラバーダム防湿法 ……………………………………………………………… *30*
3 診療器具，機材の消毒法・滅菌法 ………………………………………… *32*
4 医療事故が起きたときの対応 ……………………………………………… *34*
5 針刺し・切創の予防 …………………………………………………………… *36*
6 針刺し・切創，皮膚・粘膜曝露 …………………………………………… *38*
7 薬物アレルギー ………………………………………………………………… *42*
8 薬剤による皮膚・粘膜の刺激 ……………………………………………… *44*
9 誤飲・誤嚥事故 ………………………………………………………………… *46*
10 バーによる損傷 ………………………………………………………………… *48*
11 上顎洞穿孔 ……………………………………………………………………… *50*
12 抜歯中に根尖が破折したときの対応 ……………………………………… *52*
13 難抜歯のための抜歯中止時の対応 ………………………………………… *54*
14 皮下気腫 ………………………………………………………………………… *56*
15 髄床底穿孔時の対応 …………………………………………………………… *58*
16 抜歯後異常出血 ………………………………………………………………… *62*
17 ドライソケット ………………………………………………………………… *64*
18 顎関節脱臼 ……………………………………………………………………… *66*

第4章　医療面接の仕方

1 患者の悩みを聴取する ································ 68
2 患者に説明する ···································· 70
3 患者に動機づけする ································ 72

第5章　検査・診断・治療計画

1 頭頸部および口唇・口腔内の診察 ················ 74
2 デンタルエックス線画像撮影法 ·················· 78
3 パノラマエックス線画像撮影法 ·················· 82
4 全身用 CT および歯科用コーンビーム CT 撮影法 ··· 84
5 口腔内カラー写真撮影法 ························ 86
6 スタディモデルによる検査・診断 ················ 88
7 習癖（口呼吸，ブラキシズム）の検査・診断 ······· 90
8 口腔顔面痛の検査・診断 ························ 92
9 う蝕の検査・診断 ································ 94
10 歯髄炎の検査・診断 ······························ 96
11 根尖性歯周炎の検査・診断 ······················ 98
12 歯周組織の検査・診断 ·························· 100
13 顎関節症の検査・診断 ·························· 102
14 不正咬合の検査・診断 ·························· 108
15 口腔乾燥症の検査・診断 ························ 110
16 口腔機能低下症の検査・診断 ···················· 112
17 口腔機能発達不全症の検査・診断 ················ 116
18 摂食機能療法の評価 ···························· 118
19 小児の口腔軟組織疾患，口腔習癖に対する検査・診断 ··· 122
20 バイタルサインの測定 ·························· 124
21 口臭症の検査・診断 ···························· 126
22 総合治療計画 ·································· 128

第6章　予防・管理

1 予防・管理のしくみ ···························· 130
2 う蝕の予防・管理 ······························ 132
3 歯周疾患の予防・管理 ·························· 134

第7章　局所麻酔法

1 浸潤麻酔法 ···································· 136
2 伝達麻酔法，その他の麻酔法 ···················· 140
3 笑気吸入鎮静法 ································ 140

第8章　投薬の基本知識

1 抗菌薬，鎮痛薬の投薬法 ························ 142
2 外用薬の投薬法 ································ 146
3 小児への投薬法 ································ 148
4 妊婦・授乳婦への投薬法 ························ 150

vii

第9章　う蝕修復処置法

1 切削器具の使い方 ······························· *152*
2 切削器具使用時のポジショニング ·············· *154*
3 初期う蝕の処置 ······························ *156*
4 軟化象牙質の除去（う蝕検知液の使用法）······· *158*
5 覆髄（歯髄保護処置）····················· *160*
6 グラスアイオノマーセメント修復 ················ *162*
7 コンポジットレジン修復 ······················· *164*
8 メタルインレー修復 ························· *168*
9 CAD/CAM インレー修復 ······················ *171*

第10章　歯内療法

1 麻酔抜髄法 ································· *174*
2 電気的根管長測定法 ····················· *180*
3 インレー，クラウン，ポストコアの除去法 ········· *182*
4 感染根管処置法 ··························· *184*
5 歯肉息肉除去 ······························ *188*
6 根管貼薬の選択基準 ······················· *190*
7 根管充塡 ································· *192*

第11章　歯周治療

1 歯周治療の流れ ······························ *196*
2 歯口清掃指導法（プラークコントロール）········· *200*
3 Professional Tooth Cleaning（PTC）·········· *202*
4 暫間固定（TFix）························· *204*
5 超音波スケーラー，エアスケーラーの使用法 ······· *206*
6 シャープニングの方法 ························ *208*
7 スケーリング・ルートプレーニングの方法 ········· *210*
8 歯周ポケット掻爬の方法 ······················ *214*
9 歯周疾患に対する薬剤の応用法 ················· *216*
10 咬合調整，歯冠形態修正 ····················· *218*
11 慢性歯周炎の急性発作時の対応 ················· *220*
12 知覚過敏に対する治療 ························ *222*
13 歯周外科療法 ······························ *224*
14 インプラント周囲炎 ························· *228*

第12章　口腔外科手術

1 口腔内切開の基本 ··························· *230*
2 縫合の基本 ······························ *232*
3 抜歯 ································· *234*
4 切開排膿術 ······························ *238*

第13章 口腔粘膜疾患

1 アフタ性口内炎への対応 ………………………………………………… 240

2 口腔カンジダ症への対応 ………………………………………………… 242

3 口腔癌の疑いのある症例への対応 ……………………………………… 244

4 粘液嚢胞への対応 ………………………………………………………… 246

第14章 歯冠補綴

1 メタルコアによる支台築造 ……………………………………………… 248

2 レジンコアによる支台築造 ……………………………………………… 250

3 テンポラリークラウンの製作法 ………………………………………… 252

4 クラウンの歯冠形成 ……………………………………………………… 254

5 部分被覆冠の歯冠形成 …………………………………………………… 258

6 歯冠形成後の印象採得，咬合採得 ……………………………………… 260

7 歯冠補綴装置の装着 ……………………………………………………… 262

8 クラウンの脱離への対応 ………………………………………………… 264

9 小臼歯のハイブリットレジン CAD/CAM 冠 ………………………… 266

第15章 欠損補綴

1 欠損補綴の選択基準 ……………………………………………………… 268

2 欠損補綴の流れ …………………………………………………………… 270

第16章 ブリッジ

1 ブリッジ設計の基本 ……………………………………………………… 272

2 ブリッジのための歯冠形成 ……………………………………………… 274

3 ブリッジのための印象採得，咬合採得 ………………………………… 276

4 ブリッジの試適 …………………………………………………………… 278

5 ブリッジの装着 …………………………………………………………… 280

第17章 部分床義歯

1 不適合部分床義歯への対応 ……………………………………………… 282

2 部分床義歯の設計 ………………………………………………………… 284

3 部分床義歯の印象採得 …………………………………………………… 286

4 部分床義歯の咬合採得 …………………………………………………… 288

5 部分床義歯の試適 ………………………………………………………… 290

6 部分床義歯の装着 ………………………………………………………… 292

7 部分床義歯のリライン …………………………………………………… 294

8 部分床義歯の修理 ………………………………………………………… 296

第18章 全部床義歯

1 小さすぎる外形の全部床義歯への対応 ………………………………… 298

2 義歯装着時の痛みへの対応 ……………………………………………… 300

3 義歯床下組織の診察 ……………………………………………………… 302

4 旧義歯を活用して顎位を修正する方法 ……………………………… *304*

5 ティッシュコンディショニングの方法 ……………………………… *306*

6 全部床義歯の印象採得 1（概形印象）……………………………… *308*

7 全部床義歯の印象採得 2（精密印象）……………………………… *310*

8 全部床義歯の咬合採得 …………………………………………… *312*

9 ろう義歯の試適 …………………………………………………… *314*

10 全部床義歯の装着 ………………………………………………… *316*

11 全部床義歯のリライン …………………………………………… *318*

12 全部床義歯の修理 ………………………………………………… *320*

第19章　小児の歯科治療

1 小児患者への対応 ………………………………………………… *322*

2 小児に対する口腔衛生指導 ……………………………………… *324*

3 小児に対するフッ化物応用 ……………………………………… *326*

4 乳歯・幼若永久歯のシーラント ………………………………… *328*

5 乳歯の修復処置 …………………………………………………… *330*

6 生活歯髄切断法 …………………………………………………… *332*

7 乳歯の麻酔抜髄法 ………………………………………………… *334*

8 小児のう蝕治療における継続管理の流れ ……………………… *336*

9 乳歯の抜歯 ………………………………………………………… *338*

10 保隙装置の装着 …………………………………………………… *340*

11 外傷への対応 ……………………………………………………… *344*

12 小児の口腔習癖への対応 ………………………………………… *348*

13 矯正装置の装着 …………………………………………………… *350*

第20章　有病者の歯科治療

1 有病患者への対応 ………………………………………………… *352*

2 歯科訪問診療の実際 ……………………………………………… *354*

3 周術期口腔機能管理 ……………………………………………… *356*

4 摂食機能療法の実際 ……………………………………………… *358*

第21章　情報検索ほか関連事項

1 医療情報の検索 …………………………………………………… *362*

2 Evidence-Based Dentistry（根拠に基づく歯科医療）…………… *372*

3 技工指示書の書き方 ……………………………………………… *376*

4 処方箋の書き方 …………………………………………………… *378*

5 投薬・注射・麻酔の保険請求 …………………………………… *380*

6 医療情報提供書（紹介状・照会状）の書き方 ………………… *384*

7 臨床検査値の読み方 ……………………………………………… *386*

索引 ……………………………………………………………………… *391*

付録　歯科診療報酬点数早見表 ………………………………………… *401*

必修 歯科臨床研修実践ハンドブック
令和6年度診療報酬改定対応版

歯科医師臨床研修制度の概要 ……………………………………………… 2

第 1 章　歯科医師としての心構え ………………………………… 6

第 2 章　医療保険制度を知る ……………………………………… 18

第 3 章　医療安全，感染対策 ……………………………………… 28

第 4 章　医療面接の仕方 …………………………………………… 68

第 5 章　検査・診断・治療計画 …………………………………… 74

第 6 章　予防・管理 ………………………………………………… 130

第 7 章　局所麻酔法 ………………………………………………… 136

第 8 章　投薬の基本知識 …………………………………………… 142

第 9 章　う蝕修復処置法 …………………………………………… 152

第10章　歯内療法 …………………………………………………… 174

第11章　歯周治療 …………………………………………………… 196

第12章　口腔外科手術 ……………………………………………… 230

第13章　口腔粘膜疾患 ……………………………………………… 240

第14章　歯冠補綴 …………………………………………………… 248

第15章　欠損補綴 …………………………………………………… 268

第16章　ブリッジ …………………………………………………… 272

第17章　部分床義歯 ………………………………………………… 282

第18章　全部床義歯 ………………………………………………… 298

第19章　小児の歯科治療 …………………………………………… 322

第20章　有病者の歯科治療 ………………………………………… 352

第21章　情報検索ほか関連事項 …………………………………… 362

歯科医師臨床研修制度の概要

■ 目　標

・歯科医師臨床研修制度について理解する.

Point

・歯科医師臨床研修制度の概要を理解する.
・歯科医師臨床研修の到達目標について理解する.

■ 歯科医師臨床研修制度

　歯科医師臨床研修制度は平成18年度から必修化され，歯科医師法第十六条の二に「診療に従事しようとする歯科医師は，一年以上，歯学若しくは医学を履修する過程を置く大学に附属する病院（歯科医業を行わないものを除く.）又は厚生労働大臣の指定する病院若しくは診療所において臨床研修に従事しなければならない.」と規定されている.

1 **研修期間**：1年以上，大学病院および厚生労働大臣が指定する病院または診療所で行う.

2 **対象**

　1）診療に従事しようとする歯科医師

　2）平成18年4月1日以降に歯科医師免許の申請を行い，歯科医師免許を受けた者

3 **臨床研修施設**

　1）単独型臨床研修施設：単独でまたは研修協力施設と共同して臨床研修を行う病院または診療所.

　2）管理型臨床研修施設：他の病院または診療所と共同して臨床研修を行う病院または診療所（単独型臨床研修施設に該当するものを除く）であって，当該臨床研修の管理を行うもの.

　3）協力型（I）臨床研修施設：他の病院または診療所と共同して三月以上の臨床研修を行う病院または診療所（単独型臨床研修施設および管理型臨床研修施設に該当するものを除く）.

　4）協力型（II）臨床研修施設：他の病院または診療所と共同して五日以上三十日以内の臨床研修を行う病院または診療所（単独型臨床研修施設および管理型臨床研修施設に該当するものを除く）.

　5）研修協力施設：臨床研修施設と共同して臨床研修を行う施設であって，臨床研修施設および歯学もしくは医学を履修する過程を置く大学に付属する病院（歯科医業を行わないものを除く）以外のもの. なお，研修協力施設としては，たとえば，へき地・離島診療所，病院，診療所，保健所，介護施設，社会福祉施設，赤十字血液センター，各種検診・健診の実施施設等が考えられること.

　　なお，研修協力施設は，原則として，研修歯科医自らが診療に関わる研修を行う施設を含まないものとすること.

4 **臨床研修の実施方法**

　臨床研修の基本理念に則った研修プログラムに基づいて実施される.

5 **評価方法と修了認定**

　各単独型，管理型臨床研修施設が定めた「修了判定を行う項目」および「修了判定を行う基準」

に則り，評価を行う．また，最終的な修了判定は，単独型，管理型臨床研修施設の研修管理委員会が行う．

6 修了後の手続き

　臨床研修を修了した者は研修修了後，その旨を歯科医籍へ登録する申請の手続きを行う必要がある．また厚生労働大臣は，歯科医籍へ登録がなされたときは，臨床研修修了登録証を交付する．なお，臨床研修が未修了の場合，歯科診療所などの開設者・管理者になれない．

■ 歯科医師臨床研修の到達目標

　歯科医師臨床研修の到達目標は，令和3年の歯科医師臨床研修制度改正に伴い新たな到達目標が示された．新たな到達目標は，「A. 歯科医師としての基本的価値観（プロフェッショナリズム）」「B. 資質・能力」「C. 基本的診療業務」の3つから構成されている（**図**）．

　「C. 基本的診療業務」は「1. 基本的診療能力等」と「2. 歯科医療に関連する連携制度の理解等」から構成されており，「1. 基本的診療能力等」は「B. 資質・能力」のうち「2. 歯科医療の質と安全の管理」「3. 医学知識と問題対応能力」「4. 診療技能と患者ケア」「5. コミュニケーション能力」に相当する具体的な到達目標が示されている．また，「2. 歯科医療に関連する連携制度の理解等」は，「B. 資質・能力」のうち「6. チーム医療の実践」「7. 社会における歯科医療の実践」に相当する到達目標が示されている．

　また，「C. 基本的診療業務」には，「必修」および「選択」項目があるが，単独型および管理型臨床研修施設は「研修プログラムの設定についての考え方」に則り，施設の状況に即した到達目標を作成することとしている（次頁以降に示す）．

A. 歯科医師としての基本的価値観（プロフェッショナリズム）

1. 社会的使命と公衆衛生への寄与　　　2. 利他的な態度
3. 人間性の尊重　　　　　　　　　　　4. 自らを高める姿勢

B. 資質・能力

1. 医学・医療における倫理性
2. 歯科医療の質と安全の管理
3. 医学知識と問題対応能力
4. 診療技能と患者ケア
5. コミュニケーション能力
6. チーム医療の実践
7. 社会における歯科医療の実践
8. 科学的探究
9. 生涯にわたって共に学ぶ姿勢

C. 基本的診療業務

1. 基本的診療能力等
（1）基本的診察・検査・診断・診療計画
（2）基本的臨床技能等
（3）患者管理
（4）患者の状態に応じた歯科医療の提供

2. 歯科医療に関連する連携と制度の理解等
（1）歯科専門職間の連携
（2）多職種連携、地域医療
（3）地域保健
（4）歯科医療提供に関連する制度の理解

図　歯科医師臨床研修の到達目標の構成

〔厚生労働省，歯科医師臨床研修の制度改正の概要について（改）〕

■ C. 基本的診療業務 〔厚生労働省, 歯科医師臨床研修の制度に関するワーキンググループ報告書（改）〕

研修プログラムの設定についての考え方
・「必修」項目：研修プログラムに設定された到達目標を達成するために必要な症例数のうち，60%以上を含むこと.
・「選択」項目：「1. 基本的な診療能力等」における「選択」項目から1項目以上，「2. 歯科医療に関連する連携と制度の理解等」における「選択」項目から2項目以上を選択すること. ただし，必ず「(2) 多職種連携，地域医療」の項目を含むこと.

1) 基本的診療能力等

本項目は，「B. 資質・能力」のうち，「2. 歯科医療の質と安全の管理」「3. 医学知識と問題対応能力」「4. 診療技能と患者ケア」「5. コミュニケーション能力」に相当する具体的な到達目標を示す.

(1) 基本的診察・検査・診断・診療計画

①患者の心理的・社会的背景を考慮した上で，適切に医療面接を実施する.（必修）

②全身状態を考慮した上で，顎顔面及び口腔内の基本的な診察を実施し，診察所見を解釈する.（必修）

③診察所見に応じた適切な検査を選択，実施し，検査結果を解釈する.（必修）

④病歴聴取，診察所見及び検査結果に基づいて歯科疾患の診断を行う.（必修）

⑤診断結果に基づき，患者の状況・状態を総合的に考慮した上で，考え得る様々な一口腔単位の診療計画を検討し，立案する.（必修）

⑥必要な情報を整理した上で，わかりやすい言葉で十分な説明を行い，患者及び家族の意思決定を確認する.（必修）

(2) 基本的臨床技能等

①歯科疾患を予防するための口腔衛生指導，基本的な手技を実践する.（必修）

②一般的な歯科疾患に対応するために必要となる基本的な治療及び管理を実践する.（必修）

  a. 歯の硬組織疾患

  b. 歯髄疾患

  c. 歯周病

  d. 口腔外科疾患

  e. 歯質と歯の欠損

  f. 口腔機能の発達不全，口腔機能の低下

③基本的な応急処置を実践する.（必修）

④歯科診療を安全に行うために必要なバイタルサインを観察し，全身状態を評価する.（必修）

⑤診療に関する記録や文書（診療録，処方せん，歯科技工指示書等）を作成する.（必修）

⑥医療事故の予防に関する基本的な対策について理解し，実践する.（必修）

(3) 患者管理

①歯科治療上問題となる全身的な疾患，服用薬剤等について説明する.（必修）

②患者の医療情報等について，必要に応じて主治の医師等と診療情報を共有する.（必修）

③全身状態に配慮が必要な患者に対し，歯科治療中にバイタルサインのモニタリングを行う.（必修）

④歯科診療時の主な併発症や偶発症への基本的な対応法を実践する.（必修）

⑤入院患者に対し，患者の状態に応じた基本的な術前・術後管理及び療養上の管理を実践する.

（選択）

（4）患者の状態に応じた歯科医療の提供

①妊娠期，乳幼児期，学齢期，成人期，高齢期の患者に対し，各ライフステージに応じた歯科疾患の基本的な予防管理，口腔機能管理について理解し，実践する．（必修）

②各ライフステージ及び全身状態に応じた歯科医療を実践する．（必修）

③在宅療養患者等に対する訪問歯科診療を経験する．（選択）

④障害を有する患者への対応を実践する．（選択）

2）歯科医療に関連する連携と制度の理解等

本項目は，関連する「B. 資質・能力」のうち「6.　チーム医療の実践」「7.　社会における歯科医療の実践」に相当する具体的な到達目標を示す．

（1）歯科専門職間の連携

①歯科衛生士の役割を理解し，予防処置や口腔衛生管理等の際に連携を図る．（必修）

②歯科技工士の役割を理解し，適切に歯科技工指示書を作成するとともに，必要に応じて連携を図る．（必修）

③多職種によるチーム医療について，その目的，各職種の役割を理解した上で，歯科専門職の役割を理解し，説明する．（必修）

（2）多職種連携，地域医療

①地域包括ケアシステムについて理解し，説明する．（必修）

②地域包括ケアシステムにおける歯科医療の役割を説明する．（必修）

③在宅療養患者や介護施設等の入所者に対する介護関係職種が関わる多職種チームについて，チームの目的を理解し，参加する．（選択）

④訪問歯科診療の実施にあたり，患者に関わる医療・介護関係職種の役割を理解し，連携する．（選択）

⑤離島やへき地における地域医療を経験する．（選択）

⑥がん患者等の周術期等口腔機能管理において，その目的及び各専門職の役割を理解した上で，多職種によるチーム医療に参加し，基本的な口腔機能管理を経験する．（選択）

⑦歯科専門職が関与する多職種チーム（例えば栄養サポートチーム，摂食嚥下リハビリテーションチーム，口腔ケアチーム等）について，その目的及び各専門職の役割を理解した上で，チーム医療に参加し，関係者と連携する．（選択）

⑧入院患者の入退院時における多職種支援について理解し，参加する．（選択）

（3）地域保健

①地域の保健・福祉の関係機関，関係職種を理解し，説明する．（必修）

②保健所等における地域歯科保健活動を理解し，説明する．（必修）

③保健所等における地域歯科保健活動を経験する．（選択）

④歯科健診を経験し，地域住民に対する健康教育を経験する．（選択）

（4）歯科医療提供に関連する制度の理解

①医療法や歯科医師法をはじめとする医療に関する法規及び関連する制度の目的と仕組みを理解し，説明する．（必修）

②医療保険制度を理解し，適切な保険診療を実践する．（必修）

③介護保険制度の目的と仕組みを理解し，説明する．（必修）

〈藤本暁江，米田雅裕〉

第 1 章 歯科医師としての心構え

1 臨床を行うにあたってのクリニカルポリシー

■ 目 標

・患者本位の安心・安全で良質な歯科医療サービスを提供する．

Point
・患者と真摯に向き合う．
・チーム医療を実践する．
・日々の振り返り習慣を大切にする．

■ はじめに

　歯科医師としての最初の1年である臨床研修が今から始まろうとしている．卒前教育の診療参加型臨床実習と卒後の臨床研修のシームレス化が進められる中で，卒前の臨床実習と卒後の臨床研修で，臨床を行うにあたってのクリニカルポリシー（臨床方針）に何か違いがあるのだろうか．基本，実習生であれ，臨床研修歯科医であれ，歯科医療サービスを提供する立場である以上，求められるクリニカルポリシーには大きな違いはなく，臨床の場すべてにおいて，患者本位の安心・安全で良質な歯科医療サービスを提供することが最も重要なポリシー（方針）となる．

　一方，歯科医師免許をもつ臨床研修歯科医には，実習生とは違い，歯科医師としての明確な社会的責任が生じる．そのため歯科医師として歯科医業を生業とするからには，法令遵守とあわせて，生涯にわたって日々進歩する歯科医療技術を研鑽，修得することが求められる．今後の歯科医師としての礎を築く大切な最初のステップが，まさしく臨床研修の期間といえる．

■ 患者に真摯に向き合う

　患者の多くは病気などでさまざまな悩みを抱えており，それらの問題を解決することを求めて医療機関を受診する．また患者が初めての医療機関を受診する際には，多かれ少なかれ，不安な気持ちを抱いている．患者の中には，自分の担当医が臨床研修歯科医であった場合に，より不安な気持ちになる者も少なくない．

　臨床研修歯科医も同様である．初対面の患者がいったいどういう患者なのか，自分自身が担当で務まるのか，など多くの不安をもち，患者と対面することになる．実はこれは臨床研修歯科医に限ったことではないが，医療サービスを提供する側の人間としては，患者に対する不安な気持ちより，患者の悩みや不安な気持ちを解消するためにはどうしたらいいか，患者のことを第一に考えて，真摯に患者に向き合うことが求められる．たとえ患者が臨床研修歯科医に対して不安な気持ちを抱いていたとしても，自分の話をしっかり聞いてくれて，誠実に対応されることにより，多くの患者はいつしか臨床研修歯科医に対して不安感より信頼感が勝ることになるであろう．

　一方，患者に真摯に向き合うほど，「患者の問題は何か？」「何が原因なのか？」「最適な治療法は何か？」など自問自答することになる．これは臨床研修歯科医として非常に大切なプロセスといえる．最終的な診断や治療方針は，指導歯科医や上級歯科医と議論する中で決まっていくが，最初から指導

歯科医に頼るのではなく，常に自問自答して悩むことによって，また並行して「今の自分でどこまで対応できるのか？」「自分自身に必要な準備は何なのか？」など，自分に足りない臨床能力を見極めたうえで，事前に準備をしっかりするなどの具体的な行動をとることにより，歯科医師として必要な臨床能力の向上につながっていくであろう．

■ チーム医療を実践する

　まだ臨床経験が十分でない臨床研修歯科医が患者の診療を行っていくことは，医療サービスの質の低下につながる危険性があるが，大学附属病院のような医育機関での臨床実習ならびに臨床研修の実施において医療サービスの質を確保することは必須条件である．歯科医療は1人の患者に対して，1人の歯科医師のみがかかわっているわけではない．実際は，患者に良質な歯科医療サービスを提供するために，患者にかかわる指導歯科医や臨床研修歯科医といった歯科医師のほか，歯科衛生士，歯科助手，歯科技工士，受付などのスタッフがチームとなり，専門家として適材適所で関与している．

　また現代の歯科医療は，有病者への対応，在宅医療への対応など，医師，看護師，保健師，薬剤師などほかの医療職とのかかわりも多く，1人の患者に対して，さまざまな職域の専門家と連携して，歯科医師としてかかわっていくことになる．一般的に医療機関の医療サービスの質は，医師1人の力ではなく，そこにかかわっているすべてのスタッフの総合力が反映されているといえる．したがって，臨床研修歯科医は自分が担当する患者に関して常にほかのスタッフと情報共有したうえで，最善の医療サービスを提供するよう，患者の治療に関してチームで対応する意識をもち，実践していくことが求められる．

■ 日々の経験を振り返る

　患者に満足してもらえる，安心・安全で良質な歯科医療サービスを提供できるようになるためには，患者にかかわるすべてのスタッフのそれぞれの専門家としての能力を高めていく必要がある．臨床研修歯科医も同様である．日々さまざまな経験を積んでいく中で，常に問題意識をもち，「よかった点と悪かった点は？」「何が問題で悪かったのか？」「問題をどうやって解決するのか？」「次にするときにはどうしたらいいのか？」など，問題解決のための改善を日々行っていく振り返り習慣をもつことは，歯科医師としての大切な要素である問題発見能力と問題解決能力の向上に結びつく．振り返り習慣の必要性は歯科医師に限ったことではなく，振り返り習慣をもたないということは，どの業種であっても，仕事をしていく中で，問題に気づかない，問題に気づいたとしても問題が解決できないという，業務を遂行するうえでの重要な要素の欠如に結びつく．

　臨床経験がまだ浅い今だからこそ，患者のことを第一に考えて，1つ1つの経験を無駄にせず，謙虚に日々の診療を振り返っていくことが臨床研修歯科医に強く求められているのである．

〈栗野秀慈〉

2 歯科医師のマナー

■ 目 標

・歯科医師として患者に接する際に必要な原則と守るべきルールを理解する．

Point

・医療接遇の5原則は「身だしなみ」「挨拶」「表情」「言葉遣い」「傾聴する態度」である．
・歯科医師が守るべきルールは多岐にわたるが，特に「時間を守る」「秘密を守る」「患者の安全を守る」ことが重要である．

■ 身だしなみ

われわれは，言葉を用いて相手に自分の意思を伝えているが，言葉以外からも多くの情報が相手に伝わっている．患者は，歯科医師と対面したときに，まず外見でどういう人物なのかを判断する．最初のイメージは心理的に強い影響を与えるので，誤解されないよう，身なりには注意する（**図**）．
　①清潔な白衣を着用し，前のボタンはきちんと留める．
　②髪，爪，メイクは清潔感を心がけ，臭いにも注意する．
　③診療に適した靴を履く．

■ 挨 拶

挨拶の「挨」には「心を開く」，「拶」には「心に迫る」という意味があり，相手とのコミュニケーションをとるのに大切な手段である．初対面の患者との場合は特に重要で，好印象を与えるよう努力する．たとえば，相手の目をみて朗らかな表情と声で挨拶する，目線の高さを合わせるなどがポイントである．さらに，状況に合わせて「今日も良い天気ですね」「お元気そうで安心しました」などの一言を付け加えるのもよい．

また，挨拶は丁寧な言葉で行う必要があるが，過度にかしこまり過ぎると，相手もかしこまってしまうため注意する．

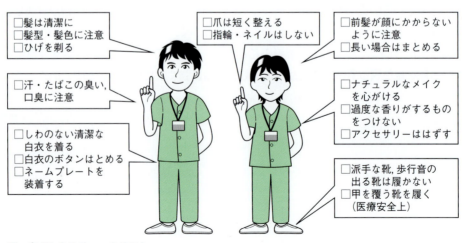

図　身だしなみチェックリスト

■ 表　情

　患者は直接話をしていなくても，医療従事者の表情をよくみている．日ごろから柔らかな表情で仕事に取り組むよう心がける必要がある．「いつ話しかけてもらっても大丈夫です」と無言でも伝わるような穏やかな雰囲気をつくるとよい．患者と話をするときも柔らかな表情を意識すると，患者の心が解きほぐされコミュニケーションが円滑に進むようになる．また，患者がつらい，不安などの感情をもっている場合は，相手に合わせて寄り添うように表情を変えることが必要である．

　口角が上がった表情が習慣になると，周囲だけでなく自分自身も明るい気持ちを維持しやすいといわれている．

■ 言葉づかい

　診療室では丁寧な言葉づかいとし，仲間同士で使うような言葉は口にしないようにする．待合室やエレベーターなどで同僚と会話するときも常に患者が聞いていると意識することが必要である．また患者に対しては，患者が理解しにくい専門用語や略号を使わず，一般の人が使う言葉に置き換えて話すようにする．高齢の患者に対しても尊厳を損なわないような口調を心がける（親しみを込めたつもりで馴れ馴れしい話し方をすることは避ける）．

　また，電話の応対や患者以外の外部の人に対しても正しい敬語を使う．

■ 患者の声に耳を傾ける態度

　身体に不調を抱えた患者は心にも大きな不安を抱えている．歯科医師が患者の声にしっかりと耳を傾けていると，患者は「先生は私を理解しようとしてくれている」と感じ，心の不安が解きほぐされ，いろいろな話をしてくれるようになる．逆に，「話をよく聞いてくれない」と患者が感じると信頼関係の構築が難しくなる．

　患者の話を傾聴し，信頼関係が生まれるとその後の治療がやりやすくなり，クレームなどのトラブルも少なくなる．

■ 時間を守る

　社会人として，時間を守るのは当たり前である．アポイントメント時間に遅れないよう，前日および当日朝に予定を確認する．また，患者が早く来院したり，アポイントメント時間を間違って来た場合には，スタッフと連携して他の患者に迷惑がかからないよう対処する．常にアポイントメントを確認し，当日の診療内容を事前に把握しておく．

■ 秘密を守る（守秘義務）

　歯科医師の守秘義務は刑法にも定められており，診療により知り得た情報は，裁判などの正当な事由がある場合を除き，患者本人の同意なく，譲渡や開示などは一切しない．また，廊下や食堂で同僚と患者の話などをしていて他の患者に聞かれると，個人情報保護の観点から問題になることがある．

■ 患者の安全を守る（患者安全）

　病院には危険な要素，感染源となるものがたくさんある．また，患者は抵抗力が低下しており，事故や感染に弱いという問題がある．歯科医師は常に医療安全，感染対策に留意する必要がある．「患者を守る」ことを心がけていると，自分たち医療従事者の安全も確保することができる．

〈米田雅裕〉

第1章 歯科医師としての心構え

3 歯科医師と患者

■ 目　標

・患者との信頼関係を構築する.

Point

・歯科医師として自分の使命を自覚する.
・患者対応の基本姿勢を身につける.
・患者とのコミュニケーションをとる.
・インフォームド・コンセントを行う.

■ 歯科医師としての心がけ

　卒前の臨床実習では，初めて臨床の現場にのぞんで，高い理想と信念をもって患者に接していたと思う．卒後研修も初心にかえって歯科医療の本質を知るよい機会である．研修歯科医が技術的に未熟であるのは当然であり，失敗したり怒られたりしても粘り強く研修を続けることである.

　図は日本歯科医師会の調査結果で，過去に治療を受けて満足した理由，現在治療を受けていて満足している理由を示している．当然，多くの患者が歯科医師の治療技術の高さで満足しているが，それ以外の理由でも満足していることがわかる．待ち時間がないことや十分な説明など，治療技術がまだ高くない研修医でも対応できる内容である．技術は徐々に身についていくが，まずは約束時間に治療を行い，しっかり説明するなど基本的なことを実践することが重要である.

■ 柔軟性のある心をもつ

　患者が歯科医療に求めることで最初にあげられるのは「痛みをなくす」ことである．次に，痛みはないが心配だから診てほしいといった患者が，不安を取り払うために来院することがある．また，口腔健診やセカンドオピニオンを目的に来院することもある．こうしたニーズに対して，常に冷静に患者の気持ちになって考え，対応することが大切である.

　苦痛や不安をもって来院する患者は，歯科医師や歯科衛生士に対して，丁寧で親切な応対を求めて

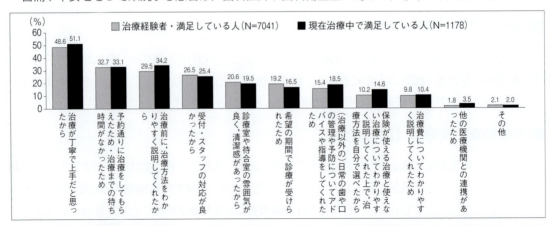

図　歯科医師や歯科医院に対し満足している理由〔「歯科医療に関する一般生活者意識調査」（日本歯科医師会，2016）〕

いる．診療時間以外のちょっとした気配りが，患者の不安感，緊張感を和らげる．

　研修歯科医は，技能を学ぶためだけに研修するのではなく，スタッフの一員として常に患者の立場に立ち，一人ひとりの患者の状況に対して，責任をもってきめ細かく対応することが求められる．したがって，患者に対して「相手の身になって考える」ということが最も大切なことである．自分自身が健康で患者を温かく迎えることができ，愛情をもって患者とコミュニケーションをとること，気負うことなく自然に振る舞い，患者に柔軟に対応する姿勢をもつことが，患者との良好な関係につながる．

■ 患者−歯科医師間の信頼関係の確立

　医療は，病気だけを診るのではなく，病気で苦しんでいる患者の心理や，生活環境までを含めて診るものである．したがって，歯科医師は患者の不安や悩みを理解して意思の疎通をはかり，患者とお互いに協力して病気に対する共通認識をもち，患者−歯科医師間の信頼関係を確立できるよう努めることが大切である．

　そして，患者と歯科医師との信頼関係が成立することにより，初めて患者は心を開いて，率直に話してくれるようになる．そのためにも，医療面接に関するコミュニケーション技術を身につける必要がある．たとえば，指導医が治療方針や治療計画を患者に説明しているときに，患者が説明内容をよく理解できないことがある．このようなとき，研修医は患者の相談相手として適切な応答ができるように，常に指導医やほかのスタッフとコミュニケーションをとることが大切である．

　診療にあたっては，患者に対して何ができるのかを考え，診察，検査，診断を正しく行えるようにし，全身的な健康レベルを増進させるような総合的な治療計画を立案し，患者とのコミュニケーションを十分にとったうえで治療を行うようにする．

■ インフォームド・コンセント

　患者は，自らの健康状態（病状）や受けうる医療行為について必要な説明を受け，十分に理解したうえで，自らが受ける医療行為を決定する権利を有する．医療従事者は，この自己決定権を保証するために必要十分な情報を提供し，アドバイスを与えなければならない．

■ インフォームド・コンセントが必要な状況

　1）各々の処置・手術・検査・麻酔などの施行前
　2）治療方針の決定に際して
　3）入院時（入院診療計画書およびクリニカルパスを活用）
　4）各々の処置・手術・検査・麻酔などの結果説明
　5）治療経過や経過予測の説明と今後の相談に際して
　6）退院時（退院療養計画書を活用）

■ 説明の内容

　1）健康状態，病名，病状
　2）実施予定の診療行為の概要とその必要性
　3）予測される効果と不利益
　4）代替的な治療法，各治療法の効果と不利益
　5）ほかの医療機関で意見を聞くことのできる権利（セカンドオピニオン）
　6）同意しない権利

　原則では，患者本人の意思が，配偶者や親，ほかの家族の意思よりも優先される．しかし，診断・治療には家族の理解と支えも欠かせないので，ある程度重要な問題に関しては，可能な限り家族へのインフォームド・コンセントも必要である．　　　　　　　　　　　　　　〈米田雅裕〉

第1章 歯科医師としての心構え

4 歯科医師とコデンタルスタッフ

■ 目　標
・コデンタルスタッフの役割を認識し，良好なチーム医療を推進する．

Point
・歯科医療はチーム医療であり，コデンタルスタッフとの連携のスキルを身につける．
・コデンタルスタッフの役割について認識する．
・各セクションとの効率的連携をはかる．
・報告，連絡，相談（ホウレンソウ）を常に心がける．

■ コデンタルスタッフとのチーム医療

　コデンタルスタッフ（co-dental staff）の「co-」は，「共通，同等」の意味で用いられ，歯科医師とともに協力し合いながら共同で働くことを意味している．一般的には，歯科衛生士，歯科技工士，歯科助手，事務職員をさす．
　歯科医師を中心としてコデンタルスタッフと協力して行う医療を「チーム医療」という．医療現場の雰囲気は，職場での人間関係の良し悪しが影響するため，患者にもその印象が伝わり，診療室全体のイメージを左右する．したがって，仕事の手順とともに各スタッフの役割について理解することは，医療現場での良好な信頼関係を築くだけでなく，患者に対してもよりよい治療を行うことにつながる．

■ チームワーク連携

　医療現場では，チームワークが重要である．チームとしてまとまりのある仕事を行えば，効率が上がり，肉体的，精神的，時間的負担を軽減することができる．

1 歯科衛生士の診療補助
　歯科衛生士には，法律で定められた業務として次のようなものがある．
　1）歯科医師の直接指導のもとで，歯科予防処置を行う．
　2）歯科医師の指示により歯科診療の補助を行う．
　3）歯科保健指導を行う．
　歯科衛生士の業務範囲は，基本的には歯科医師の判断によるが，以下のようなものがある．

①口述筆記によるカルテへの記入　　　②歯口清掃状態の検査
③ラバーダム，マトリックスの装着と撤去　　④仮封（暫間被覆）とその除去
⑤充塡物の研磨　　　　　　　　　　　⑥口腔内洗浄
⑦予防的歯石除去　　　　　　　　　　⑧矯正装置の撤去
⑨口腔内のエックス線フィルム，センサーの固定法を患者に指示
⑩フッ化物の塗布　　　　　　　　　　⑪小窩裂溝塡塞
⑫歯科保健指導（歯垢染出し，ブラッシング指導など）

12

2 歯科衛生士との連携

研修歯科医は歯科衛生士の業務である診療補助を積極的に体験することで，歯科衛生士といかにして能率的に，安全に，協調して円滑な診療を進めることができるかを考える必要がある．

1) フォーハンドテクニックによる術者の操作性，視野の確保
2) 器具の準備，受け渡しのスムーズな連携
3) 連携による患者の安全確保（医療事故防止）
4) 患者へのサービス向上（患者の希望，相談）

3 歯科技工士との連携

歯科技工士は，歯科医師の口頭での指示または技工指示書に基づいて補綴装置などを製作する際，患者の基本的情報（性別，年齢，希望など）に加え，作業用模型上でわからない情報（歯周組織の状態，審美性など）を得るために，歯科医師との緊密な連携が必要である．

例）作業用模型（窩洞形成，支台歯形成）の確認，咬合採得，シェードテイキングなど

4 歯科助手との連携

歯科助手は，法律で規定されている歯科衛生士の仕事以外は，歯科衛生士と同じように歯科診療介助（チェアサイドのアシスタント），事務介助（歯科診療に関する事務）を行うことができる．

研修医は歯科衛生士と歯科助手の業務内容，範囲をよく理解しておかなければならない．

5 受付との連携

受付は患者の相談や問い合わせ，急患への対応，アポイントメント，会計，電話対応，カルテの作成，社会保険関係業務，カルテの管理など医療事務を担っており，患者の第一印象を左右する場所でもある．

■ 報告，連絡，相談（ホウレンソウ）

この3つは，どのような職場においても社会人の心構えとして注意される事項である．

朝のミーティングや医局会で報告や連絡を行い，困ったことやわからないことは，なんでも積極的に上司や各スタッフに質問，相談をする．特に，仕事上で緊急事態やトラブルが生じた場合には，勝手な判断や行動をせずに，必ず上司や指導歯科医に相談して指示を仰ぐようにする．

■ 歯科外来におけるチーム医療（図）

歯科医師と歯科衛生士，歯科技工士，歯科助手，受付などの他の医療スタッフ（コ・メディカル）が互いの専門性を尊重し，最大限の能力を引き出し合うことによって最善の治療を行う医療現場の取り組みである．医療スタッフ全員がひとつのチームのように結束して治療にあたる形態から，チーム医療と呼ばれている．チーム医療において中心的な指示を出すのは歯科医師であるが，それぞれの専門分野では各スタッフが歯科医師と対等な立場で所見を述べ，患者にとって最も効果的な治療法や方針が検討されていく．チーム医療の対象は患者であるが，患者家族も治療に参加してより健康な口腔を維持していく．

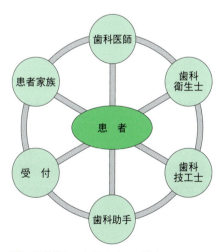

図　歯科外来におけるチーム医療

〈米田雅裕〉

第1章 歯科医師としての心構え

5 診療前の準備

■ 目　標
・治療計画を理解し，当日の診療内容について手順を把握し，準備すべき材料，器具について熟知する．

Point
・当日の患者の受け入れ準備を行う．
・診療内容について把握する．
・治療の術式，使用する材料および器具の使用方法について把握し，トレーニングを行う．

■ 診療の流れを把握する

1 患者の予約状況の確認
　アポイント帳（電子カルテ等）にて予約状況，治療内容を確認し，1日の診療の流れを把握する．指導医，歯科衛生士とのコミュニケーションをとり，診療室全体の進行がスムーズに行われるよう状況判断ができるようにする．

2 新患，急患への対応
　初めて来院した患者あるいは救急の対応が必要な患者に対しては，通常，患者の主訴や応急処置を要する部位の治療を優先する．事前に症状および治療内容を把握することが難しいため，臨機応変に無理のない治療計画を立てる．また，的確に指導医に伝達し，スタッフと連携をとって診療をスムーズに行えるように，検査などの準備をしておく

■ 術式，材料器具の使用方法について熟知する

1 当日の治療内容（術式）の確認を行う
　患者の治療内容および術式の手順に関して前日までに指導歯科医とシミュレーションを行う．どのステップまで進めば次のステップに進むなど具体的なイメージをもち，処置にかかる時間を把握することが重要である．予定よりも時間がかかる場合を想定し，必要に応じて予定した処置よりも手前で終えることなども考慮する．もちろん，このように時間にとらわれがちな状況でも，落ち着いて十分にインフォームド・コンセントを得て，患者との信頼関係を築くことが大切である．

2 事前に問題点を想定し解決策を熟考する
　予定していた治療方法，手順がいつもスムーズにできるとは限らないことを認識する．また，症状の改善がみられない，悪化する事態もある．事前に想定できるトラブルに関しては，対処方法を指導医に相談し，検討することが重要である．

3 効率的な治療内容（術式）の取得
　術式を理解し組み立て経験を積むと，時間配分を考え，正確で効率のいい診療ができるようになる．そのためにはトレーニングを行う必要があり，日々の研鑽が重要である．しかし，少し治療に慣れてくると雑になる傾向があるので，同様な術式にあっても常に初心を忘れずに，患者中心に，いかに適切な治療ができるかを考える．予約時間の設定は，患者の立場と自分の技量を考慮したうえで無理のない予約時間の配分を設定する．

4 **材料，器具の取り扱い，管理について把握する**

1）診療に使用する材料，器具の準備

　　事前にカルテを確認し，診療前に必要な機材，器具および材料の準備を行う．チェアサイドに準備する際は，診療の進行に合わせて器具を整頓しておくと治療を効率的に行うことが可能である．

2）材料，器具の保管場所の確認

　　保管場所を調べ，診療の途中で探すことのないようにする．使用後の片づけ時には必ず元の状態，場所に戻すように注意する．

3）薬剤，材料，器材の使用方法の確認

　　使用する材料および器材について，事前に取り扱い説明書を熟読し，正しい分量，使用方法を確認する．治療手順の変更があった場合にも対応できるようにさまざまな材料，器具を使用できるように準備しておく．必要に応じて材料の成分や作用機序についても学習すると材料の特性を理解できる．

4）技工サイドでの準備

　　治療内容によっては，事前に技工物を製作しなければならないときがある．たとえば，咬合関係や形態修正のチェックのため，複模型を製作することや，機能性，審美性を考慮してテンポラリークラウンを製作することがある．

5）患者に説明するための資料の準備

　　検査・診断を行い，実際に治療を開始する前に，患者には治療内容，費用および期間を説明し，理解してもらうことが大切である．しかしながら，限られた時間の中で言葉のみで理解してもらうのは難しく，お互いの認識のずれが生じることがある．そこで，視覚情報（検査結果，症例写真や顎模型など）を併用して説明を行うと，確実に共通の認識をもつことができるようになる．

■ 患者に提示する説明資料

1）患者の口腔内情報（デンタルエックス線画像，パノラマエックス線画像，歯周組織検査結果，口腔内写真，スタディモデルなど）

　　実際の患者のデータを提示し，具体的な口腔内の状態，診断の理解を促す．

2）参考用技工模型または写真

　　ブリッジや義歯などの治療経験がない患者は補綴装置の現物をみたことがないことが多く，イメージできないことも多い．類似した症例の技工物や症例写真などを提示すると理解が深まる．

3）患者説明用の病態模型図

4）治療過程の模式図や動画

　　治療の流れを模式図や動画で説明すると今後の予定や処置内容が理解しやすい．

〈佐藤絢子，畠山純子〉

第1章 歯科医師としての心構え

6 診療後の情報整理・評価

■ 目 標

- 診療後は，適切に情報を収集し，必要なときに活用できるように整理して，保存しておく．
- 研修目標に対してどの程度習得できたかの自己評価と，指導歯科医の評価により，研修内容と成熟度を把握する．

Point

- 研修期間中に得られた情報を整理しておくと，必要に応じて調べられる．
- 必要な情報を収集できるスキルを備えておく．
- 診療後には，自己評価を行い指導医による客観的評価を受ける．
- 評価が不十分であった点についてはトレーニングを行い，到達目標に達するようスキルアップをはかる．

■ 情報の整理

1 診療情報の整理

診療室で得られた情報，患者情報（口腔内写真やエックス線画像を含む）は，個人情報を含むため取り扱いは所属施設の取り決めに準じて行う．患者ごとに時系列に沿って整理を行う．

2 文献を含めた情報検索

診療後に生じた疑問は知識の整理のため，すぐに文献や情報を確認する．EBM (evidence-based medicine) に基づいた診療のための検索方法を習得し，情報収集能力を向上させる．

1) インターネットによる文献検索

自分の知りたい情報を的確にまとめて，キーワードやポイントになる方法，術式について最新の情報を収集することが重要となる．以下に，主な文献検索データベースおよびウェブサイトと歯科診療に関するウェブサイト紹介する（第21章1「医療情報の検索」を参照）．

- Pub Med (https://pubmed.ncbi.nlm.nih.gov)：基礎から症例報告まで英語論文が掲載されている．
- 医学中央雑誌 (https://www.jamas.or.jp)：和文論文，学会発表抄録が掲載されている．
- OMIN (Online Mendelian Inheritance in Man, https://www.omim.org)：ヒトの遺伝性疾患情報と関連する遺伝子のデータベース（英文）．
- Google Scholar (https://scholar.google.co.jp/schhp?hl=ja)：世界中の学術文献（情報）の検索エンジンである．
- 歯科診療ガイドラインライブラリ (https://www.jads.jp/guideline/)：日本歯科医学会が各専門および認定分科会の治療ガイドラインのリンク先を掲載している．
- 日本医療機能評価機構（歯科ヒヤリ・ハット事例）(https://www.med-safe.jp/dental/)

2) 教科書，商業誌，学会誌などによる文献検索

教科書，商業誌，学会誌などの最新版や雑誌類に掲載されている文献から引用する．

3) カンファレンス

勉強会や抄読会などで最新のトピックスが紹介される場合がある．関連する資料を漫然と読む

のではなく，問題意識をもって適切な情報を取得できるよう努めることが重要である．

4）多職種合同セミナー

内閣府から発表される「経済財政運営と改革の基本方針（骨太の方針）2023」では，「リハビリテーション，栄養管理及び口腔管理の連携・推進を図ること」が明言されており，歯科に限らず他職種と情報共有する必要がある．現代の歯科医療はチーム医療であり，病診連携やコデンタルスタッフとの連携なしでは成り立たない．他の専門分野の人たちとの意見交換により幅広い知識が得られ，新たな知見や問題解決への糸口となる場合がある．

③ 情報収集後の整理方法

1）コンピュータによるデータベース作成

臨床症例発表やプレゼンテーションなどは，コンピュータを用いて行うことが主になっており，診療情報を整理して保存する必要がある．診療情報は個人情報を含むため，「医療情報システムの安全管理に関するガイドライン」に準じて情報の匿名化や保存する電子機器などの必要な手続きをとったうえで，患者情報を保存する．

検索した文献を引用する場合は，その出典を明らかにし，著作権にも配慮する．

・「医療情報システムの安全管理に関するガイドライン」（https://www.mhlw.go.jp/content/10808000/000644762.pdf）

2）紙媒体のデータ整理

オフィス関連グッズや，整理術などの本や情報を用いて関連のある項目ごとに整理するとよい．

■ 臨床研修の評価

詳細は p.2「歯科医師臨床研修制度の概要」参照．

① 臨床研修の到達目標

到達目標については，A．歯科医師としての基本的価値観（プロフェッショナリズム），B．資質・能力，C．基本的診療業務の3つに分けられている．

② 臨床研修プログラム

複合臨床研修施設では，管理型臨床研修施設と協力型臨床研修施設で研修プログラムについて十分連携をし，それぞれに応じた到達目標を実現できる研修プログラムがつくられている．研修歯科医は，指導歯科医のもとで研修プログラムに沿って研修を行う．

③ 自己評価

研修歯科医は研修プログラムにおける具体的な目標設定を行う．研修記録をとり，自らの到達度について常に客観的に自己評価を行う．指導歯科医による評価と比較し自己点検を行うとよい．

④ 指導歯科医による臨床研修評価

日々の診療後に，態度，治療内容について，指導歯科医から客観的に評価してもらい，研修終了後に知識，技能，態度に関する総合的な評価を受ける．意見をもらったときには，素直に改善するよう努力をし，疑問点があれば積極的に質問するなど，常に研修意欲をもつことが大切である．

■ 評価後

自己評価および指導歯科医による評価後には，技能に関してはシミュレーション実習によるフィードバック，方法や術式については前述の情報の整理で述べた方法により，正しい知識を身につけ，正しい診断，適切な治療方針，安全で正確な治療を目指してスキルアップをはかる．健全な心と身体を維持して，自己を高めていく必要がある．

〈畠山純子，佐藤絢子〉

1 医療保険制度の仕組み

■ 目 標
・医療保険制度の仕組みを理解する．
・保険医の登録をする．

Point
・被保険者の年齢や職業により，適用される保険の種類や一部負担金の割合が異なる．
・保険診療を行うには，保険医療機関の指定（機関指定方式）および保険医の登録（個人指定方式）が必要である（二重指定制度）．

■ 医療保険の概要

医療保険（health insurance）とは，医療機関の受診により発生した医療費について，その一部または全部を保険者が給付する仕組みの保険である．

1 被保険者と保険者

わが国では，すべての国民が公的医療保険に加入することになっており，国民皆保険制度をとっている．保険料を支払っている被保険者から保険料を徴収し，疾病，負傷に対して医療費を支払う事業体を保険者という．被保険者が医療機関で医療を受ける場合は，必ず被保険者証（健康保険証・マイナ保険証）を提示し，医療に対し所定の一部負担金を支払う（図1，2，表1）．

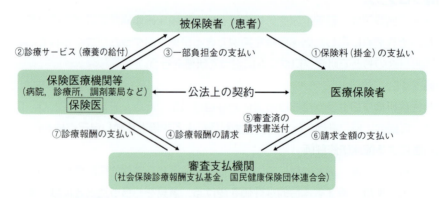

図1 保険診療の流れ
（出典：厚生労働省ホームページ「我が国の医療保険について」https://www.mhlw.go.jp/stf/seisakunitsuite/bunya/kenkou_iryou/iryouhoken/iryouhoken01/index.html より一部改変）

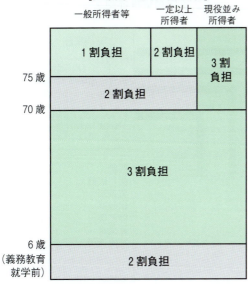
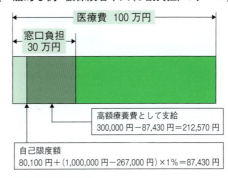

図2 医療費の患者負担について

（厚生労働省：我が国の医療保険について）

表1 日本の国民皆保険制度の特徴
① 国民全員を公的医療保険で保障
② 医療機関を自由に選べる（フリーアクセス）
③ 安い医療費で高度な医療
④ 社会保険方式を基本としつつ，皆保険を維持するため，公費を投入

（厚生労働省：我が国の医療保険について）

2 保険医療機関と保険医

　保険診療を担当する医療担当者は，医療法，医師法，歯科医師法，薬事法などに定められる病院，診療所，薬局における医師，歯科医師，薬剤師でなければならない．保険診療を取り扱う医療施設の開設者は，その所在地の地方厚生局局長に保険医療機関指定申請書を提出する．地方厚生局局長は地方社会保険医療協議会の同意を得て保険医療機関として指定し，保険医療機関コードが定められる（機関指定方式）．保険診療を行う医師，歯科医師は，地方厚生局局長に保険医登録申請書を提出することによって保険医として登録，保険医登録票が交付される（個人指定方式）（**図3，4，表2**）．

3 保険医の登録

　保険医とは健康保険法の規定により，「保険医療機関において健康保険の診療に従事する医師は，厚生労働大臣の登録を受けた医師でなければならない．」（健康保険法第64条）とされている．この登録（保険医登録）は，医師国家試験に合格し，医師免許を受けることにより自動的に登録されるものではない．医師が保険診療を担当したいという自らの意思により，勤務先の保険医療機関の所在地（勤務していない場合は住所地）を管轄する地方厚生（支）局長（所在地を管轄する地方厚生（支）局の事務所がある場合には，当該事務所を経由して行う）へ申請する必要がある（**表3**）．

4 保険医療養担当規則（療養担当規則）

　保険診療は健康保険法などに基づく，保険者と保険医療機関との間の「公法上の」契約による契約診療である．

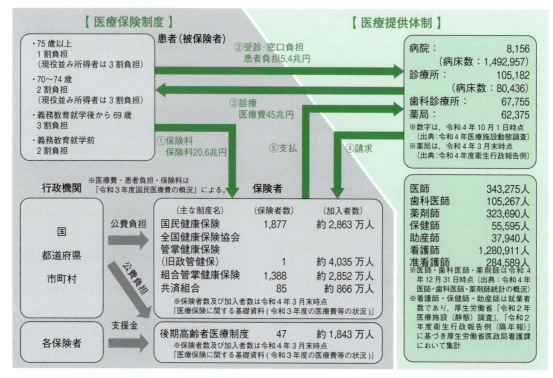

図3 わが国の医療制度の概要 （厚生労働省：我が国の医療保険について）

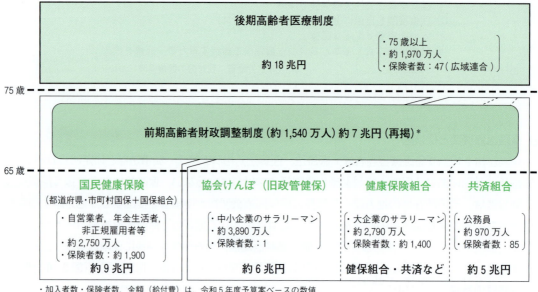

図4 医療保険制度の体系 （厚生労働省：我が国の医療保険について）

　また，保険医療機関および保険医は厚生労働省令において，保険医療機関及び保険医療養担当規則（療養担当規則）に基づいて，個々の診療を行うよう定められている．
　療養担当規則に違反した場合は，保険医療機関の取り消しや保険医の登録抹消などの行政処分が行われることがある．診療の補助に従事する人も，療養担当規則を理解しておくことが大切である．
　（https://elaws.e-gov.go.jp/document?lawid=332 M50000100015）．

表2　医療保険制度における患者負担の推移

	～昭和47年12月	昭和48年1月～	昭和58年2月～	平成9年9月～	平成13年1月～	平成14年10月～	平成15年4月～	平成18年10月～		平成20年4月～	令和4年10月～
	老人医療費支給制度前	老人医療費支給制度（老人福祉法）		老人保健制度						後期高齢者医療制度	
国保 高齢者	3割	なし	入院300円/日 外来400円/月	→1,000円/日 →500円/日（月4回まで）＋薬剤一部負担	定率1割負担（月額上限付き）＊診療所は定額制を選択可 薬剤一部負担の廃止 高額医療費創設	定率1割負担（現役並み所得者2割）		定率1割負担（現役並み所得者3割）	75歳以上	1割負担（現役並み所得者3割）	1割負担（現役並み所得者3割, 現役並み所得者以外の一定所得者2割）
被用者本人 高齢者	定額負担								70～74歳		2割負担（現役並み所得者3割）＊平成26年3月末までに70歳に達している者は1割（平成26年4月以降70歳になる者から2割）
被用者家族 若人	5割	国保	3割 高額療養費創設（S48～）	入院3割 外来3割＋薬剤一部負担〔3歳未満の乳幼児2割（H14年10月～）〕				3割 薬剤一部負担の廃止	70歳未満	3割	3割（義務教育就学前2割）
		被用者本人	定額 →1割（S59～）高額療養費創設	入院2割 外来2割＋薬剤一部負担							
		被用者家族	3割（S48～）→入院2割（S56～）高額療養費創設 外来3割（S48～）	入院2割 外来3割＋薬剤一部負担〔3歳未満の乳幼児2割（H14年10月～）〕							

・昭和59年に特定療養費制度を創設．将来の保険導入の必要性等の観点から，従来，保険診療との併用が認められなかった療養について，先進的な医療技術等にも対象を拡大し，平成18年に保険外併用療養費制度として再構成．
・平成6年10月に入院時食事療養費制度創設，平成18年10月に入院時生活療養費制度創設．
・平成14年10月から3歳未満の乳幼児は2割負担に軽減，平成20年4月から義務教育就学前へ範囲を拡大．

（厚生労働省：我が国の医療保険について）

表3　保険医の登録等に関する申請・届出について

	手続き内容	届出書類	添付書類等
1	登録を受けようとするとき	保険医登録申請書	歯科医師免許証の写し（免許証が発行されていない場合は，登録済証明書の写し及び運転免許証，健康保険証などの生年月日が確認できる書類の写し）
2	登録している地方厚生（支）局の管轄を越えて異動したとき	保険医届出事項変更（該当）届	保険医登録票 保険医登録票を紛失した場合は，滅失届
3	登録票を破り，よごし，又は失ったとき	保険医登録票再交付申請書	保険医登録票（紛失した場合は不要）保険医の登録記号番号が不明な場合は，歯科医師免許証の写し
4	死亡し，又は失そう宣告を受けたとき	保険医届出事項変更（該当）届	保険医登録票 保険医登録票を紛失した場合は，滅失届
5	氏名を変更したとき	保険医届出事項変更（該当）届	戸籍謄本（抄本）の写し 保険医登録票 保険医登録票を紛失した場合は，滅失届
6	医師法第7条等に規定する処分を受けたとき	医師法・歯科医師法・薬剤師法による処分を受けたことの届	免許取消の場合は，保険医登録票 保険医登録票を紛失した場合は，滅失届
7	登録を抹消しようとするとき	保険医登録抹消申出書	予告期間終了後10日以内に保険医登録票を返納 保険医登録票を紛失した場合は，滅失届

（厚生労働省北海道厚生局 2024年2月）

〈曽我部浩一〉

第2章 医療保険制度を知る

2 保険診療の流れ

■ 目　標

・保険診療のルールと流れを理解し，必要に応じた行政手続きを行うことができる．

Point

- 保険診療は，保険医療機関および保険医療養担当規則（療養担当規則）などのルールを遵守して実施する．
- 保険診療の範囲と内容は，歯科診療報酬点数表に定められたとおりに行う．
- 診療報酬の請求は，レセプトなどを保険医療機関から審査支払機関に提出して行う．
- 返戻・査定の際は，算定した診療項目と診療録の記載内容を，保険医が確認する．
- 保険医に異動があった場合は，地方厚生局に所定の手続きを行う．

■ 保険医の登録申請

保険診療は，健康保険法等に基づく保険者と保険医療機関との間の公法上の契約によるものである（p.18の**図1**参照）．この公法上の契約は，保険医療機関等の指定および保険医等の登録によって成立する．したがって，研修歯科医が保険診療を行うためには，歯科医師免許の交付後に，研修歯科医の住所地を管轄する地方厚生局において，保険医登録の申請手続きを行うことが必要である．この保険医の登録（＝契約の締結）の際には，健康保険法，保険医療機関および保険医療養担当規則（療養担当規則）などで規定されている保険診療のルール（＝契約の内容）を知っていなければならない．

■ 保険診療の実施と診療報酬の算定

保険医登録後に初めて，保険診療を実施し，個別の診療行為に対応する診療報酬を算定することができる．診療報酬とは，保険医療機関および保険薬局が，保険医療サービスに対する対価として，保険者から受け取る報酬のことである．診療報酬には，2つの側面があり，保険診療の範囲・内容を定める「品目表」としての性格および個々の診療行為の価格を定める「価格表」としての性格を有している．歯科分野の診療報酬の範囲・内容と，個々の診療行為の価格は，「歯科診療報酬点数表」に規定されている．この歯科診療報酬点数表に収載されていない医療技術は，原則として保険給付の対象外である．歯科診療報酬点数表の構成は**表1**のとおりで，具体的な歯科医療行為を個別に評価している．なお，歯科診療報酬点数表は，原則として，2年に1回，中央社会保険医療協議会の意見を聞いたうえで，厚生労働大臣が見直し（改定）を行っている．

保険診療を行った後，患者ごとに，その都度診療内容と算定項目を診療録に記載することが必要である．記載事項については，指導歯科医の確認を経た後，保険医療機関のシステムに入力する．

表1　歯科診療報酬点数表の構成

第1章　基本診療料	
第1部　初・再診料	第2部　入院料等
第2章　特掲診療料	
第1部　医学管理等	第9部　手術
第2部　在宅医療	第10部　麻酔
第3部　検査	第11部　放射線治療
第4部　画像診断	第12部　歯冠修復及び欠損補綴
第5部　投薬	第13部　歯科矯正
第6部　注射	第14部　病理診断
第7部　リハビリテーション	第15部　その他
第8部　処置	

表2　診療報酬が支払われる条件

1) 保険医が,
2) 保険医療機関において,
3) 健康保険法, 歯科医師法, 医療法, 医薬品医療機器等法などの各種関係法令の規定を遵守し,
4) 「保険医療機関及び保険医療養担当規則」（療養担当規則）の規定を遵守し,
5) 歯科医学的に妥当適切な診療を行い,
6) 診療報酬点数表に定められたとおりに, 診療報酬請求を行っていること.

■ 算定項目の確認と診療報酬の請求

　保険医は, 自らが当該月に行った診療内容と算定項目に誤りがないか, 患者ごとに確認する必要がある. 保険医が確認した算定項目は, 保険医が勤務する保険医療機関において毎月取りまとめ, 診療報酬請求書および診療報酬明細書（レセプト）を審査支払機関（社会保険診療報酬支払基金, 国民健康保険団体連合会）に提出し, 診療報酬を請求する.

　保険医療機関から提出されたレセプトなどに不備がある場合, 審査支払機関から当該保険医療機関にレセプトなどが返戻されることがある. 返戻には, 事務手続きの不備によるもの（資格返戻, 事務返戻）と診療内容に対する照会（審査返戻）がある. 診療内容に対する返戻については, 診療を担当した保険医が, 診療録の記載事項を確認のうえ, 必要に応じて算定項目を修正する必要がある.

　また, レセプトなどの請求項目について, 審査支払機関が適切でないと判断した場合, その項目の診療報酬請求を認めない減額査定が行われる場合がある. 減額査定が行われた場合, 診療を担当した保険医が, 診療録の記載事項を確認したうえで, 診療内容からみて請求項目が適切と思われる場合は, その理由を添えて, 保険医療機関から審査支払機関に再審査を請求することができる.

　なお, 診療報酬が支払われる条件は, **表2**のとおりであるので, 留意する必要がある.

■ 遠方の協力型（Ⅰ）臨床研修施設に異動する場合の手続き

　保険医が臨床研修歯科医である場合, 管理型臨床研修施設から協力型（Ⅰ）臨床研修施設への異動により, 勤務する保険医療機関（研修先）が変更される場合がある. このとき, 管理型臨床研修施設と協力型（Ⅰ）臨床研修施設の所在地が同一の地方厚生局管轄内であれば, 都道府県を越えて異動した場合であっても, 保険診療上の手続きは特に必要ない.

　しかし, 異動元の管理型臨床研修施設を管轄する地方厚生局と, 異動先の協力型臨床研修施設の所在地を管轄する地方厚生局が異なる場合は, 異動後10日以内に, 保険医登録票を添えて, 保険医届出事項変更（該当）届を, 異動前の住所地を管轄する地方厚生局（または同都道府県事務所）に提出し, 保険医の異動手続きをとらなければならない. 同様に, 当該保険医が異動した保険医療機関では, 保険医療機関届出事項変更（異動）届を, 保険医療機関の所在地を管轄する地方厚生局に速やかに提出する必要がある.

〈福泉隆喜〉

3 診療録（カルテ）の書き方

■ 目 標

- 診療記録として正確に書くことができる．
- 診療情報を第三者にわかるように書くことができる．

Point

- 診療行為の記録として書く．
- 保険請求などの根拠として書く．
- 法律上の根拠として，カルテ開示などに備え，自分を守るために書く．
- 単なる備忘録ではなく，情報提供をふまえて書く．

■ 診療録（カルテ）とは

1 診療行為の記録として

　主訴・症状・所見・診断・治療などを記録することは，治療計画立案，次回治療または経過観察，患者管理などに必要である．POS（problem-oriented system）やPOMR（problem-oriented medical record）の考え方が一般的で，その書き方の主体がSOAP（subjective objective assesment plan）を満たした記載方法である．

　診療行為，検査結果やその判断等を経時的に記録する．

2 保険請求などの原本として

　カルテに書かれた内容の中から保険診療として算定できるものを請求する．保険請求につながるもののみを書くことや，行った行為を書かないことは診療行為自体に疑義をもたれかねない．

3 法律上の根拠として，カルテ開示などに備え，自分を守るために書く

　医事紛争などでは，診療録が「証書」として最も重要な公的な記録となる．保険診療分と自費分は区別して作成し，治療終了日から5年間保存する．

4 単なる備忘録ではなく，情報提供をふまえて

　診断，処置選択の根拠や治療方針変更の場合には理由を書いておく．特に通常と異なる状況を患者に説明した場合などは記録に残しておく．

■ 診療録（カルテ）の書き方

1) 鉛筆書きや欄外記載は行わない．患者説明に使用したメモなどは保存しておく．
2) 診療を行った場合は遅滞なく，当該診療にかかわる必要事項を画一的にならないように書く．
3) 他人にも判読できるように書く．殴り書きや自己流の略称は認められない．
4) 診療行為を行った順に術式，使用材料などの内容を個別具体的に書く．
5) 訂正を行う場合は，修正液などを使わず＝（二重線）で訂正する．レセコン等は紙面で行う．
6) 歯科医師が複数の場合は，責任の所在を明確にするため担当歯科医師が押印またはサインをする．
7) 電子カルテは，カルテの三原則（真正性，見読性，保存性）の要件を満たすことが必要である．
8) 上記を満たさないパソコンによる診療録では，印刷後保険医の署名または記名押印を行う．

■ 主治医（保険医）が書くべき箇所

1 診療録第1面

部　位	傷病名	職務	開始	終了	転帰
①	②	③上・外	④年月日	年月日	⑤
		上・外	年月日	年月日	
		上・外	年月日	年月日	
		上・外	年月日	年月日	
		上・外	年月日	年月日	
		上・外	年月日	年月日	
		上・外	年月日	年月日	
		上・外	年月日	年月日	
		上・外	年月日	年月日	
		上・外	年月日	年月日	
		上・外	年月日	年月日	

⑥（口腔内所見図）

〔主訴〕その他の摘要

⑦

①部位

同一傷病名のものは一括して書いてもかまわない.

②傷病名

略称は定められたもの（保医発0323第5号）を使用し，診療報酬明細書の略称などは使用しない.

③職務上・外

船員保険などの職務上・外の事由により○で囲む.

④開始・終了

診療を開始した日，傷病の転帰または終了などの年月日を書く.

⑤転帰

診療行為の終了原因（治癒・中止・転医・死亡）について書く.

⑥口腔内所見

診療などの資料として，診療着手前に口腔内診察所見を書く.

⑦〔主訴〕その他の摘要

初診時に患者の要望である主訴を患者の言葉で書く．その他参考となる事項を書く.

2 診療録第2面

月日	部　位	療　法　処　置	点　数	負担金徴収額
		初　診		
	⑧	⑨		

⑧部位

傷病名にあげられた部位の診療行為ごとに書く.

⑨療法処置

症状，所見，検査結果，治療方針，処置内容などを診断・治療の流れに沿って第三者にも理解できるように書く.

■ 主な具体的記載内容について（歯科点数表の解釈の主な項目について）

1 基本診療料

1) 初・再診料算定にかかわる診療行為や算定要件にかかわる内容を書く.

2) 時間外・歯科診療特別対応加算を算定した場合，時刻やその日の患者の状態を書く.

2 医学管理等

1) 患者個々の具体的な内容を書く.

2) 前回の指導の評価，修正内容，今後の指導管理方法などをふまえて書く.

3) 歯科疾患管理料では再度の初診や提供文書などに注意する.

4) 義管は義歯管理の内容の要点を記載し，提供文書の写しを添付する. 装着した月に1回算定する.

3 在宅医療

1) 訪問先（居宅または施設など），診療時間（開始・終了時刻），通院困難な理由などを書く.

2) 通院が困難な患者の状態をふまえた訪問診療計画，訪問指導計画を書く.

3) 訪問歯科衛生指導は介護保険との調整に留意し，歯科衛生士に指示した内容を診療録に書く.

4) 歯科疾患在宅療養管理料では管理の要点を記載し，計画書の写しを添付する.

4 検査

1) 検査の種類，方法，結果，所見などを書く.

2) 歯周病検査では検査結果を正常域内でも忘れずに書き，歯周治療の効果・結果による治癒の判断や治療計画の修正などを書く.

5 画像診断

1) 撮影部位，撮影方法を明記し，必要な場合は所見を図解や文章で書く.

2) 患者への説明や予後も考慮して，所見などは必要に応じて記録しておく.

6 リハビリテーション

1) 歯リハ1は舌接触補助床や有床義歯，歯リハ2は顎関節治療装置装着時に算定する.

7 投薬

1) 薬品名（一般・ジェネリック），用法・用量・投与回数・投薬の根拠などを書く.

2) 投薬内容を変更したり，患者が異常を訴えた場合は経過・症状を書いておく.

8 処置

1) 行った診療行為や点数算定できない処置も忘れずに書く.

2) ブロック単位のスケーリングなどは $\overline{3+3}$，1歯単位のSRPなどは $\overline{321|123}$ と書く.

3) 除去・切断など異なった点数がある場合などは内容がわかるようにその種類を書く.

4) 使用材料名，使用薬品名（特定薬剤名）も書く.

9 手術

1) 術前の症状・所見，術式，麻酔，投薬などや患者に説明した内容・予後を書く.

2) 切開線やドレーンなど通常の処置と異なる場合などは術式を図解や文章で書く.

10 麻酔

1) 種類，薬剤名，使用量や事故などについて説明した内容を書く.

11 歯冠修復および欠損補綴

1) 補診（補綴時診断料）は，製作予定物の部位，欠損補綴装置の名称・設計の要点を書く.

2) 歯冠修復物などは，種類，使用金属，装着材料などを書く.

3) 有床義歯は，欠損部位，種類，人工歯の種類，鉤，バーなどを書く.

■ 治療計画書の書き方

治療計画を立てる場合には患者の主訴・ニーズを確認し，口腔内所見や画像診断などの情報を収集して現状での治療計画を立案し，治療経過により変更がありえることを説明する．

1) 初診時はまず主訴に対応する．
2) 口腔内所見を参考に１口腔単位の説明を行う．説明した内容は診療録に書く．
3) 必要に応じて画像診断や模型などによる情報を参考に説明する．
4) 歯内療法，歯周治療，歯冠修復，欠損補綴など診療順序を考慮する．
5) 各々の処置にかかる期間や同時進行できるものを考慮して診療手順を決める．
6) 歯周病重症化予防治療（P重防），SPT，メインテナンスを含めた治療期間を概算する．
7) 患者に説明し，同意を得る（インフォームド・コンセント）．

■ 具体例

初回の管理計画を患者に対して説明し，その要点を診療録に記載する．文書提供する際は以下の①～⑥の点に従い管理計画書を作成する．

① 「患者氏名」は，患者または家族に記入してもらう．基礎疾患や服薬については問診を行い，内科主治医などに情報提供を求め，必要に応じて【その他】に記入する．

② 治療開始前の口腔内所見を記入する．
  「口腔内の状況」は，初回時の状況を記入するが，疾病の状況により必要に応じ，歯式を利用して歯の状態を記入する．

③ ②の所見と検査結果をふまえ，該当する項目にチェックする．必要なら口腔内写真やスタディモデルを使って説明する．

④ 口腔機能（低下症・発達不全症）などの状態や新たに実施した検査や結果の要点を記入する．

⑤ 不十分と思われる項目にチェックし，改善策を説明する．小児などは保護者や家族に説明する．

⑥ ②～④をふまえ，現時点での治療計画を説明し，治療経過により変更があることも伝

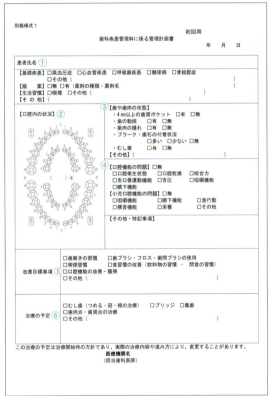

図　歯科疾患管理料提供文書

え，該当する項目に○をつける．また，初回時におよその治療期間，回数を説明しておく．「その他」には，抜歯や顎関節症など記載されていない内容を記入し，説明する．

■ 注意事項

1) カルテは，特に医学管理等などで画一的な内容にならないように注意する．
2) 電話再診や歯科衛生実地指導などで指示した内容も忘れずに書く．
3) 診療情報提供書や歯科技工指示書なども様式に則り的確に書く．
4) 医学管理等，在宅医療，義管や補管などの文書提供を忘れない．

〈古橋会治〉

第3章 医療安全，感染対策

1 医療安全，感染対策の基本

■ 目 標

・医療安全，感染対策の基本を理解し，患者中心の医療を提供できる．

Point

- 医療安全，感染対策は，患者サイドに立った医療の基本的要件の1つである．
- チーム医療の一員として活動する．
- エラーから学び，害を予防する．
- 歯科における院内感染と感染経路を理解する．
- スタンダードプリコーション（標準予防策）を実施する．

■ 基本方針

医療安全・感染予防・管理を理解し，患者安全のための良質な医療を提供する．

■ 医療安全へのアプローチ・安全文化の醸成

すべての医療従事者が患者の安全を最優先に考え，その実現を目指す態度や考え方およびそれを可能にする組織を構築し，個人を非難するのではなく，皆でエラーから学び，システムとして改善していく．

■ ノンテクニカルスキル

診療に関する専門的技術（テクニカルスキル）以外に，チーム医療における安全や質の確保に必要なスキルをいう．1）コミュニケーション，2）チームワーク，3）状況認識，4）意思の決定，5）リーダーシップ，6）個人の限界（ストレスや疲労）の管理などがある．

■ エラーから学ぶ

1 ハインリッヒの法則

事故と災害の関係を示した法則を医療事故に適応したもので，1件の重大事故の背景には29件の軽い事故，さらにその背景には300件のヒヤリハットが存在するという考え方である．重大事故を防止するためには，インシデント分析が重要である．

2 インシデント

日常診療において，患者に障害が発生する可能性があった場合や障害が発生した場合（医療事故）をいう．ヒヤリまたはハットした出来事は"ヒヤリハット"ともいう．インシデントレポートは，患者影響度分類（レベル0～5）に準じて分類して記載する（**表**）．

3 ヒューマンエラー

人間工学の見地から3つに大別され，ミステイク（計画時からの失敗），スリップ（実行時の失敗），ラップス（計画を忘れて失敗した）の3つが挙げられる．インシデントレポートからエラー分析し，防止策を検討することが大事である．

表　インシデントの患者影響度レベル分類

影響レベル	障害の継続性	障害の程度
レベル0	なし	なし
レベル1	なし	なし
レベル2	一過性	軽度
レベル3a	一過性	中等度
レベル3b	一過性	高度
レベル4a	永続的	軽度～中等度
レベル4b	永続的	中等度～高度
レベル5	死亡	死亡
その他		分類困難

■ 歯科における院内感染

院内感染とは「医療施設内で，患者が原疾患とは別に新たに病原体（細菌やウイルスなど）に感染すること」をいう．医療従事者が施設内で感染する場合も含まれる．歯の切削時に生じる血液や唾液の混じったエアロゾル，消毒・滅菌不充分な器具類の使用，不適切な手指衛生などで病原体が伝播する恐れがある．

■ 感染経路

主な感染経路には，①空気感染：病原体が飛沫核とよばれる非常に小さい粒子となって空気中に運ばれて生じる，②飛沫感染：病原体が飛沫（水分量の多い微粒子）により運ばれて生じる，③接触感染：病原体が手指や器材などを介して生じる，がある．それらの予防の原則は，病原体の除去，感染経路の遮断，宿主免疫力の増強であり，特に，手指衛生や個人防護具着用などのスタンダードプリコーション（標準予防策）による感染経路の遮断が重要である．

■ スタンダードプリコーション（標準予防策）

米国疾病管理予防センター（CDC）が1996年に提唱した，すべての患者に適用される一群の感染予防策である．汗を除くすべての湿性生体物質（血液，体液，分泌液，排泄物，粘膜，傷のある皮膚）は伝播しうる病原体を含んでいるかもしれないという原則に基づく．具体的には，①手洗い・手指消毒（図1），②個人防護具の着用（図2），③感染性廃棄物の処理〔特に鋭利なもの（針，メス）の処理に注意〕，④環境管理（高頻度接触表面の清拭やラッピング）などがある．

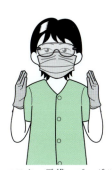
マスク・手袋・ゴーグルの着用が基本

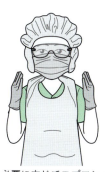
必要に応じてエプロン・キャップなどを着用

図2　個人防護具の着用

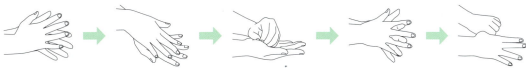

①両手のひらをよくこする
②手の甲をよくこする
③指先・爪の内側を十分に
④指の間も十分に
⑤親指と手のひらをねじり洗い
⑥手首も忘れずに！
⑦流水で石けんと汚れを十分に洗い流す
⑧清潔なタオルやペーパータオルで手をふく
⑨消毒薬があれば手に取り，よくすり込む

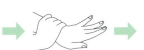
＊①～⑥を約15秒かけて行うのが一般的

図1　手洗い・手指消毒の手順

〈樋口勝規，橋本憲一郎〉

第3章 医療安全，感染対策

2 ラバーダム防湿法

■目　標

・歯科治療におけるラバーダム防湿の意義を理解し，各種術式に応じ適切にラバーダム防湿法を実施できる．

Point

- ラバーダム防湿法では，ラバーダムシートで患歯のみを露出させ口腔内から隔離することで患歯を唾液による汚染から守り，洗浄液の口腔内への漏洩，器具の口腔内への落下を防止し，口唇や舌などの軟組織の排除により安全な術野を確保する．
- さらに，術野の隔離による操作性の向上，ミラーの曇り防止による視認性の向上，開口状態の維持による患者負担の軽減，口腔内微生物の飛散防止などの意義がある．
- ラバーダム防湿法が困難な際によく用いられる簡易防湿法では，完全な防湿は得られないが，ロールワッテやガーゼなどを患歯の頬側や舌側に置き一時的に唾液を隔離する．

■目　的

・歯科治療の前準備として，患歯をラバーダムシートにより口腔内から隔離する．あるいは，ロールワッテやガーゼなどにより患歯を唾液から隔離する．

■用意するもの

1) ラバーダムシート　　　2) ラバーダムパンチ　　　3) ラバーダムクランプ（各種）
4) ラバーダムフォーセップス　5) ラバーダムフレーム　　6) デンタルフロス
7) 排唾管　　　　　　　　8) 消毒薬（ヨードチンキ，消毒用エタノール）
　＊簡易防湿の場合は，ロールワッテ，ガーゼなどを用意する．

■処置の流れ

①患歯の清掃→②クランプの選択／デンタルフロスの結紮，試適（図1）→③シートの穿孔およびクランプのウイングへの装着（図2）→④患歯へのクランプ装着（図3）→⑤フレームの装着（図4）→⑥シートをウイングから外す（図5）→⑦フロスでシートを歯間部に通す（図6）→⑧装着状態の確認（図7）→⑨患歯を中心に消毒薬で清拭→⑩排唾管を患歯と反対側の口角に装着
　＊簡易防湿の場合は，ロールワッテなどを，患歯の唇・頬側や舌側に留置する（図8）．

■注意事項

1) クランプにデンタルフロスを結紮しておくと誤嚥の防止になる．
2) 必ず患歯にクランプを試適し，あらかじめ適合状態をチェックする．
3) クランプ装着時には，歯肉を挟まないようクランプを歯面に沿わせる．
4) クランプが外れやすい場合（支台歯形成されアンダーカットがない，残存歯質が少ないなど），歯の周囲に歯面処理をせず，直接フロアブルレジンを流し重合してアンダーカットをつくる．

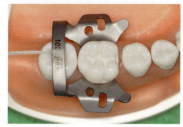 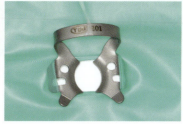 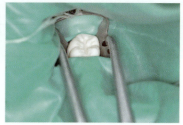

図1 フロスを結紮したクランプを患歯に試適　図2 クランプのウイングのシートへの装着　図3 フォーセップスで患歯に装着

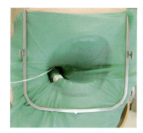 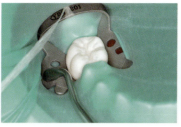 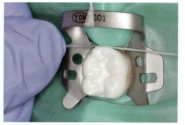

図4 フレームの装着　図5 練成充填器でシートを外す　図6 フロスでシートを歯間部に通す

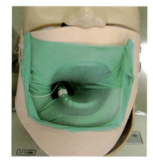 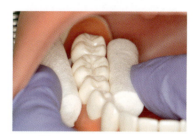

図7 装着状態の確認　図8 $\overline{6|}$への簡易防湿

5) 残存歯質が少なくクランプがかからない場合，感染歯質の除去後，歯面処理を行い，フロアブルレジンなどで隔壁をつくる．
6) ラテックスアレルギーの患者に対しては，ノンラテックス製のラバーダムシートを使用する．
7) 装着状態の確認では，フレーム先端が目の近くにない，ラバーダムシートが鼻孔を覆わない，フレームが回転していないことをチェックする．

■ カルテへの記載

33歳の患者の抜髄処置の場合，病名：3|　C_3急性化膿性歯髄炎

7/8		初診	267
		患者に，う窩が歯髄腔に近接し，感染象牙質が歯髄組織まで到達しているため，抜髄の必要性がある旨説明する．	— —
	3|	X線（D）1F　アナログ撮影	48
		X線写真所見：3|　歯冠部近心側に歯髄腔へと到達する透過像を認める．	— —
		OA・2％キシロカイン Ct 1.8 mL 浸麻	10
		ラバーダム	—
		抜髄	234
		$Ca(OH)_2$　製剤貼薬	—
		EZ仮封	—

・処置に際してラバーダム防湿および簡易防湿を行った際には保険点数の加算はない．

〈泉　利雄〉

第3章 医療安全，感染対策

3 診療器具，機材の消毒法・滅菌法

■ 目 標

・診療器具，機材の消毒法・滅菌法について理解する．
・診療器具，機材の消毒・滅菌ができる．

Point

・消毒，滅菌の違いを理解する．
・使用目的に応じた，消毒法・滅菌法の種類を理解する．
・機材，器具の材質，耐久性などを考慮した消毒法・滅菌法を理解する．

■ 消毒と滅菌

1 消毒
病原性微生物のみを殺滅するか，発育・増殖を阻止して病原性を発揮できない程度にまで細菌数を減らすことをいう．

2 滅菌
芽胞を含めてすべての病原性微生物を殺滅することをいう．

■ 消毒法

現在は消毒薬による病原微生物の殺菌が主流である．
歯科診療で用いられる消毒薬として，フェノール類，ハロゲン類，アルコール類，アルデヒド類，界面活性剤類，クロルヘキシジン，過酸化水素水などがある．

■ 滅菌法

物理的方法と化学的方法がある（**表**）．

表　歯科臨床でよく用いられる滅菌法

滅菌方法			滅菌対象
物理的方法	加熱滅菌法	高圧蒸気滅菌法	加熱可能な器材
		乾熱滅菌法	加熱可能な器材
	濾過滅菌法		液体
	照射滅菌法	放射線滅菌法	包装した被滅菌物
		紫外線滅菌法	消毒した被滅菌物
化学的方法	ガス滅菌法		加熱不可能な器材

■ 歯科臨床でよく用いられる滅菌法

1 高圧蒸気滅菌法
高圧蒸気滅菌器（カセットオートクレーブ，**図**）を用いて，高圧の蒸気で滅菌する方法．通常121℃（1.0 kg/cm^2），20分が用いられるが，115℃（0.7 kg/cm^2），30分，126℃（1.4 kg/cm^2），

32

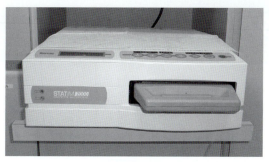

図　カセットオートクレーブ

15分といった設定も用いられる．芽胞やウイルスを含めて完全に微生物を殺滅することができるので，医療現場で最もよく使われている．被滅菌物は器材に目一杯入れると滅菌効果が減弱するので，おおよそ60％くらいが適当である．また，滅菌効果を維持するためには器材のメンテナンスが重要であり，インジケータなどの滅菌指標を用いて定期的に評価を行う．

2 エチレンオキサイドガス（EOG）滅菌

EOG滅菌は，滅菌時の温度も低く（30～40℃など），微生物やウイルス，芽胞などに対しても殺菌力に優れ，浸透力が大きいことから広く用いられている．特にゴムやプラスチック製品などのような加熱滅菌できない器材の滅菌に用いられる．

3 煮沸消毒

シンメルブッシュ煮沸消毒器を用いて，消毒を行う器具を水中に浸漬しておき，沸騰水中で20～30分間煮沸する方法である．煮沸法では，1～2％炭酸ナトリウムを加えることにより，殺菌力が向上するとともに金属性器具の腐食を防止できる．

■ 歯科材料，器材の消毒・滅菌

1 印象材

付着した汚物，血液，唾液などを流水下で機械的に洗浄する．

消毒液に浸漬あるいはスプレーによる噴霧を行う．2％グルタルアルデヒド浸漬，ポビドンヨード浸漬などがある．

2 石膏模型

高圧蒸気滅菌：加熱により精度および強度が損なわれる．

薬液消毒法（浸漬法あるいはスプレー法）：浸漬法には0.1％次亜塩素酸ナトリウム溶液，2％グルタルアルデヒドや0.55％フタラールを用いる方法などがある．

3 切削器材

バー，タービンヘッド，エンジンヘッドおよび金属性器具などの消毒・滅菌には，オートクレーブ，ガス滅菌，2％グルタルアルデヒド浸漬や0.55％フタラール浸漬などがある．

4 注意事項

グルタルアルデヒドは高揮発性で皮膚，眼，呼吸器への刺激が強いため保護衣の着用やゴーグルの装着ならびにフタ付容器の使用が求められるが，フタラールは低揮発性で浸漬時間が短いという利点をもつ．

〈安細敏弘〉

第3章 医療安全，感染対策

4 医療事故が起きたときの対応

■ 目　標
- 万一，医療事故が起きた場合の対処と事後処理について知る．
- アクシデント報告書の記載方法と手順について知る．

Point
- 万一，医療事故が発生した場合には，あわてず冷静かつ誠意をもって対応にあたる．
- 自分ひとりの判断で対応せず，必ず担当の診療科長（もしくは準ずる者）に連絡し，協議しながら，手順よく事を進めることが大切である．
- 医療の質の向上のために報告書は正直かつ丁寧に記載し速やかに提出しなければならない．

■ 事故が発生した際の対応

1 誠意ある対応をとる
1) 誠意ある言動を心がける．
2) 患者・家族はもちろん，医師や歯科衛生士など職員に対しても誠意をもって対応する．
3) 即座に謝罪したり，責任問題について言及することを避ける．
4) 自分の心の動揺から周囲の者を責めるような態度を避ける．
5) とにかく不誠実ととられることのないように慎重な言動が求められる．

2 速やかに連絡をとる
1) 事故が起きたらただちに当該科の科長（もしくはそれに準ずる者）に連絡し，以下の指示を仰ぐ．
　①事故直後の緊急処置を行った後の医学的処置について
　②患者・家族へ説明する内容，および誰がいつ説明するかなど
　③ほかの医療関係者への対応
2) 報告を受けた診療科長はただちに事務長（もしくはそれに準ずる者）および院長（もしくは副院長）に報告する．
3) 報告を行った後は，すべての対応について当事者である歯科医師が自分だけの判断によって自分ひとりで行うことはしてはならない．すべてのことについて診療科長と協議し，その協議事項について院長（もしくは副院長）などの指示または承認のもとに対応することが大切である．

3 診療録への記載
1) 事実経過について，具体的な時間や実施者などを含めて正直に，かつ詳細に，経時的に診療録に記載する．決して内容を改ざんしてはならない．
2) 事実経過について患者・家族に説明した内容，また，患者・家族の反応，希望などについて，できるだけありのままに記載する．

4 警察への報告
変死，事故死の場合，24時間以内に警察に届け出なければならない．この際，必ず診療科長と協議のうえ行うこと．

5 **賠償への対応**

賠償・医療費の免除などの金銭に関する約束をしない.

■ 事後処理の対応

1) アクシデント報告書を書く（**図**）.
2) 報告書は当事者の歯科医師が記載し，診療科長が内容を確認したうえで，できるだけ早く提出する.
3) 状況報告の欄には，判明している範囲でアクシデントの内容および状況を簡潔に客観的に記載すること.
4) 歯科治療でアクシデントが発生しやすい内容としては，器具の誤飲・迷入，治療器具による軟組織の損傷，ショック，アレルギーなどである.
5) 報告書を書くことは決して恥ずべきことではなく，実例をとおしてともに考え，ともに学ぶことにより医療全体の質の改善に貢献するものであることを認識すべきである.
6) 報告書が人事査定の対象になったり，プライバシーを侵害するなど，報告者本人に不利益が生じないように配慮する.

```
                                    年  月  日
         アクシデント報告書（例）
                              提出先：病院長

  患者名：_____年齢：___性別：__カルテ No.___
  診療科：_____病名_____
  発生場所：_____
  発生日時：___年__月__日__時__分
  報告者名：_____（診療科：___）
  記入者名：_____（診療科：___）
  報告した診療科長名：_____
  報告日時：___年__月__日__時__分
  主治医：_____
  担当医：_____

  ┌────────────────────────┐
  │ 状況報告                  │
  │                          │
  │                          │
  │                          │
  │                          │
  │                          │
  └────────────────────────┘
```

図　**アクシデント報告書の例**

■ 事故の再発予防

　事故の再発を防止するためには，日常診療におけるインシデントの内容を病院内ないし診療科ベースでスタッフ間で共有しておくことが重要である．そのうえで対策を検討しておくことで，小さなミス（ヒヤリハット）をアクシデントにしないための方策となる．インシデントケースをいかに分析し，活用するかが重要である.

〈安細敏弘〉

5 針刺し・切創の予防

■ 目 標
・歯科医療従事者における職業感染について理解し，感染のリスクを軽減させるための対策を実践する．

Point
・針刺し・切創は医療従事者の職業感染の代表的な経路である．
・対策には以下の項目があげられる．
　①術前の予防対策として，器材が密にならないよう環境を整備することや個人防護具を正しく着用することがあげられる．
　②術中の予防対策として，注射針は原則リキャップ禁止とし，治療もしくは介助するときは鋭利物の先端の向きに注意し，鋭利物の延長線上に手を出さないようにすることがあげられる．
　③術後の予防対策として，鋭利物の洗浄，廃棄するときにはグローブを着用し，鋭利物は穿刺耐性の硬い専用の容器に廃棄することがあげられる．なお，廃棄用容器には黄色のバイオハザードマークを記載すること．

■ 職業感染対策とは

　職業感染とは，特定の職場で働くことによって感染症に罹患することである．医療従事者は，患者と接する職業であることから，医療従事者同士だけでなく患者を介して感染症に罹患するリスクがある．医療従事者が罹患する代表的な職業感染には，結核，インフルエンザ，新型コロナウイルス感染症，B型肝炎，C型肝炎，HIV感染症，風疹，麻疹，水痘，流行性耳下腺炎などがある．
　いわゆる「針刺し事故」は医療従事者における職業感染の経路の代表的なものである．事故には注射針のみならず，メスやスケーラーといった鋭利物による切創も含まれる．血液を媒介して感染することから，B型肝炎，C型肝炎，HIV感染症などの感染に注意が必要である．

＊わが国では従来から「針刺し事故」や「曝露事故」と表現されてきたが，医療現場で発生する針刺し・切創は，事故（accident：予測が難しい，避けがたい）より，むしろ損傷（injury：予測が可能で，予防可能）であるという概念に基づく考え方に変わりつつある．すなわち，鋭利な器械を使用する医療現場では，血液・体液曝露が発生することを前提とした対策が求められるため，「事故」の言葉は使わず「針刺し・切創」対策あるいは「血液・体液曝露」対策などの表現が推奨されている．

■ 術前の予防対策

①針刺し・切創が起きないよう環境を整備する．
　鋭利物を置くスペースを十分に確保しておくこと．道具が密になると，想定外の鋭利物接触を招くため，鋭利物を置く場所を決めておくとよい
②個人防護具を正しく着用する．
③手術時にはグローブを二重に着用する（ダブルグローブ，図1）．

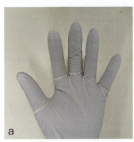
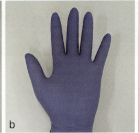
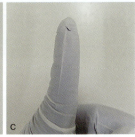

図1 ダブルグローブ（a）．下に濃色のグローブ（b）をすることで，グローブの破損が見つけやすくなる（c）．

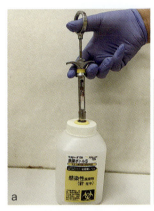
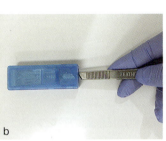

図2 浸麻針（a）やメス刃（b）は専用の容器に廃棄する．

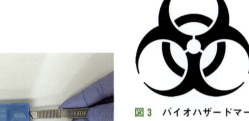

図3 バイオハザードマーク
バイオハザードマークの色により廃棄できるものが異なるので注意すること．
赤色：血液などの液体・泥状のもの
橙色：血液の付着したガーゼなどの固体状のもの
黄色：メスや注射針などの鋭利なもの

■ 術中の予防対策

①リキャップ時の注射針による針刺し事故を防ぐため，浸潤麻酔時に原則としてリキャップを禁止する（ただし，器材が密であり注射針との接触リスクがある場合は，シングルハンドスクープテクニックでリキャップすることがある）．

②介助するときは鋭利物の延長線上に手を出さない．

特に拡大鏡や歯科用実体顕微鏡を使用している際，術者の視野は術野に集中しているため，術者は介助者の動きを把握できていない．介助に入る際は術者に声を掛けるといった配慮が必要である．

③鋭利物の先端の向きに注意する．

メスやスケーラーをテーブルに戻すときは，先端が自分の方に向かないよう気をつける．戻す場所を決め，道具が密にならないようにすることが望ましい．また，ユニットに備え付けの超音波スケーラーのチップやタービンのバーについて，移動中に先端が術者の大腿部に刺さるといった報告があるため注意する．

■ 術後の予防対策

①鋭利物を片付ける際に発生する針刺し・切創は術中と同じくらい多い．鋭利物を洗浄，廃棄するときには個人防護具（特にグローブ）を着用する．

②鋭利物を廃棄するときは手で直接触らず，専用の容器を使用すること（図2）．

③鋭利物を廃棄する容器は穿刺耐性の硬い容器を使用し，容器には黄色のバイオハザードマークを記載する（図3）．

■ フィードバック

針刺し・切創が発生した場合は，事故の起こった背景について情報収集し，分析する．そしてその情報を院内で共有し，環境の改善やさらなる予防に努める． 〈中村太志〉

6 針刺し・切創，皮膚・粘膜曝露

■目　標

・針刺し・切創，皮膚・粘膜曝露が発生した場合に，適切に対応できる．

Point

- 感染性物質が付着した注射針，スケーラー，リーマーなどの器材による受傷のみならず，飛散した感染性物質が粘膜や損傷した皮膚に曝露した場合も汚染事故であり，「針刺し・切創，皮膚・粘膜曝露」あるいは単に「針刺し事故」と総称される．
- 汚染事故が発生した場合の対処法は，「針刺し事故対応マニュアル」「医療器材による受傷事故対応マニュアル」「針刺し・切創，皮膚・粘膜曝露対応マニュアル」などとして病院ごとに規定されており，その対処法を遵守しなければならない．
- 受傷者のみならず感染源となった患者も速やかに医師の診察を受け，必要な検査を受けることが重要である．

■目　的

・針刺し・切創，皮膚・粘膜曝露が発生した場合の感染を防止する．

■針刺し・切創，皮膚・粘膜曝露の感染リスク

- B型肝炎ウイルス（HBV），C型肝炎ウイルス（HCV），およびヒト免疫不全ウイルス（HIV）は血液や体液中に存在し，感染した血液や体液が直接ヒトの体内に入ることにより伝播する．これらのウイルスの存在の有無を厳密に確定することはできないため，ウイルスの存在にかかわらず，すべての血液や体液を危険な感染物とみなさなければならない（表）．
- ①患者に使用した後の注射針，メス，スケーラー，リーマーなどの器材により受傷した場合と，②粘膜や結膜，損傷している皮膚（手荒れ，傷，ささくれ）に血液や体液が曝露した場合を，あわせて汚染事故または針刺し・切創，皮膚・粘膜曝露とする．また，単に「針刺し事故」と総称されることも多い．

表　針刺し・切創，皮膚・粘膜曝露によって健康被害を生じうる病原体と感染リスク

病原体	疾患	感染リスク
B型肝炎ウイルス（HBV）	B型肝炎	20〜40％（e抗原陽性例）
C型肝炎ウイルス（HCV）	C型肝炎	1〜10％
ヒト免疫不全ウイルス（HIV）	AIDS	0.1〜0.5％
ヒトT細胞白血病ウイルス（HTLV）	成人T細胞白血病	きわめて低い
梅毒トレポネーマ	梅毒	報告例はない
プリオン	クロイツフェルトヤコブ病	不明

■ 針刺し・切創，皮膚・粘膜曝露発生時の対応

1 直後の処置

施行していた医療行為などをただちに中止し，血液・体液を速やかに除去する．

1) 皮膚に対しては流水と石けん，粘膜曝露に対しては流水による洗浄を行う．

2) 可能であれば消毒薬による消毒を行う．ただし，局所の洗浄を遅らせてはならない．この場合，ポビドンヨード（イソジン液）や消毒用エタノールが適している．

2 針刺し・切創，皮膚・粘膜曝露後の医師への受診

1) 針刺し・切創，皮膚・粘膜曝露直後の処置をした後に，速やかに指導医または担当医に報告する．

2) 指導医または担当医は，曝露部位の処置を行い，「針刺し事故対応マニュアル」などに従って，リスクマネジャーまたは感染対策担当者に報告し，曝露者に付き添って医師の診察を受けさせる．

3) 曝露者および指導医または担当医は，感染症に関する情報を入手する必要があることを患者（汚染源）に説明し，同意のうえで，手続きに従って医師の診察を受けさせる．

4) 曝露者は，担当医師に曝露の発生状況（発生日時，場所，事故の概要，曝露の程度）を説明する．

5) 担当医師は，患者（汚染源）および曝露者のHBV（HBs抗原，HBs抗体），HCV（HCV抗体）およびHIV（HIV抗体）の検査を，それぞれの同意のうえで行う．

6) HTLV-1抗体陽性や梅毒血清反応陽性の血液や体液などによる曝露での感染リスクは低いが，患者（汚染源）の感染が既知の場合，曝露者の感染症検査として，ヒトT細胞白血病ウイルス（HTLV-1抗体）や梅毒（STS，TPHA，FTA-ABS）の項目を追加する．

■ 感染源ごとの対応

1 B型肝炎ウイルス（HBV）による曝露後の対応

1) HBs抗原陽性の血液や体液などに曝露された場合，曝露者のHBs抗原，HBs抗体のいずれもが陰性であれば，事故発生後24時間（遅くとも48時間）以内に，乾燥抗HBsヒト免疫グロブリン（HBIG）の投与およびB型肝炎（HB）ワクチンの接種を受ける．HBワクチンは1か月後，3～6か月後にも追加接種を行う（計3回）．

2) 曝露者がHBワクチン接種者でHBs抗体の陽転化が確認できていない場合は，HBs抗体を測定し，陰性ならHBIGの投与とHBワクチンの追加接種を受ける．

3) 曝露者が，過去2度のHBワクチン接種でもHBs抗体が陽転しなかったことが確認されている場合は，事故直後と1か月後の2回，HBIGを投与する．

4) 曝露者がすでにHBs抗原，HBs抗体の少なくともどちらかが陽性の場合は，HBIGの投与やHBワクチン接種の必要はない．

5) 曝露者がHBVキャリア（HBs抗原が陽性）の場合は，汚染事故とは別に肝臓診療科受診を勧める．

6) 曝露者は，1か月後，3か月後，6か月後および1年後にHBs抗原，HBs抗体，AST，ALTの追跡検査を受ける．

2 C型肝炎ウイルス（HCV）による曝露後の対応

現在のところ，曝露直後に有効な感染予防策はなく，曝露直後のインターフェロンや免疫グロブリン，抗ウイルス薬などの予防投与の有効性は確認されていない．

1）HCV 抗体陽性の血液や体液などに曝露した場合，受傷者の HCV 抗体が陰性であれば，1 か月後，3 か月後，6 か月後および 1 年後に HCV 抗体，AST，ALT の追跡検査を受ける.

2）曝露者が曝露直後の検査で HCV 抗体陽性ならば，曝露とは別に肝臓診療科受診を勧める.

3）追跡検査の期間に肝機能異常が出現すれば，HCV-RNA 検査を行い，HCV-RNA が陽転化すれば，肝臓診療科受診を勧める.

4）追跡検査の期間に肝機能異常が出現しても HCV-RNA が陰性の場合は，HCV の一過性感染の可能性があるため，引き続き経過観察する.

③ ヒト免疫不全ウイルス（HIV）による曝露後の対応

医療従事者における HIV 感染血液・体液曝露による感染率は 0.2～0.5％で，HBV や HCV の場合と比べ低いことが知られているが，HIV 患者の静脈や動脈の採血に使われた器具による傷が深部に達している場合や，器具に目にみえるほどの血液が付着している場合，HIV 感染の病状が進行している患者の血液による曝露の場合では，感染の危険性が高くなる.

1）HIV 抗体陽性血液や体液などに曝露した場合，曝露者はただちに抗 HIV 抗体薬服用の是非を専門医と相談して決定する.

2）曝露後 24～36 時間の開始では効果が弱い可能性があるので，専門医と連絡がつかない場合は，協力病院などで，抗 HIV 薬として，ツルバダ®（テノホビルとエムトリシタビンの合剤）1 錠＋アイセントレス®（ラルテグラビル）1 錠を，曝露者の同意のうえで内服する. ただし，妊娠の可能性がある場合は，服用に先立って妊娠検査（尿検査）をする. 専門医と連絡がつき次第，その後の服用を相談する.

3）曝露者は原則として曝露直後，6 週間後，3 か月後，および 6 か月後に HIV 抗体の追跡検査を受ける.

＊参考：HIV 感染が成立した場合

通常，曝露後数週間で HIV 抗体が陽性になり，急性感染症状（発熱，リンパ節腫脹，倦怠感，発疹など）が現れることが多い. HIV 抗体陽転化や急性感染症状が確認された場合は，HIV-RNA や CD4 陽性リンパ球検査を行い，HIV 急性感染の治療を考慮する.

④ HTLV-1 抗体陽性の血液や体液などによる曝露後の対応

1）曝露者は，1 か月後，3 か月後および 6 か月後に HTLV-1 抗体検査を受ける.

2）曝露者の HTLV-1 抗体が陽転化した場合は専門医の指示を受ける.

＊ HTLV-1 抗体陽性者からの成人型 T 細胞白血病の発症率は 2～4％ と低率である.

⑤ 梅毒血清反応陽性の血液や体液などによる曝露後の対応

1）梅毒血清反応陽性の血液や体液などでの汚染による感染の可能性はきわめて低いと考えられるが，曝露者は，1 か月後および 3 か月後に STS とトレポネーマ抗原法（TPHA と FTA-ABS）の検査を受ける.

2）曝露者の STS と TPHA がともに陽転化した場合や，STS 陽転化，TPHA 陰性で FTA-ABS-IgM 抗体が陽転化した場合（初期梅毒）は，専門医の指示を受ける.

⑥ 感染不明または汚染源不明の曝露後の対応

1）汚染源不明の場合や，患者が同定できても検査の同意が得られない場合および検査実施が不可能の場合は，HBV や HCV の感染汚染源と仮定して対処し，HIV 感染曝露が疑われる場合は HIV 感染汚染源と仮定して対処する.

2）曝露者の検査結果が判明するまでは，いずれも未感染であると仮定して対処する. 特に，汚染源が不明で曝露者の HBs 抗原や HBs 抗体の検査結果が 24 時間（遅くとも 48 時間）以内に判明しない場合は，結果を待たずに HBIG を投与する. HB ワクチン接種の必要性は，検査結果の

判明時点で判断する．
3) 曝露者は，1か月後，3か月後，6か月後および1年後に，事故の状況や受傷者の感染状況に応じて，HBs抗原・HBs抗体，HCV抗体，HIV抗体，AST，ALTの追跡調査を受ける．

■ 針刺し・切創，皮膚・粘膜曝露発生時の対応のフローチャート

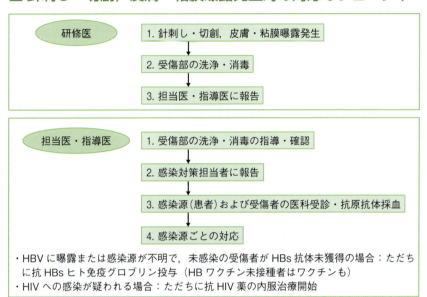

- HBVに曝露または感染源が不明で，未感染の受傷者がHBs抗体未獲得の場合：ただちに抗HBsヒト免疫グロブリン投与（HBワクチン未接種者はワクチンも）
- HIVへの感染が疑われる場合：ただちに抗HIV薬の内服治療開始

■ 注意事項

1) 感染源となる患者への対応は，指導医や感染対策担当者と相談しながら，患者のプライバシーに配慮して慎重に行う．
2) 曝露者のHIV抗体が陽転化した場合，検査結果は原則として本人のみに告知され，精神的ケアやカウンセリングが行われる．

●参考文献
1) Updated U. S. Public Health Service guidelines for the management of occupational exposures to HBV, HCV, and HIV and recommendations for postexposure prophylaxis. MMWR 2001; 50(RR-11): 1-42.
2) 国公立大学附属病院感染対策協議会．病院感染対策ガイドライン2018年版（2020年3月増補版）．2020．

〈大星博明〉

7 薬物アレルギー

■目　標
・アレルギーの発症を未然に防ぐために，アレルゲンを除去した診療計画を立案する．

Point
・アレルギーの原因と症状を知る．
・既往や全身状態などについて患者から聴取するとともに，かかりつけ医などから診療情報の提供を受ける．
・過去の歯科治療時の有害事象はアレルギーによるものか，それとも血管迷走神経反射などの全身的偶発症なのかを鑑別する．
・アレルゲンを除去した診療計画を立案する．
・アナフィラキシー発症の可能性が高いと予想される症例では，対応策を指導医らと事前に検討する．

■目　的
薬物アレルギーの発症を未然に防ぐとともに，アナフィラキシー発症時の致死的事態を回避する．

■アレルギーの種類と原因
薬物アレルギーにはⅠ型の即時型とⅣ型の遅延型がある．症状が全身性で重篤，進行が急速なアナフィラキシーは即時型である．薬物アレルギーは局所麻酔薬，抗菌薬，非ステロイド性抗炎症薬（NSAIDs），消毒薬，造影剤，筋弛緩薬などで発症するが，ラテックス，レジン，金属，食品（卵，牛乳，小麦，そば，クルミなどのナッツ類，落花生，甲殻類，果物，その他）などさまざまな物質もアレルゲンとなりえる．

■医療面接とアレルギー検査
医療面接の際には既往，症状，原因，体質，誘発因子，全身状態，常用薬などを詳細に聴取するとともに，かかりつけ医や専門医にも照会し，これらやアレルギー発症時の対応策などについて診療情報の提供を受ける．アボカドやキウイ，マンゴー，イチジク，メロン，モモなどにアレルギーを有する患者は，ラテックスでもアレルギーを発症することが多く注意が必要である．

アレルギー検査は専門医に依頼する．Ⅰ型には *in vivo* のプリックテスト，皮内テスト，チャレンジテストなどが，Ⅳ型には *in vivo* のパッチテスト，*in vitro* の薬剤誘発性リンパ球刺激試験（DLST）などがある．*in vitro* のDLSTは安全である一方感度が低いので，この検査結果のみでアレルギーの陽性や陰性を確定することはできない．

■診療計画の立案
アレルゲンを除去した診療計画を立案する．医療従事者の感作や未知のアレルギー発症を防ぐためにも，グローブやラバーダムシートはラテックスフリー製品の日常使用が望まれる．

歯科用注射用局所麻酔薬中，最もアレルギーを発症しやすい成分は防腐剤（パラベン類）である．近年，防腐剤無添加製剤への切り替えが進み，局所麻酔に伴うアレルギー発症は減少したが，今もシタネスト - オクタプレシン®は防腐剤含有であり注意を要する．そして防腐剤よりも低頻度ながら，酸化防止剤（亜流酸塩など）や局所麻酔薬によるアレルギーも存在し，リドカインによるアナフィラキシーも約 1/100 万〜150 万人の頻度で発症している．スキャンドネスト®は防腐剤と酸化防止剤のいずれも含有しない唯一の歯科用注射用局所麻酔薬であるため，アレルギー発症の点では他の製剤よりも安全性が高い．一方，歯科用表面麻酔薬の多くはエステル型の局所麻酔薬を含有しており，アミド型である歯科用注射用局所麻酔薬よりもアレルギー発症の危険性が高い．

　局所麻酔薬によるアレルギーのために歯科治療が困難な場合は，全身麻酔下に歯科治療を行う．

■ 薬剤投与時の注意

　NSAIDs 過敏喘息（いわゆるアスピリン喘息）患者でも，アセトアミノフェンならば，絶対的に安全ではないものの多くの場合で使用可能である．ただし，その場合は 1 回の使用量を 300 mg までに制限する．

　アナフィラキシー発症の可能性が高いと予想される症例では，事前から生体モニターの装着や静脈路確保が望ましく，薬剤投与は全身状態を観察しながら可及的緩徐に行う．

■ アレルギーの症状と発症時の対応

　アレルギーの症状は蕁麻疹や発赤，掻痒感などの皮膚症状が代表的であるが，特にアナフィラキシーでは，眼瞼や喉頭などの浮腫，口唇や四肢末端のしびれ（神経症状），くしゃみ，咳，鼻閉などのアレルギー性鼻炎症状，気管支痙攣，呼吸困難，喘息様発作（呼吸器症状），悪心，嘔吐，下痢（消化器症状），不整脈，血圧低下，意識消失（循環症状）などの重篤な症状が急速に現れる．

　アレルギー発症が疑われるときは，ただちに原因物質の投与を中止する（抗菌薬などを点滴している際は抜針せずに輸液剤を生理食塩水などに変更する）．特に，アナフィラキシー発症時は指導医とともにできる限りのスタッフを招集し，救急対応システムへの通報，AED と救急治療用器材の準備などを行うとともに，患者を仰臥位にしてアドレナリン投与，酸素投与，静脈路確保，生体モニターの装着を行う．アナフィラキシー既往患者はアドレナリン自己注射薬のエピペン®（体重 30 kg 以上用の 0.3 mg と 15 〜 30 kg 用の 0.15 mg がある）を携行していることが多い．緊急時には医療者が患者に代わって注射することも可能だが，使用にあたっては事前講習（オンラインでも可能）が必須である．窒息や心停止など重篤な状態に陥った場合は，速やかに現場スタッフが協力して人工呼吸，胸骨圧迫，除細動，輪状甲状膜穿刺や気管挿管，救急薬剤の投与，高度医療機関への搬送などを行う．

■ 注意事項

1) アレルギー発症ならびに血管迷走神経反射，血管収縮薬に対する過剰反応，過換気症候群などは鑑別できなくてはならない．「歯科治療で気分が悪くなったことがあるが，その際に蕁麻疹などのアレルギー症状はなかった」と患者が訴えた場合，その多くは血管迷走神経反射を発症したものと考えられる（歯科治療時の全身的偶発症の過半数は血管迷走神経反射であり，皮膚症状を認めなければアレルギーの可能性は低い）．

2) 血管迷走神経反射，血管収縮薬に対する過剰反応，過換気症候群の発症予防には静脈内鎮静法が有効である．

〈冨永晋二〉

8 薬剤による皮膚・粘膜の刺激

■ 目　標

・薬剤で患者に被害を与えない．事故が発生した場合の対応法を熟知しておく．

Point

・口腔粘膜，皮膚粘膜に接触しないよう配慮し，ラバーダム防湿を行い，接触した場合に対応できるように準備する（図）．
・医療面接時にアレルギーの有無について聴取をしておく．

■ 歯科医療管理の点から

　歯科領域で用いる医薬品には，消毒薬などの一般的な医療用医薬品だけではなく歯科特有のものがあること，そして皮膚・粘膜に刺激を与える薬品があることに留意し，管理しなければならない（表）．たとえば，う蝕・根管治療に用いるフェノールやパラホルムアルデヒド，う蝕の進行抑制目的などで使用するフッ化ジアンミン銀などは劇薬に分類され，「医薬品，医療機器等の品質，有効性及び安全性の確保等に関する法律」（かつての薬事法）第四十八条に則って他の薬品と区別して保管，陳列しなければならない（毒薬はさらに施錠が必要）．

　ほかにも，歯科医療現場には医療だけではなく歯科技工などに必要な薬物も保管されている場合があり，過去にフッ化ナトリウム（NaF）と間違えて，歯科技工で使用する毒物であるフッ化水素酸（HF）を歯に塗布された患者が亡くなった事例などもあることから，薬品の使用方法，管理に関する注意を職種に関係なくスタッフ全体に周知しておくことが肝要である．

■ 薬剤による傷害の対策

・患者の眼や顔，服の上などで薬剤を取り扱わない．
・う蝕・根管治療の際は可能な限りラバーダム防湿を行う（図）．
・予期せぬ流入や落下に備え，バキュームで常に吸引できるように準備しておく．

■ 薬剤による傷害発生時の対応

・皮膚や粘膜，服など処置部位以外に薬剤が付着・流入した場合は薬剤ごとに決められた対応をとる（表）．
・口腔内であれば，バキュームで可能な限り薬剤を吸引する．
・傷害発生時は患者への謝罪と傷害時の状況の説明を行う．
・必要があれば医科への紹介を行う．
・事故発生時の詳細に関してインシデント報告を行い，再発防止に努める．

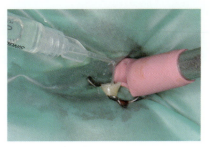

図　ラバーダム使用下での根管洗浄の様子

表　皮膚，粘膜に直接触れると障害を起こす薬剤

薬品名	薬効・特徴	対応法
次亜塩素酸ナトリウム	う窩および根管の清掃・消毒および内容物の溶解．金属・皮膚腐食性．	過酸化水素水で清拭し，十分に水洗する．
ヨード・グリセリン	口腔粘膜・根管消毒．劇薬．	眼に入った場合はただちに大量の水で洗う．皮膚や衣服に付着した場合は，チオ硫酸ナトリウムやエタノールで脱色する．
フェノール	う窩および根管の消毒，歯髄炎の鎮痛鎮静．皮膚腐食性．劇薬．	薬剤を清拭後，消毒用エタノール，グリセリン，植物油などで清拭する．大量の水で洗う．
ホルマリン	う窩および根管の殺菌，消毒．皮膚腐食性．タンパク凝固性．劇薬．	薬剤を清拭後，消毒用エタノール，グリセリン，植物油などで清拭する．大量の水で洗う．
パラホルムアルデヒド	根管消毒および残存歯髄の失活．皮膚腐食性．タンパク凝固性．劇薬．	薬剤を清拭後，消毒用エタノール，グリセリン，植物油などで清拭する．大量の水で洗う．
水酸化カルシウム	抜髄および感染根管治療後の根管貼薬および充填材料．	消毒用エタノールなどで清拭し，十分に水洗する．
フッ化ジアンミン銀	象牙質知覚過敏症の抑制．初期う蝕の進行抑制，二次う蝕の抑制．皮膚腐食性．劇薬．	水または食塩水あるいは過酸化水素水で十分に洗浄する．
フッ化水素酸	歯科技工用セラミックス表面処理材料．毒物．	皮膚に付着した場合は，付着した衣類をすべて脱ぎ，皮膚を大量の石鹸と水で洗い，ただちに医師の診断を受ける．

※どの薬剤も，皮膚症状が疑われる場合は医科に相談すること．

■ その他

　皮膚や粘膜への刺激だけではなく，こぼれた場合に皮膚や衣服を着色してしまう薬剤（う蝕検知液やヨード，フッ化ジアンミン銀など）や，衣服を脱色してしまう薬剤（次亜塩素酸ナトリウム溶液）があることに注意する．使用の際には十分注意することと，事前に説明しておくことが患者とのトラブルを避ける助けになる．

〈田﨑園子，天野郁子〉

第3章 医療安全，感染対策

9 誤飲・誤嚥事故

■目 標
- 誤飲・誤嚥予防の対策ができる．
- 事故発生時に適切な対応ができる．
- 患者本人，またはその家族に対して適切な対応ができる．

Point
- 消化管内へ異物を飲み込むことを誤飲，気管内に異物が入ることを誤嚥という．
- 口腔内は消化管，気管へと直結している部位であり，視野も狭く，扱う対象物は小さく，滑りやすいことを念頭において治療を行う．
- 患者情報から，誤飲・誤嚥の誘因となるような記載の有無を確認する．
- 落下物が咽頭部に確認できる場合は起こさず，横を向かせてバキュームなどで吸引を行う．
- 落下物がみえない場合，腹部・胸部エックス線撮影を行う．
- 誤嚥し，気道閉塞の所見が現れた場合は背部叩打法やハイムリック法（腹部突き上げ法）による異物除去を試み，救急医療施設に搬送する．

■誤飲・誤嚥の予防対策
- 協力度の低い小児や認知症，重度の知的発達障害など意思疎通の困難な患者や不随意運動を起こす患者などは誤飲・誤嚥のリスクが高い．
- 治療開始前に問診を行い，風邪による咳など患者の体調を確認する．
- 可能な限りラバーダム防湿を行う．難しい場合は咽頭部にガーゼを広げるなどの対応（**図1**）を行う．
- 補綴装置にあらかじめリムーバルリングを付与し，フロスを通す（**図2**）．
- 抜歯時，脱臼した歯の抜去に際しては，歯の大小にかかわらず，不用意に歯科用ピンセットでは掴まず，必ず抜歯鉗子を用いる．
- 介助者との連携とバキュームの位置に気を配る．

■誤飲・誤嚥発生時の対応
1) 横を向かせる（起こさない）．頰側に異物が出てくれば患者自身に吐き出してもらうか，バキュームなどで回収する．
2) 換気不良や呼吸不能，咳が出ない，また異物による気道閉塞のサイン（Universal Choking Sign，**図3**）がみられた場合はすぐに救急通報後，速やかに背部叩打法（**図4**）やハイムリック法（**図5**）など窒息への対応を行う．
3) 換気は悪くないが異物が回収できなかった場合は，腹部・胸部エックス線撮影を行う．患者移動時は車椅子またはストレッチャーを利用する．気管支内に異物が確認された場合，速やかに気管支鏡による異物摘出可能な耳鼻咽喉科・気管食道科・胸部外科などの専門医による摘出を行う．

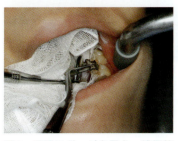

図1 咽頭にガーゼを置き，補綴装置を口腔内に試適している．

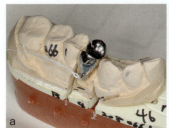

図2 a：リムーバルリングを付与し，フロスを結紮した補綴装置．b：口腔内試適の様子．

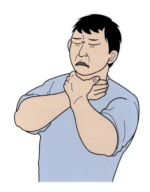

図3 Universal Choking Sign

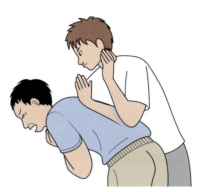

図4 背部叩打法

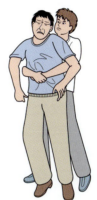

図5 ハイムリック法

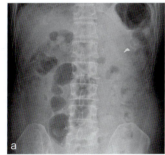
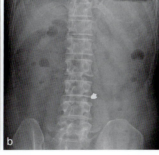
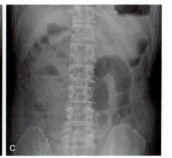

図6 a：誤飲時のエックス線画像．胃にインレーが認められる．b：3日後．インレーの移動が認められる．c：11日後．異物の陰影消失を確認．

4）腹部・胸部エックス線撮影の結果消化管内に異物が確認された場合，インレーやクラウンなど比較的小さく鋭利な部分が少ないものであれば通常3〜4日で自然排泄されるため，原則として数日おきのエックス線撮影により経過観察を行う（図6）．寝たきりや疾患などで消化器の活動が悪い場合，異物が小さくても停滞して排泄されず，なかには数か月にわたる経過の後自然排泄された症例もあるため，慎重な対応と検査・診断，経過観察が望まれる．

5）事故発生時の詳細に関してインシデント報告を行い，再発防止に努める．

〈田﨑園子，天野郁子〉

第3章 医療安全，感染対策

10 バーによる損傷

■ 目　標

・軟組織，硬組織への損傷対策ができる．
・事故発生時に適切な対応ができる．
・患者本人，またはその家族に対して適切な対応ができる

Point

・器具の正しい扱い方を身につける．
・誤切削などの防止のため，治療部位，治療内容など事前説明を必ず行う．
・口腔は血流の豊富な部位であるため，軟組織損傷は容易に出血を生じることに留意する．
・硬組織損傷を起こしやすい隣接面切削の際は特に注意する．
・事故防止のための対策と発生時の対応を知る．

■ バーによる損傷を起こしやすい場面

・う蝕治療
・支台歯形成
・骨削合や歯根分割を要する抜歯

■ 損傷を起こしやすい部位

・頰粘膜
・口蓋粘膜
・舌縁
・口唇
・顔面皮膚
・隣接歯

■ 軟組織の損傷対策

・患者の顔の上でタービンやハンドピースを持ち直さない．
・可能な限りラバーダム防湿を行う（**図1**）．
・マージン形成などでラバーダム防湿が行えない場合は，ロールワッテの使用（**図2**）や介助者との連携（**図3**）で軟組織を排除し，切削スペースを確保する．
・形成前に歯肉圧排を行い，適正な歯肉縁下への形成と無用な辺縁歯肉の損傷を避ける．
・切削時は必ずフィンガーレストを用いて行う．
・タービンやハンドピースは完全に回転が停止してから口腔外へ出す．

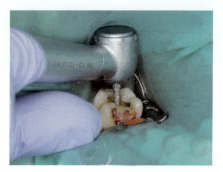

図1 ラバーダム装着下でのう蝕除去の様子

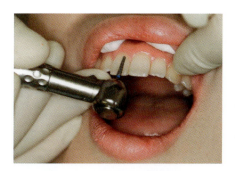

図2 ロールワッテによる上唇の排除

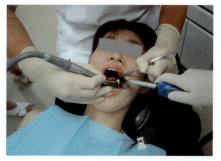

図3 フォーハンドテクニックによる術野の確保

■ 軟組織の損傷発生時の対応

1) 患者への謝罪と損傷時の状況の説明を行う．
2) 損傷部位が小さい場合は洗浄・消毒・圧迫止血を行う．
3) 損傷部が大きい場合は洗浄・消毒に加えて必要に応じて縫合を行い，適宜感染予防の目的で抗菌薬の投与も行う．
4) 事故発生時の詳細に関してインシデント報告を行い，再発防止に努める．

■ 硬組織の損傷対策

・誤切削防止のため，治療する歯を事前に診療録で確認する．
・可能な限りラバーダム防湿を行う．
・メタルマトリックスを用いて隣接歯を保護する．
・形成は必ずフィンガーレストを用いて行う．
・タービンやハンドピースは完全に回転が停止してから口腔外へ出す．

■ 硬組織の損傷発生時の対応

1) 患者への謝罪と損傷時の状況の説明を行う．
2) 歯質を損傷した場合は研磨または修復を行う．
3) 歯槽骨などのレベルでの損傷が発生した場合は圧迫止血が行えない場合もあることに留意する．
4) 事故発生時の詳細に関してインシデント報告を行い，再発防止に努める．

〈田﨑園子，天野郁子〉

11 上顎洞穿孔

■ 目 標

- 上顎洞穿孔の診断ができる.
- 小さな穿孔に対する処置ができる.
- 注意事項について説明できる.

Point

- 上顎臼歯部の抜去後は必ず浸麻針で上顎洞との交通がないかを確認する.
- 穿孔部が小さく，上顎洞炎の症状がなければ，抜歯創縁を数針縫合し，血餅の脱落を予防する.
- 保護床などで抜歯創を保護することが望ましい.
- 鼻腔・口腔内圧が高くならないように注意を促す（鼻かみなど）.

■ 目 的

- 上顎洞への小さな穿孔に対する処置を行う.

■ 用意するもの

1) 普通抜歯の器具
2) 縫合セット
3) 抜歯創の保護材料（歯周パック材，セルロイド保護床，レジン保護床など）

■ 処置の流れ

①歯の抜去→②浸麻針による上顎洞との交通の確認→③穿孔部が小さければ（4 mm 未満），注意深く不良肉芽などを搔爬→④上顎洞炎の症状がないことを再確認する→⑤穿孔部の大きさを再確認する→⑥穿孔部が小さく，上顎洞炎がなければ，血餅保持のために抜歯創縁を数針縫合→⑦抜歯創を保護材料で保護→⑧抗菌薬の投与→⑨注意事項説明

②浸麻針で上顎洞との関係を探ることにより，上顎洞底部の薄い骨壁の存在などの情報が得られる．そのような場合，その骨壁を破壊しないよう細心の注意を払って根尖病巣の摘出などを行う必要がある（**図1**）.
⑤歯科用ゾンデなどで穿孔部の大きさを再確認する（**図2**）.
⑥手指で歯槽骨を圧迫し，創縁を寄せ，さらに血餅保持のために歯肉辺縁を縫合する．歯肉弁を起こして，頰側の歯槽骨頂部の骨をわずかに削除して，創縁を寄せるとより効果的である（**図3**）.
⑦セルロイド保護床による穿孔部の保護（**図4**）．床が咬合面を被覆しないようにする.
⑧普通抜歯であっても上顎洞炎を継発することがある.

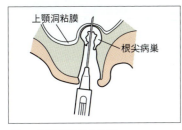
図1　上顎洞底部の検査

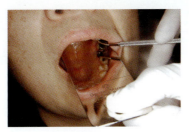
図2　上顎洞口腔瘻（ゾンデによる検査）

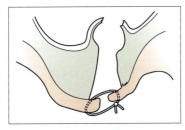
図3　上顎洞穿孔（歯槽骨を一部削除して創縁を近接させる）

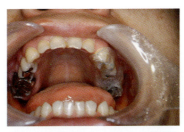
図4　上顎洞穿孔（セルロイド保護床）

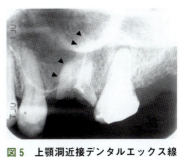
図5　上顎洞近接デンタルエックス線画像
上顎洞と接する部分に歯槽硬線（矢頭）がはっきりみえている必要がある．この場合でも上顎洞穿孔の可能性を事前に説明する．

■ 注意事項

1) エックス線検査により穿孔を起こす可能性があれば，あらかじめ説明を行っておく（**図5**）．
2) 鋭匙などでいきなり穿孔部を拡大してしまうことがないように必ず注射針で洞底部の情報を得る．
3) 穿孔部の大きさを確認し，穿孔部が直径4mm以上であれば，上顎洞口腔瘻閉鎖術（頰粘膜弁法，口蓋弁法）が必要である．
4) 保護床を装着し，1週間様子をみて自然閉鎖しないなら，閉鎖術が必要である．
5) 外鼻孔をつまんでblowingさせ，抜歯窩から空気が漏れ出すかどうかを確認する．

■ カルテへの記載

病名：6｜ C₃　慢化Per → 6｜部上顎洞穿孔（上顎洞口腔瘻）

6/1		初診	267
	6｜	X線(D) 1F （アナログ撮影）	48
		6｜の歯根が上顎洞底部に突出	—
	6｜	浸麻　OA・2%キシロカイン Ct 1.8 mL	10
		抜歯	270
		口蓋根が上顎洞に交通　排膿なし	—
		上顎洞口腔瘻閉鎖術（簡単なもの）	—
		根尖病巣を搔爬し，歯肉を剝離伸展し縫合	—
		処方箋（投薬内容略）	60

〈大谷泰志〉

第3章 医療安全，感染対策

12 抜歯中に根尖が破折したときの対応

■ 目　標

・根尖の破折を診断できる．
・破折した根尖の摘出方法を理解する．
・簡単な破折歯根の摘出ができる．

Point

・抜去された歯の根尖部を注意深く観察し，歯根がどのような状態で破折残存しているのかを検討する．
・必ず歯肉弁を起こして十分な視野・術野を確保する．
・上顎洞や下顎管に近接した部分での破折では絶対に盲目的な操作は行わない．
・破折歯根の歯根膜腔に正確に器具を挿入する．

■ 目　的

・破折した歯根の摘出を行う．

■ 原　因

1) 抜歯鉗子の不適切な使用（過度な力や無理な方向への力）
2) 歯根の彎曲，歯根分岐，歯根開大

■ 用意するもの

1) 普通抜歯の器具
2) 骨膜剝離子
3) エンジン・バー（ラウンドバー，フィッシャーバーなど）
4) 骨ノミ，マレット
5) ルートチップピック
6) 縫合セット

■ 処置の流れ

　①抜去された歯を観察し，歯根破折を確認→②エックス線検査→③歯肉弁を起こす→④ルートチップピックにより破折歯根の摘出を試みる→⑤摘出できなければ粘膜骨膜弁を形成し，骨削除を行う→⑥ルートチップピックによる歯根の摘出→⑦粘膜骨膜弁の閉鎖

　③隣在歯の歯頸部に延長した歯肉辺縁の切開から歯槽頂部の歯肉弁を起こし，視野を拡大する（**図1**）．
　④残存歯根を明確に確認したうえで，ルートチップピックを歯根膜腔に挿入して摘出を試みる．
　⑤容易に摘出できない場合は近心頰側に縦切開を入れ，近心頰側や根間中隔部の骨（**図2**の斜線や点状部）を骨ノミやエンジンで除去し，十分なアクセスができるように再度ルートチップピックで歯

52

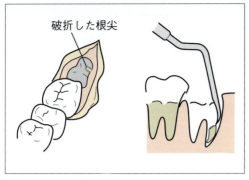

図1 根尖の破折

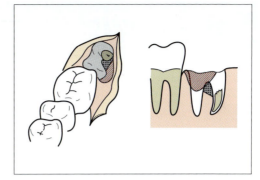

図2 根尖の破折部が容易に摘出できない場合

根の摘出を試みる．それでも摘出が困難な場合は指導医による対応が必要である．

■ 注意事項

1) 十分な術前計画（患歯の評価）を行い，正確な手技で抜歯を行うことが重要である．
2) きちんと適合した抜歯鉗子を用い，鉗子を根尖方向に十分に押し込んでから脱臼操作に入ることで根尖の破折を防げることが多い．
3) 骨削除にエアタービンを使わない（骨と歯の境目がわかりにくくなる）．

■ カルテへの記載

病名：7̲　C_3　慢化 Per

6/1		地域歯科診療支援病院歯科初診料	291
	7̲	X線(D) 1F　電子画像管理加算	58
		遠心根の根尖部の彎曲を認める．	—
		根尖の彎曲のため歯肉弁の剝離や骨削除が必要となる可能性を	—
		説明	—
		OA：キシロカインE注 Ct1.8 mL　浸麻	10
		臼歯抜歯＋難抜歯加算	270＋230
		鉗子にて抜歯を試みたところ遠心根の破折を生じた．歯肉弁を	—
		剝離して，頰側近心から中央部の骨削除を行い根尖を摘出した．	—
		2針縫合	—
		処方箋（投薬内容略）	60

〈早川真奈〉

第3章 医療安全，感染対策

13 難抜歯のための抜歯中止時の対応

■ 目 標

・抜歯を中止せざるをえない場合の説明ができる．
・抜歯を中止した場合の創部の処置ができる．
・抜歯中止後の投薬と説明ができる．

Point

・抜歯を中止せざるをえないと考えた場合は指導医に速やかに連絡する．
・開いた創部を可及的に閉鎖し，感染予防のため抗菌薬を投与する．
・再度の抜歯は，少なくとも1週間以上経過し，創部の急性炎症が消退した後に行う．

■ 目 的

・抜歯を中止せざるをえなくなった場合の対応を行う．

■ 原 因

1) 全身的合併症状（気分不良，血圧の上昇など）が起きたための中止
2) 手術侵襲が大きくなりすぎる（過量な骨削除やそれに伴う出血過多など）ための中止
3) 疼痛コントロールが困難なための中止

■ 用意するもの

1) 生理食塩水による洗浄
2) 縫合セット

■ 処置の流れ

①抜歯中止の決定→②患者への説明→③創の閉鎖→④必要に応じてエックス線画像撮影→⑤抗菌薬の投与→⑥1週間以上経過してから再度の抜歯を試みる，もしくは専門医療機関に処置を依頼する

・抜歯を困難と判断した場合は速やかに指導医に連絡し，中止せざるを得ない状況かどうか判断を仰ぐ．
・患者に抜歯を中止せざるをえない理由をわかりやすく説明する．
・中止の原因をよく検討し，対策を十分に考える．中止の理由によっては指導医や専門医療機関に処置を依頼する．

■ 注意事項

1）患者に抜歯中止の理由を十分理解してもらう.

2）創部の急性炎症が消退した後の予定（いつ，どこで，誰が，どのように後の処置をするのかなど）を適切に説明し，患者の不安を取り除く.

3）手技的に抜歯が困難で中止の場合は難抜歯の算定ができるが，全身的理由での抜歯中止はそのときの状態に応じて点数を算定する.

4）再度抜歯の場合でも難抜歯であれば難抜歯の点数を算定できる.

■ カルテへの記載

病名：$\overline{6|}$　C_3　慢化 Per

6/1		初診	267
	6|	X線（D）1F　電子画像管理加算	58
		近心根の彎曲・肥大あり	―
		治療説明　歯根の彎曲・肥大があるため分割抜歯が必要な旨を	―
		説明	―
		OA：キシロカインE注 Ct1.8 mL　浸麻	10
		臼歯抜歯＋難抜歯加算	270＋230
		粘膜骨膜弁剥離翻転，骨削除，歯冠歯根分割を行い，近心根は	―
		抜去できたが，遠心根は肥大し，骨との癒着のため抜去できず	―
		中止	―
		X線（D）1F	48
		遠心根の残存を認める	―
		処方箋（投薬内容略）	60

〈田部士郎〉

14 皮下気腫

■ 目 標
- 皮下気腫の発生原因を理解し，適切に診断・対応できる．
- 皮下気腫の予防方法を理解する．

Point
- 皮下気腫の発生原因とその病態を理解し診断する．
- 患者に対して適切な説明と処置を行う．
- 皮下気腫の治療として抗菌薬投与を行う．また，必要に応じて専門医への紹介を行う．

■ 目 的
- 皮下気腫に対する説明・感染予防．

■ 原因

皮下気腫は，歯科治療時に用いるエアタービンやエンジンの空気が，皮下や結合組織内に圧入されることで発生する．歯科領域では，抜歯，根管治療，歯冠修復，頭頸部の外傷などの際に起こりやすいとされる．

① 抜歯：骨削除や粘膜剥離を伴う抜歯の際に発生する可能性がある．過度に広い粘膜切開や不適切な粘膜剥離，注水を行わずにエアタービンを使用したり，エアシリンジによる洗浄を行ったりした場合に発生しやすい．

② 根管治療：根管の乾燥や薬液洗浄時に発生しやすい．次亜塩素酸ナトリウム溶液と過酸化水素水の交互洗浄では急速な発泡が生じ，気腫の原因になり得る．

③ 歯冠修復：歯冠形成時のエアタービンの使用やエアーによる乾燥時に発生する可能性がある．

④ 頭頸部の外傷：骨折や裂傷などにより，皮膚の損傷部位から直接空気が侵入することにより発生する．

■ 病態

顔面あるいは頸部の突発的な腫脹を認め，腫脹部位を圧迫するとパチパチといった捻髪音を認めるのが特徴的である．多くの場合，疼痛はない．感染がなければ数日で気腫は吸収し，腫脹は消失する．

■ 処置（検査・診断）の流れ

① 腫脹部位の診察をして診断を行う：頰部だけでなく頸部まで広い範囲の触診を行う（**図1，2**）．

② 嚥下・呼吸に異常がないか確認する：気腫が気管周囲や縦郭部へ波及している場合，呼吸困難や嚥下痛を生じることもあり注意が必要である．

③ CT撮影を行い，気腫の範囲を確認する：確定診断および空気の圧入部位の確認を行う（**図3**）．

④ 患者に説明を行う：病態と治療方法について説明を行い，患者の理解を得る．

⑤ 抗菌薬の投与もしくは専門医への紹介を行う：感染予防のため抗菌薬を投与する．広範囲の皮下

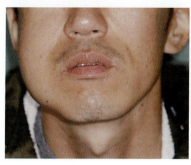
図1 　右頰部腫脹

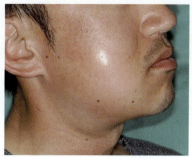
図2 　頸部まで腫脹している状態

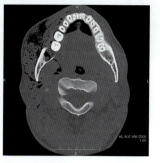
図3 　CT 画像

気腫や，呼吸困難など緊急を要する場合は，専門医のいる病院歯科や二次医療機関へ紹介する．

■ 注意事項

歯科治療時の皮下気腫の予防方法を以下に示す．

1 抜歯

1) 洗浄時にはエアシリンジは用いず，生食シリンジでの洗浄を行う．
2) 過度に広い粘膜の切開を避け，処置に見合った適切な粘膜剥離を行う．
3) 5倍速コントラをできるだけ使用する．ただし，5倍速コントラでも内部注水型のものでは先端よりエアーが生じるので注意が必要である．

2 根管治療

1) アクリノールなどの発泡の少ない薬品での洗浄を行う．
2) 次亜塩素酸ナトリウム溶液と過酸化水素水の交互洗浄時には，強圧で行わず，根管壁に沿わせて洗浄を行う．
3) 乾燥にはエアシリンジではなく，綿栓を用いる．根管内への送風が必要な際には，直接送風を行うことを避ける．

■ カルテへの記載

病名：5| 　C_3　慢化 Per

6/1		地域歯科診療支援病院歯科初診料	291
	5|	OA+2% キシロカイン 1.8 mL×1 ct	10
		臼歯抜歯 + 難抜歯加算	270+230
		抜歯直後に右頰部に腫脹を認めた	―
		嚥下痛，呼吸困難は認めず	―
		皮下気腫と診断，患者に説明を行い，治療の理解を得た．	―
		処方箋（投薬内容省略）	60

〈西牟田文香〉

第3章 医療安全, 感染対策

15 髄床底穿孔時の対応

■ 目 標
・髄床底穿孔時に歯を可及的に保存するための対処法を身につける.

Point
・穿孔部や近接する歯周組織の状態を把握すること.
・無菌的に処置すること（ラバーダムの装着など）.
・出血と肉芽組織の有無を確認すること.

■ 目 的
・髄床底穿孔部を可及的に無菌化し, 髄腔・根管と歯周組織の交通を封鎖・遮断することで, 歯周組織の炎症（根分岐部病変などの発症）を抑制し, 髄腔・根管への細菌侵入を防ぐ.

■ 原 因
・歯内治療中に生じた医原性穿孔, 歯の内部吸収, 外部吸収およびう蝕による穿孔など.

■ 用意するもの

1 穿孔部封鎖
1) 穿孔部封鎖材料〔コンポジットレジンおよび歯面処理材, 水酸化カルシウム系根管充塡材, MTA セメント（適応外使用）〕
2) 他に用意する薬剤, 機器など〔3〜10％次亜塩素酸ナトリウム溶液, 止血剤（3％過酸化水素水など）, 生理食塩水, 炭酸ガスレーザーなど〕

2 外科的処置
穿孔部封鎖による歯の保存が困難な場合は, ヘミセクションや歯根分離などの外科的処置を行う.
1) 歯質切削用器具（5倍速エンジンモーター, 高速回転用ダイヤモンドバー, カーバイドバーなど）
2) 抜歯用器具（ヘーベル, 抜歯鉗子）, スポンゼルなど

■ 処置（検査・診断）の流れ

1 穿孔部封鎖
1) コンポジットレジン使用症例
　①穿孔部位の精査
　　位置と大きさなど穿孔部の状態を確認する. 触診, プロービングポケットデプス（PPD）の測定, 電気的根管長測定器の不適切なリーク反応などから, 穿孔の有無や範囲を把握することもできる（図1）. 術前のデンタルエックス線画像から穿孔を疑うことができる場合もあり（図2）, 歯科用コーンビーム CT ではさらに詳細な情報を得ることができる（図3）.
　②穿孔部の清掃と止血

```
【初診時患歯情報】
主　訴：歯茎の腫れが繰り返す．
視　診：歯冠部に全部鋳造冠が装着されており，
　　　　頬側中央部の辺縁歯肉に炎症を認める．
打診痛：|5 6 7 垂直性なし
圧　痛：根尖相当部　頬側（−）舌側（−）
　　　　辺縁歯肉頬側（＋）舌側（−）
PPD：
```

	舌側			
	3	2	3	
近心		|6|	遠心
	3	6	2	
	頬側			

図1　初診時の患歯情報

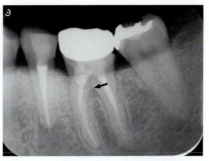

図2　初診時デンタルエックス線画像
近心根の歯頸部相当部に根管充填材と思われる不透過像があり，その周囲に透過像（黒矢印）を認め，一部は根分岐部の透過像に連続している．

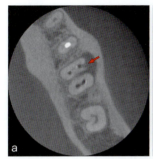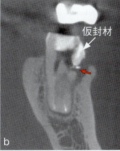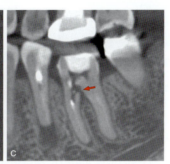

図3　レジンコアと根管上部の根管充填材除去後の歯科用コーンビームCT像
a：横断面像，b：矢状断面像，c：冠状断面像（赤矢印：穿孔部）．

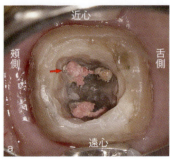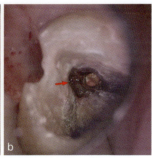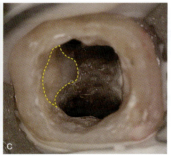

図4　治療中の口腔内写真
a：近心頬側根管にガッタパーチャを認める（赤矢印：穿孔部）．
b：近心頬側根管口に近接する穿孔（一部歯肉縁下に達する）を認めた．
c：ラバーダム防湿下でコンポジットレジンを用いて穿孔部を封鎖した（黄色の点線：封鎖部位）．

　生理食塩水などを用いて穿孔部を洗浄後，次亜塩素酸ナトリウム溶液を用いてケミカルサージェリーを行う．穿孔部からの出血に止血剤を用いることもある．穿孔部内に肉芽組織の侵入を認める場合は，肉芽組織の除去と止血を行うことができる炭酸ガスレーザーなどを使用する．基本，髄腔内からの封鎖を試みるが，確実に封鎖するために必要に応じて歯肉剥離を行う．
③穿孔部の封鎖
　止血と穿孔部周囲の象牙質が健全であることを確認した後，歯面処理を行い，コンポジットレジンを充填する（図4）．インジェクションタイプのコンポジットレジンは操作性がよく，流動性の異なる種類があるため形態回復に有効である．
④経過を確認する（図5）．

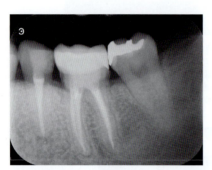

図5 根管充填4か月後のデンタルエックス線画像
根分岐部の透過像は消失している．

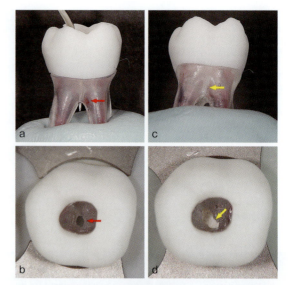

図6 水酸化カルシウム系根管充填材による穿孔部封鎖
a：穿孔後の舌側面観（探針で穿孔部を示す），b：穿孔後の髄床底，c, d：穿孔部封鎖後の髄床底（赤矢印：穿孔部，黄矢印：穿孔部に充填した封鎖材料）．

2）水酸化カルシウム系根管充填材使用例
　水酸化カルシウム系の根管充填材により穿孔部の封鎖を行った例を**図6**に示す．

　また，わが国ではMTAによる穿孔部封鎖は適応外使用であるが，諸外国では封鎖材料として用いられている．

2 外科的処置

歯根切除法，ヘミセクション（分割抜歯），歯根分離法，抜歯など．
ヘミセクション（分割抜歯）の例を示す．
　①歯根分割
　　浸潤麻酔後に，5倍速エンジンモーターを用いて行う．分割時には保存する歯根の歯質は過剰切削しないように注意する．5倍速エンジンモーターを使用すると皮下気腫予防にもつながる．
　②穿孔部位を含む歯根の抜歯
　　抜歯の項目を参照．

■ 注意事項

・治療前に樋状根や歯髄腔狭窄などの患歯の解剖学的形態を確認し，医原性の穿孔を回避する．
・偶発的に穿孔した場合，感染防止のためにできるだけ即時封鎖する．陳旧性の場合は肉芽組織の除去後に封鎖する．
・穿孔部からの出血と穿孔部周囲に感染歯質がないことを確認する．
・穿孔部封鎖後は必ず経過観察を行い，予後不良の場合は外科的処置を検討する．
・穿孔部と根管口が近接している場合，根管口を塞がないように注意する．
・穿孔部の精査や封鎖性を高めるために，歯科用実体顕微鏡や拡大鏡を用いることが推奨される．

■ カルテへの記載

1 穿孔部封鎖

1) 自院で穿孔し封鎖する場合：算定不可，病名：$\overline{6}$　C_3　急化 Pul

6/3		再診（主訴：$\overline{6}$ 温冷水痛）	58
	$\overline{6}$	X 線（D）1 F アナログ撮影	38
		歯冠部のう窩は歯髄腔に連続しており，歯髄腔の狭窄を認める．	
		浸潤麻酔（OA・2％キシロカイン Ct 1.8 mL 1 本）	10
		ラバーダム防湿	―
		麻酔抜髄	600
		髄室開拡時に髄床底中央部を穿孔，出血を認める	
		止血剤使用（ボスミン外用液 0.1％）	―
		穿孔封鎖〔水酸化カルシウム系歯科用根管充塡材（バイオ シーリペア）〕	―
		RCT（EDTA, NC, 生食 , カルシペックス貼薬）	―
		仮封（二重仮封：綿球＋ストッピング＋ベースセメント）	―

2) 他歯科医院での穿孔を封鎖する場合：算定可能，病名：$\overline{6}$　C_3　急化 Per, 髄床底穿孔

6/3		初診（主訴：$\overline{6}$ 歯肉腫脹）	267
	$\overline{6}$	X 線（D）1 F アナログ撮影	48
		近心根上部から分岐部に根管充塡材の溢出と歯槽骨吸収を認める．	
		浸潤麻酔（OA・2％キシロカイン Ct 1.8 mL 1 本）	10
		歯肉剥離*	110
		KP	60
		光 CR 充塡（単純）	106
		材料	11

*歯肉剥離を行わない場合は，その他〔KP, 光 CR 充塡（単純），材料〕を算定する．

〈西藤法子，柴　秀樹〉

第3章 医療安全，感染対策

16 抜歯後異常出血

■目　標

・抜歯後異常出血の原因を列挙できる．
・全身的要因，局所的要因について検査できる．
・抜歯後異常出血の予防ができる．
・抜歯後異常出血の要因を特定できる．
・抜歯後異常出血の止血処置および止血の確認ができる．
・その後の注意事項を説明できる．

Point

・十分な問診や検査を行い，抜歯前に止血のための準備をしておく．
・患者が申告していない，あるいは本人も気づいていない出血性素因があることを考える．
・抜歯後の注意事項の説明が不十分であったり，患者が注意事項を理解せず守っていないことも多い．
・出血点の確認を行い，軟組織からの出血か，骨からの出血かを明らかにする．
・止血困難な骨からの出血の場合，ガーゼタンポンを挿入し圧迫止血を行う．
・十分な止血確認を行い，注意事項を再度説明し帰宅させる．

■目　的

・抜歯後異常出血の予防処置を行う．
・抜歯後異常出血の止血処置を行う．

■抜歯後出血の予防

1) 病歴，家族歴や抗血栓薬などの薬剤服用歴を詳細に聴取する．プラザキサ®，イグザレルト®，エリキュース®，リクシアナ®といったDOAC（direct oral anticoagulants）とよばれる抗凝固薬やバイアスピリン®，パナルジン®，プラビックス®，プレタール®などの抗血小板薬については術前に確認する．
2) 臨床症状から出血傾向の病態が推測可能なことが多い．
　①皮下出血斑，粘膜の出血は血小板や毛細血管の障害を疑う．
　②関節内や筋肉内への深部出血では凝固障害を疑う．
3) 必要に応じて凝固スクリーニング検査，PT，APTTなどの検査，各種凝固因子の測定を行う．
4) ワルファリン内服患者は直前にPT-INR（Prothrombin Time-International Normalized Ratio：プロトロンビン時間の国際標準比）を測定し抜歯を行う．
5) 術前に止血床などを用意しておく．

■ 原　因

1) 抜歯後の注意事項の不徹底（不確実な圧迫止血，過度の含嗽，過激な運動や熱い湯船につかる，飲酒などをして，血圧が上昇し出血するなど）
2) 抜歯処置の問題（慢性炎症巣の搔爬不十分による不良肉芽の残存，抜歯器具による周囲組織の損傷，比較的大きな血管の損傷，歯槽骨や顎骨の損傷など）
3) 全身的要因での易出血性（抗凝固療法中，高血圧など）

■ 用意するもの

1) 血圧計　2) 抗菌薬含有軟膏付のガーゼタンポン　3) 局所止血剤
4) 局所麻酔　5) 鋭匙　6) 縫合セット

■ 処置の流れ

①まずは口腔内を観察し出血の程度を確認する．
②ガーゼを咬ませ，圧迫止血を開始しながら，後の検査を行う．
③術前のエックス線画像などを再検査し，不良肉芽の残存や重要血管（下歯槽動静脈など）の損傷の可能性を再評価する．
④検査や処置に伴う疼痛があれば，浸潤麻酔で疼痛コントロールを行う．局所麻酔薬に含まれる血管収縮薬の影響で出血が弱まることも多いが，あくまで一時的なものである．この段階で出血が弱まっても後の止血操作は確実に行う．
⑤血餅を除去し，出血点を確認する．出血が多い場合は細い吸引管を用い，十分な吸引を行わないと出血点をみつけることが難しい．
⑥抜歯窩からにじみ出るような出血は不良肉芽からの出血である場合が多い．十分に麻酔を効かせて不良肉芽を完全に搔爬し，創を縫合する．
⑦骨髄からの出血では局所止血剤を塡入し，生食ガーゼ等を用いて圧迫止血を行う．
⑧さらに重篤な出血（下歯槽動静脈や骨髄の大きな血管からの出血）では，抗菌薬含有の軟膏付ガーゼタンポンを抜歯窩内に密に塡入し，その上からガーゼを縫合固定する（図）．このガーゼタンポンは4〜5日そのままにしておき，その後ゆっくり静かに除去する．
⑨止血操作が完了した後もガーゼを咬ませた圧迫止血をしばらく続け，20〜30分後に止血状態を確認し帰宅させる．
⑩帰宅してからも圧迫できるようガーゼによる圧迫止血，注意事項を再度説明する．

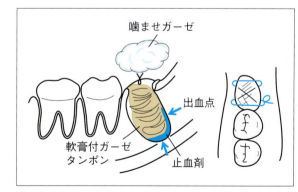

図　縫合固定

■ 注意事項

・患者には通常の抜歯より腫脹や疼痛が強くなりやすいことを説明しておく．

〈吉賀大午〉

17 ドライソケット

■ 目 標

・ドライソケットの病態を説明できる．
・ドライソケットを治療できる．

Point

・局所に発赤，腫脹などの炎症症状が少なく疼痛を主体とする病態である．
・疼痛の程度はしみる程度から，強い自発痛までさまざまである．
・保存的に治療を行う．
・一定の頻度で発生するものであるため，十分な説明を行う．

■ 目 的

・ドライソケットの診断と治療を行う．

■ 原 因

・抜歯窩に生じた血餅が融解または脱落し，肉芽組織形成が生じず，固有歯槽骨が露出した状態である．歯槽骨の緻密化，局所の線維素溶解亢進などが原因と考えられているが，詳細は不明である．

■ 用意するもの

1) 生理食塩水
2) 抗菌薬含有軟膏付のガーゼタンポン
3) 歯周パック

■ 処置の流れ

①抜歯窩周囲の歯肉に腫脹や発赤などの炎症所見がないことを確認する→②生理食塩水にて抜歯窩を緩徐に洗浄する→③歯科用ゾンデを使用して，抜歯窩内の歯槽骨の露出を検査する→④抗菌薬含有軟膏付のガーゼタンポンを軽く挿入する→⑤必要に応じて歯周パックで被覆する→⑥患者に病態について十分に説明し，消炎鎮痛薬を処方する（必要に応じて抗菌薬も処方）

■ 注意事項

1) 抜歯後2，3日目から生じることが多い．
2) 通常は2週間程度で治癒するものが多いが，数か月に及ぶこともある．
3) 骨吸収抑制薬使用中の患者で，症状が長期化する場合には薬剤関連顎骨壊死も考慮する．

■ カルテへの記載

病名：⑧ Perico → ドライソケット

6/13		再診　明細	58＋1
	⑧	S）抜歯後3日目から創部に強い疼痛を自覚	―
		O）抜歯窩周囲の発赤や腫瘍は認めず．ゾンデ挿入にて歯槽骨を触知．	―
		A）ドライソケット	―
		生理食塩水にて洗浄後に，テトラサイクリン軟膏付きタンポンガーゼを挿入．	―
		鎮痛薬処方	―
		P）1週間以内に再診	―

〈高橋　理〉

18 顎関節脱臼

■目 標

・顎関節脱臼の診断ができる．
・顎関節脱臼を整復するための技能を身につける．
・顎関節脱臼の予防方法，注意事項を説明できる．

Point

・脱臼は速やかに整復することが望ましい．
・脱臼の既往がある患者は，長時間の大開口などに注意が必要である．
・歯科治療中にも脱臼が生じることがある．あわてずに上級医あるいは専門施設へ連絡する．
・筋の緊張が強い場合など，鎮静処置が必要な場合がある．
・陳旧性顎関節脱臼は，徒手的な整復が不可能な場合がある．この場合，観血的手術などの方法がある．専門医の診察が望ましい．
・整復後はしばらく大開口しないよう十分説明する．

■目 的

・顎関節脱臼を整復する．

■原 因

1) 長時間の大開口　2) 突然の大開口　3) 下顎への大きな力
4) 顎関節，関節結節の形態異常　5) 咀嚼筋（開口筋）の緊張が強い

■特 徴

1) 高齢者の顎関節脱臼は習慣性脱臼が多くを占める．
2) 脱臼後，経過が長くなると陳旧性顎関節脱臼に至る．
3) 習慣性や陳旧例では観血的整復術が必要になることがある．

■用意するもの

1) ガーゼ　2) 整復後の開口制限のための弾性包帯など

■処置の流れ

①歯科治療の途中であれば，治療を一度中断して整復を行う→②脱臼の状況の確認．口腔外検査として閉口障害があり，開口状態，咬合異常を呈する．場合によっては画像検査（パノラマエックス線

画像）を行う（**図1**）→③治療方法は徒手整復法で行う（**図2**）．整復されれば，咬合状態が回復する→④無歯顎患者など整復状況がわかりにくい場合もある．必要があれば画像検査で整復していることを確認する→⑤整復後は弾性包帯を巻き，開口制限を行う→⑥しばらくの大開口の禁止など注意事項の説明を行う．疼痛が強いときは鎮痛薬などを処方する．

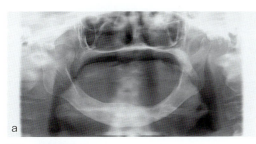
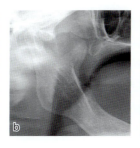
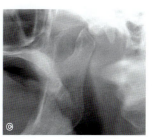

図1　画像診断
a：パノラマエックス線画像において左側の顎関節に脱臼を認める．
b，c：顎関節パノラマエックス線画像において，右側（b）は開口時，閉口時にて顎関節の動きを認める．一方で，左側（c）は開口時，閉口時ともに関節結節を超えたまま（脱臼）の状態である．

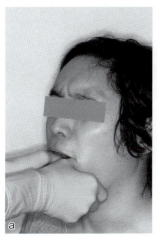
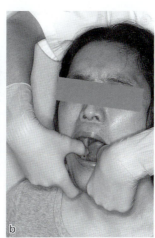

図2　治療法
a：Hippocrates法．患者の前方から整復する．
b：Borchers法．患者の後方から整復する．
拇指を患者の臼歯後部に，中指と示指をオトガイ下部にあてがい，しっかりと下顎を保持する．下顎後臼歯部を後下方に押し下げる．これと同時に下顎角部を中心に回転させるようにオトガイ部を上方に回転させる．

■ 注意事項

・顎関節の脱臼は，長時間の大開口や下顎に大きな力が加わったときなどに起こることがある．特に習慣性の顎関節脱臼の場合は，時間や力の大小によらず起こりうるので注意が必要である．

■ カルテへの記載

病名：両側顎関節脱臼

6/1		初診	267
	両側顎関節脱臼	あくびをした際に両側の顎関節を脱臼した．	—
		顎関節脱臼非観血的整復術（両側）	410×2
		処方箋（投薬内容略）	60

〈宮本郁也〉

第4章 医療面接の仕方

1 患者の悩みを聴取する

■ 目 標

・患者との良好な人間関係を築きながら，必要な情報を聴取する．

Point

- ・患者のプライバシーに配慮する．
- ・患者に話してもらえるような場を提供する．
- ・言語的コミュニケーションと非言語的コミュニケーションの一致を目指す．
- ・能動的傾聴法を実践する．
- ・コミュニケーションを阻害する要因を知る．

■ プライバシーへの配慮と場の提供

ほかの患者がいる待合室などでは，患者が自分自身の悩みについて話すことは難しいので，静かな環境のプライバシーを保持できる空間が不可欠である．チェアサイドよりも相談室のほうが望ましい．チェアサイドで医療面接を行う場合，患者と歯科医師ともに座った状態で，アイコンタクトがとれることを確認し，ゆったりとした雰囲気を提供することが大切である．

■ 悩みの聴取

患者の悩みが大きくて深いほど，言い出すまでの助走時間が必要である．医療面接の少なくとも最初の3分間は患者の時間と考えて，開かれた質問をし，傾聴しながら待つ．歯科医師自身の思いや意見を入れずに，患者の話を「受け取る」ようにする．患者の悩みを聴いた後に「確認」をする．医療面接を終了する前に，「何か質問することはありませんか？」「ほかにも話したいことはありませんか？」など，患者に質問する機会を与える．また，ドアノブ・クエスチョンの時間も設ける．最後の最後に，患者が本当に気になることを話すこともある．

■ 開かれた質問と閉ざされた質問

開かれた質問（open-ended question）とは「今日はどうされましたか？」など患者が訴えたいことを自由に話せるような患者主導型の質問形態である．患者が自由に話せることで，満足感が生まれるが，患者の話がまとまらない場合は，時間が無駄に費やされることもある．

閉ざされた質問（closed question）とは，YesあるいはNoなど限定された答えしかできない歯科医師主導型の質問形態である．痛みを伴う急性症状がある場合には，歯科医師が診断するための情報を効果的に得ることができるが，患者は「言いたいことが言えなかった」など不満が残る場合もある．

開かれた質問と閉ざされた質問の両方を効果的に使い分け，患者の話を聴く．

■ 言語的コミュニケーションと非言語的コミュニケーション

言語的コミュニケーション（言葉そのもの）と非言語的コミュニケーション（表情，視線，身ぶり，うなずきなど）が一致した状態で，患者の話を聴く．相槌やうなずきやオウム返しなどを行い，患者の話を聴いているというメッセージを送る．言語的コミュニケーションよりも非言語的コミュニケーションのほうが患者に伝わりやすいこともあるので，注意を要する．

■ 能動的傾聴法

「能動的傾聴法」は患者の言ったことを聴き手が自分の言葉で正確に理解したことを伝えるものである．「オウム返し（患者の話をくりかえす）」「意味のフィードバック（患者の話を自分の言葉に言い換える）」「気持ちのフィードバック（相手の気持ちをくむ）」がある．その中でも，「気持ちのフィードバック」は，高度で難しいが，そのフィードバックが正確であれば，患者は「その通りです」と答える．もし，正確でなければ患者は「違います」と答えるので，前とは少し違うメッセージを送るチャンスを得ることができる．気持ちをくんでいることが患者に伝われば，良好な関係を築くことができる．

■ コミュニケーションを阻害する 12 の要因

①命令する，指示する，要求する	⑦同意する，指示する，賞賛する
②警告する，おどす	⑧分析する，解釈する
③教訓を与える，説教する	⑨元気づける，同情する
④ばかにする，レッテルを貼る	⑩無視する，注意をそらす，話をさえぎる，ごまかす
⑤判断する，非難する	⑪質問する，探りを入れる，尋問する
⑥反対意見を述べる，論理の展開をする，教示する	⑫アドバイスを与える，解決策を提案する

患者が悩みについて言い出した心情に配慮せずに，すぐに歯科医師が①〜⑫の対応をすれば，話を聴いてくれなかったと患者は考える可能性がある．まずは，一緒にいて患者の気持ちをじっくりと聴いたうえで，患者自身が「どうすればいいのか」を考え始めてから，歯科医師が専門家として援助のコメントをすべきである．「相手のために」という思いが「相手のことを全部わかろう」という形になると，歯科医師自身が「自分が，自分が」という形になり，患者を置き去りにする危険性がある．

■ 注意事項

患者の話をさえぎることは，患者の自己開示を阻害し，人間関係に悪影響を及ぼす．できる限り話を中断することがないようにする．

〈鬼塚千絵〉

2 患者に説明する

■ 目 標

・インフォームド・コンセントを得ることができる．

> **Point**
> ・インフォームド・コンセント（十分な説明に基づく同意）とは，患者（または代理人）を主体とし，相互理解のうえに患者が歯科医師（医療従事者）に対して行う承諾行為である．
> ・インフォームド・コンセントは，歯科医師が患者から与えられるものである．
> ・患者と歯科医師が医療に関する情報を共有し，患者が内容を理解・納得したうえで合意に基づいて治療方法の選択・決定を行う．
> ・患者の意志決定が尊重されるが，患者の言いなりになることとは異なる．
> ・適切な医療コミュニケーション（患者への接し方など）のうえに成り立つ．

■ 目 的

・医療の受け手である患者の意志が尊重され，患者－歯科医師間の良好な関係を保ちながら，医療情報の提供を行ったうえで，同意を得る．

■ 用意するもの

1 環境の準備
1) 静かでプライバシーの保たれる空間（できればチェアサイドより相談室が好ましい）
2) 患者の精神状態や身体状態（苦痛など）に対する配慮
3) 患者がリラックスできる環境

2 一般的準備
1) 治療計画書（コピーをとり，一部は患者に渡し，一部はカルテに添付する）
2) 説明用媒体（模型・口腔内写真・エックス線画像・本・パンフレット・冊子・類似症例や治療例）

■ 患者と歯科医師との位置 （図1～4）

目線が同じ高さで，かつ正対しない位置に座る．
　正対する位置では，お互いが目線を合わせる努力をせず，逆に目線を外そうとしやすい．
　これに対して正対しない位置では，お互いが目線を合わせる努力をすることで，お互いの心理的距離が近づくとされている．

1）好ましい位置（**図1**：机の場合，**図2**：デンタルチェアの場合）

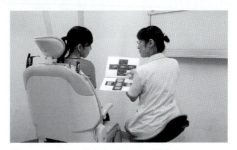

図1 90度の位置関係（L字型）が好ましい　　**図2** 7〜9時の位置に座るのが好ましい

2）好ましくない位置（**図3**：机の場合，**図4**：デンタルチェアの場合）

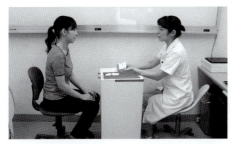 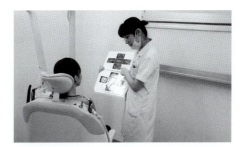

図3 対面位置では視線がぶつかってしまう　　**図4** 目線の高さの相違や顎へのマスク着用は避ける

■ 注意事項

1） はじめに，今から説明を行うこと，わからないときは随時質問してよいことを告げる．
2） 患者の意向を尊重して，患者と協力して治療を行うことを説明する．
3） 自分の価値観に基づいた治療方法の強調や誘導をしない．
4） 専門用語や難しい言葉を使わなければならない場合は，随時"言い換え"を行う．
5） 患者が説明を理解できているか否かについて，常に気を配りながら説明する．
6） 説明資料として，ほかの患者の写真などを使うときは，個人情報保護の観点からその患者のプライバシー保護に十分配慮する．
7） 相談室での患者の座る位置は，できれば入り口側が好ましい．
8） バッド・インフォメーションを伝えるときは，特に患者の心情に気を配り，患者が心構えできるような"枕詞"（「残念なことですが」など）を使った後に情報を伝えるほうが好ましい．
9） 医療行為はその結果に対してしばしば不確実なことがある．確実性が高い場合には上記のインフォームド・コンセントが行われるが，治療のエビデンスが不十分で不確実性が高く，選択肢が2つ以上あるときには，医療者と患者の共有意思決定（shared decision making）が求められる場面が増えつつある．

〈木尾哲朗〉

第4章 医療面接の仕方

3 患者に動機づけする

■ 目 標

・患者に対して健康行動を促す動機づけができる.

> **Point**
> ・う蝕や歯周病といった代表的歯科疾患の発生は患者の健康行動に影響される.
> ・まず,動機づけする側が病気予防や治療法についての適切な信念をもつ.
> ・動機づけによるコンプライアンスに影響するため,患者との信頼関係の構築が重要である.
> ・患者ごとに求める健康行動の促進因子と阻害因子をそれぞれ把握したうえで動機づけを行う.
> ・患者にとって何のための健康行動か目的を明確化する.
> ・できるだけ患者負担を軽く,患者の自己効力感を高めるよう支援して患者の主体的行動を促す.

■ 目 的

患者に対して健康行動の変容を促すために行われる.具体例を以下に示す.
1) 口腔清掃法などセルフケアの変容を促す場合
2) う蝕予防のため,食生活の改善を促す場合
3) 禁煙を促す場合
4) 健診や口腔ケアなどのため定期的来院を促す場合

■ 動機づけの前に

1) 患者の現状を把握する(患者は十人十色で,患者の現状に合わせた動機づけが必要となる).
　①患者の問題点は何か?(病気の有無,症状の有無,セルフケアの方法,食生活,生活習慣の問題など)
　②患者のライフステージは?(ライフステージによる社会環境や支援環境を把握する)
　③患者の保健欲求のレベルは?(より安全で健康に生きたいという欲求,病気から逃れたいという欲求,症状のつらさから逃れたいという欲求など)
　④患者の健康行動は適切か?(食後に必ず歯を磨く,塩分は控えめ,甘いものは控えるなど)
　⑤患者の価値観は?(科学主義か超自然主義かなど)
2) 患者の現状分析から患者に必要な健康行動を抽出し優先順位をつける(優先順位は難易度,または緊急度などを考慮して,患者の状況に合わせて決定する).
3) 患者の行動変容によってもたらされる利得を整理する.
4) 患者の行動変容によってもたらされる患者の負担を考慮する(患者の負担が大きい行動変容は,動機づけの阻害要因である).

■ 動機づけの実際

1) 変容を求める健康行動の促進因子と阻害因子を整理する（**図**）．
2) 健康行動の促進因子を利用し動機強化を，また阻害因子の軽減化も同時にはかる．
   ①健康行動をとらないことの不利益について患者に説明し，不安化を誘導する．
   ②健康行動をとることの利得を理解してもらう．
   ③何のための健康行動か目的化する．
   ④他者から一般的に求められている規範化した健康行動であることを理解してもらう．
3) 最終的な目標を考慮しつつ，達成可能な小目標を設定し，自己達成感を得てもらえるよう支援する．

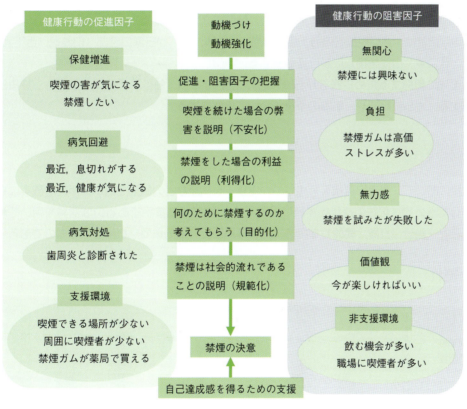

図 動機づけモデル（禁煙指導）

■ 注意事項

動機づけによるコンプライアンスに影響するため，以下の点に注意する必要がある．
1) 患者との信頼関係を構築する．
2) 病気予防や治療法についての適切な信念をもつ．

〈粟野秀慈〉

第5章 検査・診断・治療計画

1 頭頸部および口唇・口腔内の診察

■ 目 標

・症状を正確に把握するための，視診，触診，打診，聴診を理解する．

Point

- 医療面接において，いろいろと患者に問いながら（問診），できるだけ多くの情報を要領よく引き出し，まとめる．
- 頭頸部の診察では，頭部，眼，耳，鼻，口腔，頸部の6か所をみる．
- 口腔内の診察では，浅口腔部（口唇，歯，歯肉，頰粘膜，舌）から深口腔部（口腔底，舌下面，硬口蓋，軟口蓋，口蓋扁桃）にかけて観察する．
- 症状を正確に把握するために視ながら（視診），触れながら（触診）データを整理し，診療録に記載する．さらに診断や，処置の予後について推察をする．

■ 目 的

・医療面接において，患者の背景を考慮しつつ主訴，現病歴などの問診を行い，訴えを確実に把握し理解したうえで，現在の症状を実際に目で視て（視診），直接手であるいは器具を用いて触れてみること（触診，打診，聴診）を行う．これは診断上，最も重要な根拠となるものである．

■ 検査の流れ

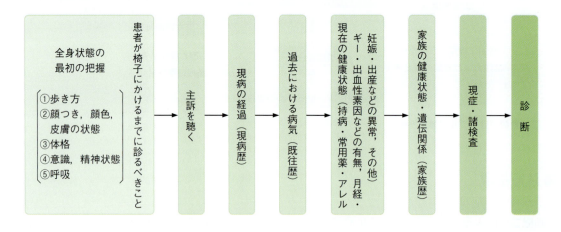

74

■ 視診・触診・打診・聴診

1 全身的所見

患者が診療室に入ってきたときから視診は始まる．この時点でまず全身状態を把握することが必要である．

1) 歩き方と姿勢

疾患が何らかの影響を及ぼしているときは，歩くという動作は患者にとってきわめて負担が大きく，その歩行状態に全身状態がよく現れる（脳卒中後遺症，パーキンソン病など）．

2) 体格，栄養状態

性別，年齢に応じた身体の発育状態をみる．また皮下脂肪や筋肉の発達状態から栄養状態を評価する．

3) 意識，精神状態

意識障害がある場合は救急を要する場合が多いので，バイタルサインのチェックとともに，救命的な処置を行う必要がある．また，心身症，神経症，うつ病などは，顎口腔領域の症状を主訴として来院することもまれではない．

4) 呼吸状態

呼吸の様式，呼吸数，リズム，深さなどについて観察する．

5) 脈拍，血圧の状態

脈拍は，橈骨動脈の触診，血圧測定には触診法と聴診法があるが，最近では，自動血圧計や生体情報モニター（**図1**）などを使用する場合が多い．

2 局所的所見

口腔外，口腔内（歯に関係する部分と，それ以外の部分，すなわち頰，舌，唇などの口腔軟組織部分）に分けられる．これらの検査においても，問診，視診，触診，打診，聴診，エックス線検査，模型検査などを適宜行う．

1) 頭頸部（顎・顔面・頸部）の診察

①顔面の色調変化

表情，顔色，浮腫（発熱による赤み，肝臓疾患による黄疸，アレルギー性浮腫，ステロイド剤の長期服用による顔の円形化など）

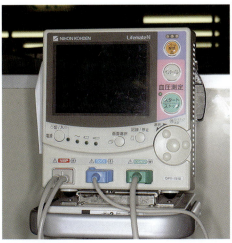

図1　生体情報モニター

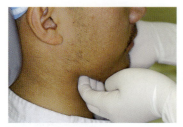
図2 顎下リンパ節

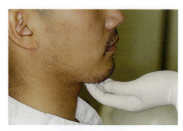
図3 オトガイ下リンパ節

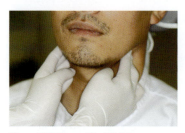
図4 頸部リンパ節(浅部)

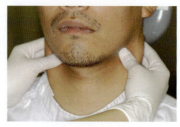
図5 頸部リンパ節(深部)

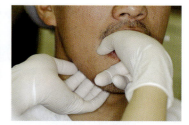
図6 双指診

②顔の非対称性
- a．腫れ：同じような腫れでもさまざまな原因で起こることを考えなければならない．炎症，腫瘍，囊胞，浮腫，気腫，出血など
- b．発育異常
- c．変位：顎骨骨折，顎関節脱臼など
- d．麻痺：顔面神経麻痺など
- e．萎縮：Romberg症候群

③耳・鼻
- ・外耳の形状，外耳道の状態
- ・鼻中隔の位置，鼻分泌物の有無

④眼
- ・眼瞼，眼球の位置，眼の色調
- ・瞳孔の大きさ，形状，反射

⑤リンパ節の腫れ（図2～5）
- ・リンパ節は，存在部位，大きさ，数，硬さ，表面性状，疼痛，可動性などを触診により検査し，どのような性質の腫れかを診断する．頸部リンパ節の腫れは，しばしば重大な疾患の初発症状として現れることもあるので，的確な診断はきわめて重要である．

⑥開口障害
- ・開口障害の原因が，顎関節，筋肉，神経，口腔軟組織など，障害の部位的な面から区別する．

⑦唾液腺の異常
- ・唾液腺の腫れ，痛み，口腔の乾燥感，唾液分泌過多などについて検査する．
- ・双指診（図6）による検査は，顎下腺の導管内唾石の触診に有効である．

2）口唇・口腔内の状態の診察
① 歯（個々の歯，歯列，咬合位，咬合関係，歯周組織，欠損部顎堤など）
- ・個々の歯の検査において，打診は視診，触診とともに日常的に行われる方法で，急性炎症では鋭い痛みが，慢性炎症では軽度の痛みから不快感が生じる．また一般的に，垂直打診

に敏感な場合は根尖性，水平打診では辺縁性の疾患が考えられる．健全な隣接歯もしくは反対側同名歯を先に叩くほうがよい．

・歯列，咬合位，咬合関係については視診のほか，必要に応じて咬合器上で行うべきである．

・歯周組織では歯肉の病的状態の有無・程度，歯の動揺度，食片圧入の有無を検査し，エックス線的に歯根膜や歯根，歯槽骨の状態を調べる．

・欠損部顎堤の形，対合との位置関係，粘膜の厚さ，弾力性，可動粘膜との関係，顎骨の吸収程度，緻密性などについて検査を行う．

②口唇，舌，小帯の異常

・口唇の色調，変形，口角の病変

・舌の表面形状，病変，舌運動

③その他の口腔粘膜

・口腔粘膜は歯や補綴装置でたえず刺激され，また全身疾患の部分症状として，種々の病変が現れることがある．初期症状によって早期診断の決め手ともなるので，単に歯のみの治療であっても，口腔粘膜全般の観察を怠ってはならない．

・口腔粘膜に現れる症状は紅斑，水疱，びらん，潰瘍，白斑，萎縮などのいずれかである．

④口臭

・実際に口臭がある真性口臭症と，口臭がないのにあると思い込んでいる仮性口臭症，および口臭恐怖症に分けられる．さらに真性口臭症は何らかの原因がある病的口臭と，特に病的原因がない生理的口臭に分けられる．

■ 注意事項

1）患者の主訴となる部位は特に綿密に検査を行うが，口腔内外のすべてにわたって行うべきで，必要に応じて全身の検査も行う．主訴の部位だけ診て，ほかの重要な所見を見逃すことのないよう心がけなければならない．また，全身あるいは顔貌など広い部分から始め，しだいに口腔内へと範囲を狭めるように検査を進めていくと見落としはなくなる．

2）問診，視診，触診，打診，聴診はそれぞれ経験と技術を必要とし，これらをまとめて診断することは，よりいっそうの修練が要求される．この段階で研修歯科医が，ちょっとした先入観から重要な所見を見落とし，また考え違いをして誤診をしないよう十分注意すべきである．

3）診察部位が多岐にわたるので，個々に行う必要がある．また疼痛や腫瘤などがある場合には，患者の痛みや不快感に配慮した丁寧な診察を行う．

〈山田和彦〉

第 5 章 検査・診断・治療計画

2 デンタルエックス線画像撮影法

■目　標

- デンタルエックス線撮影の正当性（必要性）を判断できる．
- すべての歯をデンタルエックス線撮影できる．
- デンタルエックス線撮影による被ばく量の最適化（軽減化）をはかることができる．
- 撮影されたデンタルエックス線画像が診断に耐えうるものかを判断できる．
- デンタルエックス線撮影による被ばくの影響を説明できる．
- デンタルエックス線画像のデジタル化（デジタルエックス線画像）について説明できる．

Point

- デンタルエックス線画像の撮影対象は歯および歯周組織である（図1）．
- エックス線の水平的入射方向は正放線とする（図2）．
- エックス線の垂直的入射方向は二等分法により決定する（図3）．
- 二等分法を応用したデンタルエックス線撮影用ホルダーを利用することで，再現性の高いエックス線画像を得ることができる（図4）．
- 適正なデンタルエックス線画像は，エナメル質と象牙質が明瞭に区別でき，かつ黒化度が2程度である（図1）．

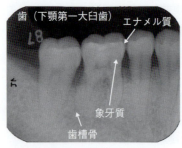

図1　下顎大臼歯部正常デンタルエックス線画像　　図2　正放線投影の実際　　図3　二等分法の実際

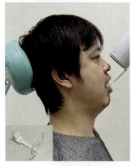
上顎前歯

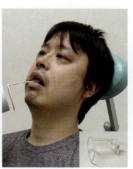
上顎大臼歯　　下顎小臼歯

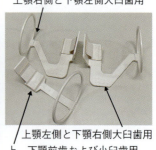
上顎右側と下顎左側大臼歯用
上顎左側と下顎右側大臼歯用
上，下顎前歯および小臼歯用

図4　デンタルエックス線撮影用ホルダーの使用

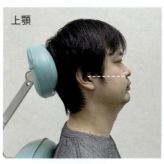
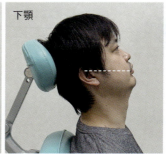

図5 頭部固定の実際
上顎：鼻翼と耳珠を結ぶ線が床面と平行
下顎：口角と耳珠を結ぶ線が床面と平行

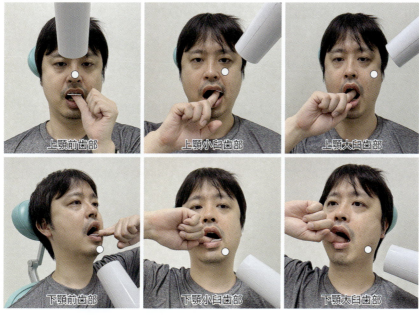

図6 エックス線入射方向の決定

■ 撮影の流れ

①撮影部位の確認および被ばくについての説明→（②防護衣着用）→③頭部を固定（**図5**）→④撮影時間の設定→⑤手指の消毒→⑥センサーもしくはフィルムを口腔内へ位置づけ（**図6**）→⑦エックス線入射方向の決定（**図6**）→⑧撮影スイッチを押す→⑨センサーもしくはフィルムの取り出し→⑩撮影したセンサーの処理もしくはフィルムの現像→⑪診断用画像としての有用性の判断→⑫デンタルエックス線画像による診断

②防護衣着用について：新型コロナウイルスなど感染症の蔓延により，被ばく量の少ないデンタルエックス撮影に関して，防護衣の着用は行わないことが多い．しかし，妊婦，小児および防護衣の着用を希望する患者には防護衣を着用してデンタルエックス線撮影を行う（**図7**）．

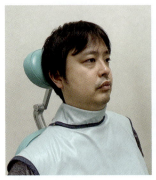
図7　防護衣の着用

■ デンタルエックス線検査に対する被ばくへの対応

- デンタルエックス線撮影を行うことで生じる放射線被ばくによる生物学的影響（リスク）よりも，正確な診断を行うことで適切な治療に結びつく利益（ベネフィット）が勝る場合に，検査が正当化される（正当化）．
- 鉛性の防護衣を患者に着用させることで，内部の被ばく量はほぼないに等しくなる（最適化）．
- エックス線の照射野はできるだけ狭くする（最適化）．
- デジタルシステムを用いる方が被ばく量を軽減できる（最適化）．
- 感度表示がFタイプのデンタルエックス線フィルムは被ばくを軽減できる（最適化）．
- デンタルエックス線撮影の被ばく量は約0.01 mSvである．
- デンタルエックス線撮影による被ばくでは，悪性腫瘍の発生および遺伝的影響といった確率的影響が生じる可能性はきわめて低い．

■ デジタルエックス線画像

- デジタルエックス線画像の利点と欠点を**表**に示す．
- デジタルエックス線画像のセンサーには固定半導体センサー（CCD，CMOS）とイメージングプレート（IP）を利用するものとがある．

表　デジタルエックス線画像の利点と欠点（アナログとの比較）

利点	欠点
被ばく量を低減できる	導入時に投資が必要
現像処理が不要である	解像度が劣る
画像整理が容易である	撮影が困難な場合がある
画像処理が行える	
画像の転送が容易である	
患者説明用として優れている	

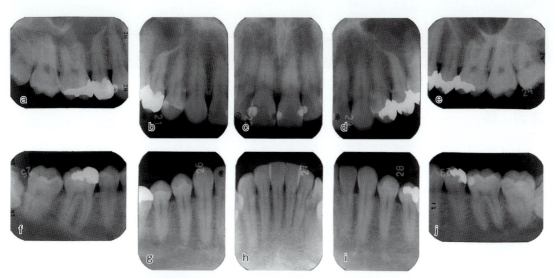

図8　理想的なデンタルエックス線画像
a：上顎右側大臼歯部．8765|に加え，正常解剖像として上顎洞と頬骨突起が描画されている．
b：上顎右側犬歯および小臼歯部．5432|に加え，正常解剖像として鼻腔と上顎洞が描画されている．
c：上顎前歯部．21|12に加え，正常解剖像として鼻腔，鼻中隔，前鼻棘，切歯孔，切歯管が描画されている．
d：上顎左側犬歯および小臼歯部．|2345に加え，正常解剖像として鼻腔と上顎洞が描画されている．
e：上顎左側大臼歯部．|5678に加え，正常解剖像として上顎洞と頬骨突起が描画されている．
f：下顎右側大臼歯部．765|に加え，正常解剖像として外斜線，下顎管が描画されている．
g：下顎右側犬歯および小臼歯部．543|に加え，正常解剖像としてオトガイ孔が描画されている．
h：下顎前歯部．21|12に加え，正常解剖像としてオトガイ棘が描画されている．
i：下顎左側犬歯および小臼歯部．|2345に加え，正常解剖像としてオトガイ孔が描画されている．
j：下顎左側大臼歯部．|567に加え，正常解剖像として外斜線，下顎管が描画されている．

■ 注意事項

1) デンタルエックス線撮影の失敗は，センサーもしくはフィルムの口腔内への位置づけ不良と不適切なエックス線入射方向によるものが多い．
2) 撮影後の画像〔理想的なもの（**図8**）〕を想像しながらセンサーもしくはフィルムを口腔内へ位置づけし，適切な角度でエックス線を入射することが重要である．
3) エックス線を入射する際，水平方向の入射部位は**図6**内部に示す点（○）を狙って行う．
4) 撮影時嘔吐反射を防ぐには，センサーもしくはフィルムを口腔内にできるだけすばやく挿入し，いったん挿入したものはできるだけ動かさないようにする．

■ カルテへの記載（保険点数）

1 デジタルの場合

- 撮影枚数が9枚以下で部位が初めての場合：58点×撮影枚数
- デンタルエックス線画像10枚法の場合：512点
- 症状確認で撮影枚数が9枚以下の場合：48点×撮影枚数
- 症状確認で撮影枚数が10枚法の場合：432点

2 アナログの場合

- 撮影枚数が9枚以下で部位が初めての場合：48点×撮影枚数
- デンタルエックス線画像10枚法の場合：439点
- 症状確認で撮影枚数が9枚以下の場合：38点×撮影枚数
- 症状確認で撮影枚数が10枚法の場合：359点

〈森本泰宏，松本　忍〉

第5章 検査・診断・治療計画

3 パノラマエックス線画像撮影法

■目　標

- パノラマエックス線画像の必要な症例を判断できる.
- パノラマエックス線画像を正しく撮影できる.
- パノラマエックス線撮影における被曝，防護についての説明ができる.
- パノラマエックス線画像に描出される正常解剖像，異常像を判断できる.

Point

- パノラマエックス線画像の撮影対象となるのは歯，顎骨および顎関節，上顎洞などの口腔およびその周囲組織の疾患である（図1）.
- 患者の位置づけは，撮影目的に合わせて調節する必要がある.
- 歯列を目にみえない撮影装置の断層域内に正確に設定することで良好な画像が得られる（図2）.
- 防護衣の着用や無駄な再撮をなくすことで，患者の被曝を軽減する.

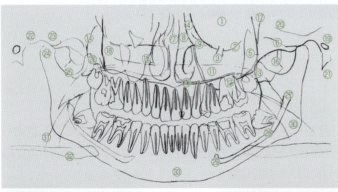

図1　断層方式パノラマエックス線画像でみられる正常解剖
①眼窩　②眼窩下縁　③眼窩下管　④鼻涙管　⑤頬骨　⑥頬骨弓　⑦鼻中隔　⑧鼻腔　⑨下鼻甲介　⑩鼻腔底　⑪上顎洞　⑫上顎洞洞底線　⑬上顎結節　⑭上顎洞後壁（後壁と内壁の移行部）　⑮上顎洞前壁（前壁と内壁の移行部）　⑯蝶形骨翼状突起外側板　⑰翼口蓋窩　⑱パノラマ無名線　⑲外耳孔　⑳中頭蓋底　㉑茎状突起　㉒関節窩　㉓関節結節　㉔関節突起　㉕下顎切痕　㉖筋突起　㉗下顎孔　㉘下顎管　㉙オトガイ孔　㉚下顎角　㉛気道　㉜舌骨　㉝頸椎の障害陰影

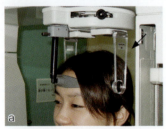
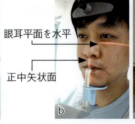
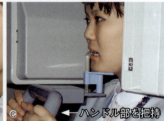

図2　患者の位置づけ　a：頭部を固定　b：切端咬合位に設定　c：設定の終了した状態

■目　的

- 1枚の画像で歯，顎骨および口腔周囲組織も含めて診断をする.

■用意するもの

1) パノラマエックス線撮影装置　2) カセッテ（フィルム，イメージングプレートなど）　4) 現像機　5) 防護衣

■ 撮影の流れ

①患者の誘導→②防護衣着用（エックス線被曝とその防護についての説明）→③カセッテ（フィルム，イメージングプレートなど）のセット→④患者の位置設定→⑤撮影→⑥患者の退出→⑦現像処理→⑧正しく撮影されているかどうかの確認→⑨読影

■ 注意事項

1) 義歯，眼鏡，ヘアピン，ピアス，ネックレスなど撮影の障害となるものを外してもらう．

2) パノラマエックス線撮影ではエックス線は後方から照射されるので，防護衣を使用する場合はエプロン部分が背中になるようにする．

3) 1回のパノラマエックス線画像の撮影での被曝量は約 0.05 mSv 程度である．日本における 1 年間の自然放射線による被曝量は 2 mSv 程度なので 1 回のパノラマエックス線画像の撮影での被曝量は自然放射線の 10 日分程度である．また防護衣を着用することで撮影部位以外の被曝はほぼ防ぐことができる．

4) 患者頭部の位置設定は，スクリーニングを目的とする場合には眼耳平面を水平にする．歯列のみを対象とする場合は咬合平面を水平にすることもある．ただしこの場合，上顎洞などの顎骨周囲組織は断層域から外れ不鮮明となりやすい．またオトガイ部を突き出した状態で撮影を行うと頸椎の障害陰影が生じ前歯部の読影がしにくくなる．

5) 患者の正中部と撮影装置の正中部が一致していること，患者の頭部が左右に回転していないことを確認する．

6) パノラマエックス線撮影装置の断層厚は前歯部で 3〜5 mm 程度，臼歯部で 10〜15 mm 程度であり，患者の前後的な位置設定では，特に前歯部でずれが生じやすいので注意が必要である．このため，パノラマエックス線撮影装置では必ず前後的な位置設定を示す指標があるが，これには装置によりさまざまな形態があるので自分が扱う装置の特徴を知っておく必要がある．上下の前歯部を断層域内に入りやすくするためには切端咬合位で撮影し，咬合状態もみるためには中心咬合位により撮影を行う．

7) エックス線の照射条件は撮影に使用する装置，患者の体型，性別，年齢などを考慮し調節する．

8) 撮影には 10〜20 秒程度かかること，撮影中は機械が頭の周囲を回転することを患者に説明し，動かないように指示する．また撮影時には機器が肩に接触しやすいので，肩はなるべく下げてもらうように指示する．

9) エックス線の照射中は患者をよく観察し，撮影の失敗と判断したときは，エックス線照射を止め無駄な被曝をなくすよう注意する．

10) 2022 年度より，デンタルエックス線撮影が困難な患者に対する，歯科部分パノラマ断層撮影装置を用いたエックス線の照射範囲を限局した局所的な撮影が新設された．

11) 撮影対象部位の疾患すべてに保険診療の適用ができるわけではない．

■ カルテへの記載（保険点数）

・エックス線画像（オルソパントモ）：402 点（デジタル）（内訳は撮影料：182 点，診断料：125 点，電子画像管理加算：95 点）．デジタル映像化処理を伴った場合はその旨を記入する．

・歯科画像診断管理加算 1（算定のための施設基準あり）：70 点

・歯科部分パノラマ断層撮影：58 点（1 口腔 1 回につき）　　　　　　　　　　　　〈田中達朗〉

第5章 検査・診断・治療計画

4 全身用CTおよび歯科用コーンビームCT撮影法

■目標

- 全身用CT，歯科用コーンビームCT（CBCT）の違い，特性について説明ができる．
- 全身用CT，歯科用コーンビームCT検査に適切な症例を判断できる．
- 全身用CT，歯科用コーンビームCTに描出される正常解剖像，異常像を判断できる．

Point

- 歯科用コーンビームCTの撮像対象となるのは，歯内・歯周病変，歯・歯槽骨の破折，埋伏歯，変形性顎関節症などの疾患である（図1）．
- 全身用CTの撮像対象となるのは，歯，顎骨および口腔周囲組織の囊胞，腫瘍，外傷，炎症，顎変形症，インプラント術前検査，智歯と下顎管との関係などの疾患である（図2）．
- 撮像目的に合わせて機器選択や撮像範囲の設定をする必要がある（図1b，c，図2b）．
- 全身用CTおよび歯科用コーンビームCT画像の診断に際しては機器の特性，それぞれに描出される三次元的な正常解剖像を把握しておく必要がある．

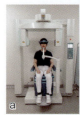 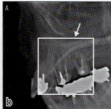 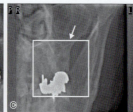 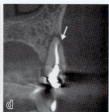 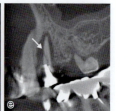

図1 a：歯科用コーンビームCTの撮像風景，b，c：歯科用コーンビームCTのスカウト像による撮像範囲の設定（矢印部），d，e：歯科用コーンビームCT画像（d：冠状断，e：矢状断）における歯根の破折（矢印部）

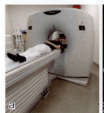 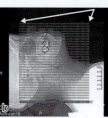 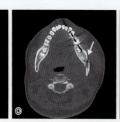 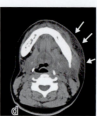

図2 a：全身用CTの撮像風景，b：全身用CTのスカウト像による撮像範囲の設定（矢印部），c：全身用CT骨条件の横断像．下顎骨骨折（矢印部），d：全身用CT軟組織条件の横断像．骨折部周囲の軟組織の炎症（矢印部）

■目的

- デンタルエックス線撮影やパノラマエックス線撮影などで診断が困難かつ追加の情報が必要な歯，顎骨および口腔周囲組織疾患の診断をする．

■用意するもの

1）CT（歯科用コーンビームCT）装置　2）読影用機器　3）防護衣

■ 撮像の流れ

①患者の誘導→②患者の位置設定・固定→③スカウト像を撮像→④撮像範囲を設定→⑤診断用画像を撮像→⑥正しく撮像されたかの確認→⑦患者の退出→⑧画像処理→⑨読影

■ 注意事項

1) 歯科用コーンビームCTの空間分解能は0.1mm程度と全身用CT（0.5mm程度）より高いが，これは最も狭い範囲で撮像した場合であり，撮像範囲を広く設定するほど得られる画像の解像度は低下する．
2) 歯科用コーンビームCTでは軟組織間のコントラストが低いため軟組織の診断は困難である．また，CT値の定量性も欠ける．そのため，軟組織の診断が必要な場合，CT値の情報が必要な場合，広範囲な撮像が必要な場合などは全身用CTによる検査を選択すべきである．
3) 歯科用コーンビームCTは全身用CTと比較すると低い管電圧で撮像するためアーチファクトが出現しやすい．
4) 一般に歯科用コーンビームCTでは全身用CTより被曝量を減らすことができるが，これは狭い範囲を低い管電圧で撮像するためである（**図3**）．歯科用コーンビームCTにおいても広範囲の撮像や複数の撮像を行えば被曝量は全身用CTに近づく．
5) 義歯，眼鏡，ヘアピン，ピアス，ネックレスなど撮像の障害となるものを外してもらう．
6) 患者に撮像には数分程度かかることを説明し動かないように指示するとともに，撮像部位が動きにくいように固定する．特に歯科用コーンビームCTでは解像度を高くするほど患者の動きによるアーチファクトが出やすくなるので注意が必要である．
7) 全身用CTおよび歯科用コーンビームCTの撮像条件は，使用する装置，撮像部位，疾患，患者の体型，性別，年齢などを考慮し調節する．
8) 撮像対象部位の疾患すべてに保険診療の適用ができるわけではない．

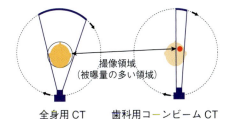

図3　照射野の違い

■ カルテへの記載

撮影料：64列以上のマルチスライス型の機器による場合：1,020点（算定のための施設基準あり）または1,000点
　　　　16列以上64列未満のマルチスライス型の機器による場合：900点
　　　　4列以上16列未満のマルチスライス型の機器による場合：750点
　　　　上記以外の場合：560点
　　　　歯科用三次元エックス線断層撮影（一連につき）：600点
診断料：450点
電子画像管理加算：120点
歯科画像診断管理加算2（算定のための施設基準あり）：180点
【一例】
歯科用コーンビームCT：1,350点
内訳：600点（撮影料）＋450点（診断料）＋120点（電子画像管理加算）＋180点（歯科画像診断管理加算2）
16列の全身用CT：1,650点
内訳：900点（撮影料）＋450点（診断料）＋120点（電子画像管理加算）＋180点（歯科画像診断管理加算2）

〈田中達朗〉

第5章 検査・診断・治療計画

5 口腔内カラー写真撮影法

■ 目 標

・撮影目的に合った写真撮影ができる．

> **Point**
> ・初診からの治療経過が正確に評価できるように，同じアングル，拡大率で撮影する（規格化）．
> ・撮影目的により，撮影法・機材が異なる．
> ・できる限り撮影後の処理（トリミング，傾きの補正）が少なくなるように撮影する．
> ・撮影したデータは患者ごとに時系列で保存しておく，またデータのバックアップは必須である．

■ 目 的

・治療前後の比較による治療結果の評価
・患者に対する説明や患者のモチベーションの向上のためのツール
・ケースプレゼンテーションのための資料

■ 用意するもの

1) 口腔内撮影用カメラ一式
   ① レンズ交換式デジタルカメラ
   ② マクロレンズ（焦点距離60～100 mm程度）
   ③ ストロボ（リング，サイドタイプ）
   メーカーからセットとして販売されているもの（**図1**）や上記3つが一体となった口腔内写真撮影専用カメラ（**図2**）も存在する．
   ④ 記録媒体（近年はSDカードが主流である）
2) 口腔内撮影用ミラー（ステンレス製，ガラス製）（**図3**）
3) 口角鉤（**図4**）（多種多様ある）
4) 保温容器など

 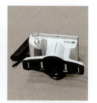

図1 口腔内写真撮影用カメラ（メーカーが組み合わせているセット）　図2 口腔内写真撮影専用カメラ（一体型）

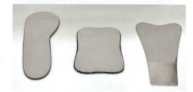

図3 口腔内撮影用ミラー

■ 撮影の流れ

①撮影機器・機材の準備→②撮影箇所の確認→③患者のポジショニング，口角鉤，ミラーの設置→④口腔内写真の撮影→⑤撮影した写真の確認

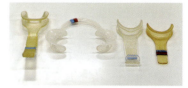

図4 口角鉤

■ 撮影時のチェックポイント

1 正面観（図5）

ファインダー像もしくは液晶モニターの中央を患者正中に，水平を咬合平面もしくは瞳孔線に合わせる．カメラによっては，液晶モニター上に基準線を表示できるものもあり，それを参考にして

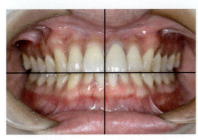
図5 正面観

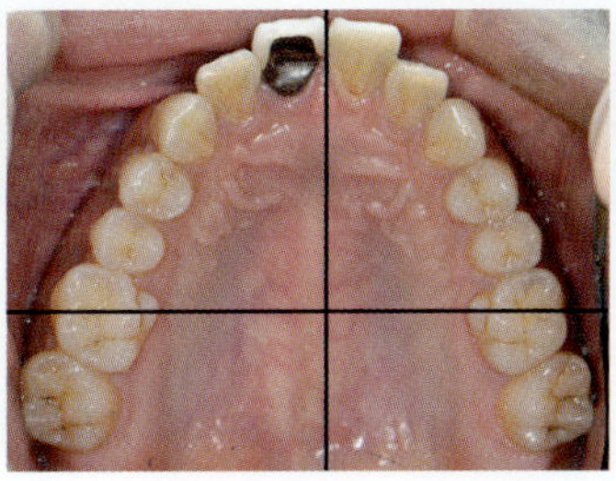

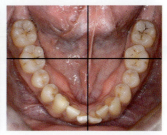
図6 上顎咬合面観（ミラー像）

図7 下顎咬合面観（ミラー像）

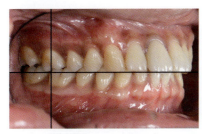
図8 左側方面観（ミラー像）

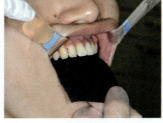
図9 背景を用いた撮影法

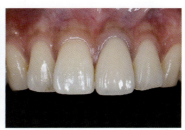
図10 撮影結果

もよい．

2 上・下咬合面観（図6，7）

ファインダー像の中央を歯列中央もしくは正中口蓋縫合に，歯列が正中に対しなるべく左右対称になるように配置する．ピントは第一大臼歯に合わせるとよい．

3 左・右側方面観（図8）

ファインダー像の中央を犬歯に，水平を咬合平面に合わせる．ピントは第一大臼歯に合わせるとよい．

■ 注意事項

1) 撮影法に関して事前に十分練習し，習熟しておくこと．
2) 撮影は複数枚行い，一番良好なものを採用する．意外とピントずれなどのエラーがあるものである．
3) 撮影部位の唾液などはエアーを吹いてある程度乾燥させておく．
4) 審美修復の記録を目的とした撮影などにおいては，背景として黒画用紙などを用いて撮影するとよい（図9，10）．

■ カルテへの記載

病名：$\frac{7\ |\ 7}{7\ |\ 7}$　P_1

7/16	歯周病患者画像活用指導料（5枚）　10×5	50
	コメント例：患者説明のため，現状の口腔内記録のため，	—
	前回と比較検討のため，など	—

・口腔内写真検査：歯周病検査を行った場合において，継続的な管理を行うにあたり口腔内写真を撮影し，療養上必要な指導を行った場合，1回につき5枚を限度として算定する．
・写真撮影に係る費用は所定点数に含まれ別に算定できない．
・撮影した口腔内カラー写真を診療録に添付，または電子媒体などに口腔内写真の画像情報を保存する．
・プラークコントロールの動機づけを目的として撮影した場合に算定する．

〈西野宇信〉

第5章 検査・診断・治療計画

6 スタディモデルによる検査・診断

■ 目 標

- スタディモデルの意義を理解し，スタディモデルの製作とその分析ができる．

Point

- 治療上，スタディモデルが必要と思われる症例（歯や顎骨の欠損，多数歯にわたるう蝕や歯周病，歯列不正，咬合異常，小帯などの軟組織形態異常，骨隆起などの顎堤形態異常，顎口腔機能障害など）に対して製作する（図）．
- 口腔内に適合した既製トレーを選択して，アルジネート印象採得して製作する．
- 無歯顎の場合は，モデリングコンパウンドなどで一次印象を行い，アルジネート印象材で二次印象（ウォッシュインプレッション）を行うとよい．
- 各種咬合採得材料を用いて上下顎間関係の採得を行い，模型を咬合器へ付着して咬合分析を行う．
- 欠損補綴の場合，サベイヤーを用いて，残存歯の植立状態や相互の平行関係，残存歯や顎堤の豊隆度（アンダーカットの状態）を分析し，補綴装置の設計を行う．
- 部分床義歯で，レストシートやガイドプレーンが必要な場合は，設定位置や形成量を検討する．
- 欠損補綴のための個人トレーや個歯トレーの製作，暫間補綴装置の製作，サージカルステントの製作などに使用できる．
- 欠損補綴の治療説明やブラッシング指導などさまざまな説明・指導に用いると効果的である．

■ 目 的

- 検査，診断，治療計画立案など種々の目的のためにスタディモデルを製作する．

■ 用意するもの

1) 既製トレー（網トレー，ブリタニカトレー，有孔トレー，無孔トレー，有歯顎用トレー，無歯顎用トレーなど）
2) ユーティリティワックス，モデリングコンパウンド
3) アルジネート印象材，印象材用接着材
4) ラバーボール，スパチュラ，計量カップ，水（夏場は冷水）
5) 各種咬合採得材料（パラフィンワックス，バイトワックス，ポリエーテルゴム，シリコーンゴム，モデリングコンパウンドなど）
6) 普通石膏または硬石膏
7) サベイヤー
8) 平均値（簡易型）咬合器

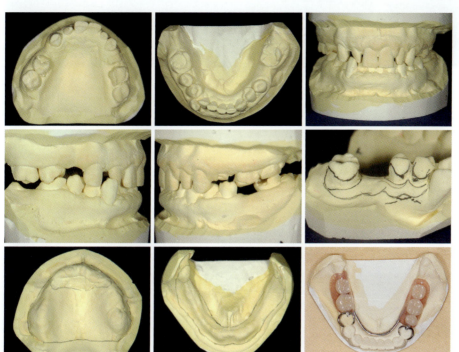

図 咬合崩壊や部分欠損が認められる有歯顎症例と無歯顎症例
検査項目に従って分析する．治療計画を見据えた分析が大切である．サベイングを行って部分床義歯の予備設計を行う．旧義歯の構成要素を模型に転記し，新製義歯の設計に生かす．

■ 主な検査項目

1 歯列および咬合状態
　歯の状態（叢生，捻転，転位，挺出，傾斜，低位，高位，欠損），歯列弓および顎堤弓の形態（空隙歯列，狭窄，卵円型，尖型，方型），上下顎間関係（上顎前突，下顎前突，切端咬合，低位咬合，開咬，過蓋咬合，早期接触，側方偏位，咬合平面の乱れ）

2 歯冠・歯根の状態
　う蝕，不良補綴装置，咬耗，くさび状欠損，歯根露出，根面う蝕，残根，歯冠豊隆度（アンダーカットの量と位置）

3 欠損部顎堤
　吸収度，形態（フラビーガム，骨鋭縁，骨隆起，アンダーカット，口蓋の深さ）

4 周囲組織との調和
　小帯の形態および付着位置，口腔前庭の大きさ

■ 処置の流れ

　①既製トレーの選択→②トレーの試適→③トレーに印象材用接着材を塗布する→④アルジネート印象材と水の準備→⑤印象材の練和とトレーへの築盛→⑥トレーの圧接と保持→⑦印象の撤去→⑧印象面の確認→⑨水洗と薬液消毒→⑩咬合採得→⑪石膏の注入→⑫台づけと模型のトリミング→⑬模型の咬合器装着→⑭分析

■ 注意事項

　製作したスタディモデルには患者氏名，製作年月日を記載し，咬合採得材料とともに一定期間保管することが望ましい．

〈有田正博〉

第5章 検査・診断・治療計画

7 習癖（口呼吸，ブラキシズム）の検査・診断

■ 目 標

・歯周炎を増悪させる口腔習癖である口呼吸，ブラキシズムの診断ができる．
・口呼吸やブラキシズムを伴う歯周炎患者に対し適切な対応ができる．

Point

・患者に習癖が存在することを自覚させ，その為害性について説明を行う．
・習癖に対する治療はできるだけ早期に開始する．
・習癖を改善するには時間がかかるため，随時モチベーションを高めることが必要である．

■ 口呼吸の病態と治療法

1 病態
1) 鼻呼吸せずに，口を開けて呼吸を行う．
2) 口腔経由の呼吸のため空気の通り道の部分が乾燥して炎症を起こしやすくなる．

2 口腔内所見
1) 上下顎前歯部唇側歯肉に口呼吸線を認める．
2) 上顎前歯，小臼歯口蓋側歯肉にテンションリッジ（堤状隆起）を認める（**図1**）．

3 治療法
　患者に口唇を閉じさせ，鼻呼吸が可能かどうかを判定する（**図2**）．鼻呼吸が不可能な場合は耳鼻咽喉科の受診を勧め，鼻呼吸が可能な場合は習慣性と考えられるので，オーラルスクリーン（歯肉の乾燥による歯肉炎の予防，治療のための口腔前庭に入れるスクリーン）を行う．

■ ブラキシズムの病態と治療法

1 病態
1) 非機能的に上下の歯を無意識にこすり合わせたり，食いしばったり，連続的にカチカチとかみ合わせることが習慣となっている．
2) 無意識に行われ，強い咬合力が歯に加わり，咀嚼系に咬合性外傷を引き起こす危険がある．
3) 夜間だけではなく昼間にも認められることもある．

2 口腔内所見
1) 高度な咬耗
2) 咬合面のディンプル，切縁に溝状の凹窩
3) 咬合面機能面から離れた部位の咬耗
4) 舌圧痕（**図3**）や頬圧痕
5) 口唇の力が強大
6) 頬粘膜の不随意な痙攣
7) 修復物の脱離，破折が多い（**図4**）

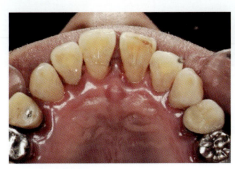
図1 口腔内所見

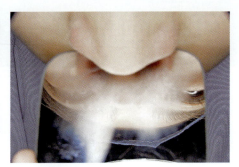
図2 鼻閉塞の検査

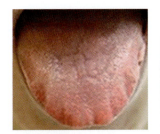
図3 舌圧痕

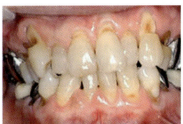
図4 修復物の脱離

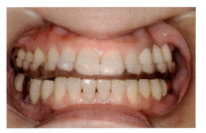
図5 ナイトガード

 8）エナメル質の表面の粗糙，欠損，着色
 9）修復物の表面の皺襞
 10）修復物の咬合状態に敏感

3 治療法

1) 精神的ケア：自己暗示療法（自分自身に「歯ぎしりしたらすぐに止めて，上下の歯を離開する」と繰り返し言い聞かせて，潜在意識の中に保たせるようにする）
2) 外傷の予防：ナイトガード（**図5**）（ブラキシズムによる歯周組織への傷害を防止，上下顎の歯が直接接触することを防止）
3) 早期接触の除去，咬合高径の確保（左右の接触が同時に起こらないと筋が異常な緊張をしてブラキシズムの原因となるため）

■ カルテへの記載

病名：歯ぎしり

10/10	歯ぎしり	初診	267
		単 imp	42
		歯ぎしりを認める．アルジネートにて単 imp を行う．	—
10/17	歯ぎしり	再診　明細	58＋1
		口腔内装置1（レジンスプリント）装着	1,650
		上顎臼歯部の咬合バランスが不良なため咬合調整を行う．	—

〈村岡宏祐〉

第5章 検査・診断・治療計画

8 口腔顔面痛の検査・診断

■ 目　標

・痛みの原因を理解し，適切な診断を行える．

Point

・口腔顔面痛の発症にはさまざまな原因疾患がある．
・診断のためには原因疾患となる痛みの特徴を理解する必要がある．
・歯に異常がなくても歯痛が生じることがある．

■ 分類

口腔顔面痛の多くは歯髄炎，歯根膜炎による歯原性あるいは顎関節症である．しかし，臨床ではそれ以外の痛みに遭遇する．痛みは侵害受容性，神経障害性，痛覚変調性に分類される．この章では，各分類の歯原性，顎関節症以外の代表的な疾患を解説する（図1）．

■ 侵害受容性疼痛

歯，筋，骨，腺などの組織の外傷，感染などによる炎症性の痛みが大部分である．

1 筋・筋膜性疼痛

いわゆる筋肉痛である．筋体内の硬結とその中に存在し，圧迫により再現性よく痛みを誘発するトリガーポイントを特徴とする．痛み→交感神経と運動神経の興奮→筋肉の過緊張と末梢循環障害→発痛物質産生→痛み，の悪循環によって形成される．深部痛に分類される痛みで歯に痛み（関連痛）を誘発する（図2）．NSAIDs，アセトアミノフェン，筋弛緩薬などの薬物療法，ストレッチ療法が行われる．

■ 神経障害性疼痛

神経が感染，炎症，外傷などによって障害を受けたときに，障害神経の支配領域で起こる痛みである．

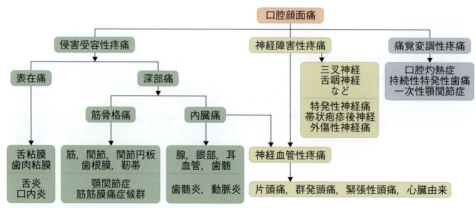

図1　口腔顔面痛の分類

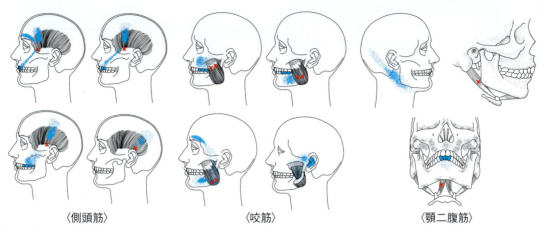

〈側頭筋〉　　〈咬筋〉　　〈顎二腹筋〉

図2　関連痛のパターン
トリガーポイント（✕）を圧迫すると関連痛（■）が誘発される．歯に関連痛を誘発する筋は側頭筋，咬筋，顎二腹筋である．側頭筋は上顎の歯のすべて，咬筋は上下の小臼歯および大臼歯，顎二腹筋は下顎前歯に関連痛を誘発する．

1 三叉神経痛

頭蓋内で脳動静脈が三叉神経根を圧迫することで生じる．三叉神経痛が出現している神経領域の歯に痛みが出現することもある．痛みは食事，会話，洗顔などで誘発される強い発作的な電撃痛である．治療はカルバマゼピンの投薬が効果的である．しかし，副作用の出現，酵素誘導による先行薬の血中濃度に影響を与えるなどの問題（添付文書の熟読が必要）が生じやすい．その場合には他の治療法（神経血管減圧術，ガンマナイフ，神経ブロック）を検討する．

2 持続性神経障害性歯痛（抜髄後の遷延する歯痛）

抜髄は歯髄に分布する神経線維を根尖部で切断する治療法ではあるが，神経障害とも解釈できる．痛みは持続性の灼熱痛，発作性の鋭痛と表現される．抜髄によって神経障害性疼痛を発症するのは3.1～5.9％であり，決して多くはないが，抜髄後3カ月を経過しても消退しない歯痛は疑ってみる必要がある．発症機序は明らかではなく，適切に行われた抜髄でも起こる．抜歯によっても同様の痛みが抜歯部周囲に起こることがある．主な治療法は薬物療法である．神経障害性疼痛治療薬であるミロガバリン，プレガバリン，抗うつ薬のアミトリプチリンの単体，あるいは併用の処方が効果的である．

■ 痛覚変調性疼痛

2016年に国際疼痛学会で第3の疼痛分類として提唱された．「末梢侵害受容器の活性化を引き起こす実際の，またはその恐れのある組織損傷の明白な証拠，または痛みを引き起こす体性感覚系の疾患，または病変の証拠がないにもかかわらず，侵害受容の変化によって生じる痛み」と定義されている．発現機序は明らかではないが，末梢からの刺激を情報処理する疼痛関連脳領域（ペインマトリックス）の機能変調で起こる．

1 口腔灼熱症候群，持続性特発性歯痛，一次性顎関節症など

以前は心因性疼痛とされていた痛みであるが，精神疾患が原因ではない．ペインマトリックスの活動に変調をきたす事象（不安，緊張，悲しみ，怒り，治療に伴う痛み）に晒されたことが原因で起こることが多い．治療として，アミトリプチリンによる薬物療法，認知行動療法（痛みを認め共存する）が行われる．

■ 注意すべきこと

上記疾患の中には歯痛を伴うものもある．局所麻酔による浸潤麻酔（テストブロック）でも痛みは軽減しない．抜髄や抜歯をしても痛みは軽減しない．

〈椎葉俊司〉

第5章 検査・診断・治療計画

9 う蝕の検査・診断

■ 目　標
・正確な検査を行う．
・検査結果より患歯を特定し，適切な診断・処置方針の決定ができる．

Point
・患者から種々の情報を収集する．
・多くの情報を総合して処置方針まで導き出す（図1）．

■ 歯冠部う蝕の検査・診断の流れ（図2）

多くの検査から情報を得る必要がある．各検査のう蝕の診断をするうえで有効となる点を下記に示す．

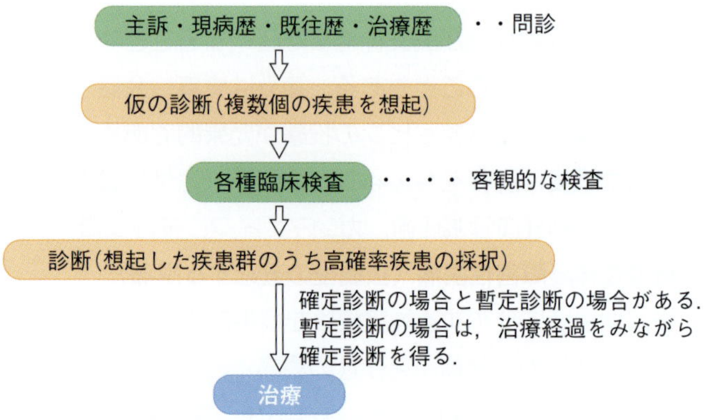

1 問診
歯髄炎との鑑別に有効である．痛み（自発痛，持続痛，冷温水痛など）の自覚症状について明らかにする．

図1　検査・診断の流れ
すべての歯科治療で共通である．

主訴・現病歴・既往歴・治療歴　‥‥問診
↓
仮の診断（複数個の疾患を想起）
↓
各種臨床検査　‥‥客観的な検査
↓
診断（想起した疾患群のうち高確率疾患の採択）
↓　確定診断の場合と暫定診断の場合がある．
　　暫定診断の場合は，治療経過をみながら
↓　確定診断を得る．
治療

2 視診
欠損部位，色調を確認する．検査に先立って，プラークおよび食渣の除去，歯面清掃と歯面乾燥を十分に行い，明確に視認できるような検査環境の整備（照明，検査，部位の乾燥）を行う必要がある．最初に行う検査であり，診断へ向けての方向性や処置方針を決定するうえで重要なステップとなるため，鋭い目をもつことが重要である．

裸眼だけでなく双眼拡大鏡や歯科用実体顕微鏡の使用も有効である．口腔内写真が必要となる場合もある．

3 触診
探針を引き抜くときの抵抗感などを確認する．強い力で歯質を突き刺さないように注意する．

4 エックス線検査
咬合面および隣接面う蝕の診断に有効である．特に咬翼法エックス線画像は有効である．パノラマエックス線画像，反対側や対合歯のエックス線画像などが必要となることもある．

5 透照診
前歯部隣接面う蝕の診断に有効である．

【補助的検査法：必要に応じて行う検査．検出精度の向上】

6 温度診
患歯の同定や病態の推測に有効である．

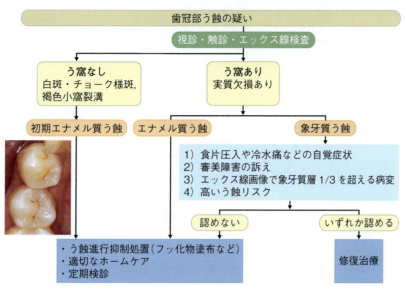

図2 歯冠部う蝕の検査・診断の流れ

7 歯髄電気診

閾値の高低を確認する．必ず対照歯（通常は反対側同名歯）の測定値と比較する．

8 レーザー光を用いた検査

測定数値によってう蝕に対するモニタリングや治療方針が示される．

■ 根面う蝕の検査・診断の流れ（図3）

検査は，視診および触診が中心となる．

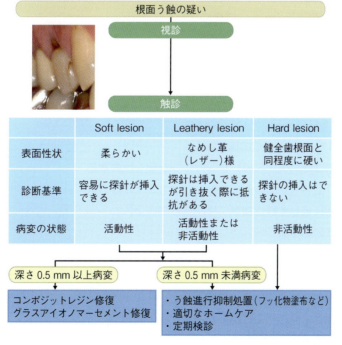

図3 根面う蝕の診断・治療の流れ

〈鷲尾絢子〉

第5章 検査・診断・治療計画

10 歯髄炎の検査・診断

■ 目　標
・正確な検査を行う．
・検査結果より患歯を特定し，適切な診断・処置方針の決定ができる．

Point
・患者から種々の情報を収集する．
・多くの情報を総合して処置方針まで導き出す．

■ 検査方法
・歯髄炎と診断するためには患歯が生活歯であることを確認する必要がある．
・う蝕の検査と同様に多くの検査からの情報を得る必要があるが，歯髄炎の診断をするうえで有効となる点を下記に示す．

1. **問診**：痛みの程度
   痛み（自発痛，持続痛，冷温水痛など）の自覚症状について明らかにする．
2. **視診**：露髄の有無
3. **打診**：水平および垂直打診の有無
   必ず対照歯（健常歯）を設けてその反応と比較する．
4. **歯周ポケット検査**：歯周ポケットの有無
   歯内-歯周病変や歯根破折の診断の指標になる．
5. **歯の動揺度測定**：歯根膜破壊の程度の確認
   急性症状を有するときは一時的に大きな動揺度を示すことがあるが，炎症の消退とともに改善する．
6. **エックス線検査**：う蝕や歯根，根管，根尖周囲歯周組織などに関する情報収集
7. **歯髄電気診（図1）**：閾値の高低の確認
   必ず対照歯（通常は反対側同名歯）を設けて測定値を比較する．
8. **温度診**：患歯の同定や病態の推測に有効

【補助的検査法：必要に応じて行う検査．検出精度の向上】

9. **透照診**：歯髄の状態の推測
10. **麻酔診**：患歯の同定
11. **切削診**：歯髄の生死の判定
    侵襲のある不可逆的な検査のため，最終手段としてのみ適用する．
12. **咬合検査**：咬合痛を主訴とした症例における患歯の同定
13. **歯科用コーンビームCT**：歯根や根管などに関する情報の取得

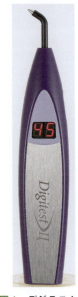

図1　デジテストⅡ

■ 検査・診断の流れ（図2）

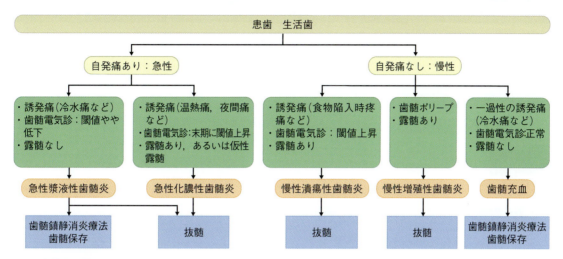

図2　歯髄炎の検査・診断の流れ
歯髄壊死・歯髄壊疽については歯髄炎の分類になるが，失活しているため感染根管治療を行う必要がある．

■ 電気診（デジテストⅡ，図1）の流れ

1 患者にあらかじめ目的と術式を説明する
通電開始後に被験歯に痛みや違和感を感じたら，我慢せずにすぐに合図（挙手など）するよう指示しておく．

2 被験歯および対照歯の歯面清掃・乾燥
漏電防止のために，ラバーダムなどにより隣在歯と隔離することもある．

3 電流の回路確保
対極クリップを患者の口角にかけておく（図3）．あるいは，デジテストⅡ本体を握ってもらう（図4）．
電極剤として歯磨剤を塗布した電極（メタルプローブ）の先端は，歯肉から離れた歯面で，かつ歯質が薄いところ，つまり切縁（咬頭）側1/3あたりに当てる．まずは対照歯から始める．

4 計測
スタートボタンを押し続けると，通電が開始されると同時にデジタル表示が点灯し，数値が上昇しながら電気刺激が強くなっていく．
患者が合図を示すと同時に術者もボタンから手を離し，表示されているデジタル数値を確認する．
数値の最大表示は64であるため，64になる前に痛みを感じれば生活歯と判定し，64になっても痛みを感じなければ失活歯と判定する．

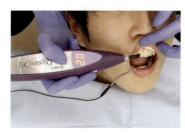

図3　対極クリップを口角にかける．

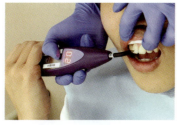

図4　デジテストⅡ本体を握ってもらう．

※心臓疾患またはペースメーカーなどの植込み型電気機器類を装着している患者への適用は禁忌である．

〈鷲尾絢子〉

11 根尖性歯周炎の検査・診断

■ 目標
- 正確な検査を行う．
- 検査結果より患歯を特定し，適切な診断，治療方針の決定ができる．

Point
- 患者から種々の情報を収集する．
- 多くの情報を総合して処置方針まで導き出す．

■ 検査方法

- 根尖性歯周炎は歯髄死に引き続き起こるので，根尖性歯周炎と診断するためには患歯が失活歯であることを確認する必要がある．
- 多くの検査からの情報を得る必要があるが，根尖性歯周炎の診断をするうえで有効となる点を下記に示す．

1. **問診**：自発痛の有無
2. **視診**：辺縁および根尖相当部歯肉の発赤・腫脹・瘻孔の有無（**図1**）
3. **触診**：辺縁および根尖相当部歯肉の腫脹・圧痛の有無
4. **打診**：水平および垂直打診による疼痛の有無
   必ず対照歯（健常歯）を設けてその反応と比較する．
5. **歯周ポケット検査**：歯周ポケットの有無
   歯内−歯周病変や歯根破折の診断の指標になる．
6. **歯の動揺度測定**：歯根膜破壊の程度の確認
   急性症状を有するときは一時的に大きな動揺度を示すことがあるが，炎症の消退とともに改善する．
7. **エックス線検査**：根尖部透過像の有無
   瘻孔がある場合は，瘻孔よりガッタパーチャポイントを挿入し，感染源を確認する（**図2**）．

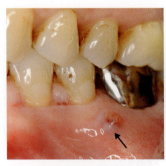

図1　下顎左側臼歯部歯肉の瘻孔

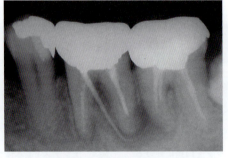

図2　下顎左側臼歯部歯肉の瘻孔から挿入したガッタパーチャポイントが根尖部に到達するエックス線像

8 **歯髄電気診**：生活歯あるいは失活歯であることの確認
　　必ず対照歯（通常は反対側同名歯）を設けて測定値を比較する．
9 **温度診**：患歯の生死の推測
〔**補助的検査法：必要に応じて行う検査．検出精度の向上**〕
10 **透照診**：歯髄の状態の推測，亀裂の有無
11 **麻酔診**：患歯の同定
12 **切削診**：歯髄の生死の判定
　　侵襲のある不可逆的な検査のため，最終手段としてのみ適用する．
13 **咬合検査**：咬合痛を主訴とした症例における患歯の同定
14 **歯科用コーンビーム CT**：歯根，根尖部病変，および周囲組織に関する情報の取得

■ 検査・診断の流れ（図3）

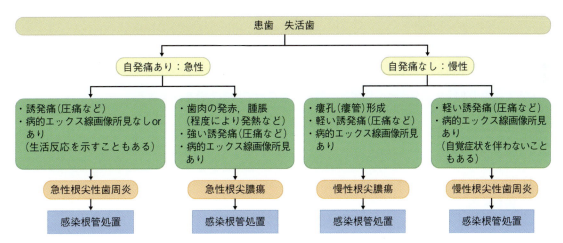

図3　根尖性歯周炎の診断，治療の流れ
原因除去療法も実施する．また症状に応じて外科的歯内療法を行うこともある．

■ 急性症状が強い場合

・応急処置（疼痛や腫張の抑制）が優先される．
・応急処置としては患歯の髄腔開放，歯肉の切開・排膿，投薬などがある．
・患歯の急性症状が消退した後で，再度検査を行い，治療方針を立てる．

■ 患歯の保存の可否

・一口腔単位で患歯の保存が可能か否かを，まず判断する．
・患歯を保存する場合，感染根管処置を行う．

■ 外科的歯内療法

・症状の経過に応じて，外科的歯内療法も併用することがある．

〈鷲尾絢子〉

第5章 検査・診断・治療計画

12 歯周組織の検査・診断

■ 目　標

・歯周疾患の診断のための適切な検査ができる．
・歯周組織検査の必要性を説明できる．
・歯周疾患の分類ができる．

Point

・患者に歯周組織検査を行う際は，必要性を十分説明し，同意を得る．
・患者に歯周組織検査の結果を説明し，プラークコントロールの重要性を理解してもらい，モチベーションの維持に役立てる．

■ 目　的

・歯周疾患の進行状態を正確に把握し，診断することで治療方針を決定する．

■ 用意するもの

1）歯周ポケット用プローブ
2）歯垢染色液

■ 検査・診断の流れ

①口腔内写真→②歯周ポケット測定→③歯肉の出血，排膿の検査→④動揺度検査→⑤歯垢染色（O'LearyのPCR）→⑥エックス線検査

■ 注意事項

1）プローブの挿入圧は25g程度とする．
2）ポケット測定はポケット底をくまなく探るように検査する（walking probing technique）．
3）歯周組織検査（歯周病検査）には，保険点数の算定上，歯周基本検査，歯周精密検査，混合歯列期歯周病検査がある．
　①歯周基本検査：1歯1点以上の歯周ポケット測定，動揺度検査を行った場合
　②歯周精密検査：1歯4点以上の歯周ポケット測定，プロービング時の出血の有無，動揺度検査，プラークの付着状態の検査を行った場合
　③混合歯列期歯周病検査：混合歯列期の患者に対して，歯肉の発赤，腫脹の状態および歯石沈着の有無を確認し，プラークの付着状況を検査したうえで，歯周組織の状態および歯年齢などを勘案し，プロービング時の出血の有無または1点以上の歯周ポケット測定のうち，いずれか1つ以上の検査を行った場合

100

4) 歯周外科手術の前後には，歯周精密検査を行う．
5) 中等度以上の歯周炎に対しては歯周精密検査を行うのが望ましい．

(特定非営利活動法人日本歯周病学会　歯周病学基礎実習動画より許可を得て掲載)

■ その他の検査

1 歯周組織関連検査
1) アタッチメントレベル
2) 根分岐部病変
3) 歯肉形態の検査：付着歯肉の幅，歯肉退縮の検査
4) 咬合検査
5) 生化学検査：歯肉溝滲出液検査，唾液検査，末梢血検査
6) 歯周病原細菌検査

2 口腔内写真検査（歯周病患者画像活用指導料）
口腔内写真は最大5枚まで保険算定できる（歯周病検査と同時に行い，カラー写真をカルテに添付または電子媒体に保存する）．歯周組織の状態を撮影，記録する．

■ カルテへの記載

病名：765┬─┬7／7┬─┬57　P1-3

10/10		初診	267
	765―7／7―57	歯周精密検査	400
		全顎的な歯肉の出血，腫脹を認める．前歯部を中心とした縁上歯石を認める．臼歯部は動揺を認め，歯周ポケットを認める．	―
		口腔清掃指導とスケーリングを行う．	―
		歯科疾患管理料	80
		文書提供加算	10
		歯周病の原因，プラークの為害性の説明を行う．継続的な歯周治療が必要であることを説明し患者の同意を得た．	―

〈村岡宏祐〉

第5章 検査・診断・治療計画

13 顎関節症の検査・診断

■目標
・顎関節症の鑑別診断ができる．
・顎関節症の病態分類ができる．
・顎関節症の初期治療ができる．

Point
・顎関節症以外の疾患との鑑別が重要である．
・顎関節および顎骨内疾患の一次スクリーニングには，パノラマエックス線検査が有用である．
・顎関節症の初期治療の基本は，薬物療法とスプリント療法および理学療法である．

■目的
・顎関節症の鑑別と病態分類，初期治療を行う．

■鑑別と症型分類
1) 顎関節症の診断基準（**表1**）
2) 顎関節・咀嚼筋の疾患あるいは障害（**表2**）
3) 顎関節症の病態分類（**表3**）

■用意するもの
1) 基本セット（ミラー，デンタルピンセット，探針など）
2) 開口距離測定器（メジャー）
3) 咬合紙
4) パノラマエックス線写真

表 1　顎関節症の診断基準（日本顎関節学会，2019 より一部改変）

1.　咀嚼筋痛障害

病歴：過去 30 日間に次の両方を認める．
1.　顎，側頭部，耳の中あるいは耳前部の疼痛
2.　顎運動，機能運動あるいは非機能運動によるその疼痛の変化[*1]

診察：次の両方を確認する．
1.　疼痛部位が側頭筋あるいは咬筋である．
2.　次の誘発テストの少なくとも 1 つで側頭筋あるいは咬筋にいつもの痛みが生じる．
　　a．側頭筋あるいは咬筋の触診（触診圧 1.0 kg/cm^2，2 秒間）
　　b．自力あるいは強制最大開口運動（，左側側方，右側側方あるいは前方運動）[*2]

2.　顎関節痛障害

病歴：過去 30 日間に次の両方を認める．
1.　顎，側頭部，耳の中あるいは耳前部の疼痛
2.　顎運動，機能運動あるいは非機能運動によるその疼痛の変化[*1]

診察：次の両方を確認する．
1.　疼痛部位が顎関節部である．
2.　次の誘発テストの少なくとも 1 つで顎関節部にいつもの痛みが生じる．
　　a．外側極の触診（触診圧 0.5 kg/cm^2，2 秒間）あるいは外側極付近の触診（触診圧 1.0 kg/cm^2，2 秒間）
　　b．自力あるいは強制最大開口運動，左側側方，右側側方，あるいは前方（あるいは後方）[*2]運動

3.　顎関節円板障害

3 a.　復位性顎関節円板障害

病歴：次のうち少なくとも一方を認める．
1.　過去 30 日間に，顎運動時あるいは顎機能時の顎関節の雑音を認める．
2.　診察時に患者から雑音があることの報告がある．

診察：次のうち少なくとも 1 つを確認する．
1.　3 回の連続した開閉口運動時のうち少なくとも 1 回，触診により開口時および閉口時のクリックを触知する．
2.　3 回の連続した開閉口運動時のうち少なくとも 1 回，触診により開口時または閉口時のクリック音を触知し，かつ 3 回の連続した左側側方，右側側方，または前方運動時のうち少なくとも 1 回，触診によりクリックを触知する．

　以上の診察の後に MRI 検査を利用できる場合は直ちに検査を行う．顎関節 MRI を用いた診断基準は次の両者を満たすこととし，これをもって確定診断とする．
1.　咬頭嵌合位において関節円板後方肥厚部が 11：30 の位置より前方にあり，かつ関節円板中央狭窄部が下顎頭の前方に位置している．
2.　最大開口時に，関節円板中央狭窄部が下顎頭と関節隆起の間に位置している．
　MRI 検査を利用できない場合には，以下の所見を確認し，これをもって確定診断とする．
1.　下顎最前方位からの開閉口時に，開口時および/または閉口時に生じるクリックが消失する．

[*1]：'疼痛の変化'には，疼痛が増大する場合だけではなく，疼痛が減少したり，性状が変わったりする場合も含まれる．
[*2]：括弧内の条件を加えるかどうかは，今後わが国で行う多施設臨床研究の結果をみて決定する．

表1 （つづき）

3 b. 非復位性顎関節円板障害

病歴：過去 30 日間に，次の両方を認める．
1. 顎が引っかかって口が十分に開かなくなったことがある．
2. 開口が制限されて食事に支障をきたしたことがある．

診察：次の診察所見を認める．
1. 垂直被蓋を含んで強制最大開口距離が 40 mm 未満である．
    註1：強制最大開口距離は臨床的に決定する．
    註2：関節雑音（開口時クリックなど）の存在は本診断を除外することにはならない．
    註3：強制最大開口距離が 40 mm 以上であっても非復位性顎関節円板障害を否定できないため，開口
        制限がある場合と同様に診察・検査を進める．

以上の診察の後に MRI 検査を利用できる場合は直ちに検査を行う．顎関節 MRI を用いた診断基準は次の
両者を満たすこととし，これをもって確定診断とする．
1. 咬頭嵌合位において関節円板後方肥厚部が 11：30 の位置より前方にあり，かつ関節円板中央狭窄部が
    下顎頭の前方に位置している．
2. 最大開口時に，関節円板中央狭窄部が下顎頭の前方に位置している．

MRI 検査を利用できない場合には，以下の診察を追加し，1 つ以上陽性所見があることを確認し，これを
もって確定診断とする．陽性所見が多くなるほど正診率は増加する．
1) クリックの消失に伴う開口制限の出現の既往
2) 触診による最大開口時の下顎頭の運動制限
3) 開口路の患側への偏位
4) 強制最大開口時の顎関節部の疼痛

4. 変形性顎関節症

病歴：次のうち少なくとも 1 つの陽性所見がある．
1. 過去 30 日間に，顎運動時あるいは顎機能時の顎関節部の雑音を認める．
2. 診察時に患者から雑音があることの報告がある．

診察：次の診察に陽性所見を認める．
1. 開口運動，左右側方運動，前方運動のうち少なくとも 1 つの顎運動時に触診によりクレピタスを認める．
    クレピタスを認めなくても変形性顎関節症を否定できないため，クレピタスを認める場合と同様に検
    査を進める．

以上の診察の後に顎関節 CT あるいは MRI 検査を利用できる場合は直ちに検査を行う．顎関節 CT あるい
は MRI を用いた診断基準は以下の画像所見が 1 つ以上認められることとし，これをもって確定診断とする．
subchondral cyst, erosion, generalized sclerosis, osteophyte, atrophy

顎関節 CT あるいは MRI を利用できない場合にはパノラマエックス線写真（4 分割）あるいは顎関節
CBCT による画像診断を行う．基準は顎関節 CT あるいは MRI の基準と同様の画像所見が 1 つ以上認めら
れることとする．

註4：flattening, cortical sclerosis, concavity, calcified body は退行性関節病変（DJD, Degenerative
Joint Disease）の決定的所見とはみなさず，normal variation（正常範囲の変動），加齢，リモデリングある
いは DJD の前段階とみなす．

表 2　顎関節・咀嚼筋の疾患あるいは障害（日本顎関節学会，2014 年）

A. 顎関節の疾患あるいは障害（temporomandibular joint diseases or disorders）

　1. 先天異常・発育異常（congenital or growth abnormality）
　　1）下顎骨関節突起欠損（aplasia of the condylar process）
　　2）下顎骨関節突起発育不全（hypoplasia of the condylar process）
　　3）下顎骨関節突起肥大（hyperplasia of the condylar process）
　　4）先天性二重下顎頭（congenital bifid condyle）
　2. 外傷（trauma）
　　1）顎関節脱臼（luxation of the temporomandibular joint）
　　2）骨折（下顎骨関節突起，下顎窩，関節隆起）（fracture of the condylar process, articular fossa and/or articular eminence）
　3. 炎症（inflammation）
　　1）非感染性顎関節炎（noninfectious arthritis, sprains, strains）
　　2）感染性顎関節炎（infectious arthritis）
　4. 腫瘍および腫瘍類似疾患（neoplasm and allied diseases）
　5. 顎関節強直症（ankylosis of the temporomandibular joint）
　　1）線維性（fibrous）
　　2）骨性（osseous）
　6. 上記に分類困難な顎関節疾患（unclassified other diseases of the temporomandibular joint）
　　特発性下顎頭吸収（idiopathic progressive condylar resorption）など

B. 咀嚼筋の疾患あるいは障害（matisticatory muscle diseases or disorders）

　1. 筋萎縮（amyotrophia）
　2. 筋肥大（myopachynsis）
　3. 筋炎（myositis）
　4. 線維性筋拘縮（myofibrotic contracture）
　5. 腫瘍（neoplasia）
　6. 咀嚼筋腱・腱膜過形成症（masticatory muscle tendon-aponeurosis hyperplasia）

C. 顎関節症（顎関節・咀嚼筋の障害）（most common temporomandibular disorders）

D. 全身疾患に起因する顎関節・咀嚼筋の疾患あるいは障害（temporomandibular joint and/or masticatory muscle diseases or disorders caused by systemic diseases）

　1. 自己免疫疾患（autoimmune diseases）
　　関節リウマチ*（rheumatoid arthritis of the temporomandibular joint）など
　2. 代謝性疾患（metabolic diseases）
　　痛風**（gouty arthritis of the temporomandibular joint）など

注1：咀嚼筋の疾患あるいは障害については，比較的発現がみられ，鑑別可能なものだけをあげた．
注2：2001 年改訂の顎関節疾患の分類の外傷性顎関節炎は，3. 炎症 1）非感染性顎関節炎に含める．
注3：*，**の用語は，それぞれ国家試験出題基準のリウマチ性顎関節炎，痛風性顎関節炎と同義である．

表 3　顎関節症の病態分類（日本顎関節学会，2013 年）

・咀嚼筋痛障害（myalgia of the masticatory muscle）（Ⅰ型）
・顎関節痛障害（arthralgia of the temporomandibular joint）（Ⅱ型）
・顎関節円板障害（temporomandibular joint disc derangement）（Ⅲ型）
　a. 復位性（with reduction）
　b. 非復位性（without reduction）
・変形性顎関節症（osteoarthrosis/osteoarthritis of the temporomandibular joint）（Ⅳ型）

注1：重複診断を承認する．
注2：顎関節円板障害の大部分は，関節円板の前方転位，前内方転位あるいは前外方転位であるが，内方転位，外方転位，後方転位，開口時の関節円板後方転位等を含む．
注3：間欠ロックの基本的な病態は復位性関節円板前方転位であることから，復位性顎関節円板障害に含める．

■ 検査の流れ

1 問診
1) 病歴の聴取：発現の様式（慢性・急性），部位，性質，時間的経過，増悪因子，改善因子，治療歴のある場合は以前の治療に対する反応
2) 病因の聴取：外傷，顎の過伸展，過開口，くいしばり，ブラキシズム，歯の接触癖，異常顎運動習癖，最近の歯科治療歴，生活習慣，睡眠，精神社会的状態（ストレス，緊張，仕事など）
3) 現在の状態の聴取：VAS（visual analog scale）にて患者に評価させる．

2 口腔外検査
1) 顔貌の検査（先天性異常の有無，外傷の有無）
2) 顎関節・咀嚼筋痛（圧痛，運動痛，誘発痛），顎関節部の触診（**図1**），咀嚼筋の触診（**図2**），誘発痛の有無（**図3**）

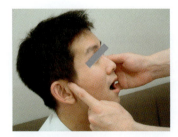

図1　顎関節部の触診

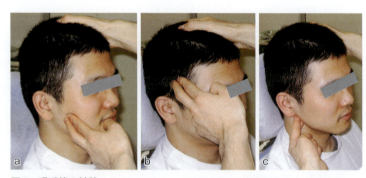

図2　咀嚼筋の触診
a：咬筋の触診　b：側頭筋の触診　c：顎二腹筋後腹の触診

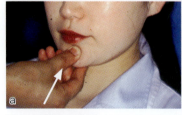
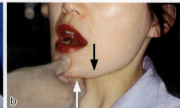
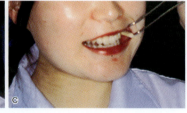

図3　誘発痛の検査
a：下顎を後上方へ押し上げる　b：開（閉）口を指示し，それに抵抗する力を加える　c：咬みしめ試験（右・左臼歯部で木片を5～10秒咬みしめさせる）

3 口腔内検査
1) 上下中切歯間の開口距離の測定（無痛開口・有痛開口・強制開口）と開口軌道
2) 下顎中切歯部の側方運動距離の測定（右・左），前方運動距離
3) 歯および歯周疾患の有無（歯髄炎，歯周炎，智歯周囲炎）
4) 咬合の検査（咬耗の有無・補綴装置）
5) 舌や頰粘膜の歯圧痕（咬みしめ癖）

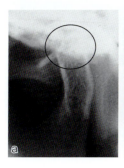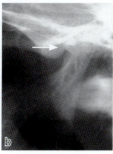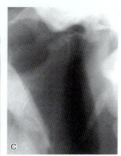

図4 顎関節，下顎頭の骨形態
a：erosion
b：osteophyte
c：irregular surface

4 エックス線検査

1) 顎骨内病変の有無
2) 骨形態，骨性状，下顎頭の位置，軟組織内の石灰化物
3) 代表的骨変化（図4）
   - erosion：皮質骨の断裂を伴う吸収性骨変化
   - osteophyte：骨辺縁部の局所的骨増生
   - irregular surface：骨表面の不整

5 処置方針決定

1) 顎関節症以外の顎関節疾患：それぞれの治療へ（例：智歯周囲炎）
2) 顎関節症
   ①咀嚼筋痛障害（Ⅰ型）：スプリント治療，理学療法，薬物療法（筋弛緩薬）
   ②顎関節痛障害（Ⅱ型）：薬物消炎療法
   ③顎関節円板障害（Ⅲ型）：薬物消炎療法，スプリント治療，開口訓練，マニピュレーション（徒手顎関節可動化療法）
   ④変形性顎関節症（Ⅳ型）：薬物消炎療法，スプリント治療

■ 注意事項

1) 顎関節部に自発痛のある場合は，顎関節症との鑑別を慎重に行うべきである．
2) 顎関節部クリック音のみが主訴の場合は，完全に消し去ることはできないことを説明すべきである．
3) 開口障害があっても，側方運動障害がないものは顎関節症でない場合がある．

● 引用文献
1) 杉崎正志．顎関節症診断プロトコールの検討ならびに試案作製．日歯医会誌 1992；11：15-21.
2) 一般社団法人日本顎関節学会編．顎関節症治療の指針 2020.
https://kokuhoken.net/jstmj/publication/file/guideline/guideline_treatment_tmj_2020.pdf（2024年9月1日アクセス）

〈土生　学〉

第5章 検査・診断・治療計画

14 不正咬合の検査・診断

■ 目　標
・不正咬合の診察・検査の必要性を説明できる．
・検査資料を適切に採得し評価できる．
・診察・検査結果をもとに，問題リストを作成できる．
・治療方法の概要を説明できる．

Point
・矯正治療は長期間を要し，患者のさまざまな問題を考慮した診断と長期にわたる治療計画を立案する必要があり，治療上のリスクも含めた詳しい総合説明が求められる．
・数回の検査中に行うカウンセリングで患者の要望を的確に聴取し，信頼関係を構築することが重要であり，その後の矯正治療を大きく左右する．

■ 初診から診断までの流れ

初診時カウンセリング⇒診察，検査⇒症例分析⇒診断，治療計画の立案⇒総合説明

1 初診カウンセリング
　矯正治療を希望する患者は，他院からの紹介により来院することも多く，主訴の確認と来院の経緯について確認することが重要である．カウンセリングの導入時には，患者の矯正治療への要望について十分把握するようにする．まず，簡単な口腔内検査の後，現在みられる不正咬合の状態や不正咬合の障害などを説明する．次に，本格的な診断および治療計画を策定するための検査の流れとその必要性を説明する．また，治療期間が長いこと，現状から予想されるおよその治療方法，装置，検査費，治療費なども説明し，初回の診療録を作成する．

2 診察，検査
①医療面接：主訴の確認（複数の場合もある），現病歴，既往歴，家族歴，社会的環境など
②全身的な検査：頭蓋顎顔面部，身長・体重・女子の初潮発現・成長発育の記録など
③形態検査：顔面・口腔内写真，口腔模型，エックス線画像，歯科用コーンビームCTなど
④機能検査：顎運動，筋電図，早期接触，口腔習癖，その他
　検査の項目が多いため，複数回に分けて効率よく行い患者の負担に配慮することが求められるが，この期間にコミュニケーションを積極的にとり信頼関係を構築することを心掛ける．

3 症例分析
　検査で得られた以下の資料の精度を確認したうえで評価し，必要な分析を行う（図1）．
・調査表（問診票，成長の記録，金属アレルギーの有無，家族・親族の不正咬合の状態など）
・顔面写真（正面，側面，スマイル時の正面）
・口腔内写真（正面，左右側面，上下咬合面）
・口腔模型（平行模型または顎態模型）
・各種エックス線画像〔パノラマエックス線画像，正面および側面頭部エックス線規格写真（画像），手根骨エックス線画像，歯科用コーンビームCT画像など〕

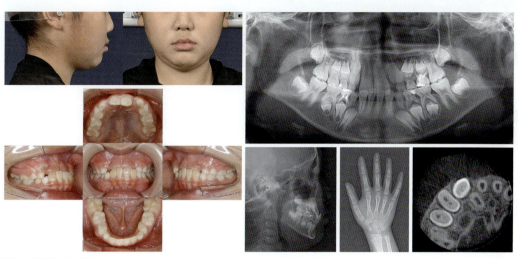

図1　診断資料の例
顔面写真，口腔内写真，各種エックス線画像

・その他（機能分析，顎運動検査，筋電図検査，発音検査など）

　特に，歯列模型を使った歯列模型分析，頭部エックス線規格写真（画像）で行う頭部エックス線規格写真分析は必須であり，不正咬合を診断するための数値的な根拠の一部となる．

4 診断・治療計画の立案

1）診断（総合説明前の問題リストの作成）

　矯正歯科治療を行ううえでの診断は，不正咬合に関連した多様な問題点をできるだけピックアップすることから始め，問題点の重要度や優先度を加味して順位付けし，問題点リストを作成する．その際，患者の主訴を十分考慮する必要があり，その後の治療が効率的になるように問題点を整理してリストを記載することが重要である．臨床研修ではこの点を十分磨くとよい．

　リストアップの具体的な項目には以下のものがある（図2）．

・不正咬合の種類（その症例を最も表し，患者の主訴も十分考慮した表現で記載）
・不正咬合の分類（Angle の分類，垂直的な問題など）
・顔貌の状態（側貌型，口唇，左右の対称性）
・歯列弓形態の異常，個々の歯の位置異常，前歯歯軸傾斜の異常
・咬合干渉（早期接触の部位など）
・ディスクレパンシー
・歯数の異常，歯の形態異常
・永久歯の埋伏歯，萌出遅延，乳歯の早期喪失・晩期残存
・口腔習癖
・その他（金属アレルギー，歯根形態の異常，前歯打撲の既往など）

```
【診断】Problem List
①前歯部の早期接触による機能性下顎前突
②過度の Spee 彎曲を伴うオーバークロージャー
③永久歯萌出余地不足
④上顎切歯の舌側傾斜
⑤3|の歯冠と2|の歯根の近接
⑥2|2 の萌出遅延
⑦|3 の先天欠如
⑧1|1 の打撲の既往
⑨口腔習癖（低位舌，異常嚥下癖）
```

図2　問題リストの例

2）治療方針の決定

　リストアップされた問題点に対し，治療リスクを加味したうえで合理的な治療方針を決定する．

3）治療方法の決定

　治療方法に対応する具体的な治療方法を決定する．その際，使用する装置や装置のデザイン，装置ごとの注意点，治療ステップごとの治療期間，通院頻度，患者の協力性なども考慮する．

〈玉置幸雄〉

第5章 検査・診断・治療計画

15 口腔乾燥症の検査・診断

■目 標
- 口腔乾燥症の検査・診断ができる．
- 口腔乾燥症の基本的な治療方針が立てられる．

Point
- 問診により現病歴，既往歴のほか，基礎疾患の有無，服用薬剤の種類，口腔内の自覚症状を把握する．
- 唾液流出量検査を基本とするが，シェーグレン症候群が疑われる場合には血液検査や画像検査による精査を行う．
- 診断名はシェーグレン症候群とそれ以外の口腔乾燥症に大別されるが，後者が大部分である．
- 治療方針は唾液腺機能を高めるための舌・顔面体操や唾液腺マッサージおよび粘膜保護のための保湿剤によるケアである．
- シェーグレン症候群には塩酸セビメリンや塩酸ピロカルピンが有効である．

■目 的
- 高齢者に多い口腔乾燥症の検査方法を習得し，診断から基本的な治療方針が立てられること．

■検査Ⅰ：患者評価

患者評価の目的で問診することは重要である．問診で聞く基本的内容は以下のとおりである．

1 全身的な問診事項
1) 現病歴および既往歴
2) 現在服用している薬剤
   - 抗高血圧薬，利尿薬，睡眠薬，抗うつ薬，抗不安薬，抗ヒスタミン薬，気管支拡張薬，抗コリン薬などは唾液分泌抑制作用を有するものがあるので留意する．
3) 喫煙歴，飲酒歴
4) 食習慣（咀嚼習慣を含む）や1日に摂取している水分量など
5) 社会生活（家族や職場）での現状や出来事についての情報収集

2 心理的要因の評価
口腔乾燥症は心理的要因が関連しているケースも多いことから，標準化された評価法（CES-D）は有用である．

3 口腔内の自覚症状について
- 自覚症状の有無，病悩期間，部位，および普段の対処方法などについて聞いておく．
- 関連した自覚症状として，舌がピリピリする，口の中がネバネバする，味がおかしい，なども聞いておくとよい（口腔乾燥症は舌痛症や味覚障害を併発していることもしばしばみられる）．
- シェーグレン症候群のスクリーニングのために目の自覚症状も入れておく（目が乾く，目がゴロゴロする）．

■ 検査Ⅱ：基本的な検査方法

1 唾液流出量検査

・一般に安静時と刺激時（ガムによる咀嚼時）の唾液流出量（5分間）を吐唾法にて採取する.

・サクソン法を用いる場合はガーゼを用いて120回/2分間のペースで2分間噛んでもらい，ガーゼが吸収した唾液量を計測する．重量が2g以上あれば正常と判定する.

2 カンジダ検査

・口腔乾燥症ではカンジダ症を併発している場合があるので，必要に応じて行う.

・滅菌綿棒などを用いて舌背部からサンプルを採取する.

3 シェーグレン症候群が疑われる場合

血液検査を行い，以下の項目をチェックする.

・抗 Ro/SS-A 抗体または抗 La/SS-B 抗体，抗核抗体，リウマチ因子

・抗核抗体やリウマチ因子が陽性の場合, 他の自己免疫疾患が疑われるので医科への対診が望ましい.

4 唾液腺炎や唾液腺腫瘍の疑いがある場合

超音波（エコー）検査やMRI検査を行う.

■ 診　断

1 シェーグレン症候群

一般に中高年の女性に多いが若年成人でも可能性はある．推定患者数は20～30万人といわれている.

2 シェーグレン症候群以外の口腔乾燥症

診断基準：口腔乾燥感を自覚し，安静時唾液量が0.25 mL/分未満，もしくは刺激時唾液量が1 mL/分未満の場合，口腔乾燥症と診断される.

■ 治療方針

基本的な考え方を以下に示す.

1) 口腔乾燥症は唾液腺機能低下症であるので，唾液腺の賦活化をはかり，唾液分泌の増加をはかることが治療の基本である.

2) 全身的な要因（自己免疫疾患，基礎疾患，服薬状況，更年期障害，うつ病など）が関与しているケースでは医科への対診をはかり，連携して治療を進めることが重要である.

■ 治療方法

1) 機能的口腔ケアの一環として舌・顔面体操により口腔周囲筋機能の活性化をはかる.

2) 唾液腺マッサージ：食前などに耳下腺，顎下腺および舌下腺相当部をマッサージする.

3) 粘膜・舌ケア：市販の保湿剤やマウスウォッシュを用いて口腔内の湿潤をはかる.

4) 咀嚼習慣指導：早食いや流し込みをしないなど，適切な咀嚼習慣を身につけてもらう.

5) 薬物療法

① M3型ムスカリン受容体刺激薬：塩酸セビメリン，塩酸ピロカルピン（保険点数の算定可）

・本薬剤を重曹などで溶解して含嗽する口腔リンス法も有効とする報告がある.

②漢方薬（白虎加人参湯や麦門冬湯など）

●参考文献

1) 安細敏弘・柿木保明編著．今日からはじめる！口腔乾燥症の臨床 この主訴にこのアプローチ．医歯薬出版；2008.

〈安細敏弘〉

第5章 検査・診断・治療計画

16 口腔機能低下症の検査・診断

■目 標
・口腔機能低下症の検査を適切に行い，診断ができる．

Point
・50歳以上が対象となる．
・50歳未満であっても脳卒中やパーキンソン病などの全身的な疾患を有する患者で，診断基準を満たす場合は管理の対象となる．
・口腔衛生状態，口腔乾燥，咬合力，咀嚼機能，嚥下機能の検査はそれぞれ方法が2種類あるが，どちらの検査方法を用いてもよい．

■目 的
・口腔機能低下症を診断し，適切な管理と動機づけを行うことで口腔機能の維持・向上を促す．

■用意するもの

1 口腔衛生状態の評価
1) 口腔細菌定量分析装置　2) センサーチップ　3) 計測用カップ　4) スワブ　5) 定圧検体採取器具

2 口腔乾燥の検査
1) 口腔水分計またはガーゼ（タイプⅢ医療ガーゼ，7.5 cm四方，12 Ply）　2) 精密重量計

3 咬合力低下の検査
・機器を使用する場合は，咬合力測定システムまたは口腔機能モニター

4 舌口唇運動機能低下の検査
・口腔機能測定機

5 低舌圧の検査
・舌圧測定機

6 咀嚼機能低下の検査
1) 咀嚼能力検査装置　2) グルコース含有グミ　3) 水10 mL　4) ろ過用メッシュ　5) コップ
または1) 咀嚼能率測定用グミゼリー

7 嚥下機能低下の検査
・嚥下スクリーニング質問紙（The 10-item Eating Assessment Tool, EAT-10）または自記式質問票「聖隷式嚥下質問紙」

■検査・診断

1 口腔衛生状態不良の検査
舌背上の微生物数または舌苔の付着程度により評価する．
①舌背上の微生物数
口腔細菌定量分析装置をセットし，スワブを定圧検体採取器具に装着する．一定の擦過圧（20

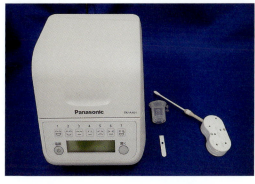

図1 口腔細菌定量分析装置（口腔内細菌カウンタ NP-BCM01-A）

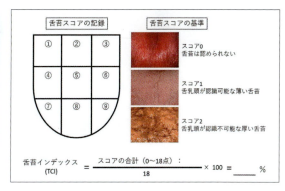

図2 TCIの算出方法

gf）で舌背中央部1cmを3往復擦過し，検体を採取する．スワブを計測用カップに挿入し，装置を作動させて微生物数を計測する（図1）．総微生物数が$3.162×10^6$ CFU/mL以上の場合，口腔衛生状態不良と評価する．

②舌苔の付着程度

視診によりTongue Coating Index（TCI）を用いて舌苔の付着程度を評価する．

舌表面を9分割し，それぞれのエリアに対して舌苔の付着程度を3段階で評価し，合計スコアからTCIを算出する（図2）．

TCIが50%以上ならば口腔衛生状態不良とする．

2 口腔乾燥の検査

口腔粘膜湿潤度または唾液量で評価する．

1）口腔粘膜湿潤度

口腔水分計を使用して舌尖から約10mmの舌背中央部における口腔粘膜湿潤度を計測する（図3）．

測定値27.0未満を口腔乾燥とする．

2）唾液量

唾液量計測はサクソン法による．医療用ガーゼを2分間一定の速度で噛ませ，ガーゼに吸収される唾液の重量を測定する．噛ませる速度を一定にするためにメトロノームなどを用いてもよい．2分間で2g以下の場合を口腔乾燥ありとする．

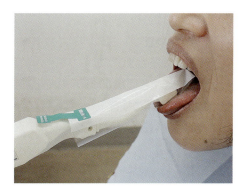

図3 口腔水分計による評価

3 咬合力低下の検査

咬合力検査または残存歯数により評価する．

1）咬合力検査

咬合力検査は咬合力測定システムの感圧シートか口腔機能モニターのセンサーシートを口腔内に挿入して力強く咬みしめさせ，歯列全体の咬合力を計測する（図4）．

2）残存歯数

残存歯数が残根と動揺度3度の歯を除いて20本未満を咬合力低下とする．

4 舌口唇運動機能低下の検査

/pa/，/ta/，/ka/それぞれの音節の5秒間での発音回数を計測する．/pa/，/ta/，/ka/のいずれかの1秒当たりの回数が6回未満を舌口唇運動機能低下とする（図5）．

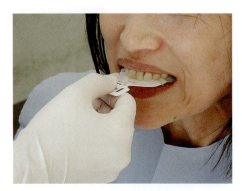
図4　感圧シートを使用した咬合力評価

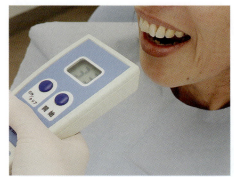
図5　口腔機能測定機を使用した舌口唇運動機能の評価

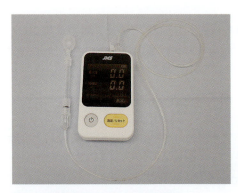
図6　舌圧測定器（JMS舌圧測定器）

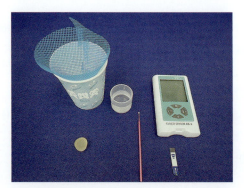
図7　咀嚼能力検査システム（グルコセンサーGS-Ⅱ）

5　低舌圧の検査

測定機器の舌圧プローブを舌と口蓋との間で最大の力で数秒間押し潰してもらい，最大舌圧を計測する．舌圧が30 kPa未満を低舌圧とする（**図6**）．

6　咀嚼機能低下の検査

咀嚼能力検査（咀嚼能力検査システムを用いる方法）または咀嚼能率スコア法により評価する．

1）咀嚼能力検査

グルコース含有グミを20秒間咀嚼させた後10 mLの水で含嗽させ，グミと水をろ過用メッシュ内に吐き出させ，メッシュを通過した溶液中のグルコース溶出量を咀嚼能力検査システムにて測定する．グルコース濃度が100 mg/dL未満を咀嚼機能低下とする（**図7**）．

2）咀嚼能率スコア法

咀嚼能率測定用グミゼリーを30回咀嚼後吐き出させ，粉砕度を視覚資料と照合して評価する．

7　嚥下機能低下の検査

EAT-10または聖隷式嚥下質問紙のいずれかを用いる方法で評価する．

いずれも評価用紙の項目にあてはまるものを回答してもらい，EAT-10であれば合計点数が3点以上，聖隷式嚥下質問紙であれば15項目のうちAの項目が1つ以上ある場合を嚥下機能低下とする．

上記7項目の検査において，3項目以上該当する場合に口腔機能低下症と診断される．なお，口腔機能管理料の算定のためには，咬合力，舌圧および咀嚼機能のうちいずれか1つ以上の機能低下を確認する必要がある．

■ 注意事項

義歯装着者は義歯を装着した状態で計測する.

患者によって状況は大きく異なるため，各検査項目の内容を理解し，患者の生活環境や生活習慣を踏まえて適切な管理計画を作成する.

■ カルテへの記載

71 歳の患者の口腔機能管理の場合，病名：口腔機能低下症，$\overline{5\,6}$ 義歯適合不良

6/4		初診	267
	$\overline{5\,6}$	歯科口腔リハビリテーション料 1（$\overline{7}$ クラスプをプライヤーできつく調整. しっかり義歯を装着してから咬むように指導）	104
		「入れ歯が緩くなってうまくかめない」との訴えがあり，$\overline{5\,6}$	―
		義歯の$\overline{7}$ クラスプの緩みを認め調整. しかし，咀嚼機能の低下	―
		や舌機能の低下を疑い，口腔機能検査を実施.	―
	口腔機能低下症	口腔細菌定量検査 2（口腔内細菌カウンタ 1.24×10^6 CFU/mL）	65
		舌圧検査（JMS 舌圧測定器 27.9 kPa）	140
		咀嚼能力検査 1（グルコセンサー GS-Ⅱ 89 mg/dL）	140
		舌圧，咀嚼機能が基準値以下に低下. また，口腔水分計ムーカ	―
		ス 25.9，オーラルディアドコキネシス 5.0 回 / 秒，EAT-10 は 3	―
		点となり，口腔機能低下症と診断	―
		歯科疾患管理料＋文書提供加算	80＋10
		口腔機能管理料（文書提供）	60
		管理計画を作成し，説明. 同意を得た.	―
		歯科口腔リハビリテーション料 3（舌可動域訓練について指導）	50
		実地指 1（文書提供）	80
		口腔機能指導加算（唾液腺マッサージについて指導）	10
6/11		再診	58
	$\overline{5\,6}$	義歯調整（義歯の適合状態については良好）	―
	口腔機能低下症	歯科口腔リハビリテーション料 3	50
		舌可動域訓練について，引き続き訓練法を指導.	―

・50 歳未満で，全身的な疾患を有する患者で算定する場合は，診療報酬明細書の「摘要」欄に関連すると考えられる疾患名を記載する.
・咬合圧検査 1 と咀嚼能力検査 1 の同時算定は不可（3 月以内でいずれか 1 回）
・口腔機能管理料の算定には口腔機能の管理計画に係る情報を患者に文書により提供し，その写しを添付する.
　また，指導・管理内容をカルテに記載，または指導・管理の記録を文書で作成している場合は，その文書もしくは写しを添付する.
・歯科口腔リハビリテーション料 1 および 2 と歯科口腔リハビリテーション料 3 は同時に算定可能
・歯科口腔リハビリテーション料 3 と口腔機能指導加算の指導・訓練の内容が重複する場合は算定不可

〈久保田潤平〉

第 5 章 検査・診断・治療計画

17 口腔機能発達不全症の検査・診断

■ 目　標
・口腔機能発達不全症の診断基準を理解し，指導・管理を行う．

Point
・口腔機能発達不全症の定義とチェックリストを用いた評価診断基準を理解する．
・チェックリストの各項目に対する評価方法を修得する．
・口唇および舌の器質的問題と機能的問題の相互作用を理解する．
・上唇小帯・舌小帯・口蓋扁桃などの軟組織の評価方法を修得する．
・個々の口腔機能発達不全に合わせて生活指導および口腔筋機能療法を提案する．

■ 目　的
　成長発達期にある小児の「食べる機能」，「話す機能」，「その他の機能」が十分に発達できていない口腔機能発達不全症の小児を正しく診断し，専門的な指導・管理を行う．

■ 用意するもの
　1) 基本セット 2)「口腔機能発達不全症」チェックリスト（離乳完了前および離乳完了後）[1] 3) デジタルカメラ（口腔内外撮影用）4) 検査機器〔参考：りっぷるくん（松風），舌圧測定器（JMS）等〕5) 口腔筋機能療法で使用する器具（手鏡，ストロー，風船，ガムなど）

■ 処置の流れ（図1）
　①評価→②診断→③器質的問題に対する対応方法の決定→④管理計画の立案→⑤口腔筋機能療法および生活環境への指導→⑥再評価→⑦管理計画の再立案・終了の可否決定．

1 **口腔機能発達不全症チェックリスト[1]に沿って，診査項目の評価を行う．**

　1）食べる機能
　　・咀嚼機能：重症う蝕や喪失歯の有無，食事に関する問診
　　・嚥下機能：乳児型嚥下（異常嚥下癖）の残存の有無

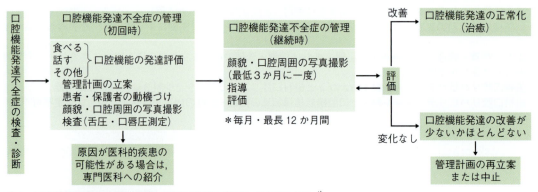

図1　口腔機能発達不全症の評価と患者の管理の概要と基本的な流れ[1]

・食行動：食べこぼしや偏食の有無
　2）話す機能
　　・構音機能：構音障害，口唇閉鎖不全や口腔習癖，舌小帯短縮の有無
　3）その他の機能
　　・栄養（体格）評価，口呼吸，口蓋扁桃肥大の有無

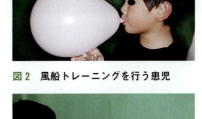

図2　風船トレーニングを行う患児

2　口腔機能発達不全症に対し，保険診療として対応するためには，チェックリストの「食べる機能」「話す機能」の各項目から2つ以上の該当項目があり，そのうち離乳完了前においては食べる機能，離乳完了後においては咀嚼機能の項目内に必ず1つ含んでいることが必要である．

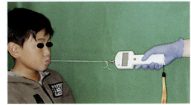

図3　小児口唇閉鎖力検査を行う患児

3　チェックリストを利用し，現状における問題点を指摘し，正常な機能を獲得するために具体的な管理の内容・期間について患者，保護者に説明を行う．顔貌，口腔内および口唇を含めた口腔周囲の状況を記録する（第5章19「小児の口腔軟組織疾患・口腔習癖に対する検査・診断」参照）．

4　口腔機能発達不全症に対する指導を開始する．
　口腔筋機能療法の指導例としては以下のものがあげられる．
　・口腔周囲筋の筋力向上：風船をふくらますなどのトレーニング（図2）．口唇閉鎖力測定による定量的評価（図3）．
　・舌のトレーニング：ガムトレーニングやホッピング，スポットを意識させた低位舌の改善など[2]

5　再びチェックシートを用いて初回および前回と比較して改善の有無を評価し，管理の継続の可否を判断する．

■ 注意事項

　1）保険診療においては，小児口唇閉鎖力検査は3か月に1回に限り算定できる．
　2）保険診療においては，顔貌，口腔周囲の写真撮影は3か月に1回義務づけられている．

■ カルテへの記載

7歳の患児の口腔機能発達不全症の場合，病名：口腔機能発達不全症

6/1	再　診	58
	歯科疾患管理料	100
	小児口唇閉鎖力検査（測定結果：4.5 N）	100
	7歳女児の平均値−1 SD（5.1 N）を下回っている．	—
	口腔内・外カラー写真撮影	—
	「口腔機能発達不全症」チェックリスト（離乳完了後）のうち「咀嚼機能」を含む3項目に該当している	—
	小児口腔機能管理料（管理内容略，文書提供）＋口腔管理体制強化加算	60＋50
	口腔機能の管理計画を作成し，保護者に説明．同意を得た．	—
	意識的に鼻呼吸を行うために，香料を鼻下に塗布すること，	—
	食事の際に臼歯での咀嚼を意識するなどを提案・指導した．	—
	歯科口腔リハビリテーション料3	50

●引用文献
1）日本歯科医学会．口腔機能発達不全症に関する基本的な考え方（令和6年3月）．https://www.jads.jp/assets/pdf/basic/r06/document-240402-1.pdf（令和6年9月1日アクセス）
2）浜野美幸．診療室で今日からできる！子どもの口腔機能を育てる本 口腔機能発達全への対応．医歯薬出版；2020．

〈岡　暁子，熊谷徹弥〉

第5章 検査・診断・治療計画

18 摂食機能療法の評価

■目 標

・摂食嚥下障害の評価ができ，摂食機能療法（摂食嚥下リハビリテーション）の立案が行える．

Point

- 摂食機能療法は，摂食機能障害を有する患者に対して，1回につき30分以上訓練指導を行った場合に限り算定する（詳細は20章4「摂食機能療法の実際」を参照）．
- 摂食嚥下障害のスクリーニングテストは，反復唾液嚥下テスト（repetitive saliva swallowing test：RSST），改訂水飲みテスト（modified water swallow test：MWST），食物テスト（food test：FT），頸部聴診法などが広く用いられている．
- 多くの症例が，口腔機能発達不全症や口腔機能低下症を併発しているため，必要に応じてそれらの検査を同時に行う．
- 摂食嚥下障害の精密検査は，内視鏡下嚥下機能検査（videoendoscopic evaluation of swallowing：VE）や，嚥下造影検査（videofluoroscopic examination of swallowing：VF）がゴールデンスタンダードである．

■目 的

適正な嚥下機能評価を行い，適切な摂食機能療法を立案，施行することで，摂食嚥下障害の改善をはかり，経口摂取を促進し，患者自身のQOLの維持・向上に寄与する．

■原 因

発達遅滞，頭頸部腫瘍術後，脳卒中（脳梗塞，脳出血，くも膜下出血）後遺症，脳炎，外傷，認知症，神経変性疾患〔筋萎縮性側索硬化症（ALS），パーキンソン病など〕など

■用意するもの

1) 冷水
2) 10 mLまたは5 mLのシリンジ
3) ゼリーまたはプリン（ゼラチンベースのもの）
4) スプーン（小さめのもの，または普段から使用しているもの）
5) 聴診器
6) ストップウォッチ
7) 日常の食事時に使用している椅子（車椅子）など
8) 口腔衛生管理に使用する器具一式
9) 口腔機能発達不全症，口腔機能低下症の検査用具一式（必要に応じて）

■ 処置の流れ

①患者情報，全身状態〔原疾患，既往歴，服薬内容，日常生活動作（ADL），栄養管理など〕の把握→②口腔内状況の把握と口腔衛生管理→③食事場面の観察（経口摂取が行われている場合）→④口腔周囲機能評価（口唇閉鎖，舌可動域，開口量，頬膨らましなど）→⑤嚥下スクリーニングテスト（RSST，MWST，FT，頸部聴診法など）→⑥嚥下精密検査（VE，VF，必要に応じて）→⑦摂食機能療法計画立案，摂食機能療法診療計画書作成（計画書に書くべき内容について，様式は定まっていない）

■ スクリーニングテストの例

1 反復唾液嚥下テスト
（repetitive saliva swallowing test：RSST）

30秒間に空嚥下が何回可能かをみるテストである．人差し指で舌骨を，中指で甲状軟骨を触知した状態で空嚥下を指示し，甲状軟骨が指を十分に乗り越えた場合に1回とカウントする．30秒間に3回未満の場合，摂食嚥下障害が疑われる（**図1**）．

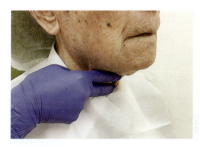

図1　RSST

2 改訂水飲みテスト
（modified water swallow test：MWST）

3 mLの冷水を嚥下し，その反応を評価するテストである（**図2**）．
①冷水3 mLを口腔底に注ぎ，嚥下を命じる．
②その後，「あー」と発声させる．
③嚥下後，2回嚥下をさせる．
④判定基準（**表**）が4点以上なら，2回施行する．
⑤最も悪い嚥下活動を評価とする．

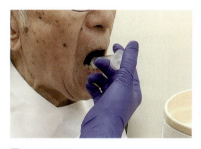

図2　MWST

表　MWSTの判定基準

1：嚥下なし，むせる and/or 呼吸切迫
2：嚥下あり，呼吸切迫（silent aspiration 疑い）
3：嚥下あり，呼吸良好，むせる and/or 湿性嗄声
4：嚥下あり，呼吸良好，むせない
5：4に加え，追加嚥下が30秒以内に2回可能

3 頸部聴診法

嚥下時に咽頭で生じる嚥下音と，嚥下前後の呼吸音を聴診器を用いて頸部から聴診し，嚥下音の性状や長さ，呼吸音の性状やタイミングから，摂食嚥下障害を判定する．聴診部位は，輪状軟骨直下気管外側上の皮膚面が最も適している．頸部は狭いため，聴診器は小児用あるいは新生児用を使用したほうが聴取しやすい（図3）．

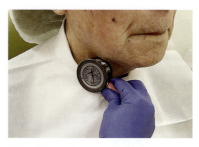

図3　頸部聴診

■ 嚥下精密検査の例

1 内視鏡下嚥下機能検査（videoendoscopic evaluation of swallowing：VE）

内視鏡下嚥下機能検査は，嚥下機能が低下した患者に対して，喉頭内視鏡などを用いて直接観察下に着色水などを嚥下させ，嚥下反射惹起のタイミング，着色水の咽頭残留および誤嚥の程度を指標に嚥下機能を評価する検査である（図4）．

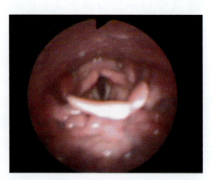

図4　VE 健常

2 嚥下造影検査（videofluoroscopic examination of swallowing：VF）

嚥下造影検査は，造影剤または造影剤を含む食物を嚥下させて，食塊の進行や嚥下関連器官の状態と運動をエックス線透視下に観察する嚥下機能検査である．準備期から口腔期，咽頭期，食道期のすべてについて，摂食嚥下障害の病態を詳細に評価することができる（図5）．

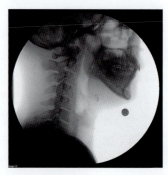

図5　VF 健常

■ 注意事項

1) 摂食嚥下機能の評価に基づき診療計画を立案し，摂食機能療法を実施する．
2) 摂食嚥下障害患者は低栄養状態であることが多いので，栄養管理に注意する．
3) 服薬内容によっては，嚥下機能に影響を及ぼす場合があるので注意する．
4) 嚥下スクリーニングテストのみで，経口摂取の可否について判断はできない．
5) 評価時は，患者の体力が低下していることが多いため，検査などによる疲労に注意する．

■ カルテへの記載

73 歳男性，脳梗塞，左片麻痺の場合
病名：摂食機能障害

8/31		再診（+㊙）	58（+175）
		（脳梗塞，左片麻痺につき体位保持不全）	―
	摂食機能障害	内視鏡下嚥下機能検査	720
		結果の詳細は評価用紙参照	―
		口腔内からの送り込み不良	―
		咽頭収縮が弱く，咽頭の食物残留が多い	―
		舌運動訓練，嚥下おでこ体操など実施へ	―

㊙：歯科診療特別対応加算 1 を算定する場合．診療日ごとに患者の状態を記載する．

　摂食嚥下障害のスクリーニングテストや，VE などの嚥下精密検査における結果の詳細については，評価用紙（様式不問）を別に作成し，記載しておく．

　検査結果などから，摂食機能訓練の計画を立案した場合には，摂食機能療法実施計画書（様式不問）を作成し，その計画書に基づいた訓練を実施する．

　定期的に摂食機能検査を実施し，その効果判定を行う必要がある．

　口腔機能発達不全症や口腔機能低下症の検査・診断を行った場合については，5 章 16「口腔機能低下症の検査・診断」，5 章 17「口腔機能発達不全症の検査・診断」を参照．

〈藤井　航〉

第5章 検査・診断・治療計画

19 小児の口腔軟組織疾患，口腔習癖に対する検査・診断

■ 目標

・小児の各年齢における口腔形態の解剖学的特徴と機能の定型発達を理解する．
・口腔習癖と歯列形態との関係を理解する．
・軟組織形態の異常を診断し，その対応法や対応時期について提案できる．

Point

・保護者に対し食生活や成育歴についての問診を十分に行い参考にする．
・顔貌・歯列の左右対称性を重視する．
・歯列形態の異常から口腔習癖の有無を予測する．
・舌小帯強直症や上唇小帯肥厚，扁桃腺肥大といった軟組織の器質的問題の評価を行う．

■ 目的

小児の歯列や顎の成長には，口腔軟組織の形態や機能が大きくかかわっている．また，吸指癖に代表されるような口腔習癖も，歯列や顎の成長に強く影響する．歯列形態，口腔軟組織，口腔習癖という3要素の関係を正しく理解し，適切に対応できることを目的とする．

■ 処置の流れ

①問診→②口腔外検査→③口腔内検査→④上唇小帯の評価→⑤舌小帯の評価→⑥扁桃腺肥大の評価→⑦歯列模型採得およびセファロ分析の検討→⑧診断・治療

　①保護者に対し，歯列だけでなく，構音，食行動について気になることはないか詳しく問診を行う（聞き取りにくい音がある，食事中にくちゃくちゃ音がする，硬いものを食べないなど）．口腔習癖に関する問診を行う（吸指癖，咬爪癖や口呼吸の有無，開始時期，期間など）．
　②顔貌，唇の形態などを観察し，記録する（図1）．
　③萌出歯，歯肉，歯列形態（開咬・上顎前突・臼歯部交叉咬合），歯軸傾斜咬合状態，舌の大きさなどを観察し，記録する（図2）．
　④ブランチテスト（上唇を持ち上げ，上唇小帯付着部位を貧血帯の出現位置で判断する）を行う．
　⑤舌の挙上状態，嚥下時の舌位，突出時の形態を評価する（図3）．

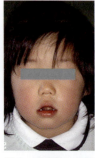
図1 口呼吸と口輪筋の弛緩

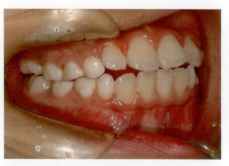
図2 異常嚥下癖による開咬と上下切歯の唇側傾斜

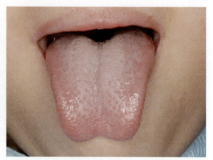
図3 舌小帯強直症によるハート型舌

⑥扁桃の大きさを山本の分類を用いて評価する（**図4**）.
⑦歯列形態の異常がある場合は，歯列模型，セファロ分析を検討する.
⑧必要に応じて口腔機能発達不全症を診断し，口腔筋機能療法（第5章17参照）や小帯切除などの外科的アプローチを行う.

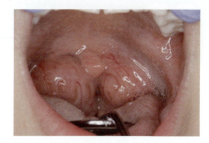

図4　口蓋扁桃の肥大（山本の分類 Ⅲ度）

■ 検査・診断の実際

小児期の口唇や歯列異常には，口腔機能の異常や口腔習癖が関係していることが多いため，成長期にある小児の口唇・口腔・顎顔面の検査・診断においては，歯列や軟組織の形態の異常のみにとらわれず，口腔機能および口腔習癖の有無などもあわせて検査し，その因果関係を考察して診断する必要がある（**図5**）.

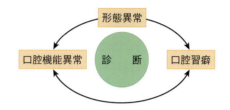

図5　小児の口腔検査項目と診断

■ 症例

患児：7歳の男児

1 現症および現病歴

現症：前歯部反対咬合，正中離開，上唇小帯肥厚（**図6**）.
現病歴：乳歯列の頃は正常咬合だったが，1|1 萌出後正中離開を伴う反対咬合となった.

2 検査所見

デンタルエックス線画像所見：正中離開の原因となる過剰歯や側切歯の形態異常などなし.
側貌セファロ分析：上下顎の骨格に問題なし，上顎中切歯は舌側傾斜.

3 診断

機能性反対咬合および上唇小帯肥厚による正中離開

4 治療

補助断線付きリンガルアーチ（**図7**）により，反対咬合が改善した. 2|2 萌出時に上唇小帯切除術を施行. 切除後，正中離開が改善（**図8**）.

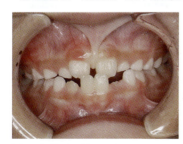
図6　初診時口腔内写真

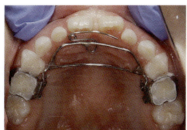
図7　補助断線付きリンガルアーチ装着. その後，上唇小帯の切除を施行

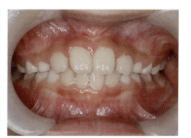
図8　反対咬合・正中離開が改善

■ 注意事項

1) 成長発育期の口唇・口腔・顎顔面の診察では，形態ばかりでなく，口腔機能にも注意する.
2) 咬合異常の患者では，口腔習癖の有無についても確認する.
3) 保護者からの問診を含めて総合的に診断し，治療計画を作成する.

〈岡　暁子，熊谷徹弥〉

第5章 検査・診断・治療計画

20 バイタルサインの測定

■目標
・バイタルサインを正しく測定し，状態を評価できる．

Point
・歯科治療中の精神的ストレス，疼痛刺激や局所麻酔薬に含まれる血管収縮薬によって，バイタルサインは容易に変化する．
・全身状態の変化や異常の徴候を早期に発見する．
・基準値から逸脱しているかどうかだけでなく，前回の測定時と比べて変化があるかをみることも大切である．

■バイタルサインとは

バイタルサインとは「生命徴候」のことで，「脈拍」「呼吸」「体温」「血圧」「意識レベル」の5つが基本である．

■バイタルサインの測定

1 脈拍
＜基準値：60～100回/分＞
・一般的に，最も脈が触れやすい橈骨動脈を選択する（血圧が60 mmHg以下のときは触知できない）（**図1**）．
・示指・中指・薬指を軽く当て，15秒間または30秒間脈拍数を数え，「15秒間測定値×4」または「30秒間測定値×2」で60秒の脈拍数を算出する．
・左右差の有無を確認する．

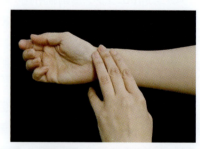

図1　脈拍測定

2 呼吸
＜基準値：12～20回/分＞
・呼吸数は，患者が意識してしまうと自然な呼吸数と違ってしまうことがあるため，脈拍を測っているときに同時に計測するなどの工夫が必要．
・呼吸の深さやリズムなども観察する．

3 体温
＜基準値：36～37℃＞
・体温測定は，表面体温，口腔（舌下）温・腋窩温，深部体温があるが，日常的には口腔（舌下）温・腋窩温が用いられる．

4 血圧
＜正常値：120/80 mmHg未満＞
・一般的には，上腕部で測定する．
・血圧はきわめて変動しやすい．高血圧の既往，降圧薬の内服の有無，家庭血圧（日頃の測定値）

- の把握が必要である．
- 動いた直後や緊張時は，血圧は普段より上昇するため，しばらく安静にしてから再度測定する．
- 体勢によっても血圧は変動するため，いつも同じ部位・姿勢で測定する．
- 血圧の測定は水銀血圧計による聴診法あるいは自動血圧計を用いて行うが，2021年以降，わが国では水銀含有機器の製造・輸出入が禁止されているため，アネロイド血圧計による聴診法や上腕式自動血圧計による測定が推進されている（日本高血圧学会）．
- マンシェットを巻く位置と心臓の高さが同じになるよう腕の位置や体位を調整する．

5 意識レベル

- 声をかける，肩をたたくなどの刺激をする，痛み刺激を与えるという順で行う．
- 緊急時には，意識障害と意識レベルを正確に評価するため，JCS（Japan Coma Scale）（表）やGCS（Glasgow Coma Scale）を使用する．
- JCS100以上（刺激しても覚醒しない）であるかどうかが重症と判断する基準である．

表　JCS（Japan Coma Scale）

Ⅰ：刺激しなくても覚醒している（1桁）	
0	意識清明
1	ほぼ意識清明だが、今ひとつはっきりしない
2	見当識障害がある（時・場所・人の名前が言えない）
3	自分の名前や生年月日が言えない
Ⅱ：刺激すると覚醒するが，刺激をとめると眠り込む状態（2桁）	
10	普通の呼びかけで開眼する
20	大きな声または体を揺することにより開眼する
30	痛み刺激を加えつつ呼び続けるとかろうじて開眼する
Ⅲ：刺激をしても覚醒しない状態（3桁）	
100	痛み刺激に対して払いのけるなどの動作をする
200	痛み刺激で手足を動かしたり顔をしかめたりする
300	痛み刺激に反応しない

6 経皮的動脈血酸素飽和度（SPO_2）

＜標準値：96〜99％＞

- 動脈中の赤血球のヘモグロビンの何％に酸素が結合しているかを経皮的にパルスオキシメータ（図2）で測定した値．
- パルスオキシメータでは，動脈血の測定データから，SPO_2と脈拍数が表示される．

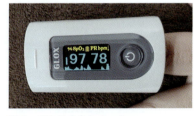

図2　パルスオキシメータ

■ 歯科治療時にモニタリングを行うべき持病

- 高血圧性疾患
- 脳血管障害
- 甲状腺機能低下症
- 特に感染対策が必要な患者，新興感染症等の患者
- 虚血性心疾患
- 糖尿病
- 甲状腺機能亢進症
- 慢性腎臓病（腎代替療法中）
- 不整脈
- 喘息
- 副腎皮質機能不全
- 人工呼吸器装着中
- 心不全
- 慢性気管支炎
- てんかん
- 在宅酸素療法中

その他，歯科医師が必要と判断した場合

■ 診療報酬点数

【歯科治療時医療管理料：45点】

上記の対象疾患患者に対して，歯科治療時における患者の全身状態の変化などを把握するため，患者の血圧，脈拍，経皮的動脈血酸素飽和度を経時的に監視し，必要な医療管理を行った場合に算定する．

〈今井裕子〉

第5章 検査・診断・治療計画

21 口臭症の検査・診断

■ 目 標

・口臭の基礎を理解し，さまざまなタイプの口臭患者に対応できる．

Point

・口臭にはさまざまな種類があることを理解する．
・口臭・口臭症の測定法を知る．
・口臭の原因を知る．
・口臭の治療法を知る．

■ 口臭・口臭症の分類

口臭には原因や病態によって多くの種類があり，国際分類（**表1**）と日本口臭学会の分類（**表2**）がよく用いられている．

表1 口臭症の国際分類

種類	内容
Ⅰ．真性口臭症	社会的容認限度を超える明らかな口臭が認められるもの 　a．生理的口臭 　　　器質的変化，原因疾患がないもの 　b．病的口臭 　　　1．口腔由来の病的口臭 　　　　　口腔内の原疾患，器質的変化，機能低下などによる口臭 　　　2．全身由来の病的口臭 　　　　　耳鼻咽喉科疾患，呼吸器疾患，消化器疾患，腎機能・肝機能障害　など
Ⅱ．仮性口臭症	患者は口臭を訴えるが，社会的容認限度を超える口臭は認められず，検査結果などの説明（カウンセリング）により訴えの改善が期待できるもの
Ⅲ．口臭恐怖症	真性口臭症，仮性口臭症に対する治療では訴えの改善が期待できないもの

（宮崎秀夫・他．口臭症分類の試みとその治療必要性．新潟歯学会誌 1999；29(1)：11-5．）

表2 日本口臭学会の分類

Ⅰ　口臭（臭気）の分類		
1．生理的口臭		1）一般的な生理的口臭 2）ホルモンの変調などに起因する生理的口臭 3）嗜好物，飲食物，薬物による生理的口臭
2．病的（器質的・身体的）口臭		1）歯科口腔領域の疾患 2）耳鼻咽喉領域の疾患 3）全身（内科）疾患
Ⅱ　口臭症（疾病）の分類		
1．生理的口臭症		
2．病的口臭症		1）器質的（身体的）口臭症 2）心理的口臭症 　①神経症性口臭症　②精神病性障害

（日本口臭学会編．口臭への対応と口臭症治療の指針 2014 より改変）

■ 口臭成分と発生メカニズム

口臭に含まれる不快なにおい成分はほとんどが硫化水素，メチルメルカプタン，ジメチルサルファイドなどの揮発性硫黄化合物（volatile sulfur compounds：VSCs）で図1のようなメカニズムによって発生する．

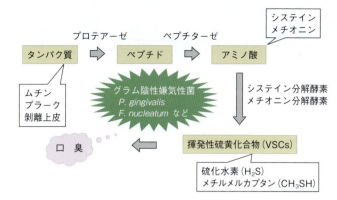

図1　口臭発生のメカニズム

■ 口臭の臨床的原因

口臭の原因の90％以上は口腔内に由来しているが，まれに全身由来の口臭もある．

1) 口腔内由来：歯周病，舌苔，不適合修復物，大きなう蝕，口腔乾燥など
2) 全身由来：耳鼻咽喉科疾患，呼吸器疾患，消化器疾患，代謝性疾患など

■ 口臭関連の検査

1 口臭測定

1) 官能検査：ヒトの嗅覚による検査
   におい袋を用いた検査，においを感じる患者の口からの距離測定など
2) 機器検査：VSCsを測定
   ガスクロマトグラフィー，オーラルクロマ，ハリメーター，ツインブレーサーⅡ，ブレストロン，アテインなど

2 口臭の原因検査

口腔内検査，エックス線検査，歯周組織検査，舌苔の検査，細菌検査，唾液分泌量測定など

■ 口臭治療の流れ（図2）

口臭の有無で治療の流れは異なる．口臭がある場合は原因の除去，口臭がない場合は説明が中心となる．いずれの場合にも患者との信頼関係が重要である．

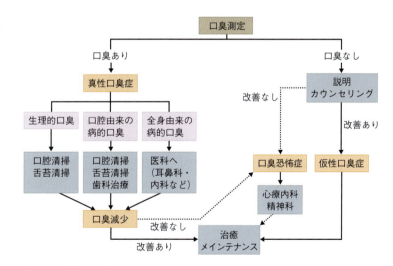

図2　口臭治療の流れ
（米田雅裕．福岡歯科大学の口臭への取り組み　口臭の概論および福岡歯科大学における臨床・教育・研究・社会活動．福岡歯大誌 2012；38(2)：81-96．）

●参考文献
1) 宮崎秀夫他．口臭症分類の試みとその治療必要性．新潟歯学会誌 29(1)：11-15, 1999．
2) 日本口臭学会編．口臭への対応と口臭症治療の指針 2014．

〈米田雅裕〉

第5章 検査・診断・治療計画

22 総合治療計画

■ 目　標
・個々の患者が抱える状況に合った効率的・効果的な治療計画が立案できる．

Point
・個々の患者の問題点（主訴・治療希望・全身疾患・生活背景など）を抽出する．
・必要な検査を選択後，基礎資料を収集し診断（歯科的問題点の抽出）を行う．
・診療方針を決定し，治療計画を立案（複数案が望ましい）する．
・治療計画を患者に説明，提示し同意を得る．
・必要に応じて治療計画の変更を行う．

■ 目　的
・最終ゴール（治療のアウトカム）を設定することにより治療を効率的，効果的に進める．
・治療に必要となる情報を確実に収集する．
・必要な治療技術を明確にし，専門医との連携をはかる．
・最終ゴールのイメージを患者と共有することにより患者の治療協力を得る．

■ 治療計画立案の流れ（図）

急性症状がある場合は救急処置を優先する．全体的な治療計画は急性症状などの問題が解決した後に立案する．

1 患者の抱える問題点の抽出
1) 主訴（患者の治療内容に関する希望を含む）
2) 全身疾患（現在の治療内容や管理状況も把握する）
3) 患者のバックグラウンド（社会・経済・心理面などの生活背景）

2 主訴を含む歯科的問題点の抽出に関する検査，診断，基礎資料収集
1) できる限り主訴の部位だけでなく全顎的に診察，検査を行う．
2) 基礎資料として口腔内外写真，エックス線画像，歯周組織検査，スタディモデルなどがあることが望ましい．
3) 検査に基づき問題点を抽出し診断を行う．

3 治療計画の立案
1) 歯周，歯内，保存修復，補綴（ほかに必要であれば口腔外科，矯正など）の分野ごとに考えると計画を立てやすい．
2) 治療の順位づけを行い，計画立案する．
　治療順序の基本は，まず歯周治療，歯内療法，修復治療による疼痛除去，感染除去であり，その後に補綴治療などによる機能回復を行うが，口腔内の状態と患者の要望により適宜変更する．
　①主訴に応じた順位づけ
　　例：歯の欠損により「かめない」を主訴としている場合は，暫間的機能回復を優先する．

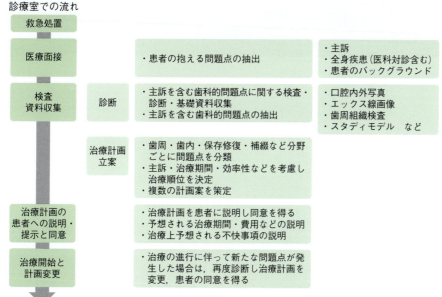

図　治療計画の立案

　　②治癒期間の長さに応じた順位づけ
　　　例：抜歯後にブリッジを製作する場合は，抜歯窩の治癒に期間がかかるため，治療開始初期に抜歯を優先する．
　　③並行できる治療の順位づけ
　　　例：歯周初期治療と歯内療法は並行して行うことが可能な場合は同時進行する．
　　④可能であれば，理想的な治療計画，個々の患者の条件に配慮した治療計画など，複数の治療計画案を準備しておくことが望ましい．

4 治療計画の患者への説明，提示と同意

1) 治療計画を基礎資料，歯科模型および作成した書面などを用いて患者に説明し同意を得る．その際はできる限り視覚的に理解できる資料を準備する．
2) 予想される治療期間，費用などもあわせて説明する．
3) 治療上予想される不快事項，トラブルなども忘れずに説明する．

5 治療計画の変更

1) 治療の進行に伴って新たな問題点が発生した場合は，再度診断し治療計画を変更する．治療が長期間にわたる場合は，定期的に治療進捗を評価し計画を見直す．
2) 前項と同様に患者へ説明，提示し，同意を得る．

■ 注意事項

　1〜2歯のう蝕治療のように治療対象の限定された症例と比較して，口腔内全体にわたって歯周，歯内，保存修復，補綴など多くの問題を抱える症例の治療計画を立案するのは難しい．どのような症例においても，術前検査によって個々の問題点を明確にし，全体像を把握したうえで治療計画を立案する．治療の優先順位については，まず疼痛と感染を除去した後に咀嚼，発音，審美など機能面を回復する計画を組む．

〈西野宇信〉

第6章 予防・管理

1 予防・管理のしくみ

■目　標

・予防・管理計画を実行・継続できる診療体系のシステムを理解し，説明できる．

Point

- 予防・管理は，すべての来院者を対象にするという視点をもつ．
- 近年の「治療中心型」歯科治療から口腔機能の維持・回復（獲得）を目指す「治療・管理・連携型」歯科治療への転換に応じた適切な予防・管理計画を立てることが重要であり，計画を実行・継続できる診療体系のシステム構築が必要となる．
- 医療機関が行う管理は，自主的管理を誘導するようなしくみが望ましい．
- 「地域包括ケアシステムにおける歯科医療のあり方」を正しく理解し，地域単位の取り組みの中で，綿密に多職種と連携をはかりながら地域住民の口腔健康管理を行う必要がある．

■ "予防" と "治療" は密接にかかわり合っている

　歯科疾患の予防は，疾病の発生防止（一次予防），疾病の進行・再発・機能障害の阻止（二次予防）および機能回復（三次予防）までを含む広範囲のものである．すなわち，"予防" という概念は，すべての診療行為に共通した概念であり，"予防" を希望する患者のみならずすべての来院者を対象として自然に組み入れられるものでなければならない．

　また，"予防" と "治療" は明確に区別して論じてもあまり意味がない．なぜならば本当に "予防" を必要としているのは，得てして "治療" を必要とするリスクの高い対象者だからである．言い換えれば，予防は適切な "治療" があって初めてその効果が現れる．"治療" は患者を再び健康のステージに戻す役割を担い，"予防" は，健康のステージにとどめておく役割を担うのである．

■ 予防・管理計画を実行・継続できる診療体系システム

　近年，歯科医療で「予防」は重要なキーワードとなってきている．歯科診療報酬改定においても，直接的に「予防」を評価している項目はないが，う蝕，歯周病の治療後の「重症化予防」が評価されていることからも，「治療中心型」歯科治療から「治療・管理・連携型」歯科治療への転換がはかられていることがわかる．

　口腔機能の維持・回復（獲得）を目指す「治療・管理・連携型」歯科治療で最も重要なことは，予防・管理計画の立案であり，システムは，計画を円滑に実行・継続するためのものである．医療機関での予防的介入には，①治療後の予後管理としての保健指導，②歯科疾患発生抑制のための予防処置の提供，③予防行動を促進する患者教育，があげられる．これらの医療機関での予防的介入に共通するものとしては，長期間にわたる来院者の通院と継続的な専門的技術の提供がある．また，地域単位での取り組みでは，継続的な予防・管理を可能にする多職種連携に必要な患者情報を共有するシステム構築が必要となる．システム構築の課題として，

・来院者の状態を長期間にわたって記録し，その情報を蓄積して，しかも適切に提示できるための記録票とそのファイリング・収納のシステム
・治療が終了後，定期歯科健診に移行する意義を来院者が受容できるための健康教育とリコールシステム
・来院者の口腔内状態や生活の背景を適切に診断して，予防処置と保健指導に生かすための診療のシステム
・健康教育の科学的根拠となる保健情報の収集と，来院者の行動変容にかかわる行動科学の理論を背景とした来院者へのコミュニケーション技術をスタッフに教育するシステム
・職種の専門性の相互理解を前提とした患者情報受け渡しに必要な多職種連携のための共通言語システム

などがあげられる．これらの課題を地域の特性や医療機関の規模に合わせて個々に解決していくことがシステムの導入につながる[1].

■ 予防的介入は管理の入口である

予防的介入の目的はすべての来院者（健康な人を含む）の口の健康の維持管理である．「う蝕治療で来た人をう蝕治療で終わらせない」ためにも，予防的介入は管理を行っていくうえで，わかりやすい入口といえる．医療機関主導で行う管理は，どうしても患者にとっては受け身となり，予防行動を継続していくだけのモチベーションの維持が難しくなる．状況次第ではいつでも流動化する．予防の本質は，患者自身が健康な生活習慣の重要性に対する関心と理解を深めて「自らが主体的に口腔健康管理に努める」という意識改革と行動変容である．したがって，医療機関が行う管理は，来院者が自ら予防行動を起こすことに主眼をおき，自主的管理を誘導するようなしくみが望ましい．

■ 地域歯科保健医療を担うリーダーとしての役割を常に意識する

予防を希望する自発的な来院者は，そもそも健康に関心があり，歯科疾患発生のリスクが低い傾向にある．結果として予防・管理がよい方向に進む．しかし，本当の歯科的問題は，自分の健康に関心がなく，歯科的介入に対して反応の乏しい者にこそ多く存在する．歯科医師は地域歯科保健医療を担うリーダーとして，来院者のみならず，そのような対象者にも関心をもつ必要がある．一般的には行政の衛生主管課や職場の健康管理部署と協力して，働きかけるということになる．そのためには各担当者との信頼関係を築く必要性があり，地域・産業・学校保健事業に積極的に参画する意識を常にもつことが大切である．

また，今後の歯科医療提供体制の目指すべき姿として，医科医療機関や介護保険施設などとの連携により地域完結型の歯科医療を目指すことが必要とされている．そのためには，「地域包括ケアシステムにおける歯科医療のあり方」を正しく理解し，綿密に多職種と連携をはかる必要があることから，病院の退院調整会議や地域包括支援センターなどの地域ケア会議に積極的に参画する意識を常にもつことがあわせて大切である．

●引用文献
1）深井穫博．予防歯科を可能にする医院のシステムづくり．予防歯科・成功への道―ライフステージから捉えたアプローチ．デンタルダイヤモンド 2001；26：174-7.

〈邵　仁浩〉

第6章 予防・管理

2 う蝕の予防・管理

■目 標

・個人のう蝕リスクを適切に評価できる．
・う蝕の予防を目的としたリスクコントロールを実践できる．

Point

・口腔内のみでなく患者背景など多様な因子を総合的に判断してう蝕リスクを評価する．
・リスク評価においては，確実な予測をすることではなく，効果的なリスクコントロール法を獲得することに重点を置く．
・医療者と患者でリスク評価の結果を共有する．

■目 的

・う蝕リスクを評価し，そのリスクを適切にコントロールする．
・う蝕の予防のための定期管理の重要性を患者に説明，教育することで，定期的な来院行動へと導く．

■用意するもの

1) コントラアングルハンドピース（図1）
2) 各種バー（ブラシコーン，ラバーカップ，歯間ブラシ）（図1）
3) 歯垢染色液

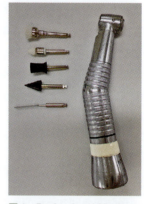

図1 Professional Mechanical Tooth Cleaning (PMTC) 用の器具
コントラアングルハンドピース，各種バー（ブラシコーン，ラバーカップ，歯間ブラシ）

■処置の流れ

1 う蝕リスク評価

方法	考慮すべき因子
問診	主訴，現病歴，既往歴，服薬，食生活，口腔衛生についての関心・知識，フッ化物の利用状況
視診	う蝕経験，歯科治療歴，プラーク形成能，プラーク付着状況，歯列不正
触診	歯列，粘膜，舌，唾液腺
唾液・細菌検査	唾液の量・性状，唾液緩衝能，ミュータンスレンサ球菌レベル，乳酸桿菌レベル

2 リスク評価結果の説明・共有
系統立てて，視覚的にわかりやすく説明することが重要である．

3 指導（セルフケア）
生活習慣病としての側面をもつう蝕の予防にとって，セルフケアはリスクコントロールの基礎となる．
①フッ化物応用（フッ化物配合歯磨剤，フッ化物洗口剤）

②食生活の指導（飲食回数の制限，就寝前飲食の禁止，代用甘味料の利用）
　③ブラッシング指導（Tooth Brushing Instruction：TBI）

4 プロフェッショナルケア

　①Professional Mechanical Tooth Cleaning（PMTC）（**表**）

　形成されたバイオフィルムを機械的に破壊，除去し，再度付着しにくいように口腔内環境を整えることを目的とする．患者が完全に清掃された口腔内の状態を体験し，その快適さを知ることで，セルフケアや定期的な来院行動に対するモチベーションが高まることが期待される．

表　PMTC 施術時のポイント

- 可能な限り，プラークを染色してから実施する（**図2**）．
- 患者が除去できない部位のプラークや，固いプラークを確実に除去する．
- ブラシコーンにより除去できていないプラークは，視診にて確認し，スケーラーで注意深く除去する．

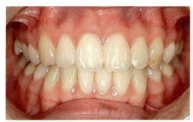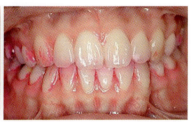

図2　歯垢染色
施術に有利なだけでなく，患者指導・教育にも効果的である．

　②フッ化物応用（フッ化物歯面塗布）
　③フィッシャーシーラント
　④ハイリスク患者に対するミュータンスレンサ球菌の除菌（Dental Drug Delivery System：3DS）

5 次回来院時期の決定

- う蝕リスクに応じてリコール間隔が患者ごとで異なる．
- 一般的には幼児で年3～4回，小学生以上では年2回程度が望ましいとされている．
- 同一患者においても口腔内環境，生活習慣などの変化に応じて，適宜リコール間隔の見直しを行う．
- 患者のう蝕リスクを考慮し，最も持続可能で，効果的かつ患者の希望に沿った定期管理法を選択する．

■ 注意事項

1) 過小，過剰予防にならないよう注意する．
2) PMTC 施術時，歯頸部付近のプラークを除去する際に，歯肉を傷つけないように注意する．
3) フィッシャーシーラントは必要にして十分な量で，裂溝部全体を隙間なく確実に封鎖する．
4) フッ化物配合歯磨剤は，歯が生えてから2歳までは 1,000 ppmF を米粒程度（1～2 mm），3～5歳は 1,000 ppmF をグリーンピース程度（5 mm），6歳以上は 1,500 ppmF を歯ブラシ全体に（1.5～2 cm）付け，うがいは少量の水で1回までとする．
5) フッ化物応用はエビデンスレベルの高いう蝕予防法であるが，フッ化物の安全性に対して疑問をもつ患者もいる．十分な説明，同意のもと，利用する．

〈佐藤美寿々，岩﨑正則〉

第6章 予防・管理

3 歯周疾患の予防・管理

■ 目 標

・歯周疾患の予防・管理プログラムの立案ができる．
・歯周疾患の継続的管理ができる．

Point

・患者教育（自身の口腔内状態の把握，歯周管理の必要性の認識，モチベーションの維持・向上）が大切である．
・リスク要因（口腔内状況，全身疾患，生活環境，習癖など）を考慮した予防・管理プログラムの作成を行う．
・セルフケアを基本とした，プロフェッショナルケアを提供する．
・快適でストレスのない管理プログラム・治療を実践する．

■ 目 的

・歯周疾患の予防・治療効果の維持・管理を行う．

■ 用意するもの

1）プローブ 2）歯垢染色液 3）歯ブラシ，歯間ブラシなど（TBI用） 4）超音波スケーラー（縁下用チップ）と手用スケーラー 5）低速回転式コントラアングルエンジンとラバーカップ，回転ブラシ，ラバーチップなど〔歯面研磨（PMTC）用〕 6）フッ化物含有ペースト（PMTC用） 7）デンタルフロス，スーパーフロス 8）咬合紙 9）ハンドピースとホワイトポイント（咬合調整が必要な場合） 10）洗浄用薬液（過酸化水素水など）

■ 開始する前に

・患者のリスク要因を考慮した予防・管理プログラムを作成し，患者の同意を得る．
・全身疾患や服用薬にも留意する．

■ 治療の流れ

1 口腔内検査
①歯周組織検査（歯周ポケット計測，プロービング時の出血，動揺の有無と程度，口腔清掃状況の確認）→②外傷性咬合の有無→③う蝕，根面う蝕，修復物，補綴装置や義歯の状況などの確認→④必要に応じてエックス線撮影，口腔内写真撮影

2 検査結果をもとに口腔内状況を患者に説明し，口腔清掃指導

3 PTC

①スケーリング・ルートプレーニング，ルートデブライドメントなど→②低速コントラアングルエンジンでロビンソンブラシ，ラバーカップを使用した歯面研磨（研磨ペースト使用）→③フロス，スーパーフロスでの清掃→④薬液での洗浄

4 必要に応じて咬合調整，義歯の調整，フッ化物塗布など

■ 注意事項

1）定期管理の間隔は，患者の歯周組織の状態やリスクによって決定する．
2）患者の負担感がない程度で，1〜2か月に1回，もしくは，3か月，6か月に1回などと設定する．
3）再治療，処置が必要な場合は必要に応じて治療のための予約をとる．

■ カルテへの記載

・歯周病重症化予防治療（P重防）を算定した場合

50歳患者　病名：$\frac{7|7}{7|7}$　P　初診日1月20日

7/23	$\frac{7|7}{7|7}$	再診	58
		歯科疾患管理料（歯管）＋文書提供	100＋10
		長期管理加算	100
		歯周病検査（結果略）	200
		歯周病重症化予防治療（P重防）[*1]	300[*2]
		スケーリング[*3]	―
		機械的歯面清掃処置（歯清）[*3]	―
		実地指1（指示内容略，文書提供）（DH○○）	80

[*1]　歯周病重症化予防治療（P重防）
　【対象】歯管または歯科疾患在宅療養管理料（歯在管）を算定しており，2回目以降の歯周病検査終了後に，歯周ポケットが4mm未満で，部分的な歯肉の炎症またはプロービング時の出血が認められる状態の患者（歯周病の管理計画を含んでいれば歯科特定疾患療養管理料算定患者も可）

[*2]　算定点数（残存歯数による）

残存歯数	P重防
1〜9歯	150点
10〜19歯	200点
20歯〜	300点

スケーリング，再スケーリング後悪化（歯周ポケット4mm以上）→歯周基本治療へ
SRP，SPT後悪化（歯周ポケット4mm以上）→
改善（歯周ポケット4mm未満）←

残存歯数	SPT[*]
1〜9歯	200点
10〜19歯	250点
20歯〜	350点

[*]口管強の場合（毎月算定可）　＋120点
[*]歯周病ハイリスク患者の場合　＋80点

[*3]【算定要件】(1) 2回目以降の歯周病検査終了後，一時的に病状が改善傾向にある患者に対し，重症化予防を目的として月1回に限り算定（スケーリング，歯清，咬合調整などは要件に含まれるため別に算定できない）．
　　　　　　　(2) 2回目以降のP重防の算定は，前回実施月の翌月の初日から起算して2月を経過した日以降に行う．
　　　　　　　(3) SPTを算定した月は算定できない．

〈角田聡子〉

第7章 局所麻酔法

1 浸潤麻酔法

■ 目 標
・浸潤麻酔の目的と種類を理解することができる．
・浸潤麻酔の適切な手技を身に付けることができる．

Point
・適切な表面麻酔を行う．
・適切な部位に刺入する．
・適切な歯科用カートリッジ型局所麻酔薬を選択する．
・局所麻酔薬の注入は緩徐に行い，麻酔効果発現を十分に待ってから処置を開始する．
・患者の全身状態ならびに不安や恐怖心に配慮した対応を行う．

■ 目 的
・局所麻酔薬を浸潤させることで局所的な知覚麻痺を一時的に起こし，無痛下にて歯科治療を行う．

■ 用意するもの（図1）

1）浸潤麻酔用注射器 2）歯科用注射針 3）歯科用カートリッジ型局所麻酔薬 4）表面麻酔薬 5）口腔粘膜消毒薬（イソジンなど） 6）小綿球もしくはロールワッテ 7）基本セット

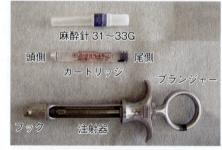

図1 注射器の組み立て

■ 処置の流れ

①刺入部位の選択：治療予定部位の正しい神経支配を理解し，比較的痛点の少ない刺入部位を選定する．

②局所麻酔薬の正しい選択と使用：刺入部位の消毒後，乾燥を十分に行った後に表面麻酔薬を塗布あるいは貼付する．2分間程度の待機時間が必要である．
　歯科用局所麻酔薬カートリッジの第一選択はリドカイン塩酸塩製剤（2%リドカイン塩酸塩）であるが，患者の状態や用途によっては他の種類に変更する（図2）．

③正しい刺入方法と的確な注入速度：浸潤麻酔用注射器を正しくもち（図3a），レスト部分を確保して刺入する（図3b，c）．注射針のカット面は基部の矢印と同面上にあるため，刺入時には矢印を上にすること（図3d）．リキャップは原則行わないが，行う場合はシングルハンドスクープテクニックが好ましい．定量的には0.9 mL/分以下の速度が推奨される．

④必要十分な局所麻酔量の注入：麻酔量は必要十分量でなければならない．健康成人の浸潤麻酔量は1箇所あたり0.25〜0.5 mLが目安である．

⑤麻酔効果発現までの待機：局所麻酔薬注入後は3〜5分待ってから処置に移るべきである．

⑥効果持続時間内の治療：麻酔効果時間はおおむね1時間以内と考える．炎症の存在，血管に富んだ組織の場合，麻酔薬の種類によっては，さらに効果持続時間が短縮される．

商品名	局所麻酔薬	血管収縮薬	添加物 パラオキシ安息香酸メチル	添加物 ピロ亜硫酸ナトリウム	添加物 乾燥亜硫酸ナトリウム
1. リドカイン塩酸塩製剤（2％リドカイン塩酸塩）					
歯科用キシロカイン（1.8 mL）	リドカイン塩酸塩 36 mg	アドレナリン 0.0225 mg	なし	0.99 mg	なし
オーラ注（1.0 mL，1.8 mL）	リドカイン塩酸塩 20 mg，36 mg	アドレナリン酒石酸水素塩 0.025 mg，0.045 mg	なし	1.08 mg	なし
キシレステシンA（1.8 mL）	リドカイン塩酸塩 36 mg	アドレナリン 0.0225 mg	なし	なし	1.08 mg
エピリド®配合注歯科用カートリッジ（1.8 mL）	リドカイン塩酸塩 36 mg	アドレナリン 0.0225 mg	なし	0.99 mg	なし
2. プロピトカイン塩酸塩製剤					
シタネスト-オクタプレシン（1.8 mL）	プロピトカイン塩酸塩 54 mg	フェリプレシン 0.054 単位	1.8 mg	なし	なし
3. メピバカイン塩酸塩製剤（3％メピバカイン塩酸塩）					
スキャンドネスト3％（1.8 mL）	メピバカイン塩酸塩 54 mg	なし	なし	なし	なし

図2 歯科で使用される局所麻酔薬

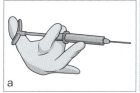
正しい持ち方

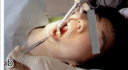
頰骨レスト

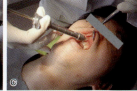
頤骨レスト

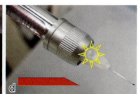
針のカット面は矢印と同面にあるため，刺入時には矢印を上にすること．

a 正しい持ち方　b 頰骨レスト　c 頤骨レスト　d

図3 正しい刺入方法

■ 注意事項

1) 歯科用局所麻酔薬の成分またはアミド型局所麻酔薬に対し過敏症の既往歴がある患者には禁忌である．
2) 高血圧，動脈硬化，心不全，甲状腺機能亢進症，糖尿病，血管攣縮の既往があり重度な患者には，治療上やむを得ないと判断される場合を除き，投与しないこと．
3) 炎症組織では乳酸が産生されることにより酸性状態になるため，局所麻酔薬の麻酔効果が発現しにくくなる．

■ カルテへの記載

病名：3| C₂

6/7		再診　明細	58＋1
	3|	OA・2％キシロカイン Ct 1.8 mL 浸麻	30＋10
		レジン除去	20
		う蝕処置（軟化象牙質除去）	18

・麻酔の手技料は，手術，120点以上の処置，特に規定する処置，歯冠形成，う蝕歯即時充填形成，う蝕歯インレー修復形成以外で算定できる．
・生活歯髄切断，抜髄および手術を行う場合は，使用した表面麻酔ならびに浸潤麻酔の薬価のみ算定できる．

〈原野　望〉

第7章 局所麻酔法

2 伝達麻酔法，その他の麻酔法

■ 目 標

・伝達麻酔の目的を理解することができる．
・歯根膜注射や髄腔内注射を理解することができる．
・伝達麻酔の適切な処置を身につけることができる．

Point

・正確な解剖学的位置を把握すること．
・局所麻酔薬注入前に血液の吸引テストを行い，血管内誤注入を防ぐ．
・3〜5分後，患者にうがいをしてもらい，うまくゆすげないことを確認する．
・はっきりと口唇がしびれることを確認する．

■ 目 的

・浸潤麻酔よりも広範囲に，局所麻酔薬を浸潤させることにより，区域的な知覚麻痺を一時的に起こし，無痛下にて歯科治療を行う．

■ 用意するもの

1) 浸潤麻酔用注射器（吸引テストが可能なもの）
2) 歯科用注射針（27〜30 G）
3) 歯科用カートリッジ型局所麻酔薬
4) 表面麻酔薬
5) 口腔粘膜消毒薬（イソジンなど）
6) 小綿球もしくはロールワッテ
7) 基本セット

■ 処置の流れ

1) 十分に開口させ，下顎大臼歯部遠心側の粘膜の高まりの部分（翼突下顎ヒダ）を確認する．
2) 人差し指で臼歯部の後方を探り，外斜線から内側に向かって触診し，骨が突出した部分（内斜線）を確認する．
3) 確認した翼突下顎ヒダと内斜線の間で下顎の咬合平面から約1 cm上方に刺入点を設定する（図1，2）．
4) 決定した刺入部位に表面麻酔を塗布する．
5) 刺入部位と反対側の下顎犬歯と下顎第一小臼歯の間に注射筒を置き，下顎咬合平面と平行にまっすぐ針を刺入する．
6) 針先が骨に当たったら（刺入点より1.5〜2 cm程度），吸引テストを行い，ゆっくり麻酔薬を注入する．
7) 吸引テストで血液の逆流を認めた場合には，針先を1〜2 mm程度引き戻す．下歯槽神経に針

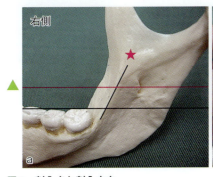
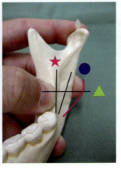
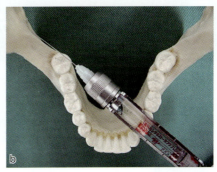

図1　刺入点と刺入方向
a：刺入点．①咬合平面より1 cm 上（▲），②内斜線（★），③翼突下顎ヒダ（●）．★と●でできる鋭角の二等分線上で咬合平面より1 cm 上方（▲）
b：刺入方向．犬歯，小臼歯部間の刺入点に向かって，下顎骨に当たるまで進める．伝達麻酔針の1/2〜2/3の深さ（1.5〜2 cm 程度）

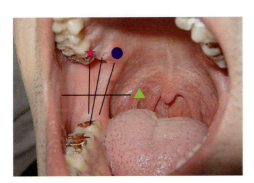

図2　刺入部位

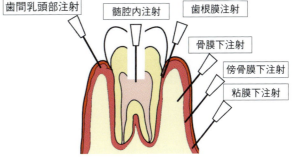

図3　注射の種類

先が当たり，電撃様疼痛を認めた場合も針先を引き戻す．

■ 注意事項

1) 局所麻酔薬注入前に必ず吸引テストを行い，血管内への注入を防ぐ．
2) 処置後の説明として，下口唇の咬傷や開口障害および開口時の痛みについて説明すること．
3) 浸潤麻酔が奏効しない場合の対策として，伝達麻酔以外に歯根膜注射や髄腔内注射などがあるが（**図3**），特に歯髄処置の場合，急性症状が出現することがあるため注意して行うこと．

■ カルテへの記載

病名：⑧　水平埋伏智歯（HIT）

6/6		初診	267
	⑧	X線(D) 1F（デジタル撮影）電子画像管理加算	58
		水平埋伏の状態を認める．	—
		OA・2％キシロカイン Ct 1.8 mL 伝麻	42＋10
		抜歯（下顎水平埋伏智歯）	1,080＋130
		遠心歯肉骨膜を切開し，剝離のうえ，歯を分割して抜歯．	—
		2針縫合	—

・下顎孔または眼窩下孔に行った場合に伝麻料と麻酔薬剤料が算定できる．
・上顎結節，大口蓋孔，切歯孔，オトガイ孔などに行うものは伝達麻酔の算定はできない．

〈原野　望〉

3 笑気吸入鎮静法

■目 標

・適切な症例を選択し，笑気吸入鎮静法を実施できる．

> **Point**
> ・静脈内鎮静法や全身麻酔などその他の薬物行動調整法と使い分けができるように適応症を理解する．
> ・バイタルサインを含め，全身状態，既往歴の評価を行う．
> ・術中は患者の自覚的，他覚的徴候に注意を払い，至適鎮静度（意識は保たれているが，治療に対する不安や恐怖心が薄らいでおり，痛みに対する感覚が鈍麻しており，呼吸系，循環系の変動が少なく，生体の防御反応が正常に保たれた状態）を保つよう亜酸化窒素濃度を調整する．
> ・亜酸化窒素は通常使用濃度では臓器機能を抑制しないため，安全に使用できる．

■目 的

・笑気吸入鎮静法により，意識を保ったまま歯科治療に対する恐怖心や精神的緊張を和らげ，患者が精神的・身体的ストレスなく治療を受けることができる状態を作り出す．

■適応症

適応患者	非適応患者	禁忌患者
・歯科治療に対する不安や恐怖心がある患者 ・全身疾患により侵襲に対する予備能が少ない患者 ・歯科治療時のストレスにより全身的偶発症を発症した経験のある患者 ・異常絞扼反射のある患者	・鼻閉・口呼吸患者 ・歯科治療の必要性が理解できるがまったく協力性がない患者 ・鼻マスクが装着できない患者	・体内に閉鎖腔（中耳炎による中耳内圧上昇，気胸，気腫性嚢胞，腸閉塞など）を有する患者 ・眼科手術時にガスタンポナーデを施行された患者 ・妊娠初期の患者

＊適応症の患者でも不安や恐怖心，絞扼反射の度合いによっては笑気吸入鎮静法下での歯科治療が困難な場合もあるため注意が必要である．

■用意するもの

1）バイタルサインモニター　2）持続的流出型吸入器（図1）　3）亜酸化窒素ボンベ（図2）
4）酸素ボンベ（図3）　5）鼻マスク（図4）

■処置の流れ

①器械・器具の安全確認を行う→②患者がリラックスできる体位をとる→③血圧，脈拍数，呼吸数，動脈血酸素飽和度などのモニタリングを行う．心疾患を合併している患者には心電図を追加する→④鼻マスクの装着と流量設定（1分間に流す酸素と亜酸化窒素の総流量は通常6〜8 L/分を目安とする）→⑤亜酸化窒素の吸入（亜酸化窒素の吸入は15％から開始し，以降は患者の反応を観察しな

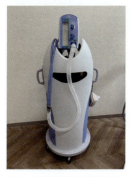 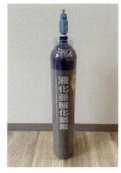 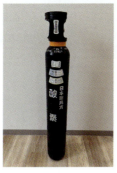 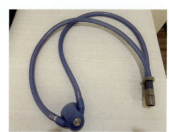

図1 持続的流出型吸入器　図2 亜酸化窒素ボンベ　図3 酸素ボンベ　図4 鼻マスク

がら3～4分ごとに5%ずつ上げる）→⑥処置の開始（至適鎮静状態を確認後，局所麻酔が必要な処置であれば局所麻酔を行い，治療を開始する．治療中は患者の状態を確認しながら投与濃度を調整する）→⑦亜酸化窒素吸入の停止（歯科治療が終了したら，亜酸化窒素の吸入を停止する．停止後は鼻マスクを装着したまま数分間の酸素吸入を行うことが望ましい．酸素吸入終了後はバイタルサインに異常がないことを確認し，転倒防止に配慮し，待合室まで徒歩で移動させる）→⑧待合室で10分程度経過観察を行い，バイタルサインが安定し，応答が明瞭で歩行時にふらつきがないことを確認し，帰宅を許可する．

■ 注意事項

1) 適応患者を間違えない．
2) 術中のバイタルサインの変動に注意する．
3) 診療室内の大気汚染に注意する．

■ カルテへの記載（保険点数）

- 請求点数＝基本点数＋亜酸化窒素従量点数＋酸素使用点数
- 基本点数は30分まで70点（乳幼児・診療が困難なものは105点）．30分を超える場合は30分区切りで10点（乳幼児・診療が困難なものは15点）を加算する．
- 亜酸化窒素従量点数は，使用した薬剤の購入価格から15円を控除し，残りの額を10円で除した数値（1点未満の端数は切り上げ）に1点を加算する．亜酸化窒素ガスの製造元により薬価が異なるため，添付文書などでの確認が必要である．
- 酸素使用点数は，使用した酸素の購入価格（小数点以下四捨五入）を10円で除した数値とし，小数点以下は四捨五入する．

患者に20分間30%亜酸化窒素で吸入鎮静法を行った場合

	笑気吸入鎮静法（20分）	70
	亜酸化窒素 60 L	38
	酸素 140 L	43

（上記請求例は亜酸化窒素薬価が3.2円/g，酸素購入単価税込2.36円/Lの場合である）

〈左合徹平〉

第8章 投薬の基本知識

1 抗菌薬，鎮痛薬の投薬法

■ 目 標

・抗菌薬および鎮痛薬を適切に投薬できる．

Point

・抗菌薬の薬理作用，吸収，排泄，副作用，ほかの薬剤との相互作用を理解する．
・抗菌薬は歯性感染症，外科的治療後の手術部位感染の予防，感染性心内膜炎の発症の予防などに用いられる．
・鎮痛薬の薬理作用，吸収，排泄，副作用，ほかの薬剤との相互作用などを十分理解する．

■ 歯科臨床における抗菌薬の投与

1 歯性感染症に対する抗菌薬の投与[1]（図1〜3）

1) 抗菌薬を選択するためには起炎菌を調べることが基本であるが，急性感染症では時間的余裕はなく，起炎菌を想定して抗菌薬を選択する．
2) 歯性感染症は混合感染であり，口腔常在菌によるものがほとんどで，その中でも好気性グラム陽性菌が大部分を占める．一方，炎症の重篤化に伴い偏性嫌気性菌の関与する割合が高くなり，β-ラクタマーゼ産生株が多くみられるようになる．
3) 組織移行性がよい薬剤を用いる．
4) 薬物動態（pharmacokinetics：PK）/薬力学（pharmacodynamics：PD）パラメータより投与量，投与回数が設定されている．PK/PD理論は有効性，安全性，耐性菌の出現などに関し重要である．
5) PK/PD理論から，時間依存性薬剤では投与回数が，濃度依存性薬剤では一回投与量が重要となる．
6) 選択した抗菌薬の効果がなかった場合，診断は正しかったか，抗菌薬の選択は正しかったか，外科的治療法の必要はないか，患者は正しく服用したか，免疫能は正常かなどを判断し，速やかに次の手を打つ．

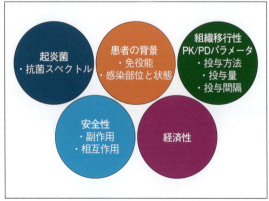

図1 抗菌薬の選択基準

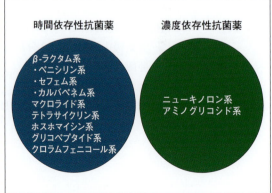

図2 時間依存性抗菌薬と濃度依存性抗菌薬

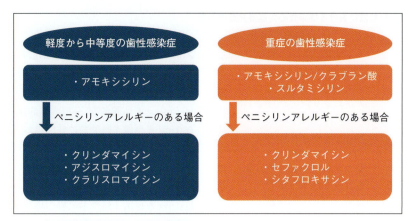

図3 歯性感染症に対する内服抗菌薬の選択
（JAID/JSC 感染症治療ガイドライン 2016—歯性感染症—を参考に作成）

2 手術部位感染（surgical site infection：SSI）の予防[2]

1) 予防的な抗菌薬は組織の無菌化を目標にするのではなく，術中汚染による細菌量を宿主防御機構でコントロールできるレベルまで下げるために補助的に利用する．
2) 原則として手術部位の常在細菌叢に抗菌活性を有する薬剤を選択し，術後感染の原因細菌をターゲットにしない．口腔内の手術ではペニシリン系を用いる．
3) β-ラクタム薬にアレルギーがある場合には，クリンダマイシンなどを用いる．
4) 手術が始まる時点で十分な殺菌作用を示す血中濃度，組織中濃度が必要であり，術後の使用は可及的に短期間にとどめる．
5) 手術部位に既存の感染症がある場合には，治療的な抗菌薬を使用する．手術部位に既存の感染症がある場合，十分に消炎されたうえで手術を行うことが前提である．
6) 血糖コントロール不良例，ステロイドの使用，高齢者などの SSI 高リスク因子症例に対しては，治療的な抗菌薬の使用，投与期間の延長などを行う．

■ 感染性心内膜炎の発症の予防[3,4]（表1，2）

菌血症が生じる可能性のある歯科処置後には，抗菌薬の予防投与が必要な心疾患を有する患者に対して適切な抗菌薬を投与する．

■ 歯科臨床における鎮痛薬の投与

1) 鎮痛薬にはさまざまな種類，薬理作用があるが（図4），歯科臨床では非ステロイド性抗炎症薬（NSAIDs）が使われることが多い．
2) 急性期の鎮痛には短時間作用性の鎮痛薬が適応となり，慢性疾患の鎮痛には長時間作用性の鎮痛薬が適応となる（表3）．
3) 感染症に対して非ステロイド性抗炎症薬を投与する場合，発熱，発赤，腫脹などの重篤な症状が隠されてしまう場合があるので，解熱鎮痛のための頓用として用いる．
4) 酸性非ステロイド性抗炎症薬は全身のプロスタグランジンの生合成を抑制するため，多彩な副作用を起こす危険性がある．代表的な副作用は胃腸障害であり，アセトアミノフェン，プロドラッグ，COX-2 選択的阻害薬や座薬の使用を考慮する．
5) 非ステロイド性抗消炎薬によって鎮痛が得られない場合，神経原性の痛み（三叉神経痛，末梢神経障害性疼痛など），咀嚼筋関連痛や慢性疼痛，心因性の痛みとの鑑別が必要である．
6) 気管支喘息，アスピリン喘息患者への鎮痛薬の投与には十分な配慮が必要である（表3）．

表1 歯科・口腔外科処置における感染性心内膜炎発症の予防

対象	抗菌薬	投与方法
経口投与可能	アモキシシリン	成人：2.0 g[*1] を処置1時間前に経口投与[*2]
		小児：50 mg/kg を処置1時間前に経口投与
経口投与不能	アンピシリン	成人：2.0 g を処置前30分以内に筋注あるいは静注
		小児：50 mg/kg を処置前30分以内に筋注あるいは静注
ペニシリンアレルギーを有する場合	クリンダマイシン	成人：600 mg を処置1時間前に経口投与
		小児：20 mg/kg を処置1時間前に経口投与
	セファレキシンあるいはセファドロキシル[*3]	成人：2.0 g を処置1時間前に経口投与
		小児：50 mg/kg を処置1時間前に経口投与
	アジスロマイシンあるいはクラリスロマイシン	成人：500 mg を処置1時間前に経口投与
		小児：15 mg/kg を処置1時間前に経口投与
ペニシリンアレルギーを有して経口投与不能	クリンダマイシン	成人：600 mg を処置30分以内に静注
		小児：20 mg/kg を処置30分以内に静注
	セファゾリン	成人：1.0 g を処置30分以内に筋注あるいは静注
		小児：25 mg/kg を処置30分以内に筋注あるいは静注

[*1]：体格，体重に応じて減量可能である（成人では，体重あたり30 mg/kg でも十分といわれている）.

[*2]：日本化学療法学会では，アモキシシリン大量投与による下痢の可能性をふまえて，リスクの少ない患者に対しては，アモキシシリン 500 mg 経口投与を提唱している.

[*3]：セファレキシン，セファドロキシルは近年 MIC が上昇していることに留意すべきである（本文参照）.

（感染性心内膜炎の予防と治療に関するガイドライン 20017年改訂版，小児心疾患と成人先天性心疾患における感染性心内膜炎の管理，治療と予防ガイドラインを参考に作成）

表2 感染性心内膜炎のハイリスク群

特に重篤な感染性心内膜炎を引き起こす可能性が高い心疾患で，予防すべき患者
人工弁置換患者
感染性心内膜炎の既往を有する患者
複雑性チアノーゼ性先天性心疾患患者（単心室，完全大血管転位，ファロー四徴症）
体循環系と肺循環系の短絡増設術を実施した患者
感染性心内膜炎を引き起こす可能性が高く予防したほうがよいと考えられる患者
ほとんどの先天性心疾患を有する患者
後天性弁膜症（リウマチ性弁膜症など）
閉塞性肥大型心筋症を有する患者
弁逆流を伴う僧房弁逸脱を有する患者
感染性心内膜炎を引き起こす可能性が必ずしも高いことは証明されていないが，予防を行う妥当性を否定できない患者
人工ペースメーカあるいは植え込み型除細動器が留置されている患者
長期にわたる中心静脈カテーテル留置患者

（感染性心内膜炎の予防と治療に関するガイドライン 20017年改訂版を参考に作成）

●参考文献

1) 一般社団法人日本感染症学会，公益社団法人日本化学療法学会. JAID/JSC 感染症治療ガイドライン 2016 —歯性感染症—. 感染症誌 2016；90(4)：467-72.

2) 公益社団法人日本化学療法学会/一般社団法人日本外科感染症学会. 術後感染予防抗菌薬適正使用のための実践ガイドライン. 2016. https://www.chemotherapy.or.jp/uploads/files/guideline/jyutsugo_shiyou_jissen.pdf（令和6年9月17日アクセス）

3) 日本循環器学会・他. 感染性心内膜炎の予防と治療に関するガイドライン 2017年改訂版. https://www.j-circ.or.jp/cms/wp-content/uploads/2020/02/JCS2017_nakatani_h.pdf（令和6年9月17日アクセス）

4) 日本小児循環器学会研究委員会. 小児心疾患と成人先天性心疾患における感染性心内膜炎の管理，治療と予防ガイドライン. 日小児循環器会誌 2012；28(1)：6-39.

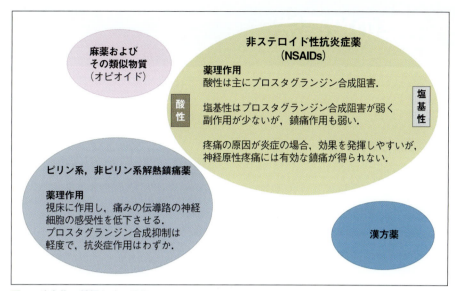

図4　鎮痛薬の種類とその特徴

表3　歯科適応[*1]のある主な非ステロイド性抗炎症薬および解熱鎮痛薬

分　類		一般名	半減期（時間）	プロドラッグ[*2]	気管支喘息[*3]	アスピリン喘息[*3]
酸性	酸性サリチル酸系	アスピリン	2〜5		慎重投与	禁忌
		ジフニザル	7.6〜11		慎重投与	禁忌
	フェナム酸系	メフェナム酸			慎重投与	禁忌
	アリール酢酸系	インドメタシン	4.5〜7.2		慎重投与	禁忌
		ジクロフェナック	1.7		慎重投与	禁忌
		アンフェナック	0.5〜1		慎重投与	禁忌
		エトドラク	6〜8		慎重投与	禁忌
		モフェゾラク	1.8〜2.6		慎重投与	禁忌
	プロピオン酸系	イブプロフェン			慎重投与	禁忌
		ナプロキセン	14		慎重投与	禁忌
		フラバイプロフェン	3.3		慎重投与	禁忌
		ロキソプロフェン	1.2	○	慎重投与	禁忌
	オキシカム	ピロキシカム	36		慎重投与	禁忌
		アンピロキシカム	39.7〜44.1	○	慎重投与	禁忌
COX-2選択的阻害薬		セレコキシブ	5〜9		慎重投与	禁忌
塩基性		塩酸チアラミド	1.1		慎重投与	禁忌
		エモルファゾン	1.75			
非ピリン系解熱鎮痛薬		アセトアミノフェン	2.35		慎重投与[*4]	禁忌[*4]
		シメロリド・無水カフェイン配合剤				
ピリン系解熱鎮痛薬		イソプロピルアンチピリン・フェナセチン配合薬			慎重投与	禁忌
オピオイド		トラマドール塩酸塩／アセトアミノフェン配合錠	5〜5.5		慎重投与	禁忌

[*1]：歯科疾患すべてに適応があるわけではなく，鎮痛薬によって適応は異なる．
[*2]：プロドラッグ：生体内で代謝されて初めて活性を現す薬．
[*3]：気管支喘息，アスピリン喘息を有する患者の適応は薬剤添付文書による．
[*4]：WHOのガイドラインでは使用可能となっている．

〈吉岡　泉，大谷泰志〉

第8章 投薬の基本知識

2 外用薬の投薬法

■ 目 標
・外用薬を適切に投薬できる．

Point
・外用薬の適応，副作用，ほかの薬剤との相互作用，使用法などを十分に理解する．
・歯科治療で用いられる外用薬は，副腎皮質ホルモン剤，抗真菌薬，含嗽薬，抗ウイルス薬などである．

■ 副腎皮質ホルモン剤

1) アフタ性口内炎，びらんまたは潰瘍を伴う難治性口内炎などに適用する．
2) 抗炎症作用や抗アレルギー作用などのほか，患部を保護する．
3) 患部粘膜が唾液などで濡れている場合は付着しにくい．
4) 口腔内に感染を伴う場合は感染症を増悪させるため極力使用を控える．
5) 潰瘍などが改善しない場合は，悪性腫瘍を疑い，漫然と投薬しない．
6) サルコート®はびらんまたは潰瘍を伴う難治性口内炎に使用する．

（一般名）	（商品名）
デキサメタゾン	アフタゾロン®口腔用軟膏 0.1%
	デキサメタゾン口腔用軟膏 0.1%（**図1**）
ベクロメタゾンプロピオン酸エステル	サルコート®カプセル外用 50 μg（**図2**）
トリアムシノロンアセトニド	アフタッチ®口腔用貼付剤 25 μg
	オルテクサー®口腔用軟膏 0.1%

処方例：
　Rp）デキサメタゾン口腔用軟膏　5 g×1本　1日1～数回患部に塗布
　　　サルコートカプセル50 μg　1日3回　患部に噴霧

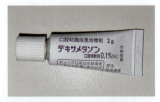

図1　デキサメタゾン軟膏

■ 抗真菌薬

1) 口腔カンジダ症に用いる．
2) 口腔内にまんべんなく塗布する．なお，病巣が広範囲に存在する場合には，口腔内にできるだけ長く含んだ後，嚥下する（使用方法は塗布後に嚥下であるため，本来，内服薬が正しい）．
3) 投与期間は原則として14日間．なお，本剤を7日間投与しても症状の改善が認められない場合には投与を中止して他の適切な療法に切り替える．
4) 投与後は含嗽や食物摂取を控える．
5) 義歯を装着している場合は，義歯を十分に洗浄し，義歯にも塗布する．
6) ワルファリン服用中の患者には使用禁忌である．

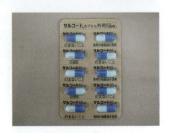

図2　サルコート®

（一般名）　　　　　　（商品名）
ミコナゾール　　　　　フロリードゲル（図3）
処方例：
　Rp）フロリードゲル 20 g　分4×7日分

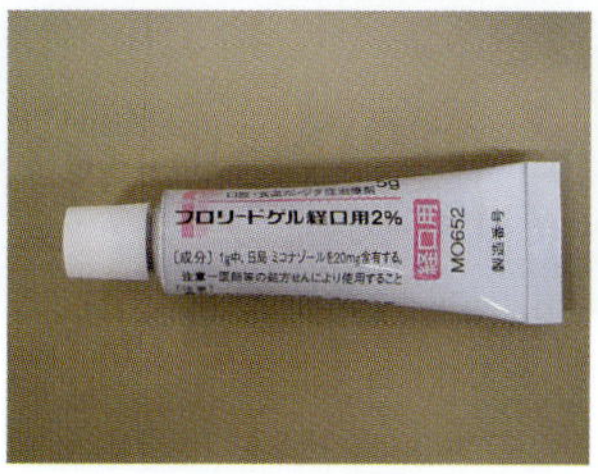

■ 含嗽薬

1 ポビドンヨード（イソジンガーグル®）
1）殺菌消毒効果を発揮する．
2）口内炎，抜歯創を含む口腔創傷の感染予防，口腔内の消毒に用いられる．
3）ヨウ素に過敏症がある患者には使用しない．
4）甲状腺機能に異常のある患者には慎重に使用する．

2 アズノール®
1）抗炎症作用，ヒスタミン遊離抑制作用，上皮形成促進作用を有する．
2）口内炎，歯肉炎，口腔創傷の感染予防に用いる．

3 ネオステリン® グリーン
1）陽イオン界面活性剤で，細菌，カビ類に抗菌性を示し，洗浄作用を有する．
2）口腔内の消毒，抜歯創の感染予防に用いる．

（一般名）　　　　　　　　　　　　（商品名）
ベンゼトニウム塩化物　　　　　　　ネオステリン® グリーンうがい液 0.2%（図4）
ポピドンヨード　　　　　　　　　　ポピドンヨードガーグル 7%
アズレンスルホン酸ナトリウム水和物　アズノール® うがい液 4%

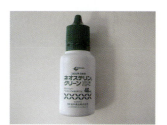
図3　フロリードゲル

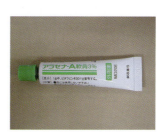
図4　ネオステリン® グリーン

■ 抗ウイルス薬

1）単純疱疹，帯状疱疹に用いられる．
2）1日1〜4回，患部に適量を塗布または貼布する．
3）発症の早期に用いるほど効果が期待できる．

（一般名）　　　（商品名）
ビダラビン　　　アラセナ-A 軟膏（図5）
　　　　　　　　ビダラビン軟膏

処方例：
　Rp）アラセナ-A 軟膏　5 g×1本　1日1〜数回患部に塗布

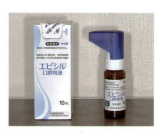
図5　アラセナ-A 軟膏

■ 口腔粘膜保護剤

・周術期口腔機能管理中（化学療法や放射線療法中）の患者に使用する．
・歯科でのみ処方可能な薬剤．
・化学療法や放射線療法を行うことによって生じる口腔内の疼痛の管理および緩和を物理的作用により行う．
（商品名）エピシル®（図6）
使用方法：ポンプを1〜3回プッシュし，患部に内容液を滴下塗布

図6　エピシル®

〈國領真也〉

3 小児への投薬法

■目 標

・投薬の必要性を診断できる．
・小児用薬剤の選択と薬剤の必要量を算出する技能を身につける．

Point

・臨床症状から投薬の必要性を判断し，小児用の適切な薬剤を選択する．
・医療面接において，体重・既往歴・アレルギーの有無などを問診し，適切な薬剤の選択だけでなく，薬剤量の計算や薬剤の形状への配慮を行う．
・処方箋へ正しく記載する
・服用について，小児および保護者に丁寧な説明を行う．

■目 的

急性炎症時や抜歯などの外科的処置に対して，鎮痛薬や抗菌薬の投与を計画する．また，先天性心疾患など感染に注意すべき疾患をもつ小児の歯科治療に際して，術前薬として抗菌薬を投与することによって，消炎，感染の予防ならびに疼痛の軽減をはかる．

1）鎮痛薬

鎮痛薬は，歯髄処置や外科処置に対して，疼痛緩和を目的として投与する．通常，15歳以下の小児に対してはアセトアミノフェンを選択する．非ステロイド性抗炎症薬（NSAIDs）であるアスピリンやロキソプロフェンは小児には原則として処方を行わない．アスピリンは小児ではReye症候群を起こす可能性があるため禁忌である．ロキソプロフェンも，小児を対象とした臨床試験を行なっていないため15歳未満には使用できない．

2）抗菌薬

抗菌薬の投与は，乳歯の歯肉膿瘍を伴う根尖性歯周炎などすでに感染所見が認められる歯科疾患や舌，歯肉の裂傷に対して，感染による炎症が強く予測される場合に投与する．小児用の抗菌薬の種類はペニシリン系，セフェム系，マクロライド系などがあるが，耐性菌の増加を防ぐため，ペニシリン系抗菌薬を第一選択とする[1]．

抗菌作用により，腸内細菌のバランスが乱れ，軟便や下痢を起こすことがある．その際は整腸剤として，抗菌薬耐性の乳酸菌の投与を行い抗生物質によって死滅してしまう常在菌を補う．

3）処方時に配慮すべき疾患

先天性心疾患など，感染性心内膜炎を引き起こすリスクのある患児は，侵襲的で観血的な歯科治療に起因して口腔内細菌による菌血症を引き起こすことがあるため，その予防として抗菌薬の術前投与を行う必要がある．治療計画を立てる段階で，医科の主治医に患児の全身状態の確認や治療の際の注意点についての対診を行う．感染性心内膜炎のリスクのある心疾患は「感染性心内膜炎の予防と治療に関するガイドライン（2017年度改訂版）[2]」（日本循環器学会）に記載されているので参考にする．

薬剤アレルギーは薬剤によって引き起こされる過敏反応である．薬剤アレルギーには，薬剤を

使用した後，数分から数時間で現れるじんましん，喘鳴，嘔吐などの即時型アレルギーや，数日以降に現れる発熱や全身の臓器障害などの遅延型アレルギーがある．重症の症状はアナフィラキシーとよばれる．アレルギーなどの異常が現れた場合には，ただちに服薬を中止するよう保護者に指示する．

■ 処置の流れ

①問診→②薬剤選択→③用法決定→④投薬量算出→⑤処方箋記入

①患児は薬の剤形は何が飲めるのか，薬のアレルギーがあるのか問診で確認する．疾患によっては，治療前に服用すべき薬剤がある場合があるため，必ず確認を行う．

②歯科治療に対して鎮痛薬や抗菌薬などの処方の必要性を検討する．

③薬には粉薬やシロップ剤，錠剤などさまざまな剤形があるので，年齢に応じた剤形を選択する．経口摂取が一般的だが，経口摂取が困難な場合は坐剤を選択する．内服が難しい小児に対しては，アイスクリームに混ぜる，服薬補助ゼリーを使用するなどの方法がある．

④薬の用量決定のために体重を問診する，わからない場合は必ず測定し，投与量を決定する．

⑤処方箋を記入する．

■ 注意事項

1）小児への与薬に対する基本的問題点に留意する．

・薬剤の吸収率

・生体の水分量が薬物の体内分布に及ぼす影響

・薬物代謝と腎排泄

・有効量と中毒量

2）与薬後は，アレルギー反応に注意を払う．アレルギーなどの異常が現れた場合には，ただちに服用中止を指示する．

3）テトラサイクリン系の抗菌薬の服用は，歯胚形成に影響を与え，歯冠に黄色あるいは灰褐色の変色を生じることがあるため，小児への使用は避けるべきである．

4）保護者が薬剤の保管・管理を行うよう指示する．

●引用文献
1) 中嶋真理子・他．当院小児歯科外来における抗菌薬処方傾向に対する抗菌薬薬剤耐性（AMR）対策の効果．小児歯誌 2022；60（3）：108-15.
2) 日本循環器学会：感染性心内膜炎の予防と治療に関するガイドライン（2017年度改訂版）．
https://www.j-circ.or.jp/cms/wp-content/uploads/2020/02/JCS2017_nakatani_h.pdf （2024年6月1日アクセス）

〈岡　暁子，熊谷徹弥〉

第8章 投薬の基本知識

4 妊婦・授乳婦への投薬法

■目 標

- 妊娠の経過と胎児の器官形成期を説明できる.
- 妊婦に安全な抗菌薬および非ステロイド性抗炎症薬（NSAIDs）の使用法（種類・時期）を理解する.
- 薬物が胎児へ及ぼす影響について説明できる.

Point

- 妊婦・授乳婦に投与する抗菌薬は，ペニシリン系かセフェム系を第一選択とする．特に，耐性菌防止の観点からペニシリン系がよい.
- ペニシリン系，セフェム系にアレルギーがあればマクロライド系を使用する.
- 妊婦・授乳婦には NSAIDs よりもアセトアミノフェンを使用する.
- 薬剤は必要かつ最小限の投与を行う.
- 妊娠 3〜15 週（妊娠 1〜4 か月）は可能であれば投薬を避ける.
- 妊娠中期（妊娠 5〜7 か月）が投薬，治療に安全な時期である.
- 仰臥位低血圧症候群に注意する.

■投薬に必要な知識と注意事項

1 妊娠の基礎知識

1) 妊娠期間は，1週＝7日，4週＝1か月で計算する.
2) 最終月経の開始日が妊娠 0 週 0 日となる.
3) 排卵日（受精成立）が妊娠 2 週（妊娠 14 日）となる.
4) おおよそ 40 週 0 日（10 か月）＝280 日で分娩となる.

2 妊娠期間と薬剤

1) 受精から着床までの 2 週間：母体と胎児との結合なし
2) 妊娠初期〔妊娠 3〜15 週（妊娠 4 か月まで）〕：器官形成期のため催奇形性に注意する．特に妊娠 28〜50 日の薬物投与は要注意である.
3) 妊娠中期（妊娠 5〜7 か月）：一般に安定期といわれ，歯科治療に適した時期である．ただし，胎児毒性には注意が必要である.
4) 妊娠後期〔妊娠 28 週（妊娠 8 か月）以降〕：胎児は薬剤代謝能が未熟なため，胎児への薬剤の移行に注意する.

3 投与薬剤

1) ペニシリン系，セフェム系，マクロライド系抗菌薬は小児でも使用可能である.
2) マクロライド系抗菌薬は，ペニシリン系，セフェム系抗菌薬よりも母乳への移行率は高い.
3) ニューキノロン系抗菌薬は胎児や乳幼児に対する安全性が確立していないので妊婦や授乳婦には投与しない.
4) 半減期は，カロナール®（アセトアミノフェン）(2.3 時間)，ロキソニン®（ロキソプロフェン

ナトリウム水和物：NSAIDs)(1.3時間)，ボルタレン®（ジクロフェナクナトリウム：NSAIDs）(1.3時間)，フルカム®（アンピロキシカム：NSAIDs)(42時間）である．
5) ボルタレン®は妊娠の可能性がある女性への投与もしてはならない．
6) カロナール®は授乳中に内服しても母乳への移行は低く（1.85%），常用量であれば投与して問題はない．
7) 授乳の直後に内服すれば，母乳中の薬物濃度を低下させることができる．

■ 薬物の妊婦および胎児への影響

抗菌薬	・β-ラクタム系（ペニシリン系，セフェム系） 　妊娠全期にわたって安全，吸収・排泄が速やかである． 　母乳への移行が低く，乳児への影響は少ない． ・マクロライド系 　胎児には安全だが，胎内に残留の可能性あり． 　母乳への移行が良好だが，安全性は高い．
解熱鎮痛薬	・アセトアミノフェン（アンヒバ®，カロナール®）：妊婦に投与しても胎児には安全である． ・NSAIDs（インドメタシン®，ロキソニン®） 　胎盤通過性があり，母体に投与されるとほとんど胎児に移行する．母乳に移行する． 　胎児の動脈管を収縮させる． 　羊水減少，早産のおそれ． 　妊娠28週（7か月）以降は使用しない．
局所麻酔薬	・リドカイン：胎盤を通過しやすい．母体血中濃度の50%程度が胎児の血中濃度となる． ・アドレナリン：破壊されやすく胎児に移行しにくい． ・シタネスト-オクタプレシン®〔麻酔薬プロピトカイン塩酸塩＋血管収縮薬フェリプレシン〕： 　分娩促進作用があるので使用しない．

■ カルテへの記載

カルテへの記載に際しては，妊娠週数（あるいは授乳中），抗菌薬や鎮痛薬の種類と必要性，その処方薬を選択した理由，胎児や乳児への薬物の影響など，患者に説明した内容をすべて記載する．

■ 仰臥位低血圧症候群（図）

1) 妊娠中期から後期の妊婦が，歯科治療などで仰臥位になると，急激に血圧が低下し，脳貧血症状を呈することがある．仰臥位では子宮が下大静脈を圧迫して，静脈還流が阻害され，心拍出量低下により，低血圧を起こすためである．
2) 妊娠後期の妊婦の歯科治療にあたっては仰臥位は避ける．左を下にする側臥位か，リクライニング位で治療する．下大静脈は子宮と脊椎の右側に挟まれた位置にあり，左側臥位にすると子宮からの圧迫が開放されるためである．

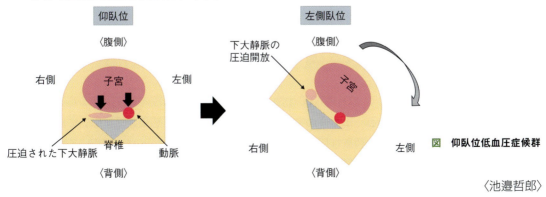

図　仰臥位低血圧症候群

〈池邉哲郎〉

第9章 う蝕修復処置法

1 切削器具の使い方

■ 目　標
・適切な切削器具を選択し，安全で効率の高い硬組織の切削ができる．

Point
・回転切削器械・器具の正しい選択は，効率がよく侵襲の少ない歯科治療のために重要である．
・正しい器具の把持法，動かし方を修得することで，正確で，疲労が少なく，かつ安全な切削ができる．
・回転切削器具による切削時にはアシスタントによる補助操作が必要とされる．

■ 手用切削器具およびハンドピースの持ち方

　持ち方の基本は拇指，示指，および中指によるペングリップである（図1a）が，切削部位によりグリップの形は異なる．

　中指は把持とともに手を固定する役割も果たす．固定点（フィンガーレスト）は切削部位に近接した同顎の硬い組織（歯質，付着歯肉粘膜）上に求める（図1b）．

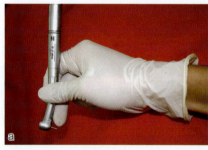
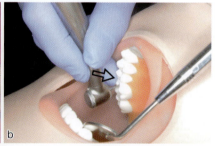

図1　a：上顎前歯部舌側，小臼歯などの形成時のグリップ．b：6⏟咬合面切削時の固定点

■ 各種の切削器械・器具の使い分けと注意点

1 回転切削器械・器具

1）エアタービン
　　圧搾空気をローターの羽根車に当てることで，450,000～500,000 rpmの高速回転を得る．回転力は小さいため，切削圧をかけすぎると回転数の低下が起きやすく，40～60 gの軽圧（フェザータッチ）での切削が適切である．切削方向は奥より前方，左より右方向（ハンドピースを右手で把持する際）とするのが基本である（図2）．

2）マイクロモーター
　　小型直流モーターを用いて100～40,000 rpmの回転数を得る．口腔内で使用するハンドピースはコントラアングル型である．エナメル質の切削は困難であるが，感染象牙質除去には効率がよく，う蝕検知液の併用により過剰な切削を防止できる．小型のラウンドバーを用いてかき上げるように動かす（図3）．また，修復や咬合調整後の仕上げ研磨にも多用される．FG用の増速コントラアングルハンドピースは100,000 rpmを超える回転数を得られ，エアタービンよりも低速な

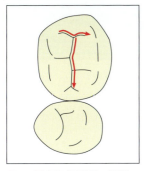
図2 回転切削器具・器械により歯を切削する方向

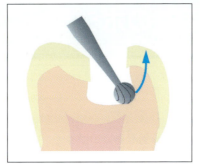
図3 低速切削による罹患象牙質除去時のラウンドバーの動き

がら回転力に勝り，偏心も少ないうえ患者に不快感を与える高周波音が少ない．

3）歯質の切削に用いる回転切削器具（バー・ポイント類）

①スチールバー

罹患歯質除去や窩洞の修正，荒研磨用に低速切削用マイクロモーターに装着し使用される．

②タングステンカーバイドバー

主に高速切削用として使用される．歯質のみならず金属充填物，補綴装置の切削にも適する．刃部と柄部との接合部で破折しやすい．

③ダイヤモンドポイント

エナメル質の高速切削に多用される．粒度により粗粒子から超微粒子まで各種存在する．粒子が粗いものは，切削効率はよいが切削面も荒いため，仕上げには微粒子や超微粒子のものを用いる．

2 手用切削器具

・スプーンエキスカベーター

罹患歯質の検査と除去，仮封材の除去に用いる．中指を固定点として動かす．ほかの手用切削器具は，現在では用いられなくなりつつある．

■ 注意事項

1）回転切削器械・器具の使用に際しては，隣在歯や歯肉，頰粘膜の誤切削に十分注意する．軟組織の保護はミラーやバキュームチップも用いる．

2）バー，ポイントは目的に応じた形態，大きさのものを使用するが，種類は必要最低限とするのが効率的である．切削能力の低下したものや曲がっているものは使用しない．また，ハンドピースには確実に装着し，回転時に偏心がないことを確認した後に切削を開始する．

3）切削前に，切削時に必要とされる指先の動きを模倣しイメージをつかむとよい（パントマイム）．バー・ポイントを歯面に軽く当て，切削イメージ通りに無回転のままハンドピースを動かしてスムーズに指が動くようになった後，切削を開始する．

4）バー・ポイントは切削面よりおよそ 0.5 mm 離れた位置におき，中指でフィンガーレストをとった後に回転させる．回転音を聞き，最大回転数に達した後切削を開始する．切削時にも回転音に注意し，音の変化を感じながら切削圧を調整する．切削後はバーを形成面より離してからフットペダルを離し，回転が完全に止まってから固定点より中指を離す．

5）切削時の発熱や切削粉を除去するため，必要十分な量の注水噴霧を行い，間欠的に切削する．

6）スプーンエキスカベーターの刃部はシャープニングを行い，よく切れる状態にしておく．また，刃物であるため火炎で焼いてはならない．

〈諸冨孝彦〉

第9章 う蝕修復処置法

2 切削器具使用時のポジショニング

■ 目　標
・精密な切削を正確に行うための診療姿勢を身につける．

> **Point**
> ・歯の切削時には，精度が±0.2 mm，±3度とされるほどの精密な作業を正確に行うことが要求されるため，治療時の術者の姿勢は身体的，精神的にストレスの少ない状態である必要がある．
> ・歯の切削時には術者は座位姿勢をとり，患者は水平位（仰臥位）とすることが基本である．
> ・歯科用実体顕微鏡使用時には，特に正しい診療姿勢の保持が要求される．

■ 正確な切削のための姿勢

　身体的，精神的にストレスを感じにくい姿勢は座位で，上半身は前後，左右とも体軸に対し垂直となる（**図1，2**）．作業時には，この体位からやや頸部を前屈させる．作業点は身体の正中で，胸の高さにおく．まず自分の身体がこの姿勢をとれるようチェアの高さを調整し，ついで作業点（タービンを把持する3指）に患歯がくるように診療台を上げる．術者は作業点を中心として前後，左右に動き，手首や肘がリラックスする位置へと移動する（**図3**）．両脚の足底は必ず床につけ，フットペダルは左脚の爪先の位置に配置する．
　肘がストレスなく動く範囲やリラックスした状態の前腕，手首，そして指の形は個人差が少なく，この状態を保ったまま作業を行うようにする（**図4**）．器材を置くトレーは，作業点から肘より先だけ動かせば器具をピックアップできる位置に配置する．

■ 患者のポジション

　患者は仰臥位が基本である．頭部の位置は，以下のように設定する．
　1）前後方向：上顎咬合平面が床面に対し垂直から後方7度となる位置が標準である．長時間でな

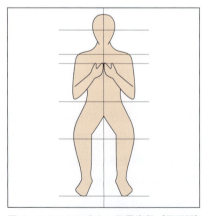

図1　ストレスの少ない作業姿勢（正面観）
体軸は左右に傾けず，両側の膝，腰，肩，目をつなぐラインが水平となる．

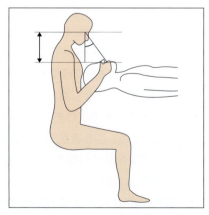

図2　ストレスの少ない診療姿勢（側面観）
作業点は両目の中心から25〜35 cmくらい離す．

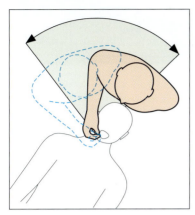

図3 術者は作業点を中心にしてポジションを決定する．患者の頭頂部を12:00として時計の文字盤にたとえると，9:30～1:00に位置する．

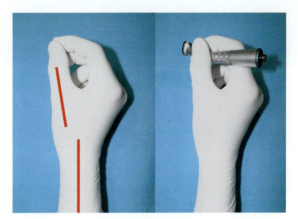

図4 リラックスした手の状態とハンドピースのグリップ
手首が屈曲せず，自然に伸びた状態を維持する．

ければ，後方に15度程度まで傾けても患者の不快感は少ない．前後方向は，ヘッドレストにより位置を調整する．

2）左右方向：処置部位に応じて30～45度程度，頭部を傾ける．左右方向は，声かけのうえ患者に首を動かすよう促し，患者の左右の頬骨弓付近に両手を当て，適切な角度となる位置まで導く．

■ デンタルミラーの適正な使用（ミラーテクニック）

切削対象の歯面には，①術者が姿勢を保って直視可能な範囲，②適正な姿勢を崩すことで直視可能な範囲，そして③直視不可能な範囲が存在する．②および③に該当する歯面を切削する際には，デンタルミラーの使用が必要となる．注水下での切削時，ミラーを対象歯面に近づけ過ぎるとミラーが濡れ視界が妨げられるため，位置に注意する．また，①に該当する歯面を切削する際においても，ミラーは軟組織の排除による安全確保を目的として使用する．

■ 注意事項

1）診療時の術者のポジションチェックは重要である．第三者によるチェックを受けるのが望ましいが，術者自身で確認する際は目を閉じることで，現在の自身の姿勢に無理がないか気づきやすくなる．

2）一般的に，多くの術者が作業点を低くとりすぎる傾向がある．身体が強く前屈すると平衡感覚が安定しないうえに疲労が蓄積する．また患者に圧迫感を与える．

3）上腕，前腕，手，指も常にリラックスした状態で形成ができるよう意識する．このためにはハンドピースのグリップとミラーの使用法が重要である．

4）器材はピックアップがスムーズに行える場所や方向に配置し，トレー上のインスツルメントも常に整理された状態に保つ．ピックアップの際に集中力を失わないようにする．

5）歯科用実体顕微鏡は鏡筒の位置づけが限定されるため，使用時には正しい診療姿勢の順守が必要となる．

●引用文献
1）パフォーマンスロジック学術記録集編集委員会編．パフォーマンスロジック（歯科）学術記録集　ゼロからの軌跡．システムプランニング1988．p.85-8，157-9．

〈諸冨孝彦〉

第9章 う蝕修復処置法

3 初期う蝕の処置

■目 標

・初期う蝕に対して適切な処置を行うことができる．

Point
・初期う蝕はエナメル質に限局した脱灰であり，明確なう窩は認めない．
・患者の年齢，う蝕リスクレベル，う窩の部位によって対応が変わる．
・初期う蝕への対応は，切削ではなく適切なプラークコントロールとフッ化物の塗布である．
・象牙質う蝕でも再石灰化を促せる場合がある．

■目 的

・Minimal Intervesion（MI）の観点から，う窩を形成していない初期う蝕の進行抑制と再石灰化をはかる．
・「う蝕治療ガイドライン 第2版」（日本歯科保存学会編）では，MIの考え方は以下の5項目からなる．

1）口腔内細菌叢の改善
　まず最も重要なことは感染そのもののコントロール，すなわちプラークを除去し，糖分の摂取を制限することである．

2）患者教育
　患者にはう蝕の成り立ちを説明し，同時に食事指導と口腔清掃指導を通して自らも，う蝕リスクの低減をはかる必要があることを説明する．

3）エナメル質および象牙質のう蝕でまだう窩を形成していないう蝕の再石灰化
　唾液は，脱灰と再石灰化のサイクルにおいて重大な役割を演じているので，量的および質的に評価されなければならない．エナメル質の白斑や，う窩を形成していない象牙質う蝕は，その進行が停止したり治癒したりすることが証明されている．したがって，そのような病変に対しては，まずは再石灰化療法を行って経過観察すべきである．病変の進行状況が経過観察によって確認できるよう，病変の範囲は客観的に記録しておく必要がある．

4）う窩を形成したう蝕への最小の侵襲
　極力天然歯質を保存するよう努め，切削するのは破折の可能性があるエナメル質と感染した象牙質のみに限定すべきである．この切削操作には，状況に応じて手用器具，回転器具，音波・超音波装置，エアブレージョン装置，あるいはレーザー装置が用いられる．窩洞はほとんどの場合，感染した象牙質の広がり具合によって決まるので，一つひとつ違った形になり，あらかじめ窩洞の形が決められるものではない．窩洞の大きさを最小限にすることで，グラスアイオノマーセメントやコンポジットレジンなどの接着性材料で修復することが可能となる．

5）欠陥のある修復物の補修
　修復物の除去においては，結果として健全歯質もいくらかは削除することになるので，窩洞のサイズが大きくなることは避けられない．臨床的判断に従い，それぞれの状況に応じて，修復物

全体を再修復する代わりに補修をすることも1つの選択である.

■ 用意するもの

1) う蝕診断機器〔エックス線画像（咬翼法）・透照診用ライト・レーザーう蝕検出装置など〕
2) 歯垢染色液
3) 歯ブラシ
4) フロス
5) 低回転式コントラアングルとラバーカップ・回転ブラシ
6) 塗布用2%リン酸酸性フッ化ナトリウム（APF）ゲル

■ 処置（検査・診断）の流れ

1) 問診，歯垢染色，う蝕診断機器によるう窩の診断
2) 口腔衛生指導（ブラッシング指導・生活習慣指導）
3) PMTC
4) 初期う蝕部位へのAPFゲル塗布（歯ブラシ・綿球などを使用）
5) 3～4分間放置後，余剰ゲル除去
6) うがいをせず，唾液は吐き出してもらうよう指示．30分間は飲食禁止.

■ 注意事項

・第一にプラークコントロールを優先し，う蝕リスクの低減をはかる.
・経過を追う場合のエックス線撮影は，過去のエックス線画像と同じアングルから撮影するようにしなければ，う蝕の進行度合いは診断できない.
・象牙質う蝕の場合，以下の5項目の所見がみられる場合においては，修復処置の対象となり，複数認められた場合はただちに修復処置を行う〔「う蝕治療ガイドライン　第2版」（日本歯科保存学会編）〕.
1) 歯面を清掃乾燥した状態で肉眼あるいは拡大視野下でう窩を認める
2) 食片圧入や冷水痛などの自覚症状がある
3) 審美障害の訴えがある
4) エックス線画像で象牙質層1/3を超える病変を認める
5) う蝕リスクが高い
・APF塗布は年2～4回行う（ローリスク患者：年2回，ハイリスク患者：年4回）.

■ カルテへの記載

病名：4̄ Ce

6/1		初診	267
		歯科疾患管理料＋文書提供加算	80＋10
		エナメル質初期う蝕管理料	30
	4̄	フッ化物歯面塗布処置	100

〈吉居慎二〉

第9章 う蝕修復処置法

4 軟化象牙質の除去（う蝕検知液の使用法）

■目　標

・軟化象牙質の除去に対する適切な処置ができる．

Point

- 象牙質う蝕で除去しなければならないのは，細菌を含む層である．
- 急性う蝕では，象牙質の軟化が急速に先行するので，取りすぎに注意する．
- 慢性う蝕の着色象牙質は，う蝕検知液による判定ができないため，除去する．
- 特に審美が要求される前歯では，う蝕検知液を使用すると修復後，うっすらとピンク色になるため，控えたほうがよい．
- 特に審美が要求される前歯では，着色象牙質はすべて除去する．
- 着色象牙質で硬化しているものは残してよい．
- う蝕検知液の使用法は製品によって異なるので，メーカー指示に従う．

■目　的

・軟化象牙質の除去

■用意するもの

1) 切削用器具（回転切削器具，手用切削器具）
2) う蝕検知液
3) ラバーダム

■処置の流れ

①エナメル質除去：う蝕の範囲をすべてみられるようにタービンで開拡する．
②必要に応じてラバーダムの準備をする．
③低速回転切削器具（ラウンドバー3，4）で，軟化象牙質の概略の除去を行う．
④う蝕検知液を使用して，染色部を低速回転切削器具（ラウンドバー2，3）もしくは手用切削器具で除去する．
上記の操作（①〜④）を2〜3回繰り返す．

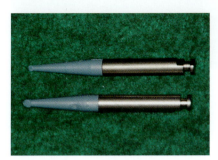
図1　プラスチック製低速用バー

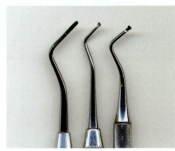
図2　エキスカベーター

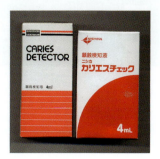
図3　カリエスディテクター® とカリエスチェック®

■ 注意事項

1) う蝕はエナメル象牙境に沿って拡大するため，この部分の取り残しが多く，二次う蝕の原因となるので，注意が必要である．
2) エナメル象牙境にう蝕検知液による染色部がみられたら，まずエナメル質を除去し，拡大しておくこと．
3) エナメル象牙境のみを小さなラウンドバーなどで除去しないこと．除去が不完全となり，フリーエナメルの原因となる．
4) う蝕病巣が深く，歯髄の接近を疑うときはラバーダムをすること．露髄してしまったときは，直接歯髄保護処置または抜髄が必要となる．

- 回転切削器具：プラスチックでできた低速用バーが発売されている（**図1**）．これは，健全象牙質を切削できないので，誤って露髄させることはないとされている．
使用法は回転がみえるほど低速（500～800回転）で，軽いタッチで切削をする．形成が完了したあと，取り残しが多いとの報告もあるので，う蝕検知液やエキスカベーターまたは探針で確認するようにする．
- 手用切削器具：一般に使用されるエキスカベーターで概略の除去を行い，続いて，先の小さいもので，ていねいに除去を行う．先の小さいエキスカベーターは3級窩洞では特に便利である．カリカリとなれば除去は完了である．エキスカベーターは常に鋭利にしておくことが重要である（**図2**）．
- う 蝕 検 知 液：現在，2種類のう蝕検知液が発売されている（**図3**）．ともに，細菌が存在するう蝕象牙質第一層（内層）を染色する．使用法は，水洗，乾燥後，カリエスディテクター®では10秒後，カリエスチェック®では3秒後に水洗し，染色部分を削除する．この操作を繰り返し，染色されなくなるまで行うが，カリエスディテクター®では淡い染色部は残すが，カリエスチェック®では染色部はすべて除去するという点が異なっている．
- そ　の　他：超音波切削やエアブレイシブ（噴射切削装置）によっても，軟化象牙質の除去ができる．

〈山田和彦〉

第9章 う蝕修復処置法

5 覆髄（歯髄保護処置）

■ 目　標

・歯髄保存の意義を理解し，そのための適切な歯髄保護処置ができる．

Point

・歯髄に感染しないように処置を行う．そのためにはラバーダムが必要である．
・直接覆髄のときは露髄の直径が1mm以下で，確実に止血できなければならない．
・歯の活性度（若い歯に限る）を知り，治療と予後に関する患者への十分な説明と同意が必要である．

■ 目　的

・外来刺激の遮断
・修復材由来の刺激の遮断
・修復象牙質の形成促進（図）
・形成面に対する制腐ないし防腐効果

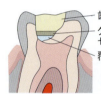

図　直接覆髄

■ 用意するもの

1) 切削用器具（回転切削器具，手用切削器具）
2) ラバーダム
3) 化学的清掃材（ネオクリーナー®，過酸化水素水，生理食塩水）
4) 覆髄材
　①水酸化カルシウム製剤（ダイカル®，カルビタール®）
　②タンニン・フッ化物合剤配合カルボキシレートセメント（HY-Bond Temporary Cement®）
　③MTA（PRO ROOT®，MTA ANGELUS®，BioMTA®）

■ 処置の流れ

1 間接歯髄保護処置（間PCap）
①必要に応じてラバーダムの準備→②象牙質を生理食塩水で洗浄→③ダイカル®にて歯髄接近部を覆髄→④ベースセメントでカバー

2 歯髄温存療法（AIPC）
①必要に応じてラバーダムの準備→②軟化象牙質をできるだけ除去→③ダイカル®などの覆髄材で間接覆髄→④暫間修復を行い，数か月観察，エックス線で第三象牙質の形成を確認→⑤暫間修復を除去し，さらに深部の歯質を除去→⑥サブベースとベースを行う→⑦最終修復を行う

3 直接歯髄保護処置（直 PCap）

①ラバーダムが必須→②象牙質粉が歯髄に迷入しているので，ネオクリーナー®，過酸化水素水の交互洗浄によるケミカルサージェリーが必要→③生理食塩水で洗浄し，止血を確認→④水酸化カルシウム製剤（ダイカル®，カルビタール®）やMTA（PROROOT®など）による直接覆髄→⑤サブベース，ベースをして，最終修復を行う.

■ カルテへの記載

①間接歯髄保護処置（間 PCap）

病名：|6　C₂　単 Pul（注：レセプト病名は C）

6/1	|6	浸潤麻酔（OA・2％キシロカイン Ct　1.8mL）	30＋10
		間接歯髄保護処置（間 PCap）	38
		う蝕処置	18

②歯髄温存療法（AIPC）

病名：|4　C₂　単 Pul（注：レセプト病名は C）

6/1	|4	浸潤麻酔（OA・2％キシロカイン Ct　1.8mL）	―
		歯髄温存療法（AIPC）	200
		う蝕処置	18

③直接歯髄保護処置（直 PCap）

病名：|1　C₂　急単 Pul（注：レセプト病名は C）

6/1	|1	浸潤麻酔（OA・2％キシロカイン Ct　1.8mL）	―
		直接歯髄保護処置（直 PCap）	154
		う蝕処置	18

■ 処置およびカルテ記載上の注意

1) 歯髄保護処置を行った場合，使用材料，処置内容などを記載すること.

2) 充形，修形，歯髄切断とあわせて行った歯髄保護処置は算定できない.

3) 急性単純性歯髄炎の場合には，間接歯髄保護処置後 2〜3 日経過をみて，歯髄炎症状の喪失を確認してから充填操作に入る.

4) 歯髄温存療法（AIPC）を行った場合は 3 か月以上，また直接歯髄保護処置を行った場合は 1 か月以上の経過観察を行い，その後歯冠修復へと移行する.

5) 歯髄温存療法（AIPC）を行った日から起算して 3 か月以内に抜髄になった場合，抜髄の所定点数から 192 点を減算する.

6) 直接歯髄保護処置を行った日から起算して 1 か月以内に抜髄になった場合，抜髄の所定点数から 154 点を減算する.

7) MTA セメントを使用する場合，保険適応とならない覆髄材もあるため注意する.

〈山田和彦〉

第9章 う蝕修復処置法

6 グラスアイオノマーセメント修復

■ 目 標

・グラスアイオノマーセメントの特性を生かした修復ができる．

Point

・コンポジットレジンとの使い分けができるよう，グラスアイオノマーセメントの特性を理解する．
　①フッ化物徐放によるう蝕予防効果，再石灰化が期待できる．
　②親水性であり被着面のコントロール困難な部位への適応が可能である．
・う蝕が歯肉縁下に達しているなど，完全な防湿が困難な場合はグラスアイオノマーセメントを適用するとよい．
・高強度塡塞用グラスアイオノマーセメント（図1）は，高齢者の根面う蝕や訪問診療など，防湿が難しい場合や診療環境の問題で十分な治療が行えない場合に有効である．

■ 目 的

・う蝕に対してグラスアイオノマーセメントで修復する．

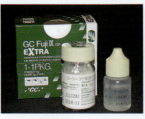
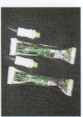

図1 高強度塡塞用グラスアイオノマーセメント
左：粉液タイプ 右：カプセルタイプ

■ 適応症

1）根面う蝕　2）くさび状欠損　3）舌側に位置する3級窩洞　4）唇側エナメル質を広く覆わない5級窩洞　5）小窩裂溝の予防塡塞　6）乳歯の修復　7）初期の咬合面裂溝う蝕　8）臼歯隣接面のトンネル修復

■ 用意するもの

1）麻酔（う蝕予防的処置の場合，麻酔を必要とすることはまれである）　2）切削器具〔高速切削：カーバイドバー（洋梨状330），ホワイトポイント　低速切削：歯面研磨用ブラシ，ラウンドバー1・2・3，研磨用シリコーンポイント　手用切削器具：スプーンエキスカベーター〕　3）シェードガイド　4）修復用グラスアイオノマーセメント材料　5）デンティンコンディショナー

■ 処置の流れ（図2〜9）

①シェードテイキング→②感染歯質の除去（窩洞形成）→③歯面の酸処理（デンティンコンディショナー）→④グラスアイオノマーセメントの充塡→⑤光照射→⑥バーニッシュ塗布→⑦仕上げ研磨

■ 注意事項

1）適応症を間違えない（外力の加わるところの修復には向かない）．
2）初期硬化中の感水に注意する．硬化後の乾燥による亀裂にも注意する．そのため研磨は注水下

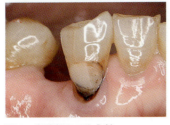
図2 歯頸部の二次う蝕

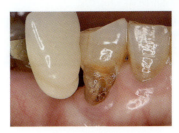
図3 シェードテイキング

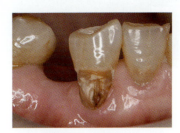
図4 う蝕除去・窩洞形成

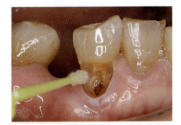
図5 歯面処理

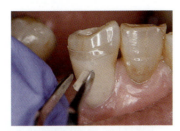
図6 充填・マトリックス圧接

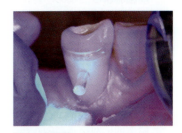
図7 光照射

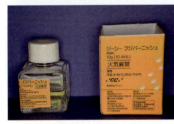
図8 バーニッシュ塗布

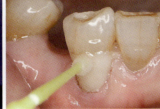
図9 仕上げ研磨

（出典：米田雅裕, 山田和彦. グラスアイオノマーセメント修復. 保存修復学. 第7版.）

で行う.
3) 窩縁はバットジョイントにし, 薄くならないように気をつける.
4) 仕上げ研磨は1日後にしたほうがよい.

■ カルテへの記載

病名：1⌋ C$_2$

6/1	1⌋	充形（KP）	128
		デンティンコンディショナー（歯面処理）	—
		光グラスアイオノマー（B）	106＋8
		研磨	—

う蝕歯即時充填形成（充形）	128点		
充填技術料（1歯につき）		充填1（歯面処理を行う場合）	充填2（充填1以外）
単純なもの		106点	59点
複雑なもの（隣接面を含む）		158点	107点
充填用材料		単純なもの	複雑なもの
光重合型充填用レジン強化グラスアイオノマーセメント（標準型）		8点	21点
光重合型充填用レジン強化グラスアイオノマーセメント（自動練和型）		9点	23点
グラスアイオノマーセメント（標準型）		3点	8点
グラスアイオノマーセメント（自動練和型）		6点	17点

〈山田和彦〉

第9章 う蝕修復処置法

7 コンポジットレジン修復

■目 標
・前歯および臼歯のう蝕に対してコンポジットレジン修復ができる．

Point
・緊急の場合を除き，修復前に口腔環境を改善して行う．
・感染象牙質は完全に除去する（スチールラウンドバー，スプーンエキスカベーター）．
・審美性の向上のために着色象牙質の除去や，う蝕検知液の使用には注意を要する．
・修復前に対合歯との咬合関係をチェックして窩洞外形を設定する．
・強固な接着のために，歯面処理（エッチ＆リンスシステムまたはセルフエッチングシステム）を的確に行う．
・審美的な仕上がりが重要となるので，色の選択は慎重に行う．
・隣接面や歯肉側窩縁部の修復では，必要に応じて歯間分離，歯肉排除を行う．
・残存象牙質の厚みが十分であれば，特に歯髄保護を考慮する必要はない．
・コンポジットレジンを過不足なく充填し，辺縁漏洩のない修復物とする．
・充填当日は形態修正，咬合調整にとどめ，最終的な仕上げ，研磨は原則として当日は避ける．

■目 的
・う蝕をコンポジットレジンで審美的に修復する．

■用意するもの
1) 麻酔
   審美性を重要視し，健全象牙質まで拡大する場合が多いので，麻酔は必要となることが多い．
2) う蝕検知液，咬合紙
3) 切削器具
   高速切削：カーバイドバー（洋梨型）
   　　　　　ダイヤモンドポイント（フレーム型，ラウンド型）
   　　　　　超微粒子ダイヤモンドポイント
   　　　　　ホワイトポイント
   低速切削：歯面研磨用ブラシ
   　　　　　スチールラウンドバー
   　　　　　研磨用シリコーンポイント
   　　　　　研磨用ディスク
   手用切削：スプーンエキスカベーター，研磨用ストリップス
4) シェードガイド
5) コンポジットレジン材料，充填器具

164

6）歯面処理
7）隔壁（ポリエステルストリップス，セクショナルマトリックス，リング状リテーナー，ウエッジ）

■ 処置の流れ

1 前歯部隣接面の場合（図1〜6）

①エックス線検査→②麻酔→③色合わせ（使用するコンポジットレジンの色をみる）→④感染象牙質，着色象牙質の除去→⑤ベベルの付与→⑥歯面処理（使用法は製品により異なるのでメーカー指示に従う）→⑦ポリエステルストリップス，ウエッジを使用してコンポジットレジンの充塡→⑧咬合調整，形態修正→⑨仕上げ，研磨

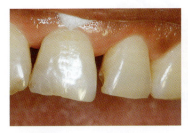
図1　術前

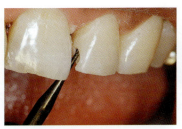
図2　感染象牙質，着色象牙質の除去，ベベルの付与

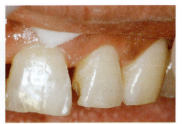
図3　エナメルエッチング法（EE），エナメルボンディング法（EB）後

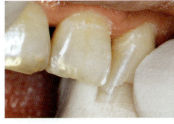
図4　ストリップス，ウエッジを使用してコンポジットレジンの充塡

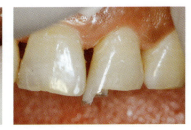
図5　光重合

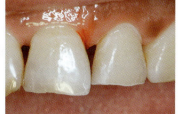
図6　仕上げ，研磨，修復完了

2 臼歯部隣接面を含む場合

①エックス線検査→②麻酔→③色合わせ（使用するコンポジットレジンの色をもみる）→④感染象牙質，着色象牙質の除去→⑤ベベルの付与→⑥隔壁（セクショナルマトリックス，リング状リテーナー，ウエッジを使用，図7〜12）→⑦歯面処理（使用法は製品により異なるのでメーカー指示に従う）→⑧コンポジットレジンの充塡→⑨隔壁の除去→⑩咬合調整，形態修正→⑪仕上げ，研磨

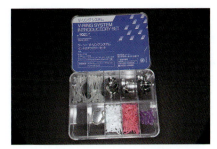
図7　Vリングシステム（ジーシー）

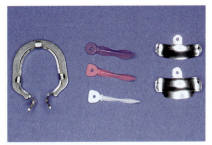
図8　リテーナーとマトリックスとウエッジ

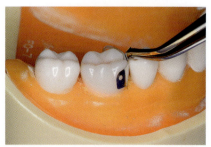
図9　マトリックスの挿入

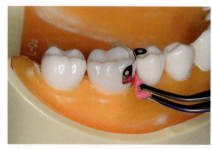
図10　ウエッジの装着

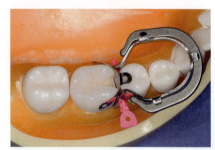
図11　リテーナーの装着

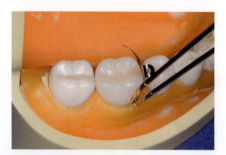
図12　修復後マトリックスの除去

■ 注意事項

1 前歯部コンポジットレジン修復

1) 審美性の考慮のため，感染象牙質の除去の際，着色象牙質も完全に除去する．
2) 前歯隣接面の修復では唇側あるいは舌側開放とし，遊離エナメル質はなるべく保存する．
3) 前歯切端部の修復では良好な辺縁封鎖性と接着性の向上のために幅広のベベルを付与する．
4) ベベルは全周に付与することが望ましく，特に隣接面歯頸部のベベルは辺縁漏洩の意味からも欠かせない．
5) 歯頸部の仕上げは難しいので，ストリップス，ウエッジを使用して確実に行う（**図4**）．
6) コンポジットレジン充塡の余剰は切縁側にすれば仕上げが行いやすい（**図5**）．
7) 研磨は必ずシリコーンポイントで行い，隣接面はストリップスやディスクを使用する．

2 臼歯部コンポジットレジン修復

1) 窩洞外形は咬合力に対する抵抗形態を考慮する．
2) 咬合面小窩裂溝のう蝕ではエナメル象牙境に沿って進行しているため，感染象牙質の除去には注意をする．
3) 咬合面の窩縁形態は基本的にノンベベルにする．
4) 隣接面の修復では咬合面からう窩を開拡する場合が多い．また良好な辺縁封鎖性と接着性の向上のために隣接面のベベルは確実に付与する．
5) 隣接面の修復では隔壁とウエッジを使用して，適正な接触点の回復と歯頸部の適合に注意する（**図9～12**）．
6) 隔壁には，セクショナルマトリックスとリング状リテーナーを使用する方法だと歯間分離も同時に行うことができ，操作性も簡便である．複数製品化もされている．
7) 窩洞が深い場合には積層充塡をする．

■ カルテへの記載

1. 前歯部隣接面コンポジットレジン修復の場合
病名：⌐2 C$_2$

6/7	⌐2	浸麻（OA＋オーラ注 Ct　0.6 mL）	―
	⌐2	充形	128
		EE・EB（歯面処理）	―
		光 CR 複雑（MBL，A2）	158＋29
		研磨	―

2. 臼歯部咬合面コンポジットレジン修復の場合
病名：6̄ C$_1$

6/7	6̄	充形	128
		EE，EB（歯面処理）	―
		光 CR 単純（O，A3）	106＋11
		研磨	―

〈山田和彦〉

第9章 う蝕修復処置法

8 メタルインレー修復

■目　標
・メタルインレー修復について窩洞形成から仮封までの処置の意義と方法を説明できる．
・メタルインレー体を窩洞に適切に装着することができる．

Point
1　窩洞形成
・窩洞は，窩洞外形，保持形態，抵抗形態，便宜形態，窩縁形態の原則に則った形態とする．特に外開きの窩洞形成や窩縁斜面付与に注意する必要がある．

2　印象採得，咬合採得，仮封
・寒天・アルジネート連合印象において，寒天の注入は印象材が窩洞から溢れるまで注入する．
・咬合採得は上下顎歯が最大面積で接触する咬頭嵌合位を目安とする．
・レジン系セメントを用いて合着する場合は，仮着材や仮封材には非ユージノール系のものを用いる．

3　調整・装着
・コンタクトゲージを用いて隣接面の接触が 50～100 μm 以内になるように調整する．
・咬頭嵌合位以外，側方接触でもインレーによる干渉部位の有無を確認する．

■目　的
・う蝕などにより欠損した歯質をメタルインレー修復にて回復する．

■用意するもの

1 窩洞形成
1) 局所麻酔に必要なもの　2) う蝕検知液　3) 咬合紙　4) 回転切削器具　5) 切削器具：ダイヤモンドポイントなど（図1）　6) ベース（裏層）材　7) レジンコーティングに用いる接着性レジン

2 印象採得・咬合採得・仮封
1) 印象用トレー　2) 寒天印象材およびアルジネート印象材　3) 寒天用シリンジ　4) ラバーボウル，スパチュラ　5) 咬合採得材　6) 仮封材

3 調整・装着
1) 咬合紙およびホルダー　2) コンタクトゲージ　3) ストレートハンドピース，カーボランダムポイント，シリコーンポイント　4) 合着用セメント，練和器具，メタルインレー保持用器具　5) フロス，歯間ブラシなどのセメント除去具

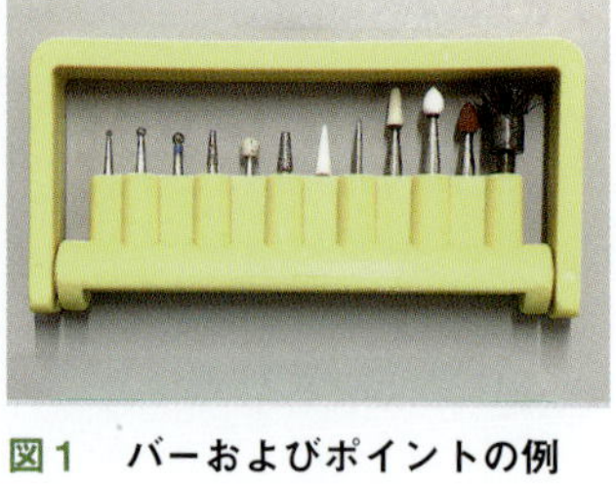

図1　バーおよびポイントの例

■処置の流れ

1 窩洞形成
メタルインレーの形成手順（図2～6）

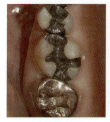
図2 6⏌初診時

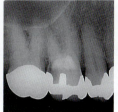
図3 6⏌X線像

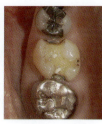
図4 インレー除去

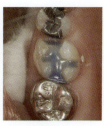
図5 裏層用CRにて裏層を行う

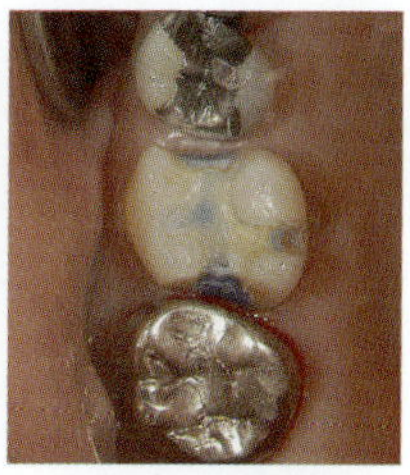

図6 最終窩洞形成

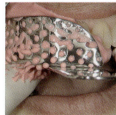
図7 寒天・アルジネート連合印象

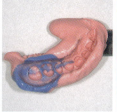
図8 印象面の確認

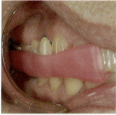
図9 パラフィンワックスによる咬合採得

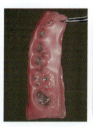
図10 咬合接触の確認

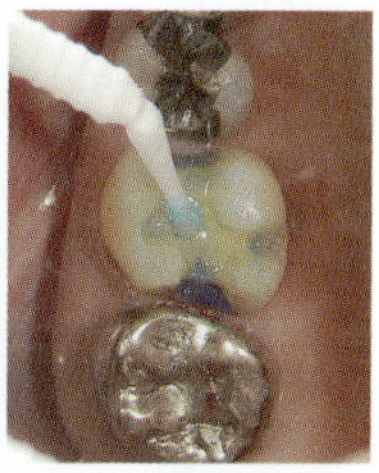

図11 分離材の塗布

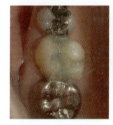
図12 レジン系仮封材による仮封

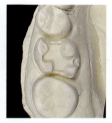
図13 石膏模型の確認，技工所への発注

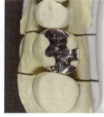
図14 完成したメタルインレー

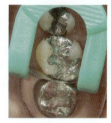
図15 試適，隣接面接触の確認

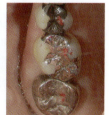
図16 咬合紙にて咬合接触の確認，調整

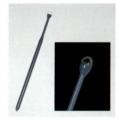
図17 修復物の保持用器具

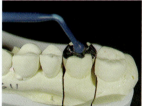
図18 模型上で修復物に保持器具を粘着させる

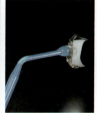
図19 セメントの盛り付け

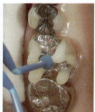
図20 窩洞への挿入，圧接，保持

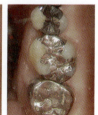
図21 装着が完了した修復物

①エックス線検査→②浸潤麻酔→③う窩の開拡→④う蝕除去→⑤間接覆髄・裏層（必要な場合）→⑥最終的な窩洞形成→⑦窩縁斜面の付与→⑧レジンコーティング（必要な場合）

2 印象採得・咬合採得・仮封

寒天印象材使用の場合（**図7～13**）

①トレー試適→②歯肉圧排（必要な場合）→③対合歯の印象→④圧排糸除去（圧排した場合）→⑤精密印象採得→⑥咬合採得→⑦仮封

3 調整・装着

メタルインレーの装着手順（**図14～21**）

①仮封材除去・窩洞清掃→②インレー体試適→③隣接面接触の確認・調整→④咬合接触の確認・調整→⑤インレー体の仕上げ研磨→⑥簡易防湿後，窩洞の乾燥→⑦インレー体の合着→⑧余剰セメントの除去→⑨咬合確認

■ 注意事項

1) 隣接面形成時には，隣在歯を傷つけないように注意を払う．金属マトリックスを介在させて形成するのも１つの方法である．
2) 寒天印象材は撤去後すぐに流水で洗浄し，消毒用の薬剤に浸漬する．その後，石膏を流し込む．
3) 咬合採得においてワックスを用いる場合は，十分に軟化し，咬み抜き抵抗を減少させる．
4) インレー体の咬合調整は，側方運動のみならず前方運動，可能であれば後方運動も確認し，干渉の除去を行う．
5) 合着用セメントには多種多様なものがあるため，事前に必ずメーカー指示の操作法を熟知しておく．
6) インレー体の誤飲，誤嚥に注意する．

対策
①患者に口腔内にインレー体が落ちる可能性があること，落ちたときに起き上がらず，横を向くことなどの注意事項をあらかじめ伝える．
②可能であれば，水平位でなくやや倒し気味の坐位にて処置を行う．追加で頭位ポジションの変更（患側に傾けるなど），咽頭部にガーゼを置くなどの対応を行う．
③セメントをインレー体に盛り付けると手指で保持することは困難になるため，適切な器具を用いて保持する（**図17〜19**）．ピンセットなどの挟む器具を使用する場合は，より注意が必要である．
④どの治療ステップにおいても，インレー体が口腔内に落下することを想定しながら処置を行う．特に，隣接面にかかわる処置時に脱落が起こりやすいため慎重に行う．
⑤万一，誤飲・誤嚥させた場合の対応について，術者，アシスタントともに確認，すり合わせをしておく．

■ カルテへの記載

病名： 6 C_2

9/9		初診	267
	6	X線（D）1F：遠心側に象牙質まで達し，歯髄に近接した透過像が認められる．	58
		浸潤麻酔，OA 2%キシロカイン Ct 1.8 mL	
		メタルインレー除去	20
		罹患歯質除去，修形（窩洞形成，裏層）	120
		印象採得（連合印象，寒天＋アルジネート印象材）	64
		咬合採得（パラフィンワックス）	16
		仮封（レジン系仮封材）	
9/14		再診	58
	6	メタルインレー（12%金パラ，複雑，MOD）set	964
		装着料	45
		接着性レジンセメント	17

〈西野宇信〉

9 CAD/CAMインレー修復

■ 目 標

- CAD/CAMインレー修復の適切な術式を理解し，デジタルデンティストリーに対応した間接修復治療ができる．

Point

- 2022年4月の診療報酬改定でハイブリットレジンブロックによるインレー修復が保険適用となった．
- 窩洞形成はメタルインレーとは異なる以下の留意点がある．
    ①マージンは対合歯および隣接歯との接触部位を避けること．
    ②すべての線角，点角を丸めること（応力集中によるクラックや破折の予防）．
    ③窩洞側壁の外開きをメタルインレー窩洞より強めにすること．
    ④窩縁形態はベベルを付与せず，バットジョイントにすること．
    ⑤破折防止のためクリアランス量は1.5 mm以上，イスムス幅（狭窄部）も1.5 mm以上設けること．
    ⑥歯肉側マージン形態はラウンドショルダーもしくはディープシャンファーにして十分な厚みを確保すること．
- 印象採得は，歯肉圧排操作を確実に行い，フィニッシュラインを明示して，寒天－アルジネート印象材またはシリコーンゴム印象材を用いて行うこと．
- 2024年6月から，CAD/CAMインレーを製作することを目的として，デジタル印象採得装置（図1）を用いて光学印象を行った場合，保険算定が可能となった．また歯科医師が歯科技工士とともに口腔内の確認を行い，当該修復物の製作に活用した場合には，光学印象歯科技工士連携加算が算定できる．

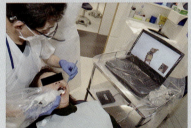

図1 デジタル印象採得装置による光学印象

■ 適応症

小臼歯および大臼歯の隣接面を含む複雑窩洞に限られ，以下のいずれかに該当する場合に保険適応となる．

1) 小臼歯に使用する場合
2) 装着部位の対側に大臼歯による咬合支持がある患者に対し，以下のいずれかの条件で第一大臼歯，第二大臼歯に使用する場合
    ①装着部位と同側に大臼歯による咬合支持があり，過度な咬合圧が加わらない場合
    ②装着部位の同側に大臼歯による咬合支持がなく，対合歯が欠損（部分床義歯を含む）であり，装着部位の近心側隣在歯までの咬合支持がある場合
3) 歯科用金属を原因とする金属アレルギーを有する患者の大臼歯に使用する場合

■ 用意するもの

1 窩洞形成・印象採得・咬合採得・仮封

1) 麻酔　2) 切削器具　3) レジンコーティング用のフロアブルコンポジットレジン
4) 印象材あるいはデジタル印象採得装置

2 調整・装着

1) 咬合紙　2) 研磨・調整用ポイント　3) アルミナサンドブラスター
4) シランカップリング剤　5) 接着性レジンセメント

■ 処置の流れ

1 窩洞形成・印象採得・咬合採得・仮封

①術前検査→②窩洞形成→③必要に応じてレジンコーティング→④印象採得・咬合採得→⑤仮封

2 調整・装着

①仮封除去→②口腔内試適→③アルミナサンドブラスト処理，シランカップリング処理→④接着性レジンセメントで接着→⑤咬合調整・研磨

■ 注意事項

1) CAD/CAM インレーを強固に接着させるため，日本歯科保存学会が推奨する以下の3点が重要となる．

①接着性レジンセメントによる接着

　グラスアイオノマーセメント（従来型・レジン添加型），ポリカルボキシレートセメント，リン酸亜鉛セメントは，接着強さが不足しているため，CAD/CAM インレー装着には適さない．

②CAD/CAM インレー内面のアルミナサンドブラスト処理

　口腔内試適後，装着直前にインレー内面を弱圧（0.1～0.2 MPa）でサンドブラスト処理することが推奨される．

③CAD/CAM インレー内面のシランカップリング処理

　シランカップリング剤含有のプライマーをインレー内面に塗布する．サンドブラスト処理とシランカップリング処理の組み合わせにより，インレー体と歯面との接着強さは大きく向上する（サンドブラスト処理およびシランカップリング処理を行うと，「内面処理加算1」を算定できる）．インレーの隣接面接触点の調整後に辺縁部の適合を確認する．咬合調整は，咬合によるインレー体の破壊を回避するため，インレー装着後に行う．

2) インレーの形状はクラウンの形状に比べ薄く，機械で加工する CAD/CAM インレーの修復には，窩洞形成，シェード選択，切削加工，装着の各工程に注意が必要である（**図2～9**）．

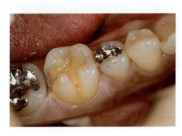
図2 窩洞形成（ミリングしやすい形態を付与すること）
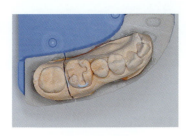
図3 分割可撤式作業用模型
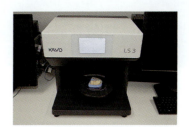
図4 模型用スキャナーによるスキャニング
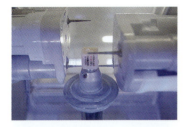
図5 ミリングマシンによる切削加工
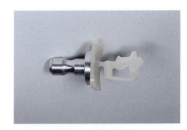
図6 切削加工されたブロック
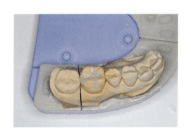
図7 完成したインレー体
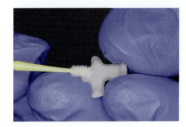
図8 口腔内試適後，インレー体内面のシランカップリング処理
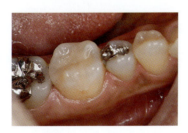
図9 接着性レジンセメントによる接着後，咬合調整，研磨処理

■ カルテへの記載

病名：6̄ C₂

6/1		初診	267
	6̄	浸麻　OA・2%キシロカイン Ct 1.8 mL	—
		修形（OD窩洞）	120
		CAD/CAM インレー窩洞形成加算	150
		連 imp※	64
		BT	18
6/8		再診	58
	6̄	CAD/CAM インレー	1,066
		装着料	45
		内面処理加算	45
		接着性レジンセメント	38

※光学印象を行った場合は連 imp，BT ではなく以下を算定する．
　光学印象　　　　　　　　　　　　　　　　　　　　100 点
　光学印象歯科技工士連携加算（DT 立ち会い，シェード記録）　50 点

〈山田和彦〉

第10章 歯内療法

1 麻酔抜髄法

■ 目 標

・一般的な歯髄除去法である麻酔抜髄の知識と技能を身につける．

Point

- 抜髄は不可逆的処置であるため，抜髄すべきか否かを正確に診断する．
- 局所麻酔を行う際，患者の状態に留意する．
- 隔壁形成（必要な場合）およびラバーダム防湿を確実に行う．
- 歯種別の解剖学的特徴（髄室・根管の形態）に注意を払う．
- 年齢による歯・歯髄腔の形態変化に注意を払う．
- 残髄しないように注意を払う．
- 基本技能習得後に歯科用実体顕微鏡・歯科用コーンビームCT・Ni-Tiロータリーファイルを用いた歯内療法（マイクロエンドドンティクス）を実践する．

■ 目 的

・局所麻酔奏効下で，保存不可能な生活歯髄を根尖狭窄部まで除去する．

■ 麻酔抜髄の対象

- う蝕，破折などの外傷，重度の知覚過敏症に伴う不可逆性歯髄炎
- 歯周疾患などに伴う逆行性歯髄炎
- 補綴処置上，やむをえない便宜抜髄
- 口腔外科手術前の前処置

■ 要注意症例

- 根未完成歯
- 患歯の保存可否を考慮する症例（髄腔狭窄歯，内部吸収歯など）
- 開口障害や咬合に問題のある症例
- 重篤な全身疾患のある場合

■ 用意するもの

1) エックス線画像撮影用器具・器材（診断，根管長測定時，ガッタパーチャポイント試適時などに使用）
2) 局所麻酔用器具・薬剤
3) 感染歯質除去用器材（う蝕検知液，エアタービン，コントラアングルハンドピース，高速回転用ダイヤモンドポイントなど）
4) 隔壁形成用器材（フロアブルレジン，レジン充填器など）
5) ラバーダム用器材，消毒用薬剤〔歯科用ヨードグリセリン（JG）など〕

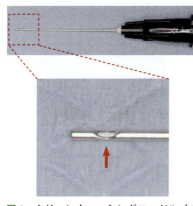

図1 クリーンウォッシングニードル（ニプロ株式会社）
針管の先端部は閉鎖し，先端近くの側孔（矢印）より根管洗浄液を噴出させ，注入圧を分散させる．画像のニードルは 27 G. 硬材に焼なまし加工を施しているため，針管を自由に屈曲することができる．

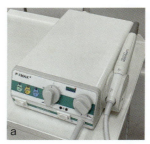
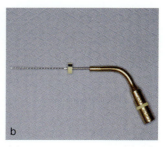

(a) 多目的超音波治療器 スプラソン P-MAX（白水貿易株式会社）

(b) イリセーフファイル（白水貿易株式会社）
切削効果がないため，根管象牙質を切削せずに根管洗浄を行うことができる．

図2 超音波根管洗浄用器具

6) 天蓋除去・根管口明示のための器材（エアタービン，コントラアングルハンドピース，高速回転用ダイヤモンドポイント，低速回転用ラウンドバー，ラルゴドリルあるいはゲイツグリデンドリル）
7) 根管拡大用ファイル〔手用ステンレスファイル（K ファイルなど）あるいはニッケルチタンファイル〕
8) 根管長測定用器材（電気的根管長測定器，エンドゲージ）
9) 根管洗浄用器材・薬剤〔根管洗浄用シリンジ・サイドベントニードル（図1），EDTA 溶液（スメアクリーン®など），次亜塩素酸ナトリウム溶液（歯科用アンチホルミン®など），滅菌済生理食塩水あるいは滅菌済蒸留水〕
10) 超音波根管洗浄用器具（図2）
11) 根管乾燥用器具（根管用バキューム，滅菌ペーパーポイント）
12) 根管貼薬剤（水酸化カルシウム製剤；カルシペックスⅡ®など）
13) 仮封材（カルボキシレートセメントなど）

■ 処置の流れ

①局所麻酔→②感染歯質除去・隔壁形成・ラバーダム防湿→③天蓋除去・髄室開拡→④歯冠部歯髄除去→⑤根管口確認・明示→⑥根管長測定→⑦歯根部歯髄除去/根管形成/根管洗浄→⑧根管乾燥→⑨根管貼薬→⑩仮封

1 局所麻酔
p.136 参照．

2 感染歯質除去，隔壁形成，ラバーダム防湿
p.30 参照．隔壁形成はラバーダム防湿を損なう歯冠部崩壊がある場合に行う．

3 天蓋除去・髄室開拡（図3）
天蓋除去・髄室開拡時には，平均的な歯質の削除形態とエックス線画像を参考にする（注意事項1参照）．多くの場合，髄室穿孔時に切削抵抗がなくなる感覚がある．

(a) 上顎前歯の削除形態．下顎前歯の削除形態もこれに類似する．   (b) 上顎小臼歯の削除形態

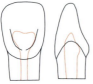

(a)-1. 歯髄腔形態
（左：口蓋側面観，右：遠心面観）

(a)-2. 天蓋除去時の削除形態（黒実線）
歯冠軸と歯根軸の角度差が大きいため（黒矢印），根管拡大・形成時に穿孔やリッジなどが生じやすい．
（左：口蓋側面観，右：遠心面観）

(a)-3. 髄腔拡大時の削除形態（青実線）
歯冠軸と歯根軸の角度差が小さいため（青矢印），根管拡大・形成時に穿孔やリッジなどが生じにくい．
（左：口蓋側面観，右：遠心面観）

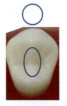

 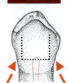

上顎小臼歯は長径が頬側-口蓋方向，短径が近遠心方向となるように削除する（左図），逆にすると（右図），歯頸部穿孔や破折を起こしやすいため（矢印）注意する．
（上段：咬合側面観，下段：口蓋側面観からのイメージ図）

(c) 下顎小臼歯の削除形態   (d) 上顎大臼歯の削除形態

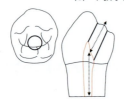 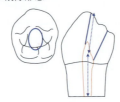

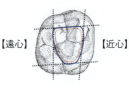

(c)-1. 天蓋除去時の削除形態（黒実線）
歯冠軸と歯根軸の角度差が大きいため（黒矢印），根管拡大・形成時に穿孔やリッジなどが生じやすい．
（左：咬合面観，右：遠心面観）

(c)-2. 髄腔拡大時の削除形態（青実線）
歯冠軸と歯根軸の角度差が小さいため（青矢印），根管拡大・形成時に穿孔やリッジなどが生じにくい．
（左：口蓋側面観，右：遠心面観）

上顎大臼歯の天蓋は4つの咬頭を線（黒点線）で結んだ内部に天蓋が存在するため，青実線のように天蓋除去・髄腔拡大を行う．咬合面観では中央から近心側に天蓋はあるため，髄腔拡大の際に遠心側の切削が過度にならないように注意する．

図3 天蓋除去・髄腔拡大時の歯種による平均的な削除形態

4 歯冠部歯髄除去

5 根管口確認・明示

根管口確認・明示時には，歯種ごとの根管の数・位置に留意する．

6 根管長測定

術者の手指感覚，電気的根管長測定，およびファイル挿入状態でのエックス線画像撮影を行い，作業長を決定する（p.180 参照）．

7 歯根部歯髄除去，根管形成，根管洗浄

歯根部歯髄は，根管拡大・形成および根管洗浄を行うことにより除去される．

根管形成は，次亜塩素酸ナトリウム溶液を根管内に満たした状態で行う．手用Kファイルを用いる場合，小さい号数のファイルから開始し，ファイルを根管に挿入後，軽い抵抗を感じたらファイルを正方向へ1/4〜1/3回転させ元に戻し（リーミング），その後，ファイルを根管壁に沿って引き上げる（ファイリング）．順次ファイルの号数を上げていくが，適宜，号数の小さいファイルに戻し，リキャプチュレーション（再形成）を行い，根管形成を完了する（注意事項2，3参照）．

8 根管洗浄

根管形成後の根管壁にはスメアー層が存在し，また象牙細管内には細菌が残存している可能性がある．根管洗浄において，スメアー層の除去にはEDTA溶液が，象牙細管内の細菌・ほかの有機質

の除去には次亜塩素酸ナトリウム溶液が有効である．その際，超音波を併用するとより効果的に洗浄できる．最後に洗浄用薬剤が残存しないように滅菌済生理食塩水（あるいは滅菌済蒸留水）で洗浄する．

9 根管乾燥

根管洗浄終了後，根管内バキュームあるいは滅菌ペーパーポイントを用いて根管内を乾燥させる．

10 根管貼薬

貼薬剤の第一選択として水酸化カルシウム製剤を使用する．水酸化カルシウム製剤が根尖まで到達するように根管内に薬剤を注入する．その一方で，根尖孔外に薬剤を押し出さないように注意する（p.190参照）．

11 仮封

封鎖性のよい仮封材を用いる．例として，酸化亜鉛ユージノールセメントがある．長期間来院しないときや咬耗が強い場合は，グラスアイオノマーセメントなど接着性がある修復材料を用いる．

■ 注意事項

1) 天蓋・髄室の形態

天蓋除去・髄室開拡時に穿孔が生じることがあるため，歯種による平均的な歯質の削除形態（図3）を把握したうえで，エックス線画像で確認しながら天蓋除去・髄室開拡を行う．視野が得られにくいことも穿孔が生じる原因の1つであるため，確実な視野が得られる器材（図4）を選択することも重要である．

2) 根管形成

手用ステンレスファイルによる根管形成時に，中間Kファイル（図5）を使用することで，リッジや穿孔が生じにくくなる．

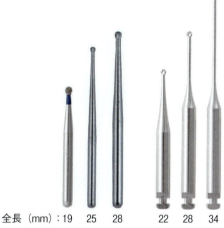

全長（mm）：19　25　28　　22　28　34

図4　バー・ポイント類
さまざまな長さのバー，ポイント（MANI株式会社）．ロングネックを使用すれば，天蓋除去・髄腔拡大時の視野を確保できる．

(a)

ファイルの号数	先端径(mm)	増加率(%)
#10	0.10	—
#15	0.15	50
#20	0.20	33
#25	0.25	25
#30	0.30	20
#35	0.35	17
#40	0.40	14

(b)

ファイルの号数	先端径(mm)	増加率(%)
#10	0.10	—
#12	0.12	20
#15	0.15	25
#17	0.17	13
#20	0.20	18
#22	0.22	10
#25	0.25	14
#27	0.27	8
#30	0.30	11
#32	0.32	7
#35	0.35	9
#37	0.37	6
#40	0.40	8

図5　Kファイルと中間Kファイル
ISO規格の手用ステンレスファイルのみを用いると（a），ファイル先端径の増加率が大きく，リッジなどが形成されやすい．中間Kファイル（#12, #17など：MANI株式会社）も併用すると（b），ファイル先端径の増加率が小さく，リッジなどが生じにくい．
（高橋真広．困難症例もこれで容易に！中間ファイルの臨床的有効性．デンタルマガジン172号SPRING．株式会社モリタを参考に作成）

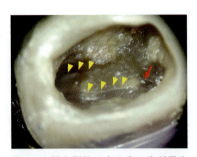

図6 上顎右側第一大臼歯の歯科用実体顕微鏡像
赤：近心頬側根管の根管内異物，黄：クラック

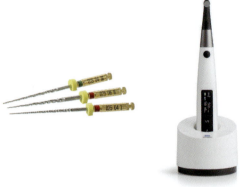

(a) Ni-Ti ロータリーファイルの一例（JIZAI, MANI 株式会社）
(b) エンドモーターの一例（トライオート ZX II，モリタ株式会社）

図7 Ni-Ti ロータリーファイルとエンドモーター

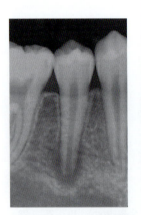
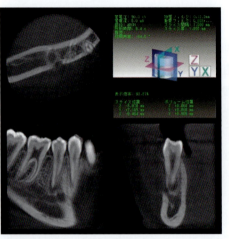

(a) デンタルエックス線画像　(b) 歯科用コーンビーム CT 画像の一部

図8 歯科用コーンビーム CT の有用性
歯科用コーンビーム CT 画像では，下顎右側第二小臼歯の根尖および根尖病変がオトガイ孔に近接していることが確認できる．

3）根管の断面

　根管は正円ではない．根管の形態に合わせて，全周ファイリングを行うことにより根管壁の機械的形成を行う．

4）年齢の影響

　加齢に伴い，歯冠部髄室，根管は狭窄することが多い．歯冠部髄室が狭窄していると，通常，髄室穿孔時に得られる抵抗がなくなる感覚が得られず，髄床底を穿孔することもある．また，根管狭窄により，根管口明示が困難になることで髄床底穿孔を起こしたり，根管形成時にパーフォレーションを起こしたりすることがある．歯科用実体顕微鏡および歯科用コーンビーム CT を用いた治療を行う必要がある．

5）ここに示す基本知識を習得したうえで，歯科用実体顕微鏡（**図6**）・Ni-Ti ロータリーファイルとエンドモーター（**図7**）・歯科用コーンビーム CT（**図8**，p.84 参照）を用いることにより，高精度な歯内療法が可能となる．

■ カルテへの記載

30 歳の患者の ⌐6 麻酔抜髄の場合，病名：⌐6 C₃ 急化 Pul

7/1		初診	267
	⌐6	X 線（D）1 F（デジタル）	58
		歯髄腔に到達したう蝕様の透過像を認める	—
		OA（ビーソカインゼリー）＋2 ％キシロカイン 1.8mL×1 Ct 浸麻	10
		ラバーダム防湿	—
		麻酔抜髄	600
		EMR（MB₁ 16 mm，MB₂ 16 mm，DB 17 mm，P 19 mm）	75
		X 線（D）1 F（デジタル，症状確認）	48
		根尖相当部にファイル先端が達する	—
		RCP［MB₁ 15.5mm（No. 40），MB₂ 15.5mm（No. 40）， 　　　DB 16.5 mm（No. 40），P 18.5 mm（No. 50）］	—
		RCT（EDTA, NaClO, 生理食塩水, 水酸化カルシウム製剤, EZ）	—
		超音波装置による洗浄併用	—

〈鷲尾絢子〉

第10章 歯内療法

2 電気的根管長測定

■ 目 標

・電気的根管長測定器を適切に使用し，根管長を正確に測定できる．

Point

・電気的根管長測定器は，口腔粘膜から歯根膜までの電気抵抗値が人種や年齢，歯種を問わず一定であるという原理を用いたものである．
・複数の異なる周波数の電流を用いる第3世代以降の電気的根管長測定器を用いた根管長測定法は，手指の感覚による方法やエックス線画像を利用する方法と比較し，正確性が高いことが示されている．
・正確な根管長測定のためには，電気的根管長測定器の原理を理解し正しい使用法を熟知する必要がある．

■ 目 的

根管形成，根管洗浄および根管充填を行ううえで重要である適切な作業長決定のため，根管長を正確に測定する．

■ 用意するもの

1) 電気的根管長測定器　2) ルーラー（エンドゲージ）　3) 手用根管形成器具（ファイル・リーマー）　4) 各種根管洗浄剤

■ 処置の流れ（一般的な測定法）

①平均的根管長と患歯の術前エックス線画像より，大体の根管長を把握しておく．
②電気的根管長測定器の電源を入れる．両電極を直接接触させて回路を短絡させ，メーター値が振り切れることを確認する（断線や，その他の不具合がないことを確認するため）．
③金属電極を患者の口角に設置し，一方の接続用端子はラバーストッパーを装着した細い根管形成器具（通常は#10～20）に装着する．
④根管洗浄剤で湿らせた根管内に根管形成器具を挿入し，表示部がAPEXに触れた位置で器具の挿入を止め，ラバーストッパーを任意の基準点の位置に固定する（**図1，2**）．
⑤根管形成器具を根管内より取り出し，器具先端とラバーストッパーまでの長さをルーラーにて計測し，記録する．
⑥得られた長さより0.5～1 mm（通常は1 mm）減じた値を作業長とする．
⑦複数の根管が存在する際には，全ての根管について同様に測定を行う．

■ 注意事項

1) 根管長測定は，根管上部のフレアー形成が終了し，歯髄組織もおおむね除去した後に行う．根管内からの出血や排膿が多量である場合，排出が止まるのを待って実施する．

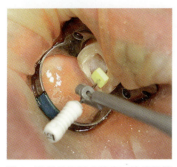

図1 手用根管形成器具に接続用端子を装着

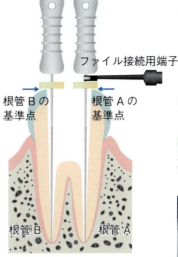

図2 根管ごとにラバーストッパーを任意の基準点に固定する

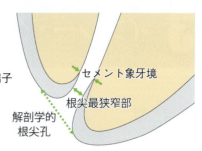

図3 根尖部の模式図
通常,基準点からセメント象牙境までを作業長とする

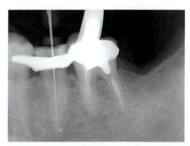

図4 エックス線画像による根管長の確認

2) 電気的根管長測定器は,正確には根管形成器具先端が歯根膜に触れる位置を検知する機器であり,根管長を測るものではない.APEX の位置はほぼ解剖学的根尖孔を示すが,0.5・1.0 などの位置は予測値から示されており,使用機種によりわずかに異なることがある.

3) 理想的な根管形成終末位であるセメント象牙境から解剖学的根尖孔までの距離は 0.5〜1.0 mm とされるが,加齢によりセメント質が添加すると長くなる.また,セメント象牙境と根尖最狭窄部は一致しないことも多いとされる(図3).

4) 手用根管形成器具先端を APEX に到達させず,メーター表示 1.0 に達した長さを作業長とすることもある.

5) 電気的根管長測定法は正確性が高いとはいえ,万能なものではない.以下のような条件では正確な測定値を得られない.そのため,必要に応じて他の方法も併用することが望ましい(図4).
①根尖部が未完成,歯根吸収,根尖孔破壊などにより開大している,②出血や排膿が多量である,③根管内が乾燥している,④根管内に歯髄組織が残存するか肉芽組織が侵入している,⑤根管内が削片で詰まっている,⑥金属製修復物が根管形成器具に接触している,⑦歯根破折や穿孔が存在する

6) ペースメーカー使用患者において循環器病専門医との連携がとれていない場合には,使用すべきでないとされる.

〈諸冨孝彦〉

第10章 歯内療法

3 インレー・クラウン・ポストコアの除去法

■目標

・インレー・クラウン・ポストを除去できる.

Point

・一塊で除去することを心がける.
・除去したクラウンはテンポラリークラウンとして使用することができるので,過度の切削は避ける.
・除去時に口腔内に落とし込まないように留意する.
・歯質の切削をしないように配慮する.

■目的

・修復物を除去し,う蝕治療・根管治療が可能な状態にする.

■用意するもの

1) エアタービンハンドピース,5倍速コントラアングルハンドピース
2) カーバイドバー(1557)
3) リムーバー
4) ドライバー
5) 必要に応じて拡大鏡,歯科用実体顕微鏡
6) 超音波装置

■処置(検査・診断)の流れ

1 インレー除去

インレー辺縁をカーバイドバーで切削し,エキスカベーター,ドライバーを挿入できる間隙を確保し,インレー体を押し上げるようにドライバーをひねることで,インレー体を除去する.この際に,インレー体が口腔内に落下しないように咬合面から指で押さえながら慎重に除去する.

ドライバーを用いて除去できない場合には無理をせず,インレー体をカーバイドバーで切削し削除することで除去を行う.

2 クラウン除去

カーバイドバーを用いて,クラウンを頬側から咬合面にかけて切削しスリットを形成する.この際に歯質やコアを切削しないように,クラウンと歯質の間のセメントを確認しながら切削する(図1).

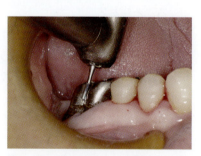

図1 カーバイドバーにて頬側から咬合面にかけてスリット形成する

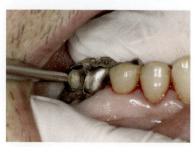

図2 ドライバーでクラウンを広げながら除去する

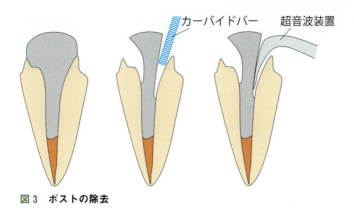

図3 ポストの除去

スリットを形成したのちに，ドライバーを挿入し，クラウンを近遠心に広げて除去を行う（**図2**）．この際も，口腔内にクラウンが落下しないように咬合面から指で押さえながら慎重に除去する．

3 ポスト除去

ポストの長さ・太さ・セメントの種類によって難易度が変わることに留意する．

ポスト辺縁を視認できる部位に限り切削する．この際にポスト上部はなるべく切削せず，後に把持できる部位を残しておく．

その後，ポストに超音波振動を与え，ポストと歯質の間のセメント層を破壊することで除去を行う（**図3**）．

除去時は，プライヤーなど確実に金属を把持できる器具を用いる．

上記の方法で除去が困難な場合は，段階的にポストを切削し除去する．

■ 注意事項

- 金属除去の際は，必ずデンタルエックス線画像を撮影し，修復物・ポストの大きさ・厚さ・太さを確認する．
- 口腔内に除去物を落とさないように最大限注意する．除去時は可能であればラバーダム防湿を行うのが望ましいが，無理な場合でも口腔内にガーゼなどを留置するなど，誤飲・誤嚥を防ぐ対策は必ず講じる．
- 特にポストにおいては長ければ長いほど，太ければ太いほど一般的には除去が困難となる．無理に除去を試み，歯質を穿孔させたり歯を破折させることのないようにしなければならない．
- 近年はファイバーポストによる築造も多くみられるが，ファイバーポストの除去に関しては困難をきわめる．ファイバーポストの除去に関しては，歯科用実体顕微鏡などを用い，拡大視野下にて慎重に除去を行わなければならない．

■ カルテへの記載

病名：4| ポストフテキ，C_3 慢化 Per

6/1		初診	267
	4|	X線（D）×1F　デジタル撮影	58
		根尖部透過像を認める	
		FMC 除去	48
		ラバーダム防湿	
		感根処（2根）	310

〈吉居慎二〉

4 感染根管処置法

■ 目　標

・適切な感染根管処置を行うことができる．

Point

・歯髄壊死，または抜髄後の根管内では生体防御反応が起きないため，感染根管の自然治癒は期待できない．
・適切な感染根管処置が行われなければ，細菌による刺激が歯周組織へと波及し，根尖性歯周炎を引き起こす．
・感染根管処置は，機械的・化学的清掃により根管内の感染源を除去するものである．
・根管内の病原性因子が除去され，緊密な根管充塡が可能な形態に根管形成がなされた後，不快症状が消失してから根管充塡を行う．

■ 目　的

・免疫系による生体防御機構を喪失した失活歯の根管内に存在する病原性因子を除去し，根尖性歯周疾患の治癒および予防をはかる．

■ 原　因

・種々の原因により失活歯の根管内に侵入した細菌が増殖し，壊死組織や根管壁の象牙質に細菌感染が成立することによる．

■ 用意するもの

1) ラバーダムシートおよびラバーダムセット一式
2) 回転切削器具（①高速切削用：カーバイドバー，ダイヤモンドポイント，②低速回転用：スチール製ラウンドバー，ゲイツグリデンドリル，ピーソーリーマー）
3) 根管形成用器具（各種手用リーマー・ファイル，またはニッケルチタン製ファイルおよび専用マイクロモーター）
4) う蝕検知液
5) ガッタパーチャ溶解剤
6) エンドゲージ
7) 電気的根管長測定器
8) 根管洗浄用シリンジおよびニードル
9) 根管洗浄用薬剤（ETDA溶液，3〜5％次亜塩素酸ナトリウム溶液など）
10) 超音波根管洗浄用器具
11) 根管乾燥用器具（根管用バキューム，滅菌ペーパーポイントまたは綿栓）

12) 根管貼薬剤（水酸化カルシウム製剤など）

13) 仮封材（封鎖性に優れたもの）

■ 処置の流れ

1 歯冠修復物または補綴装置の除去（患歯に存在する場合は p.182 参照）

ラバーダム防湿下で除去可能なものは，ラバーダム装着後に除去する．

2 ラバーダム防湿（p.30 参照）

感染歯質が多量に存在し，すべてを除去するとクランプの装着が不可能な症例では，感染歯質の除去を優先し，その後コンポジットレジンによる隔壁を形成してラバーダム防湿を行う．

3 コア・ポスト除去（患歯に存在する場合は p.182 参照）

4 感染歯質除去

う蝕検知液を用いて感染歯質を確実に除去する．

5 根管充填材の除去（再根管治療の場合）

ガッタパーチャは根管口部よりゲイツグリデンドリルなどの回転切削器具や手用ファイルを用いて除去する．回転切削器具は除去効率は高いが根管壁穿孔のおそれがあるため，使用は根管長の 1/2 程度までにとどめる．マイクロモーターに装着するガッタパーチャ除去専用の器具も市販されている．必要に応じてガッタパーチャ溶解剤によりガッタパーチャを溶解軟化させるが，ガッタパーチャ溶解剤は根尖歯周組織を刺激する可能性があるため，根尖孔外へ溢出させないよう注意する．根尖付近のガッタパーチャは歯科用実体顕微鏡使用下で超音波チップを用いて除去するのが効果および効率において優れる．ガッタパーチャは全て除去する（**図1**）．

6 根管長の測定（p.180 参照）

7 根管拡大，形成

根管壁は全周にわたり均等に切削するよう心がける（**図1**）．通常は削片が白い健全象牙質となった後，ファイルサイズの 2～3 番手上まで拡大する．

8 根管の化学的清掃

シリンジに洗浄針を装着して，洗浄液を根管内に灌流させる．根尖孔外への洗浄液の漏出を防ぐため，洗浄針先端ではなく先端付近の側壁に小孔がある根管専用の洗浄針の使用が推奨される．また，シリンジはねじ込み式のタイプが洗浄針の脱離が少なく安全である．洗浄剤には，根管形成時に生じたスメアー層を除去したうえで象牙細管内まで化学的清掃効果を発揮させるため，EDTA 溶液および次亜塩素酸ナトリウム溶液を用いる．洗浄効果および効率を高めるため，超音波根管洗浄用器具の併用が推奨される．

9 根管内の乾燥

洗浄後の根管内の汚染を防ぐため，滅菌済の根管バキュームやペーパーポイント，綿栓を用いて根管内を乾燥させる．綿栓は根尖付近の乾燥が不十分になりがちであり，形成した根管と同一サイズとなるよう，唾液などが付着していない清潔なグローブを装着して作製する．なお簡易乾熱滅菌器もあるが，乾熱滅菌は日本薬局方では 180℃，30 分間が必要条件とされるため，チェアサイドでの滅菌綿栓の用意は困難である．

10 根管貼薬（p.190 参照）

11 仮封

歯質接着性を有し，封鎖性の高い仮封材を用いる．急性化膿性根尖性歯周炎において適切な処置にもかかわらず根管内からの排膿が持続する場合は，排膿路を確保し食片圧入を防ぐため，仮封材

硬化前にブローチ針などで小孔を開け開放することがある．また，同じ目的でサンダラック仮封を用いることもある．開放は可能な限り短期間とする．

12 根管内細菌培養検査
根管内の無菌化を確認する．嫌気培養の実施が推奨されるが一般的ではない．

13 根管充塡（p.192参照）

■ 作業長までファイルが穿通しない場合の対応

1）術前エックス線画像を十分に観察し，可能であれば歯科用コーンビームCT（p.84参照）による検査（**図2，3**）が効果的である．彎曲根管では適切なプレカーブを付与する．リッジが存在する場合，内彎側根管壁に真の根管が存在する場合が多い．

2）穿孔を避けるため，軽圧でのウォッチワインディング操作により根管を探る．

3）EDTAの使用は効果的だが過剰な脱灰により歯質の脆弱化や穿孔を招くおそれがあるため，最低限の濃度での使用を心がける．

4）根管の穿通が不可能な歯根にエックス線検査で根尖病変像を認めず，また不快症状も存在しなければ，無理な機械的拡大はしない場合もある．

5）穿通不可能な場合，ファイル到達部位までを作業長とする．超音波を併用した化学的洗浄による化学的清掃効果に期待する．根尖病変が消失しなければ，外科的歯内療法の適応を検討する．

6）石灰化により根管口がみつからない場合，染色液（メチレンブルーやう蝕検知液，ヨードグリセリンなど）を用いることで発見が容易になる（**図4**）．該当部位の象牙質を削除しながら探索する際には，穿孔を防ぐため超音波チップや低速回転切削器具の使用が推奨される．歯科用実体顕微鏡や拡大鏡による観察がきわめて高い効果を発揮する．

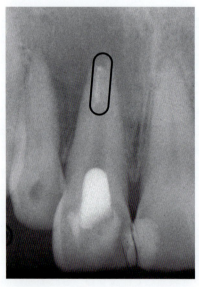

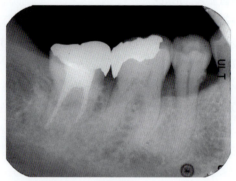

図2 初診時エックス線画像
近・遠心両根とも根管充塡がされているようにみえる．

図1 紹介来院患者の初診時エックス線画像
根管は近心側に遷移し，根尖部遠心壁のガッタパーチャと感染象牙質が残存している．根管の全周にわたる拡大・形成が行われていない．

■ 注意事項

1）失活歯の根管は免疫系による生体防御機構を喪失しているため，無菌的操作が必須である．器具は滅菌された状態のまま根管内へ挿入し，患者の唾液などで汚染させないよう注意する．ラバーダム防湿は汚染防止のほか薬剤の漏出による軟組織の損傷リスクを低減させるため，鼻呼吸困難やラテックスアレルギーなど，患者が特別な理由を有する場合を除き，必ず行う．

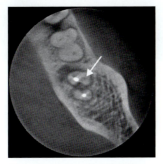
図3　図2と同一歯の歯科用コーンビームCT像
未処置の根管が確認される．

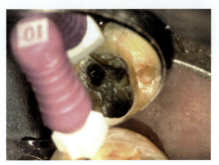
図4　染色液を用いながら超音波チップで該当部位の象牙質を除去し，未処置の根管を確認，穿通．

2) ストリップ・パーフォレーションや脆弱化による補綴後の歯根破折を防止するため，必要以上の根管拡大は避ける．
3) 感染根管の根管壁象牙質は，すべて感染歯質とみなし機械的清掃を行う．根管の数や形態を術前エックス線画像や歯科用コーンビームCT像を参考にしながら確認する（**図1～4**）．歯科用実体顕微鏡下で観察するのが望ましい．根管壁は全周にわたりファイリングを行い，根管の遷移を避ける（**図1**）．特に彎曲根管では，内彎部が過剰に切削される一方，外彎部の形成が不十分となる傾向にある．
4) 根管洗浄剤として用いられる次亜塩素酸ナトリウム溶液は強い軟組織刺激性をもつため注意が必要である．衣服などの脱色性にも留意する．また，3% H_2O_2 との併用により殺菌・消毒能が減弱するとの報告がある．
5) 通常用いられる簡易根管内培養検査では，根管内細菌として優勢な偏性嫌気性菌の培養環境としては不十分であるため，見かけ上の陰性判定となる可能性がある．
6) 疼痛や傷害の原因となるため，器具の根尖孔外への突き出しや根管洗浄剤，貼薬剤の溢出など，歯周組織への刺激を避ける．
7) 再根管治療では前医による根管形成の状態が不明であるため，未処置の根管や穿孔，レッジおよびジップ，破折ファイルなどの存在，アピカルシートの破壊などをきたしている可能性がある．

■ カルテへの記載

30歳の患者 1| の感染根管処置，病名：1| C₃ 慢化 Per

6/1		初診	267
	1|	X-Ray（D） 1F　1| 根尖部周囲に直径5mm程度の類円形透過像	48
		を認める	─
		ラバーダム	─
		感根処（単根管）	160
		EMR（切縁より28mm #15 Kファイル）	30
		X-Ray（D） 1F（症状確認）根管長確認のため	38
		RCP：27.5mm #60 まで	─
		根管内超音波洗浄（17% EDTA，5% NaClO，生理食塩水）	─
		根管貼薬 水酸化カルシウム製剤	─
		仮封：水硬性セメント	─

〈諸冨孝彦〉

第 10 章 歯内療法

5 歯肉息肉除去

■目 標

・歯肉息肉（**図1**）を適切に除去できる．

Point

・う窩に増殖した歯肉が侵入して根管治療の妨げとなる場合は，これを除去した後に治療を開始する．
・局所麻酔下で電気メスあるいは炭酸ガスレーザーを使って切除することが多い．
・電気メスあるいは炭酸ガスレーザーを使用すると，出血も少なく自由な方向に切除でき便利である．

■目 的

・根管治療の前準備として歯肉息肉を切除する．

■用意するもの

1) 浸潤麻酔セット
2) 電気メス（**図2**）あるいは炭酸ガスレーザー（**図3**）

■処置の流れ（**図4，5**）

①息肉の検査→②浸潤麻酔→③電気メスあるいは炭酸ガスレーザーで切除

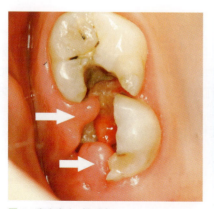
図1　歯肉息肉（矢印）

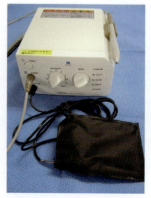
図2　電気メス

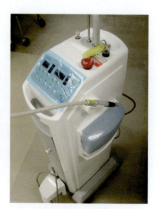
図3　炭酸ガスレーザー

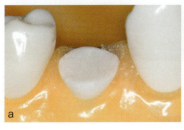 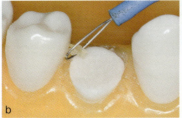 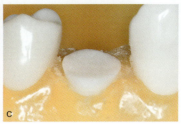

図4 歯肉息肉の除去
a：歯肉息肉除去前．残根の窩縁が歯肉縁下になっている．b：電気メスでの除去．歯肉の切除にはループ状のチップを使用する．c：窩縁の露出を確認する．

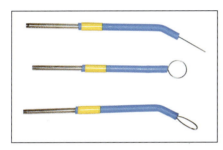

図5 電気メスのチップ
切開用のチップ（上）と歯肉切除用チップ（中，下）

■ 注意事項

1 電気メスを使用する場合

1) 心臓ペースメーカの患者には禁忌である．
2) バキュームチップ，ミラーなどは金属製のものを避ける．
3) スイッチはチップ先端を患部に接触させた直後に入れる．口腔外でスイッチを入れ，口腔内へ移動すると口唇や口腔粘膜に接触する危険性がある．
4) 有髄歯，骨への接触は極力避ける．長時間の接触はこれら組織の壊死を起こすおそれがあるので行わない．
5) 使用時は可燃性薬品を近くに置かない．
6) 対極板は必ず正しく設置する．対極板がないと，患者や術者に触れた介助者に高周波電流が流れ，熱傷を起こすことがある．
7) 歯肉切除にはループ状のチップを使用する（図5）．

2 炭酸ガスレーザーを使用する場合

1) 骨への高出力，長時間の照射は腐骨形成の可能性がある．
2) 光沢のある器具はレーザー光を反射するので注意する．
3) 術者，患者，介助者は必ず防護めがねを使用する．
4) ガイド光で照射部位を確認したうえでレーザーを照射する．
5) レーザー照射による熱の蓄積を避けるため，照射部ヘッドを動かし，1点にレーザー光が集中しないようにする．
6) 歯肉の蒸散の際に飛散する煙や蒸散微粒子はバキュームで吸引する．

＊歯肉息肉除去の費用は，初再診料に含まれ別に算定できない．

〈泉　利雄〉

6 根管貼薬の選択基準

■目 標

・根管形成・根管洗浄後に適切な貼薬剤を選択し，貼薬を行うことができる．

Point

- 根管貼薬剤のそれぞれの特徴を理解し使用する．
- 根管貼薬は根管治療において，あくまで補助的なものであり，前段の根管形成・根管洗浄を確実に行わなければならないことに留意する．
- 根管貼薬剤を根尖孔外へ押し出さない．

■目 的

・根管形成・洗浄を行った後も，根管内の細菌がゼロになることはなく，根管貼薬は細菌数の減少，さらに次回予約までの間に根管内の細菌が増殖しないようにすることを目的として行う．

■根管貼薬剤の種類

1 水酸化カルシウム製剤（図）

現時点において，根管貼薬剤の第一選択となる．pH 12.6 の強アルカリ性により広範囲の抗菌スペクトルをもつが，難治性根尖性歯周炎で検出される *Enterococcus faecalis* など一部の菌には効果が期待できない．

2 ヨウ素製剤

組織浸透性に優れており傷害性は低く，抗菌性が高い．効果の持続時間は短い．

3 ホルムアルデヒド製剤

細胞毒性や発がんの危険性・アレルギーの誘発などが指摘され，現在は使用されなくなってきている．

4 フェノール製剤

最古の根管貼薬剤として使用されてきたが，フェノールの高い細胞毒性に対して，抗菌作用は弱い．

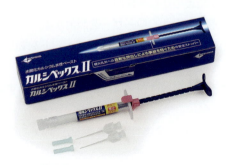

図 水酸化カルシウム製剤（カルシペックス®Ⅱ）

■ 処置（検査・診断）の流れ

■ 水酸化カルシウム製剤

　根管貼薬剤の第一選択となる．市販の水酸化カルシウム製剤（カルシペックス®Ⅱ）はシリンジタイプであり，シリンジ先端を作業長から2，3mm上部まで挿入し，根管貼薬剤を根尖孔外に押し出さないように根管から引き上げながら注入していく．また，細菌に直接触れないと十分な効果を発揮しないため，注入後はレンツロや超音波洗浄機器を用いて根尖付近まで到達させる必要がある．しかし，根管貼薬剤自体の除去は困難であり，EDTAなどを用いて十分に超音波洗浄を行わなければ，根管内に残存する可能性がある．また，効果の発揮には時間がかかり7日以上は根管内に留置しておく必要がある．そのため，来院期間は1週間以上空けるほうが望ましい．

■ ヨウ素製剤

　根管からの排膿が著しい場合など，ペースト状の根管貼薬剤を用いると内圧が亢進して疼痛を惹起すると判断した場合などに用いる．ペーパーポイントや綿球にヨウ素製剤を浸して貼薬を行う．この際に仮封を綿球のみで行うことがあるが，その際は次回までの治療期間を空けずに，排膿が止まった段階で速やかに通常の根管形成・洗浄・貼薬を行い，仮封を確実にすることで，根管内に細菌が侵入する経路を断つようにしなければならない．

■ 注意事項

- ・根管治療において，最も大事なことは根管拡大・形成・洗浄で根管内の細菌を可能な限り減らすことである．貼薬自体にはあくまで補助的な意味合いしかないことを十分に理解する必要があり，根管貼薬剤に過度の期待をしてはならない．
- ・水酸化カルシウム製剤を根尖孔外へ意図的に押し出す行為は非常に危険であるため行ってはならない．神経障害や疼痛の残存・歯周組織の壊死など重篤な合併症を呈する可能性もある．

■ カルテへの記載

病名：4| C₃ 急化 Pul

6/1		再診	58
	4|	ラバーダム防湿	
		RCT	41
		（EDTA/NC/ 生食 /NaOCl/EZ）	

〈吉居慎二〉

7 根管充填

■ 目 標

・適切に根管充填を行うことができる．

Point

- 側方加圧根管充填法や垂直加圧根管充填法・シングルポイント根管充填法などさまざまな方法があるが，根管充填の方法で予後に差が出るわけではない．
- シーラーの特徴を理解して使用する．
- 根管充填の成否は根管拡大・形成に依存するため，元の根管の形態を維持した状態での拡大を心がける．
- 根尖から根管充填材が出てしまうと予後が悪くなるため，根管充填材は根尖から出ないように留意する．

■ 根管充填の目安

- 拡大形成が完了し，感染源ないしは感染源になりうる物質を可及的に除去している．
- 根管充填が可能な根管形態に形成されている．
- 自発痛・咬合痛，打診痛などの痛みがない．
- 根管充填前にテンポラリークラウンを用いることで，日常咬合時の違和感・疼痛を診断することが可能である．
- 根管からの排膿や出血がない．
- 根尖相当部歯肉に，発赤や腫脹，圧痛がない．
- 瘻孔が閉鎖している．

■ 目 的

・緊密に充填することで，根尖への細菌の侵入を防ぎ，根管内に残存した細菌を不活化することが大きな目的である．本稿では側方加圧根管充填法について解説する．

■ 用意するもの

1）ガッタパーチャポイント（マスターポイント・アクセサリーポイント），2）エンドゲージ，3）シーラー，4）スプレッター，5）プラガー

■ 処置（検査・診断）の流れ

ラバーダム防湿下で行う．
1）根管形成した最終番手のファイルと同じサイズのマスターポイントを作業長の長さにカットし，試適を行い根尖まで挿入できるかを確認する（図1a）．
2）根管へシーラーを注入するか，マスターポイントにシーラーを塗布しマスターポイントを挿入する．その後，スプレッターを根管内に挿入し側方加圧する．過度の加圧は歯根破折の原因にな

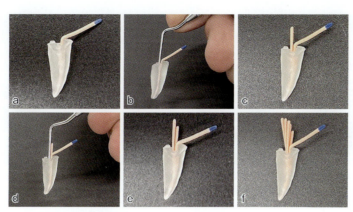

図1 側方加圧根管充填法
スプレッターは毎回同じ部位に挿入し，加圧を行う．

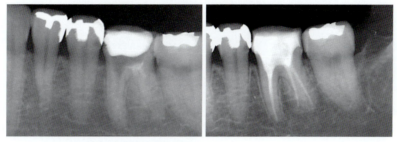

図2 6⏌の感染根管処置術前と根管充填後
根尖付近まで根管充填材が緊密に充填されており，かつ根尖孔外には出ていない状態．

るため避ける（**図1b**）．
3）スプレッターを引き抜き生じた空隙に，アクセサリーポイントを挿入し再度スプレッターで加圧する．これをアクセサリーポイントが挿入できなくなるまで繰り返すが，スプレッターで加圧する部位は最初から最後まで同じ部位を加圧し続ける（**図1c〜f**）．
4）加熱したプラガーで根管口より上部の余剰なガッタパーチャポイントを焼き切って除去する．その後，冷ましたプラガーで根管充填材を根尖方向に圧接して終了する．
5）根管充填後は仮封を行い，エックス線画像を撮影し根管充填状態を評価する．
6）根尖先端から2mm以内に根管充填材の先端があり，気泡がない状態であれば良好といえる（**図2**）．

■ シーラーの種類

1 酸化亜鉛ユージノール系シーラー

根管壁とは接着しないが，操作性に優れており根管内の間隙に入りやすいように調製されており，今日まで多用されてきた．ユージノールを含んでいるため，根尖から漏出した場合には，根尖周囲組織を刺激する可能性がある．

2 レジン系シーラー

4META系レジンシーラーは根管壁と接着するため封鎖性に優れ，機械的強度が強い．

3 バイオセラミックス系シーラー

良好な操作性，生体親和性を有している．硬化後はハイドロキシアパタイトを形成することで，高い封鎖性を得ることができ，また硬化膨張を起こすため，シングルポイント根管充填（**図3，4**）のようなシーラーに依存した充填法に使用することも可能である．

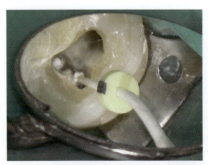
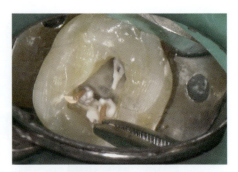

図3 シリンジで根管内にシーラーを填入する．この際に根尖孔外に押し出さないように留意する．

図4 メインポイントにもシーラーを塗布した後に，根管へ移送する．その後は上部のポイントをプラガーにて根管口付近で焼き切る．

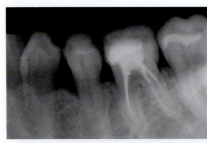
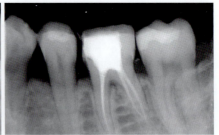

図5 遠心頬側根の根管充填が不十分であるため，エックス線撮影直後にやり直しを行った．

■ 注意事項

・エックス線画像撮影後，やり直しが必要と判断した場合は，シーラーが硬化しきれていない当日のうちに行うのが望ましい（**図5**）．

・シーラーの種類と充填方法の相性を判断する必要がある．たとえば，硬化後収縮するようなシーラーをシングルポイント法で使用した場合，硬化後死腔を形成する可能性があるため，他の硬化膨張するシーラーを使用するなどの判断が必要となる．

・シングルポイント根管充填において，メインポイントがプラガーに焼き付いて根管内から離脱しないように，メインポイントをプラガーで焼き切る際には十分留意する．

・根管治療の成功への秘訣は，根管内の細菌や起炎物質を可及的に取り切ること，つまりは根管拡大・洗浄が特に重要となるため，根管治療の一つひとつのステップを確実に行わなければならない．

・根管充填は，口腔からの再感染を防ぐことを目的としている．しかしながら，充填法の違いに関係なく，完璧に細菌の侵入を防ぐことは不可能である．よって，根管充填を行った歯に関しては支台築造や修復処置を可及的速やかに行い，根管口を封鎖する必要がある．

・根管充填の評価：エックス線画像での評価において，充填材が出ている状態をオーバー，根尖から0〜2 mm根管内にとどまっている状態をフラッシュ，2 mm以上根尖に届いていない状態をアンダーとした場合，フラッシュとアンダーの成功率は80〜90％であるのに対して，オーバーは60％となる．貼薬剤も含めて，根尖の外になにも押し出さないように十分に留意する必要がある（**図6，7**）．

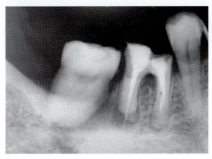 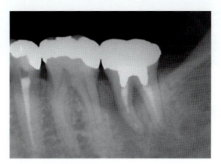

図6 オーバー根充された6|番の遠心根に透過像を認める．

図7 アンダー根充された7|番の近心根に透過像を認める．

■ カルテへの記載

病名：4| C_3 急化 Pul

6/1		再診	58
	4|	ラバーダム防湿	
		RCF	94
		（EDTA/NC/生食 /）	
		（G-point, キャナルシーラー BG）	
		加圧根充	168
		X線（D）×1F　デジタル撮影	48
		根尖まで緊密に充填できていることを確認	

〈吉居慎二〉

第11章 歯周治療

1 歯周治療の流れ

■ 目　標
・歯周治療の流れを理解する．

Point
・歯周炎の特徴を理解する．
・歯周病の検査を理解する．
・歯周炎の分類を整理する．
・歯周基本治療を理解する．
・歯周治療のステップを理解する．

■ 歯周炎の特徴

1) 予防・早期発見・早期治療が重要
　・罹患率が高い（45歳以上の約半数が4 mm以上の歯周ポケットを有している）が，自覚症状があまりない．
　・歯周炎は永久歯の主要な抜歯原因である．
2) 適切な診断・治療が必要
　・さまざまな病原因子があるが，リスクファクターによって悪化する．
　・個人，部位により疾患感受性，進行度が異なる．
　・咬合性外傷により悪化しやすい．
3) 治療後もメインテナンスやSPTを継続する必要がある．
　・治療により一旦改善しても再発の危険性が高い．

■ 歯周炎の検査

1) 炎症の程度と細菌感染状況を把握する．
　・歯垢付着状態，歯肉炎の程度，プロービング時の出血，細菌検査など
2) 歯周組織破壊の程度を把握する．
　・プロービング深さだけでなくアタッチメントレベルも確認する（**図1**）
　・歯槽骨吸収状態（垂直性，水平性骨吸収），歯槽骨吸収量
　・根分岐部病変などを確認する：Lindhe & Nymanの分類など
3) 咬合状態を確認する．
　・早期接触の有無：咬合接触，フレミタスなど
　・歯の動揺度：Millerの分類
　・ブラキシズム：グラインディング，クレンチング，タッピング
4) リスクファクターの確認
　・喫煙
　・ストレス

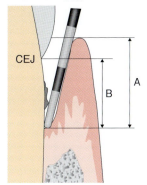
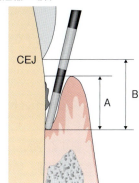

A：プロービングポケットデプス（PPD）
B：クリニカルアタッチメントレベル（CAL）
CEJ：セメントエナメル境

図1　プロービングポケットデプスとアタッチメントレベル

・全身疾患：ペリオドンタルメディシン

■ 歯周炎の分類

1）日本歯周病学会による歯周病分類システム（2006）
・「慢性歯周炎」，「侵襲性歯周炎」「遺伝疾患に伴う歯周炎」の3つに分類される．
・慢性歯周炎の発症時期は35歳前後であることが多い．慢性に進行するが，宿主側の抵抗力が低下すると急性化することがある．
・侵襲性歯周炎は全身的に健康であるが，急速な歯周組織破壊，家族内集積を認める．*Aggregatibacter actinomycetemcomitans* が多数検出される患者もいる．
・遺伝疾患に伴う歯周炎は全身的な異常を伴う遺伝疾患の口腔内症状として発現し，急速に進行するのが特徴．Papillon–Lefèvre syndrome，Down症候群，家族性周期性好中球減少症などがある．

2）アメリカ歯周病学会（AAP）・ヨーロッパ歯周病連盟（EFP）による歯周病の新分類（2018）
・歯周炎のステージ：重症度・複雑度によりステージⅠ～ステージⅣに4分類
・歯周炎のグレード：進行の証拠やリスクファクターの有無によりグレードA～グレードCに3分類

3）日本歯周病学会の対応
・現在は日本歯周病学会による歯周病分類システム（2006）とアメリカ歯周病学会（AAP）・ヨーロッパ歯周病連盟（EFP）（2018）による歯周病の新分類を併記するようにしているが，将来的には後者に移行していくと思われる．

■ 治療方針の決定

1）主訴の診断，緊急時の対応
・主訴や希望を理解し，急性症状がある場合は症状の緩和を行う．
2）全身状態の確認
・易感染性，その他，全身疾患の有無を確認する．
3）生活習慣，社会的な背景
・患者の生活習慣や社会的背景が歯周病の原因や治療の継続に影響を与える．
4）プラークコントロール，プラークリテンションファクター

・現在のプラーク付着状況，付着しやすい要因などを検査する．
5）咬合性因子
・咬合性外傷の有無や関連因子を検査する．

■ 歯周基本治療

1）治療計画立案のためのポイント
・患者の主訴，希望を把握し，全身状態やその他背景も十分理解する．
・診断結果および影響する原因，リスクファクターを確認する．
・治療予定，予想される予後，特に力を入れる点を検討する．
2）歯周基本治療の内容
・信頼関係構築，患者教育，ブラッシング指導
・スケーリング，SRP
・咬合の配慮（咬合調整，暫間固定）
・保存不可能な歯の抜歯
・口腔環境の改善（歯石除去，不良補綴装置除去，う蝕治療など）
・全身疾患の配慮（必要があれば医科との連携）
・禁煙指導など
3）歯周基本治療における留意点
・対症療法だけで症状を改善させても本質的な治療にならないことを理解する．
・原因除去を心がける．

■ 歯周治療のステップ

1）全身性疾患への配慮
・有病者への配慮：全身状態，服薬状況を把握して治療を開始する．
・糖尿病患者への配慮：抗菌薬の併用を検討する．
・高齢者への配慮：免疫機能低下や誤嚥性肺炎に留意する．
2）検査に基づいた診断，治療
・歯周組織検査を実施し，各段階での病態に応じた処置を行う．
・検査→処置→検査→処置→検査‥の繰り返し
3）主な治療内容
・歯周基本治療（上述）
・歯周外科治療：組織付着療法，歯周組織再生療法，切除療法，歯周形成手術など
・口腔機能回復治療：咬合治療，保存修復，歯周補綴，矯正，インプラントなど
・サポーティブペリオドンタルセラピー（SPT）：歯周治療により病状安定となった歯周組織を維持するための治療
・メインテナンス：歯周治療により治癒した歯周組織を維持するための健康管理
・歯周病重症化予防治療（P 重防）：「進行予防」の状態からさらに進行することを抑制するための継続管理．
4）歯周病の進行度で治療の流れが変わる．
・**表1，図2**を参照

表1 歯周治療の具体例（進行度別）

歯肉炎・軽度歯周炎	軽度〜中等度の歯周炎	中等度〜重度の歯周炎
初診 ↓ 歯周組織検査 ↓ 診断・治療計画作成 ↓ 歯周基本治療 ↓ 歯周組織検査（再評価）	初診 ↓ 歯周組織検査 ↓ 診断・治療計画作成 ↓ 歯周基本治療 ↓ 歯周組織検査（再評価） ↓ 口腔機能回復治療 ↓ 歯周組織検査（再評価）	初診 ↓ 歯周組織検査 ↓ 診断・治療計画作成 ↓ 歯周基本治療 ↓ 歯周組織検査（再評価） ↓ 歯周外科治療 ↓ 口腔機能回復治療 ↓ 歯周組織検査（再評価）

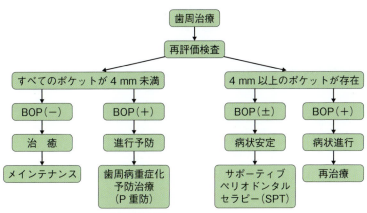

図2 再評価後の流れ（検査結果別）

● 参考文献

1) 特定非営利活動法人日本歯周病学会編．歯周治療のガイドライン2022．
https://www.perio.jp/publication/upload_file/guideline_perio_2022.pdf（2024年9月1日アクセス）

〈米田雅裕〉

第11章 歯周治療

2 歯口清掃指導法（プラークコントロール）

■ 目 標
- 患者に対して適切な歯口清掃方法を指導できる.
- 電動歯ブラシ（高速運動電動歯ブラシ，音波歯ブラシ，超音波歯ブラシ）の違いを説明できる.
- 補助的清掃用具の使用方法を指導できる.

Point
- 最良のブラッシング法はない．患者にとって"最適"なブラッシング法を指導する.
- 動機づけのないブラッシング指導は医療従事者の自己満足である.
- 電動歯ブラシ（高速運動電動歯ブラシ，音波歯ブラシ，超音波歯ブラシ）が普及してきているので特徴を理解しておく.
- 補助的清掃用具を指導する場合は為害作用に注意する.

■ 目 的
- ブラッシングの重要性を患者に認識させ，治療への協力が得られるようにする（動機づけ）.
- 適切な歯口清掃方法を行わせ，う蝕や歯周疾患の原因であるプラークを除去する.

■ 用意するもの

1 一般的準備
　1）歯垢染色液　2）歯ブラシ　3）指導用顎模型　4）手鏡　5）ワセリンまたはココアバター

2 歯ブラシによる清掃が習熟した患者および補助具の使用が必要な患者
　1）歯間ブラシ　2）デンタルフロス　3）ワンタフトブラシ

■ 歯口清掃指導の流れ

　①ブラッシングの意義を説明し，動機づけを行う→②染色することの了解を得た後，口唇にワセリンまたはココアバターを塗布→③プラークの染色後，軽くうがいをしてもらう→④プラーク付着部位の確認，記録→⑤患者の現在の磨き方を確認→⑥指導するブラッシング方法を選択（ブラッシング習熟者には補助具も選択）→⑦模型上で説明→⑧患者自身によるブラッシング→⑨磨き残しを術者が歯ブラシで清掃→⑩残存した染色液は回転器具を用いて除去

■ O'LearyらのPlaque Control Record（PCR）

- 歯垢染色液でプラークを染め出し，1歯を4区画（唇，舌，近心，遠心）に分け，歯頸部（歯肉辺縁部）のプラーク付着の有無を判定し，次式でプラーク付着率を計算する.

$$\text{プラーク付着率} = \frac{\text{プラーク付着区画数}}{\text{総区画数（被験歯数×4）}} \times 100\%$$

■ ブラッシング方法

　①スクラッビング法：歯ブラシの毛先を唇・頰側では歯軸に対して90°に，舌・口蓋側では45°に

当て，近遠心方向に数 mm 振動させる．

　②バス法：歯ブラシの毛を歯軸に対して約 45°に当て，毛先を歯肉溝や歯周ポケットに入れ，数 mm 近遠心方向に振動させる．

■ 音波歯ブラシ，超音波歯ブラシ（表）

・仕上げに手用歯ブラシを使用することがのぞましい．
・歯磨剤は液状，ジェルタイプ，低研磨性のものを使用する．
・音波歯ブラシはあまり強く当てすぎないように注意する．

（特定非営利活動法人日本歯周病学会　歯周病学基礎実習動画より許可を得て掲載）

表　音波歯ブラシと超音波歯ブラシの比較

	音波歯ブラシ	超音波歯ブラシ
ブラシの構造	内蔵されたリニアモーターにより毛先が音波振動して液体流動力を発生	内蔵された超音波発生装置により超音波が発生
周波数	20～2 万 Hz	1.6 MHz 以上
特　徴	高速でブラシが振動するので直接プラークや着色を除去できる 液体流動効果により，ブラシに接していない部位のプラークも除去できる	ブラシの毛先はほとんど振動しない 超音波が口腔内細菌に作用して細菌の連鎖を破壊する
使用法	正しく歯面に当てるだけ	手用歯ブラシと同様に小刻みに動かす

■ 注意事項

1）ブラッシングの意義を十分説明してから行う．
2）はじめにほめてから，磨き残しを指摘したほうが患者は受け入れやすい．
3）患者が行ってきた方法に近いブラッシング法から始める．
4）歯間ブラシは歯間部の大きさに合わせたものを指導する．
5）フロスは斜めに挿入すると歯肉を傷つけにくいことを説明する．
6）手用歯ブラシ，電動歯ブラシ（高速運動電動歯ブラシ，音波歯ブラシ，超音波歯ブラシ）のいずれもうまく歯面に当てることが重要である．
7）歯垢染色液によるトラブルに注意する（皮膚，衣服，矯正装置など）．
8）習いはじめは力を入れがちなので，ブラッシング圧に注意する．
9）模型で方法を教えるだけでなく，実際に患者に自分の歯の歯磨きをさせてプラークが除去できる体験をさせることが重要である．

■ カルテへの記載

病名：$\frac{7 \mid 7}{7 \mid 7}$　P_2

6/1		再診	58
	$\frac{7 \mid 7}{7 \mid 7}$	歯管〈所見〉〈評価〉〈管理計画〉〈指導内容略〉（文書提供）	100＋10
		歯清*（DH 名前）	72
		実地指 1（指示内容略，文書提供）（DH 名前）	80

歯科衛生実地指導料 1（実地指 1）…80 点
・歯科疾患に罹患している患者に対して，主治の歯科医師の指示を受けた歯科衛生士が，歯および歯肉などの口腔状況の説明および，プラークチャートの活用等によるプラーク付着状況の指摘と患者自身によるブラッシングを観察したうえでのプラーク除去方法の指導について直接 15 分以上の実地指導を行ったうえで，当該指導内容にかかる情報を文書により提供した場合に，月 1 回に限り算定する．
＊機械的歯面清掃処置（歯清）…72 点

〈吉永泰周〉

第11章 歯周治療

3 Professional Tooth Cleaning（PTC）

■ 目 標

・PTCの目的を患者に説明できる．
・適切な器具，方法によりPMTC（Professional Mechanical Tooth Cleaning）を行うことができる．

Point

・PTCにはPMTCとPCTC（Professional Chemical Tooth Cleaning）が含まれる．
・PMTCの最大の目的は，患者自身で除去できないプラークを除去することである．
・PMTCを行うことによって患者のモチベーションを高める効果もある．
・PCTC（薬品によるプラーク抑制）はあくまで補助的プラーク除去法である．

■ 目 的

・患者自身で除去できないプラークを除去し，歯面研磨によりプラークの再付着を予防する．
・患者に爽快感を体験させ，自身によるプラークコントロールのモチベーションを高める．

■ 用意するもの

1 一般的準備（PMTC）（図）
1）歯垢染色液
2）ワセリンまたはココアバター
3）歯冠研磨剤
4）往復運動および回転運動コントラアングル
5）プロフィポイント，プロフィカップ，エバチップ，ブラシ
6）歯間ブラシ
7）デンタルテープ，デンタルフロス，スーパーフロス

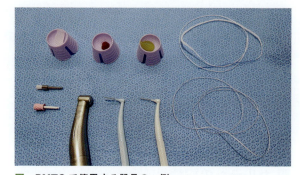

図 PMTCで使用する器具の一例

■ 処置の流れ（PMTC）

①ワセリンまたはココアバターを口唇に塗布→②歯垢染色液によるプラークの染色，プラーク付着部位確認→③デンタルテープやフロスにより隣接面の清掃，研磨→④研磨剤を歯間部に注入もしくは塗布→⑤往復運動コントラアングルとエバチップや歯間ブラシを用いて隣接面の清掃，研磨→⑥回転運動コントラアングルとプロフィカップもしくはブラシを装着し，研磨剤を直接カップやブラシに取って頰舌歯面のプラークの除去および研磨→⑦プロフィカップやプロフィポイントを用いて歯肉縁下2～3mmの清掃，研磨→⑧ブラシを用いて咬合面小窩裂溝の清掃，研磨

■ 補綴装置の PMTC の注意点

1）補綴装置のマージン付近の器具操作やペーストの選び方には，補綴装置を傷つけないように十分注意する.

2）補綴装置のマージン部はプロフィカップの辺縁を用いて磨く.

3）ブリッジのポンティック底部はスパチュラ型エバチップを用いて磨く. さらに狭い場合はスーパーフロスやデンタルテープなどを用いる.

■ 注意事項

1）PMTC の意義を十分説明してから行う（患者自身のプラークコントロールが最重要）.

2）歯垢染色液で染色してプラークを可視化してから除去を行う.

3）歯垢染色液によるトラブルに注意する（衣服，矯正装置，口唇など）.

4）研磨剤の飛散に注意する.

5）最後にプラークの取り残しがないか必ずチェックする.

6）プロフィカップやプロフィチップは軟らかいため，軟組織を傷つけずに歯肉縁下まで清掃可能である.

7）研磨剤は着色の量によって粒子の大きさを使い分ける.

8）研磨剤は粒子の粗いものを使用した場合は，細かいもので歯面の仕上げ研磨を行う.

■ カルテへの記載

病名：$\frac{7+7}{7+7}$　P$_2$

6/11		初診														267
	$\frac{7+7}{7+7}$	歯周基本検査（歯周病検査1回目）														200

動揺度		0	0	1	0	0	0	0	0	0	0	0	1	0	0	
ポケットの深さ（mm）		3	2	4	2	2	2	2	1	2	2	2	1	4	3	
	8	7	6	5	4	3	2	1	1	2	3	4	5	6	7	8
ポケットの深さ（mm）		3	3	2	5	2	2	3	2	2	2	4	4	2	5	
動揺度		0	0	0	1	0	0	0	0	0	0	0	1	0	0	

		歯間部にプラークが目立つため，歯間ブラシSサイズを使用す	―
		ること.	―
		X 線（オルソパントモ）（所見）（デジタル撮影）電子画像管理加算	402
		歯管〈所見〉〈評価〉〈管理計画〉（文書提供）	80＋10
6/21		再診	58
	$7+7$	スケーリング	72＋38×2
	$\frac{7+7}{7+7}$	機械的歯面清掃処置（DH 名前）	72

機械的歯面清掃処置（歯清）…72 点

・歯科疾患（歯周病に限らない）に罹患している「歯管」，「歯在管」または「特疾管」を算定した患者に対して，主治の歯科医師またはその指示を受けた歯科衛生士が機械的歯面清掃を行った場合は，2 月に 1 回に限り算定する.

・当該処置は歯科用の回転切削器具および研磨用ペーストを用いて行う歯面における歯垢除去などをさし，1 口腔単位で算定を行う.

〈吉永泰周〉

4 暫間固定（TFix）

■目　標

・暫間固定の目的・注意点を理解して，適切な暫間固定を行う．
・暫間固定の注意点を理解する．
・適切に暫間固定を行う．

Point

・口腔清掃がしやすいような固定を行う．
・固定装置内に動揺していない歯を含むように設計する．
・可能な限り審美性に留意する．

■目　的

・動揺が強く，咬合に支障をきたしている歯を安静に保つ．
・咬合力を多数歯に分散することにより，負担を軽減する．
・歯の病的移動，挺出などを防ぐ．
・動揺を減らし，ブラッシングしやすくする．
・歯を固定することでSRPを行いやすくする．
・安静を保つことにより歯周外科の治療効果を高める．
・動揺歯を一度固定して歯の保存の可否の判定を行う．
・外傷後の安静をはかる．
・食片圧入を防止する．

■主な暫間固定法の例

暫間固定法（商品名含む）	利　点	欠　点
スーパーボンド	容易，歯質削除なし，粘靱性が強い	硬化の待ち時間あり
G-フィックス	容易，歯質削除なし，光硬化性で硬化が早い	粘靱性が劣る
A-スプリント	固定力比較的強い	歯質削除必要
ウイングロック	固定力強い	歯質削除，専用器具必要
レジン連結冠固定	固定力強い，審美性比較的よい	歯質削除，技工操作必要
ワイヤー結紮レジン固定	固定力強い，歯質削除なし	操作繁雑，審美性が悪い

■用意するもの

1) スーパーボンドC&B（モノマー液，キャタリスト，表面処理剤レッド，ポリマー粉末クリア）
2) ダッペンディッシュ
3) 小筆，ガーゼ
4) 歯面清掃器具（ロビンソンブラシ，ラバーカップなど）

■ 処置の流れ（図）

①咬合確認→②歯面清掃→③表面処理剤レッドで歯面処理→④水洗・乾燥→⑤簡易防湿→⑥筆積み法で隣接面にスーパーボンドを塗布→⑦咬合接触状態の確認→⑧研磨

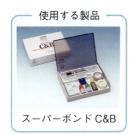
使用する製品
スーパーボンドC&B

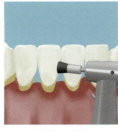
①歯面清掃

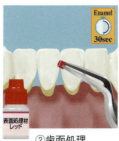
②歯面処理

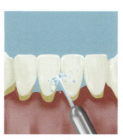
③水洗

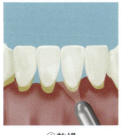
④乾燥

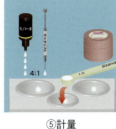
⑤計量

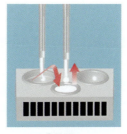
⑥筆積み

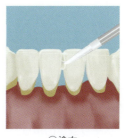
⑦塗布

図　動揺歯の固定（サンメディカル株式会社　スーパーボンドC&B イラストガイドより）

■ 注意事項

1) 固定の前後で咬合状態を確認し，咬合状態を変化させない．
2) 使用量は歯冠長の3/4を目安に行い，主に舌側に維持を求めると審美性が良好となる．
3) 歯間鼓形空隙への流れ込みに注意し，歯間ブラシで清掃できるようにする．
4) 十分な説明を行い，固定後の症状変化に留意する．

動画
（特定非営利活動法人日本歯周病学会　歯周病学基礎実習動画より許可を得て掲載）

■ カルテへの記載

簡単なものの場合（歯周外科を行わない場合・歯周外科手術を予定する場合の固定源となる歯を歯数に含めない4歯未満のTFix）　病名：$\frac{7\mid7}{7\mid7}$ P$_2$

6/1		初診	267
	$\frac{7\mid7}{7\mid7}$	歯周基本検査（所見略）	200
		X線（オルソパントモ）（所見略）（デジタル）	402
		歯科疾患管理料（文書提供）	80＋10
		〈管理計画〉〈所見〉〈評価〉〈指導内容〉略	―
		実地指1（文書提供）	80
		〈指示内容〉〈指導歯科衛生士名〉〈指導時間〉〈指導内容〉略	―
	$\overline{2\mid2}$	TFix（スーパーボンド）	200

簡単なもの：歯周外科手術を伴わない場合および歯周外科を予定する場合の固定源となる歯を含めない4歯未満の暫間固定（230点）（エナメルボンドシステムの場合は200点）
困難なもの：歯周外科手術を伴う場合の固定源となる歯を歯数に含めない4歯以上の暫間固定（530点）（エナメルボンドシステムの場合は500点）

〈米田雅裕〉

第11章 歯周治療

5 超音波スケーラー，エアスケーラーの使用法

■目 標

- 超音波スケーラー，エアスケーラーの適用症例が判断できる．
- 超音波スケーラー，エアスケーラーでスケーリングができる．

Point

- スケーリングの際には，歯石の視認・探知が第一歩である．
- 超音波スケーラー，エアスケーラーでのスケーリングは，大量に付着した歯肉縁上歯石が適応である．
- チューニングができていない機材ではパワーが不足し，水量が足りない場合にはハンドピースが発熱する．
- ポケットの深さに応じてチップを使い分ける．
- 歯根面に過度な傷をつけないように，チップは斜めに当てて，常に動かす．
- スケーリングの後は，取り残しの確認と出血部位の洗浄を行う．
- スケーリングで粗糙になった歯根面は，PTC（p.202参照）で仕上げを行う．

■目 的

- 歯周基本治療として，歯肉縁上歯石を中心としたスケーリングを行い，歯周組織の改善をはかる．

■用意するもの

1) 超音波スケーラー，エアスケーラー（**図1，2**）
2) プローブ
3) 覆布（ドレープ）
4) 3％過酸化水素水綿球

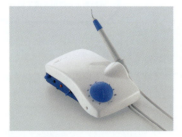

図1　超音波スケーラーの例
治療ユニットに設置されたもの．他にも，別置して給水ラインを接続するタイプ，ボトル給水のタイプのものなどがある．振動数は25〜40 kHzで除去力に優れる．

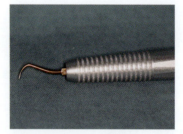

図2　エアスケーラーの例
治療ユニットのタービンのラインに接続して圧搾空気と水の供給を得る．振動数は2.0〜6.5 kHzと低く，出力は超音波に劣り，また出力の調整ができない．

■処置の流れ

①歯石付着部位確認→②スケーリング→③洗浄→④歯石除去の確認→⑤PTC

①歯石付着部位確認：歯肉縁上に大量に付着した歯石の除去が最も適した症例である（**図3**）．

②スケーリング：症例に応じて適切なチップを選択してスケーリングを実施する．歯根面を過

度に傷つけることがないように，チップは45度程度の角度で歯根面に当て，1点に長く当てないようにする（図4, 5）．

③洗浄：消毒液を入れたシリンジや綿球などで洗浄する．

④歯石除去の確認：歯根面をエアーで乾燥させ，歯石除去の状態を確認する．隣接面部や歯根近接部位では，歯石除去のためにキュレットなどを補助的に必要とすることもある．

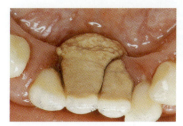

図3 歯肉縁上歯石が大量に付着した口腔が，超音波スケーラー，エアスケーラー使用の適応症となる．

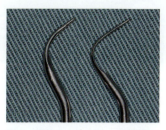

図4 標準チップ（左）と深部のスケーリング用チップ（右）．歯内療法用チップなどもある．

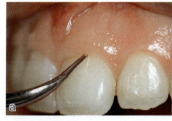 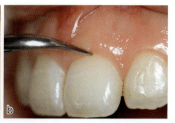

図5 a：45度で歯面にチップを当てるのが望ましい．b：歯面に直角に当てると根面を損傷しやすい．

⑤PTC：粗糙になった歯根面は，PTCで滑沢に仕上げる．

■ 注意事項

1) 超音波スケーラー，エアスケーラーを使用したスケーリング時に疼痛を訴える場合には，手用スケーラーを使用したスケーリングに変更する．
2) 冷却水で顔面周囲を濡らしやすいので，バキュームに留意し，必要に応じてドレープ（覆布）を使用する．
3) 保険算定には，歯周組織検査を先行して実施する必要がある．
4) 特に歯根面が露出した場合には，術後に象牙質知覚過敏症の症状を訴えることがあるので，その旨を説明する．
5) 歯石沈着の状態に応じて，3～6か月に1回の割合で実施する．

動画
超音波スケーリング

（特定非営利活動法人日本歯周病学会　歯周病学基礎実習動画より許可を得て掲載）

■ カルテへの記載

病名：7+7／7+7　P₁

6/1		初診	267
	7+7／7+7	歯周精密検査（20歯以上）	400
		歯周病患者画像活用指導料	10×5
		X線（全顎撮影法14枚，デジタル撮影）	512
		所見：全顎にわたり軽度の骨吸収．臼歯部隣接面部に歯石沈着．	―
		歯科疾患管理料（初診月）所見，評価，治療計画，指導内容略	80
	3+7	スケーリング	72+38

・歯周病患者画像活用指導料は，口腔内の状況の記録および指導のために口腔内写真を撮影した場合に5枚を限度として算定できる．
・スケーリングは1/3顎を単位として，72点を算定する．1日で1/3顎を超えて行った場合は，1/3顎ごとに38点を加算する．

〈内藤　徹〉

第11章 歯周治療

6 シャープニングの方法

■ 目　標

- キュレットスケーラーの切れ味が確認できる.
- キュレットスケーラー，鎌型スケーラーのシャープニングができる.

Point
- キュレットスケーラーはわずか1回の使用でも切れなくなることがある.
- 切れないキュレットスケーラーを使用すると歯石の残存が多くなるうえに，周囲組織の損傷を生じやすい.
- シャープニングはキュレットスケーラーとストーンの正しい角度付けが要となる.
- 最後にシャープニングテスターで切れ味を確認する.

■ 目　的

- 適切にシャープニングされたキュレットスケーラーでスケーリングを行い，確実に歯石を除去する.

■ 用意するもの

1) スケーラー
2) シャープニングストーン
3) シャープニングオイル
4) シャープニングテスター
5) （シャープニングマシン）

■ 手　順

①シャープニングテスターで切れ味の確認→②シャープニング→③シャープニングテスターで切れ味の確認

1 切れ味の確認
シャープニングテスターなどを用いて，切れ味の確認を行う（**図1**）．刃がテスターに食い込み，テスターが軽圧で削れる状態が「切れる」状態である.

2 シャープニング
まず，左手に持ったキュレットのフェイスを床面に平行にするのが基本である．鎌型スケーラーはハンドルとフェイスが90度であるが，キュレットはオフセット角とシャンクの角度があるため，それに応じてハンドルの方向を変える必要がある（**図2**）．それぞれの角度づけは，キュレットとストーンを時計に見立てると，下部シャンクを11時，ストーンを3分の位置と考えればよく，鎌型スケーラーはハンドルを12時，ストーンを3分の位置と考えればよい.

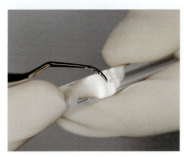
図1 シャープニングテスターでの切れ味の確認

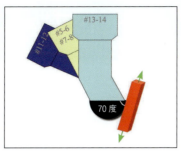
図2 グレーシーキュレットの各種類とストーンの位置関係

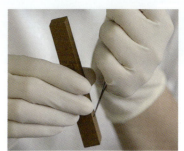
図3 シャープニング動作

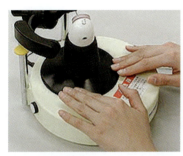
図4 自動研磨機（ペリオスター®）でのシャープニング

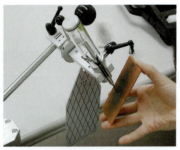
図5 研磨補正器具（クレーマー）でのシャープニング

動画 シャープニング
（特定非営利活動法人日本歯周病学会 歯周病学基礎実習動画より許可を得て掲載）

キュレットを持った左手の肘を脇に固定し，右手のストーンの角度を一定に保ちながら上下に動かす（図3）．ブレードにスレッジ（金属の削りかす）が着いてきたら，切れ味を確認する．

3 切れ味の確認
シャープニング後に再度切れ味の確認を行う．

■ 器械を使ったシャープニング

1 自動研磨機（ペリオスター®）
回転砥石とスケーラーを保持する機構とを組み合わせた自動研磨機（図4）．

2 研磨補正器具（クレーマー）
スケーラーを保持するデバイスと角度指示盤からなる（図5）．

■ 注意事項

キュレットは片刃なので，誤った面を研磨しないように留意する．

〈内藤　徹〉

第11章 歯周治療

7 スケーリング・ルートプレーニングの方法

■目　標

- 歯石の探知ができる.
- キュレットを使った歯肉縁下歯石のスケーリングができる.
- スケーリング後のルートプレーニングストロークを実施できる.
- 歯石除去後の根面の確認ができる.

Point

- スケーリングに先行して口腔清掃を徹底しておくと, 歯石の探知が容易になり, 施術時の出血が少なく, 確実な操作が可能になる.
- 歯肉縁上歯石の視認には根面の乾燥が重要である.
- 歯肉縁下歯石は, チャートで深いポケットや出血・排膿部位に見当をつけ, エアーを吹きつけてポケット内を観察したり, 探針でポケット内を探る.
- 適切にシャープニングされたキュレットを使用する.
- 部位に特異的なキュレットを選択する.
- 各部位に応じて適切なポジションをとり, 可及的に対象部位と同一の歯列内にレストを置く.
- 歯石を除去するスケーリングストロークは, 強く短く, ついで根面を滑沢にするルートプレーニングストロークは, 軽く長く力を加える.
- スケーリングの後には, 根面に残存歯石がないかどうか確認する.

■目　的

- 歯周病の基本治療として, 歯肉縁上歯石および縁下歯石を完全に除去し, 滑沢な根面を得る.

■用意するもの

1) グレーシーキュレット（#5-6, #7-8, #11-12, #13-14）
さまざまなキュレットが使用されるが, 最もよく用いられているのはグレーシーキュレット（図1）である. これらのうち, #5-6, (#7-8), #11-12, #13-14の4本ないし3本のセットで使用されることが多い.
2) ガーゼ
3) 消毒液（シリンジあるいは綿球に）
4) シャープニングストーン
5) シャープニングテスター

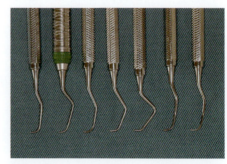

図1　グレーシーキュレットの種類と適用部位. 左から #1-2（前歯部）, #3-4（前歯部）, #5-6（前歯・小臼歯部）, #7-8（臼歯部頰・舌面）, #9-10（臼歯部頰・舌面および分岐部）, #11-12（臼歯部近心面）, #13-14（臼歯部遠心面）

210

■ 処置の流れ

①歯石付着部位の確認→②スケーリング・ルートプレーニング→③綿球での洗浄→④根面の滑沢化の確認

1 歯石付着部位の確認

歯肉縁上歯石は，唾液で濡れた状態だと歯質との区別が難しいので，よく乾燥させて，白色の粗糙な付着物として区別する．歯肉縁下歯石の付着は，あらかじめチャートでポケットの深い部位，出血・排膿のある部位に見当をつけて，エアーを歯肉に吹きかけると，ポケットの中の縁下歯石は黒色の付着物として観察できることがある．また，探針・プローブでポケット内の根面を探り，縁下歯石を触知することもできる（**図2**）．

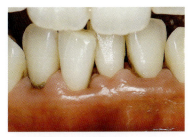

図2 徹底したプラークコントロールの後，露出してきた歯石

動画
スケーラー種類・スケーリング手順

（特定非営利活動法人日本歯周病学会　歯周病学基礎実習動画より許可を得て掲載）

2 スケーリング・ルートプレーニング

対象部位に適応するキュレットを選択し，部位に応じて適切なポジションをとる（**図3**）．キュレットのグリップは，modified pen grasp か pen grasp を基本とする（**図4**）．可及的に対象部位

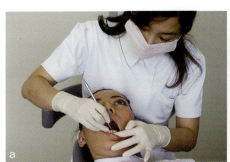
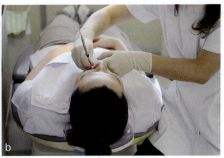

図3 施術部位に応じて，術者は12時（a）あるいは9時（b）にポジショニングする．施術部位と同一歯列の近心の歯にレストを置きやすい位置にポジションをとるのが基本である．

動画

（特定非営利活動法人日本歯周病学会　歯周病学基礎実習動画より許可を得て掲載）

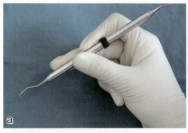 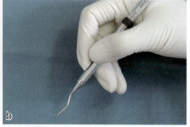

図4 キュレットのグリップは，modified pen grasp（a）か pen grasp（b）を基本とする．

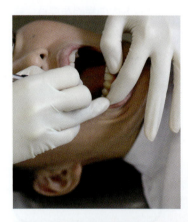

図5 歯列にレストを置けない場合には，歯列に置いた左手の指の上にレストを求めるフィンガーオンフィンガーなどのレストを応用する．

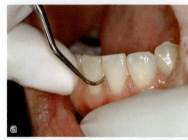 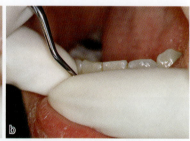

図6 左手の指でアクチベーションを行うと，根面に強い側方圧を加えて硬い歯石の除去が容易になるうえ，刃が滑って組織を傷つけることを防ぐのにも役立つ．
(a) アクチベーションなし，(b) アクチベーションあり

と同一の歯列内にレストを置くが，できない場合には口腔外レスト（フィンガーオンフィンガー，パームオンフィンガーなど）に支持を求める（**図5**）．歯石を除去するスケーリングストロークは，強く短く動作し，ついで実施する根面を滑沢にするルートプレーニングストロークは，軽く長く力を加える．硬い歯石の除去には，左手のアクチベーションで側方圧を加えることも有効である（**図6**）．

3 綿球での術野の洗浄

塩化ベンザルコニウムなどの消毒液（シリンジあるいは綿球）で，術野の消毒を行う．

4 根面の確認

根面をよく乾燥させて，歯石が除去されているかどうか確認する．歯肉縁下歯石の除去状態は，探針でポケット内を探って触知する．

■ 注意事項

1）スケーリングに先行してプラークコントロールを徹底することが重要である．歯肉の浮腫が改善して歯石が露出して明示されやすい（**図2**）．また，炎症が除去されることによって術中の出血が少なくなるため，術野の確保がしやすい．

2）よくシャープニングされたキュレットを使用すること．切れないキュレットでは歯石が取れないだけでなく，刃部が根面を滑って，周囲組織を傷つけやすい．

■ カルテへの記載

病名：$\frac{7}{7}\!+\!\frac{7}{7}$　P_1

6/1		初診	267
	$\frac{7}{7}\!+\!\frac{7}{7}$	歯周精密検査（20歯以上）（検査結果略）	400
		歯周病患者画像活用指導料	10×5
		X線（10枚法，デジタル撮影）（所見等省略）	512
		歯科疾患管理料（初診月）（所見，評価，治療計画，指導内容略）	80＋10
	$7\!+\!7$	スケーリング	72＋38×2
6/15		再診	58
	$7\!+\!7$	スケーリング，SP（塩化ベンザルコニウム）	72＋38×2
6/29		再診	58
		実地指1（指導内容省略）	80
7/12		再診	58
	$\frac{7}{7}\!+\!\frac{7}{7}$	歯周精密検査（20歯以上）（検査結果略）	200
	$3\!+\!3$	SRP（OA，2％キシロカイン Ct 浸麻 1.8 mL），SP（JG）	60×6
7/26		再診	58
		P処（OX）所見等省略	14
	$7\!-\!4|$	SRP（OA，2％キシロカイン Ct 浸麻 1.8 mL），SP（JG）	72×2＋64×2

・スケーリング・ルートプレーニング（SRP）の保険算定のためには，歯周組織検査（歯周基本検査または歯周精密検査）とスケーリングを行い，さらにスケーリング後の状況を再評価するための歯周組織検査を先行して実施している必要がある．
・スケーリング・ルートプレーニング（SRP）の保険点数は部位によって異なり，1歯につき前歯60点，小臼歯64点，大臼歯72点となる．
・歯周組織検査（歯周基本検査または歯周精密検査）は，前回の検査との間が1か月以内は所定点数の50/100で算定する．

〈内藤　徹〉

第11章 歯周治療

8 歯周ポケット掻爬の方法

■目 標

・歯肉縁下のプラーク，歯石などの除去とともに，歯周ポケット内の上皮，肉芽組織の掻爬ができる．

Point

- 浮腫性の歯肉で，比較的浅い骨縁上の歯周ポケットに有効である．
- キュレットスケーラーを用いて行う．
- 外科的侵襲が少なく，高齢者や合併症を有する症例に適応可能である．
- 骨縁下ポケットや急性炎症が存在する場合は，適応外である．
- 直視による術式ではないため，炎症巣の掻爬が不十分になりやすい．

■目 的

・歯肉縁下のプラーク，歯石，病的セメント質などの除去と，歯周ポケット内の炎症巣（ポケット上皮，炎症性肉芽組織）の掻爬を同時に行い，プロービングポケットデプス（PPD）の減少をはかる．

■用意するもの

1) 歯周組織検査表　2) デンタルエックス線画像　3) 歯周プローブ　4) 消毒薬（過酸化水素水など）　5) 麻酔器具一式（表面麻酔薬，浸麻針，注射筒，麻酔薬カートリッジなど）　6) キュレットスケーラー　7) シャープニングストーン　8) 歯周ポケット内洗浄用具（シリンジ，洗浄針，生理食塩水など）

■処置の流れ（図1〜3）

①術部の消毒（過酸化水素水など）→②表面麻酔（ジンジカインゲルなど）後，局所麻酔（キシロカインなど）→③根面のデブライドメント→④スケーラーの刃部をポケット上皮側に向けて，角化歯肉を指で押さえながらポケット上皮，炎症性肉芽組織を掻爬する→⑤歯周ポケット内の洗浄（生理食塩水など）→⑥必要に応じて縫合や歯周パックを行う

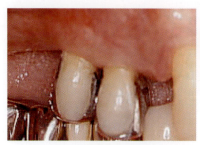
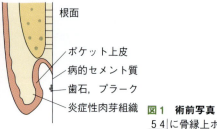

図1　術前写真
5 4|に骨縁上ポケットが存在．

214

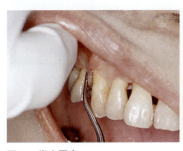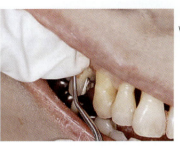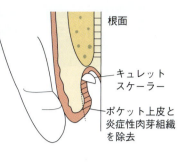

図2　術中写真
キュレットスケーラーにて SRP を行い，根面の歯石や病的セメント質を除去する．次に，指で歯肉を押さえながら，ポケット内上皮と炎症性肉芽組織を除去する．

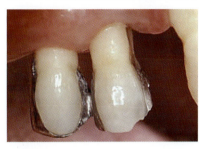

図3　術後写真
歯肉退縮により PPD の減少（治癒形態は長い上皮性の付着）．

■ 注意事項

1) 歯周組織検査表，デンタルエックス線画像，歯周プローブにより術部の状態を確認する．
2) 適切なポジショニングをとる．
3) シャープニングされたキュレットスケーラーを使用する．
4) キュレットスケーラーを適切に把持し，レストを確保して行う．

■ カルテへの記載

病名：$\frac{5\mid 7}{7\mid 7}$　P_1

6/11		再診	58
	$\frac{5\mid 7}{7\mid 7}$	P 精検（検査結果略）	400
		歯管〈所見〉〈評価〉〈指導内容〉（文書提供）	100＋10
6/25		再診	58
	54⏐	OA（ジンジカインゲル）・2％キシロカイン Ct 1.8 mL　浸麻	10
		歯周ポケット搔爬術　スケーラーにて炎症性肉芽組織を除去	80×2
		歯周パック	
		Rp）サワシリンカプセル 250 mg 1 回 1 カプセル 1 日 3 回　毎食後 3 日分	5×3
		ロキソニン錠 60 mg 1 回 2 錠　疼痛時頓用 3 回分	2×3
		処方料	42
		調剤料	11
		薬剤情報提供料（書面にて説明）	4
6/27		再診	58
	54⏐	疼痛（－）	
		OX にて消毒	
7/5		再診	58
	54⏐	疼痛（－）	
		歯周パック除去　経過良好	
	$\frac{5\mid 7}{7\mid 7}$	歯管〈所見〉〈評価〉〈指導内容〉	100

〈臼井通彦〉

第 11 章 歯周治療

9 歯周疾患に対する薬剤の応用法

■ 目 標
・歯周治療において局所的に用いる薬剤の使用法を理解する．

Point
・歯周治療における薬物療法はあくまでも補助的療法である．
・薬物療法の効果を上げるために SRP などの歯周基本治療後に用いる．
・全身疾患や年齢のために歯周外科療法を行えない患者に用いる．
・歯周疾患による急性症状の緩解のためにも用いる．
・使用する薬剤の副作用を考慮する必要がある．

■ 目 的
・歯周ポケット内に注入した徐放性薬剤から，徐々に抗菌薬を放出させることで，ポケット内での有効濃度を維持し，症状を改善させる．

■ 用意するもの
・ポケット内注入用軟膏（一般名：ミノサイクリン塩酸塩，商品名：ミノサイクリン塩酸塩歯科用軟膏 2％「昭和」，ペリオクリン® 歯科用軟膏）（図 1）

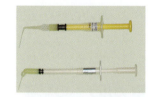

図 1　歯周治療の局所薬剤
ミノサイクリン塩酸塩歯科用軟膏 2％「昭和」（上），ペリオクリン® 歯科用軟膏（下）

■ 処置の流れ
①ブラッシングなど歯肉縁上のプラークコントロールを行い，スケーリング，SRP を実施しておくことが望ましい→②生理食塩水などでポケット内を洗浄する→③シリンジの先端をポケット底に到達させる→④薬剤を注入しながらシリンジを徐々に引き上げる→⑤ポケット内に充満するまで薬剤を注入する（図 2）→⑥ 1 週間ごとに，連続して 4 回注入する→⑦歯周組織検査を行い，プロービング深さが 3 mm 以下に改善されない場合は，さらに 1 週間ごとに連続して 4 回注入する．

＊急性症状の緩解のために，上記の手順に従わず，ポケット内に注入することもある．

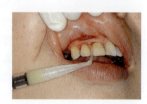

図 2　ミノサイクリン塩酸塩歯科用軟膏 2％「昭和」

■ 注意事項
1) テトラサイクリン系抗菌薬に対するアレルギーを認める患者には使用しない．
2) 感作されたことを示す兆候（かゆみ，発赤など）を認める場合は投与を中止する．
3) 過敏症，菌交代症などの副作用を認める場合は投与を中止する．
4) 症状の改善がみられない場合は，漫然と使用しない．
5) ディスポーザブル製品であるので，1 回使い切りの使用とする．
6) 耐性菌の発現を防ぐため，必要最小限の期間の投与にとどめる．

7）使用期間は最大で8週間である.

8）薬剤注入後20〜30分間は，洗口および飲食を避けるよう指導する.

■ ミノサイクリン塩酸塩歯科用軟膏2%「昭和」，ペリオクリン®歯科用軟膏以外の薬剤

上記2種類の薬剤は歯周ポケット内への注入が認められている特定薬剤として保険算定可能である．下記の特定薬剤は歯周組織炎に対する薬剤ではあるが，歯周ポケット内への注入は認められていないことに注意が必要である.

1 テトラサイクリン・プレステロン歯科用軟膏（TCPSパスタ）

適応症：歯周組織炎，抜歯創・口腔手術創の二次感染，感染性口内炎

抗菌薬と抗炎症薬を配合している．抗菌作用をもつテトラサイクリン塩酸塩が静菌的に作用し，抗炎症作用と鎮痛作用，治癒促進効果をもつエピジヒドロコレステリンが，歯周組織の炎症を速やかに軽減する．カートリッジ型容器以外にチューブ型が存在するため，外用薬として処方可能である.

2 テラ・コートリル軟膏（TKパスタ）

適応症：歯周組織炎，感染性口内炎，舌炎

抗菌薬と抗炎症薬を配合している．抗菌作用をもつオキシテトラサイクリン塩酸塩が作用し，抗炎症作用をもつヒドロコルチゾンが，歯周組織の炎症を軽減する．外用薬として処方可能である.

■ カルテへの記載

1. 基本治療後の歯周組織検査の結果，期待された臨床症状の改善が認められず，4mm以上の歯周ポケットが残存する場合

病名：$\frac{7+7}{7+7}$ P

6/6		再診	58
		歯科外来診療医療安全対策加算1	2
		歯科外来診療感染対策加算1	2
	7+7	歯科疾患管理料＋文書加算	100+10
	⌐12	P処	14
		ペリオクリン歯科用軟膏（1シリンジ）	53

・ペリオクリンは歯周基本治療後のP基検（またはP精検）の評価により，歯周病処置（P処）時に用法用量に従い使用した場合に，「特定薬剤」として別に算定する.

2. 初診時に歯周炎の急性発作を起こして来院した場合

病名：6⌐ P急発，$\frac{7+7}{7+7}$ P

10/1		初診	267
		歯科外来診療医療安全対策加算1	12
		歯科外来診療感染対策加算1	12
		歯科疾患管理料＋文書加算	80+10
	6⌐	P処	14
		ペリオクリン歯科用軟膏（1シリンジ）	53
		処方料	42
		調剤料	11
		薬剤情報提供料（文書提供）	4
		Rp.）フロモックス錠3T 分3 3日分 毎食後	12×3
		ロキソニン錠1T 3回分 疼痛時	1×3
10/7		再診＋再外来環1	58
		歯科外来診療感染対策加算1	2
	7+7	歯周基本検査	200
		全顎的に4mm以上の深いポケットを認める	−

・患者が希望すれば，急性発作の消炎後に歯周治療を開始する.

〈守下昌輝〉

第 11 章 歯周治療

10 咬合調整，歯冠形態修正

■ 目　標

・咬合性外傷歯に対して適切な調整ができる．

Point

- 咬合調整は深部歯周組織に生じた咬合性外傷の改善を第一としているが，さらに顎関節症の改善，歯冠修復後や矯正治療後の咬合の安定化，食片圧入の改善，歯列矯正治療を障害する早期接触の除去も含まれる．
- 咬合調整は歯を選択的に削合することで咬合力を多数歯に均一に分散させ，歯周組織の安定をはかる．
- 歯冠形態修正は外傷性咬合による破壊的咬合力の除去および分散，咀嚼機能や審美性の回復，咬頭ならびに隆線の形態を修正する目的で行う．
- 歯冠形態修正は早期接触部位がなくても行うが，咬頭嵌合位の接触部は必ず保存し，側方圧のかかる部分や広い面接触の部分を削合し，負担する咬合力の軽減をはかる．

■ 目　的

・外傷性咬合歯に対して咬合調整，歯冠形態修正を行い，咬合時の歯周組織に加わる咬合力を分散させることで歯周組織の安定をはかる．

■ 用意するもの

1) 歯周検査表
2) デンタルエックス線画像
3) 咬合紙（もしくはインディケーターワックス）
4) ダイヤモンドバー，ホワイトポイント

（特定非営利活動法人日本歯周病学会　歯周病学基礎実習動画より許可を得て掲載）

■ 処置の流れ

1 中心咬合位（咬頭嵌合位）における咬合調整法

中心咬合位（咬頭嵌合位）は上下の歯が最大限に接触する位置であり，適切な咬合バランスを整えるために重要である．咬合紙で咬合接触点を確認し，強い接触や不均一な接触があれば削合する（図1）．特に，臼歯部に過度な力がかかることを避けるため，接触点を調整する．調整後，左右の歯列が均等に接触し，顎関節や咀嚼筋に負担がかからない状態を確認する．

2 側方運動における咬合調整法

側方運動は，下顎を左右に動かした際の咬合を調整する．作業側では犬歯が最初に接触し，他の歯は接触しないことが理想である．非作業側での干渉がないよう，臼歯の接触を特定し削合する（図2，3）．犬歯誘導が適切に機能していない場合，犬歯の斜面を微調整して咬合力を均等に分散する．調整後は顎を左右に動かして動きが滑らかであることを確認し，咬合バランスの安定をはかる．

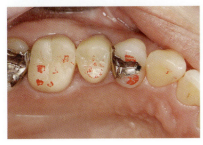
図1 早期接触部位
リング状に色が抜けた部分に咬合干渉を認めた.

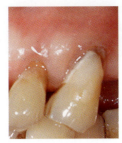
図2 術前写真
側方運動時に作業側に干渉を認めたため,上顎頬側咬頭を削合した.

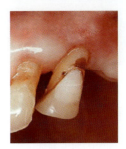
図3 術後写真
側方運動時の咬合干渉が除去された状態(SRPも行っている).

3 前方運動における咬合調整法

前方運動は,下顎を前に突き出した際の前歯と臼歯の接触を調整する.理想的には,前歯が接触して臼歯は接触しない状態を目指す.前歯の接触が不十分であれば前歯の斜面を削合して前方誘導を改善し,臼歯が干渉している場合はその接触点を削合して解消する.調整後は前方運動がスムーズに行われ,顎や筋肉に負担がかからないように確認し,必要に応じて微調整を行う.

■ 注意事項

1) 一度削合した歯は元の形態に戻すことが困難であるから,咬合状態を検査して患者に説明し了解を得た後に行う必要がある.
2) 炎症のある歯は炎症の改善とともに正常な位置に戻る傾向があるので,炎症が認められるときには大まかな調整を行い,炎症が消退した後に精密な調整を行う.
3) 歯にかかる側方力をできるだけ減少させ,咬合力を歯軸方向に向ける.
4) 咬合高径をなるべく変化させない.
5) 歯面に機能的な形態(咬頭と裂溝)を付与する.
6) 咬合調整,歯冠形態修正により食片圧入の改善をはかることがある.その際,削合時のポイントとして,①辺縁隆線の高さをそろえる,②プランジャーカスプを除去することがあげられる.

■ カルテへの記載

病名:|4 咬合性外傷

7/1		再診	58
		|4 について2度の動揺を認める.また,側方運動時にフレミタスを触知する.	—
			—
	|4	X線(D) 1F	48
		|4 近心に垂直性骨欠損を認める.また,歯根膜腔の拡大を認める.	—
			—
		咬合調整(1~10歯未満) 〈摘要欄〉ロ:二次性咬合性外傷の場合	40
		|4 の側方滑走運動時の咬合干渉を除去するため,|4 の頬側咬頭を削合した.	

・咬合調整を算定できる病名は歯周炎(P),歯ぎしり(Brx),咬合性外傷,挺出歯,歯の破折などがある.
・咬合調整は歯数に応じて(1~10歯未満:40点,10歯以上:60点).
・咬合調整を行う場合,以下のイ~ホのいずれに該当するかをレセプトの摘要欄に記載する.
　イ:一次性咬合性外傷の場合　ロ:二次性咬合性外傷の場合　ハ:歯冠形態修正の場合
　ニ:レスト製作の場合　ホ:第13部 歯科矯正に伴うディスキングの場合
・イ,ロ,ハにおいて,前回算定した日から起算して6月以内は算定できない.
・ロにおいて,P重防およびSPT開始以降は算定できない.
・ハにおいて,診療録に歯冠形態修正の理由および修正箇所を記載する.

〈中村太志〉

第11章 歯周治療

11 慢性歯周炎の急性発作時の対応

■ 目 標
・慢性歯周炎の急性発作に対して適切な処置ができる．

Point
・歯周炎は慢性疾患であるが，急性化することがある．
・深い歯周ポケットの入口が閉鎖されて，排膿路が失われると生じる．
・感染に対する抵抗性が低下すると生じやすい．
・膿瘍形成，咬合性外傷に伴い痛みを訴えることが多いので，痛みを緩和することが大切である．

■ 処置目的
・症状に応じて適切な消炎処置を行う．

■ 用意するもの

1）デンタルエックス線画像
2）歯周プローブ
3）麻酔器具一式（表面麻酔薬，浸麻針，注射筒，麻酔薬カートリッジなど）
4）キュレットスケーラー
5）メス（No.11，12，15など）
6）生理食塩水（洗浄用）
7）ガーゼ（ドレーン用）
8）歯科用塩酸ミノサイクリン軟膏（ペリオクリン®，ペリオフィール®など）

■ 処置の流れ

1　膿瘍が歯周ポケット内に限局している場合（P急性発作）
①患部およびその周囲を生理食塩水にて洗浄後，局所麻酔を行う．
②歯周プローブで歯周ポケット内をプロービングし，閉鎖しているポケットの入口をみつける．
③スケーラーを歯周ポケット内に挿入し，排膿させる．その際に，歯周ポケット内の不良肉芽組織や根面沈着物などを取り除く．
④歯周ポケット内を生理食塩水にて洗浄する．
⑤必要に応じて，歯科用塩酸ミノサイクリン軟膏（ペリオクリン®，ペリオフィール®など）を注入する．
⑥抗菌薬と鎮痛薬を投与する．

2　膿瘍が歯周組織の深部に及ぶ場合（図）（P急性発作GA）
①患部およびその周囲を生理食塩水にて洗浄後，局所麻酔を行う．

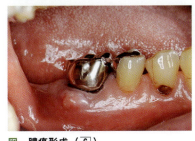
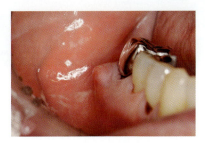

図　膿瘍形成（6⏌）
ポケットから排膿されないため，頰側に腫脹．

②波動の最も触れる位置をメスにて切開し，排膿させる．
③歯周ポケット内の不良肉芽組織や根面沈着物などを取り除く．
④手術野を生理食塩水にて洗浄する．
⑤必要に応じてガーゼドレーンを挿入する．
⑥抗菌薬と鎮痛薬を投与する．
⑦翌日来院してもらい，患部の洗浄，消毒を行う．

■ 注意事項

波動が触知できるか否かで行うべき処置が変わるので，膿瘍部の触診を丁寧に行う．

■ カルテへの記載

病名：P急性発作　GA

9/7		初診	267
	6⏌	X線（D）1 F	48
		X線所見：歯根膜腔のびまん性の拡大を認める．	―
		歯根長2/3に及ぶ骨吸収を認める．	―
		臨床所見：頰側に膿瘍の形成と発赤を認める．	―
		膿瘍部には波動を触れる．疼痛（＋）	―
		OA（ジンジカインゲル）・2％キシロカイン Ct 1.0 mL 浸麻	10
		GA 切開・排膿（#11 メス）	180
		（切開した部位・切開線・切開線の長さを図示）	―
		排膿（＋＋）　出血（＋）	
		Rp）サワシリンカプセル 250 mg 1回 1 cap 1日3回 毎食後 3日分	5×3
		ロキソニン錠　60 mg 1回 2 tab 疼痛時頓用 3回分	2×3
		処方料	42
		調剤料	11
		薬剤情報提供料（書面にて説明）	4
9/8		再診	58
	6⏌	臨床所見：腫脹の消退　疼痛（±）	―
		生理食塩水にて洗浄　過酸化水素水で消毒	―

〈臼井通彦〉

第11章 歯周治療

12 知覚過敏に対する治療

■ 目　標

・知覚過敏の処置法について説明できる．

Point

・検査により知覚過敏部位を明確にする．
・知覚過敏症を引き起こしている原因を調べる．
・知覚過敏は不可逆性歯髄炎へと進行する可能性がある．
・知覚過敏が存在すると，プラークコントロールの妨げになる．
・スケーリング・ルートプレーニング，歯周外科治療直後は知覚過敏が生じやすい．

■ 目　的

・プラークコントロールの妨げになる知覚過敏を改善する．

■ 用意するもの

1 軽度の知覚過敏の場合
　1）歯ブラシ
　2）歯磨剤（シュミテクト®など）（**図1**）

2 中等度の知覚過敏の場合
　1）知覚過敏鈍麻材（ナノシール®など）
　2）レーザー
　3）充塡材料（接着性レジン，セメント類）

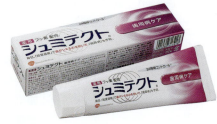

図1 シュミテクト®

■ 処置の流れ

1 軽度の知覚過敏の場合
　多量の歯磨剤や硬い歯ブラシの使用，強いブラッシング圧，長時間のブラッシングをやめさせ，知覚過敏症に効果のある歯磨剤の使用を勧めるなどの口腔清掃指導を行う．

2 中等度の知覚過敏の場合
　①知覚過敏鈍麻材の塗布（ナノシール®の場合）（**図2**）
　　歯面清掃→A液（軽く振る），B液の採取，混和→混和液の塗布→水洗
　②レーザー照射
　　Nd：YAGレーザー，CO_2レーザーを露出歯根面に照射する．
　③充塡処置（接着性レジン，セメント類）
　　露出歯根面をレジンボンディング剤やグラスアイオノマーセメントなどで被覆する．ただし，歯ブラシによる摩耗あるいは過重な咬合力負担によるアブフラクションなどが認められる場合は，

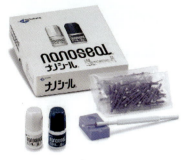
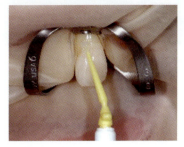

図2 ナノシール®は2剤を混和し，塗布する．

　その原因を除いた後に充塡処置を行うことが望ましい．

　以上の処置が奏効しない場合，あるいは歯髄の炎症が不可逆性と診断された場合は抜髄処置を検討する．

表　さまざまな知覚過敏抑制薬

商品名	治療法のアプローチ
シュミテクト®シリーズ	神経や象牙芽細胞の閾値を上げる
デセンシー®	象牙細管内組織液を凝固し固定する
サホライド®	象牙細管口を封鎖する
Fバニッシュ歯科用5%®	象牙細管口を封鎖する
スーパーシール5秒®	象牙細管口を封鎖する
ナノシール®	象牙細管口を封鎖する
ティースメイトディセンシタイザー®	象牙細管口を封鎖する
ハイブリッドコートⅡ®	象牙細管口を封鎖する
MSコートONE®	象牙細管口を封鎖する

■ 注意事項

・サホライド®は歯の変色が強いため前歯部での使用は不適切である．

■ カルテへの記載

病名：1̄ Hys

10/10		初診	267
	1̄	Hys処（ナノシール®）	46
		冷風痛を認めるが打診痛を認めない	－
		Hysと診断しHys処を行う	－

・知覚過敏処置（1口腔1回につき）3歯までは46点，4歯以上は56点を算定する

〈村岡宏祐〉

第11章 歯周治療

13 歯周外科療法

■ 目 標

・歯周疾患の検査により，正確な診断のもと歯周外科の必要性について説明できる．
・歯周外科手術の種類，目的，適応症，術式を説明できる．

Point

・十分な歯周組織検査のもと，イニシャルプレパレーション（歯周基本治療）が終了して，歯肉の炎症がコントロールされていること．
・患者に歯周外科を行う際は，必要性と術式を十分説明し，同意を得ておく．
・患者の全身状態を十分把握しておく．
・歯周組織検査データとエックス線画像を把握しておき，術中もみることができるようにしておく．
・患者に手術後の対応を説明し，術後のプラークコントロールの重要性も説明しておく．

■ 歯周外科の適応

・基本治療においてコントロールできない炎症巣を除去する．
・歯根面の完全なデブライドメントを可能にするため，直視下で処置できるようにする．
・プラークコントロールを容易にするため，歯周組織の形態を改善する．
・歯周疾患によって破壊された歯周組織を再生させる（GTRなどの歯周再生療法）．
・歯肉歯槽粘膜の環境を整え，歯の長期の健康維持と最終補綴処置に適した歯周組織環境を整備する〔歯周形成手術（歯肉歯槽粘膜形成術）〕．
・骨縁下欠損に対する処置，骨移植など
・生物学的幅径（biologic width）の確保（歯肉弁根尖側移植術）
・審美的要求

■ 目 的

・イニシャルプレパレーション（歯周基本治療）後の再評価で，コントロールできない炎症部位が残存していたり，プラークコントロールしやすい口腔内環境ができあがっていない場合，それらを外科的に改善する．

■ 用意するもの

1 一般的準備

1) 口腔内消毒：3％過酸化水素水，5％ポビドンヨードなど
2) 表面麻酔，注射器，注射針，局所麻酔薬
3) 替刃メス（#11，12，15など），メスホルダー
4) スケーラー各種（手用スケーラー：グレーシーキュレット，サージカルスケーラー，必要に応じて超音波スケーラー）
5) 砥石（シャープニングストーン）

6) 骨膜剝離子（ペリオスチール）
7) 持針器
8) 糸付き針
9) 歯肉ハサミ
10) ティッシュプライヤー
11) 口角鉤
12) 外科用バキュームチップ
13) ガーゼ
14) ミニウムシリンジ
15) 生理食塩水，歯周パック

2 手術法や処置に応じて
1) 骨ノミ，骨ヤスリ
2) ムコトーム
3) バー（ラウンドバー，ゼックリアバーなど）
4) 止血鉗子

■ 歯周外科の診断と処置（図1）

1) 歯に対する検査，歯周組織に対する検査を実施し，診断する．
2) エックス線，CT，MRI，モニタリングなどの適用を決定し，読影，解釈する．
3) 検査，処置，手術の意義を理解し，個々の症例の病態に合わせ，検査，治療計画を立て，遂行する．
4) 一般臨床医，矯正歯科医との的確なコンサルテーションを行う．
5) 処置・手術後の偶発症を適切に判断し，対応する．その予防について適切に実施する．

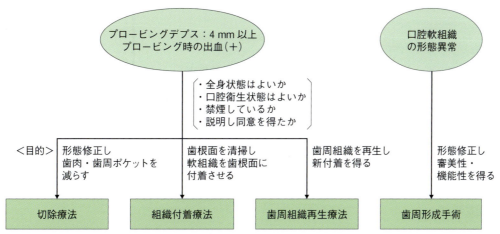

図1　目的による歯周外科手術法の選択基準
（特定非営利活動法人日本歯周病学会編．歯周治療のガイドライン 2022．p.56）

■ 処置の流れ（フラップ手術）（図2, 3）

①麻酔→②プロービング，サウンディング（ポケットの深さ，骨の形態を把握）→③一次切開→④弁の翻転→⑤改良ウィドマン法の場合は二次切開，三次切開を行う→⑥肉芽組織の除去→⑦搔爬，ルートプレーニング，洗浄→⑧歯肉弁の適合→⑨縫合→⑩歯周パック

・同一の患者であっても，各々の部位で歯周破壊の程度は違っているため，部位による切開線の位

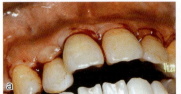 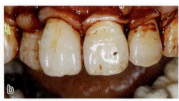 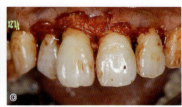
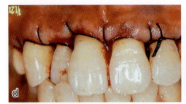 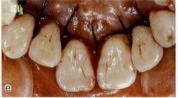 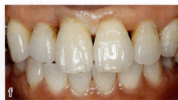

a：一次切開　　b：弁の翻転　　c：肉芽の除去と掻爬，ルートプレーニング
d：縫合（連続縫合），頰側面観　　e：縫合（連続縫合），舌側面観　　f：手術後

図2 フラップ手術の流れ

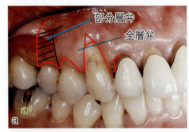 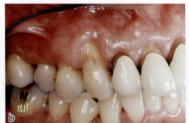 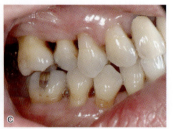

図3 a：右側上顎臼歯部にフラップ手術と同時に側方弁移動術を行った症例，b：術後，c：術後8年．

置は違い，処置方法（歯肉切除，ヘミセクション，骨整形など）も異なってくる．フラップ手術と組み合わされる処置としては，次のようなものがある．

　　フラップ手術＋歯肉切除・歯肉整形術
　　フラップ手術＋ウエッジ手術
　　フラップ手術＋小帯切除術
　　フラップ手術＋骨内インプラント（骨移植・人工骨移植術）
　　フラップ手術＋ヘミセクション，歯根切除術
　　フラップ手術＋抜歯
　　フラップ手術＋再生手術〔GTR法，エナメルマトリックスタンパク質（EMD），塩基性線維芽細胞増殖因子（FGF-2）など〕

動画

（特定非営利活動法人日本歯周病学会　歯周病学基礎実習動画より許可を得て掲載）

■ 歯周形成手術

1) 遊離歯肉移植術においては，移植片は上皮下結合組織を含んだもので，移植片の厚さは，角化歯肉を増加させるための遊離歯肉移植の場合では0.5～0.75 mm程度の比較的薄い移植片が有利とされている（弾性線維が少ないので一次収縮が少ない）．根面被覆と顎堤挙上の場合は，厚めの1.5～2 mm程度のもの（二次収縮が少ない）がよいとされている．移植片が露出根面に置かれるとき，適切な血漿の拡散を確保するのに骨膜床の上に3～4 mmは十分に重ねる必要がある．

2) 移植部に血腫（血腫が介在すると移植片が壊死する）などがないのを確認し，移植片が移植部になじむように圧接する．一次収縮を補正するために移植片の底部は縫合しない．移植片が密着できるようにしてからぬれたガーゼで圧迫する．

■ **注意事項**

1) 一次切開をスカラップ状の切開にすることで，歯間部で歯肉弁を緊密に縫合でき，骨を完全に被覆することができるので，一次治癒を促進することができる．
2) 一次切開では，確実に歯槽骨頂に当たるようにメスを入れる．改良ウィドマン法では，歯肉頂から0.5～2 mmの位置に切開を入れるとされているが，ポケットの深さ，歯肉の厚さにより変化する．ポケットが深い場合，歯肉が厚い場合には，切開の位置はより根尖側方向に位置する．歯肉が薄く上顎前歯部のように審美的要求が求められる部位では，歯肉頂部や歯肉溝切開が採られる（**図4**）．

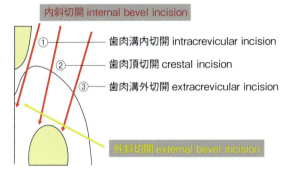

図4 切開の名称と分類

3) ポケット上皮や骨欠損部の肉芽組織を除去した後，キュレットスケーラーで十分にスケーリング，ルートプレーニングを行う．その間繰り返し生理食塩水で洗浄しながら行うことで根面を明視することができる．
4) 歯肉を緊密に縫合すれば，必ずしも歯周パックは必要ではないが，創面を保護し機械的な外傷が加わらないようにするときは，歯周パックを行う．

■ **カルテへの記載**

46歳の患者の歯周組織検査の場合，病名：7-1|1-467 / 6-1|1-6 P₁～₃

6/29		再診	58
		（精密検査はすでに請求されているものとする）	―
	3-1|1-3	OA（ハリケーン）浸麻2% キシロカイン1.8mL 1 Ct 2本使用	18
		FOp	630×6
	|1	人工骨材移植（ボーンジェクト1g使用）	110＋639
		1|1 に垂直マットレス懸垂縫合2針	―
	3-1|1-3	32|23 に垂直マットレス縫合2針	―
		歯周パック	―
		投薬処方 記述省略	―

〈久保田浩三〉

第11章 歯周治療

14 インプラント周囲炎

■ 目 標
・インプラント周囲炎の病態を理解し，適切に対応できる．

Point
・インプラント周囲炎とインプラント周囲粘膜炎の違いを理解する．
・歯周組織とインプラント周囲組織の違いを理解する．
・メインテナンスにより良好な口腔衛生状態を保たなければならない．
・炎症の兆候が認められた場合は早期に介入することが重要である．

■ 目 的
・インプラント周囲の病態を正確に把握し，良好な衛生状態を保つ．

■ 用意するもの
1) 歯垢染色液
2) ペリオプローブ（プラスチック製あるいはチタン製）
3) キュレット（プラスチック製あるいはチタン製）
4) 動揺度測定器（ペリオテストあるいはオステル）
5) 咬合紙，咬合紙ホルダー

■ 処置の流れ

①口腔内検査→②エックス線検査→③プロービング→④動揺度の確認→⑤＜インプラント周囲粘膜炎の場合＞プラークコントロールの再指導，周囲デブライドメント，機械的歯面清掃（PMTC）など→⑥＜インプラント周囲炎の場合＞インプラント周囲粘膜炎の場合の対応に加えて，咬合状態の確認，咬合調整，抗菌療法，外科的療法

1 口腔内検査（図1）
歯肉の腫脹，発赤の有無，改良プラーク指数（mPI）などを検査する．

2 エックス線検査（図2）
最終補綴装置装着後，1年あたりの骨吸収が 0.2 mm 以内であれば問題ない．

3 周囲ポケットのプロービング
天然歯周囲よりも軽圧（0.15〜0.25 N）で測定する．プロービングポケットデプス（PPD）の基準値はない（成功しているインプラントでも 3〜4 mm の PPD を示す場合がある）ため，PPD の経時的変化，あるいは BOP の有無，排膿の有無などを確認する．

4 インプラントに動揺がないかを確認する
ピンセットで動揺度を確認するだけでなく，可能な限り動揺度測定器を用いて骨結合度を客観的

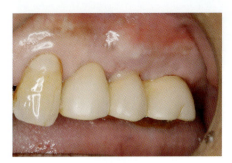
図1 インプラント周囲炎

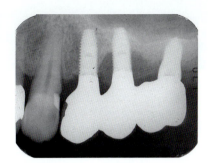
図2 インプラント周囲炎のエックス線画像

に評価する．ペリオテスト値は0以下，オステル値は60以上がよいとされている．

5 **インプラント周囲粘膜炎（インプラント周囲軟組織に限局して生じる炎症性変化，骨吸収がない）の場合**

　プラークコントロールの再指導，周囲デブライドメント，機械的歯面清掃（PMTC）など，基本的に非外科的アプローチを選択する．

6 **インプラント周囲炎（インプラント周囲軟組織だけでなく，骨吸収を伴うもの）の場合**

　プラークコントロールの再指導，周囲デブライドメント，機械的歯面清掃（PMTC）に加え，咬合状態の確認，咬合調整，抗菌療法，外科的療法（純チタン製キュレットによるポケット搔爬やレーザー，エアアブレージョンによる処置など）を行う．

　周囲骨吸収が大きく治療が困難な場合やオッセオインテグレーションが喪失している場合，またインプラント体の破折が生じた場合はインプラント体の撤去が第一選択となる．

■ 注意事項

・インプラント周囲炎の治療法はまだ確立されていないため，インプラント周囲炎に先立って生じるインプラント周囲粘膜炎（軟組織のみに炎症が限局している状態）の段階で早期発見，早期治療を行い，早めに健全なインプラント周囲組織に戻すことが重要である．

■ カルテへの記載

病名：1| インプラント周囲炎（他院で埋植したインプラントの場合）

8/1		再診	58
	1|	X線（D）1F（症状確認）（デジタル撮影）	48
		インプラント周囲に根尖に及ぶX線透過像を認める	—
		OA浸麻（2％キシロカイン Ct1.8 mL）	10
		歯科インプラント摘出術（人工歯根タイプ）	460
		2針縫合	—
		処方箋（投薬内容略）	60

・ほかの医療機関で埋植した歯科インプラントを撤去する場合のみ当該摘出物の種別に応じて保険算定できる（自院で埋植したインプラントに関しては保険請求できない）．
・人工歯根タイプ460点，ブレードタイプ1,250点，骨膜下インプラント1,700点，骨の開削を行った場合は所定点数の50/100に相当する点数を加算する．

〈正木千尋，宗政　翔〉

第12章 口腔外科手術

1 口腔内切開の基本

■ 目　標

- 口腔内切開に必要な顎口腔領域の解剖を身につける．
- 適切な切開線が設定できる．
- 適切なメスが選択できる．
- 正しいメスの持ち方ができる．
- 安全に口腔内切開が行える技術を身につける．

Point

- 切開において重要なことは手術を安全に円滑に行うために十分な術野を得ることと，術後の良好な創治癒を導くことである．
- 適切な切開線を設定し，副損傷を避けるためには，顎口腔領域の局所解剖に精通しておく必要がある（図1〜5）．

■ 口腔内切開に必要な局所解剖

- 口腔内切開においては，口腔内各部位における重要な神経，血管の解剖を理解しておくことが重要である．

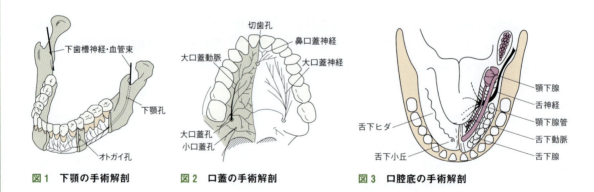

図1　下顎の手術解剖　　図2　口蓋の手術解剖　　図3　口腔底の手術解剖

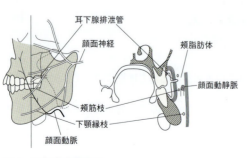

図4　頰部の手術解剖

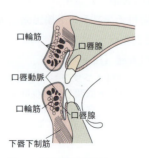

図5　口唇の手術解剖

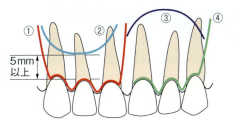

図6　切開線
① Wassumund incision, ② Partsch incision,
③ Pichler incision, ④ Triangular incision

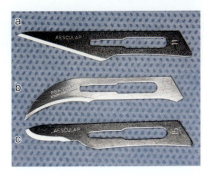

図7　メスの刃の種類
a：尖刃刀（No.11），
b：彎刃刀（No.12），
c：円刃刀（No.15）

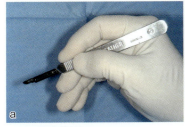
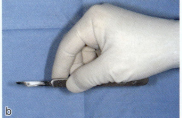
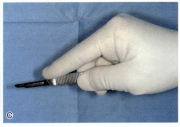

図8　メスの把持
a：執筆把持，b：胡弓把持，c：食刀把持

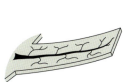
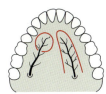

図9　Axial pattern flap（有軸弁）
弁の長軸に沿って栄養動静脈が存在する．口腔内では口蓋弁．

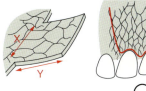
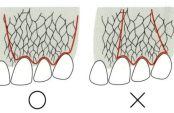

図10　Randam pattern flap（無軸弁）
弁の中に特定の栄養動静脈が存在しない．基底部を可及的に広くする．Y≦2Xとなるように設計する．

■ 口腔内切開の実際

- あらかじめ切開線をピオクタニンで印記しておく
- 手術の目的に合った切開線を設定する（**図6**）．
- 目的に応じて，尖刃刀，彎刃刀，円刃刀を使い分ける（**図7**）．
- 口腔内切開では，メスの把持は執筆把持が操作しやすい（**図8**）．
- メスの操作の際はレストを設ける．
- 切開部位の粘膜に緊張を加え，メスを粘膜面に垂直に当てる．
- 設定した切開線に沿って端から端までしっかりと切開する．
- できるだけ1回で切開することが望ましいが，1回の切開が難しい場合は，切開創が複数にならないように注意して，浅層から深層に進む．
- 粘膜骨膜弁の切開では骨膜まで確実に切開する．

■ 注意事項

1) 出血に際して慌てずに，まず圧迫し出血点を確認して，止血鉗子での把持，電気凝固または結紮にて止血する．
2) 弁の血行を考慮した切開線を設定する（**図9，10**）．

〈笹栗正明〉

第12章 口腔外科手術

2 縫合の基本

■ 目 標

・基本的かつ速やかな外科結び，各種縫合法を習得する．

Point

・外科結びは速やかに行う．
・創部の状態によって適切な縫合法を用いる．

■ 目 的

・迅速な外科結び，各種縫合を行う．

■ 用意するもの

1) 縫合針
2) 縫合糸
3) 持針器
4) ピンセット
5) はさみ

■ 外科結びの流れ（図1～9）

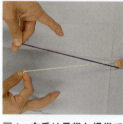
図1 右手は示指と拇指で糸の一端をもち，左手は中指と拇指で糸の他端をもつ．このとき左手糸が上となる．

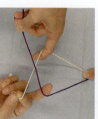
図2 右中指は下から左手示指は上から糸をクロスさせる．

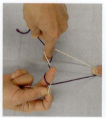
図3 右中指，左示指はそれぞれ他方の糸をそれぞれ下，上から掬う．

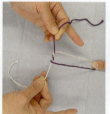
図4 右中指は下に向け中指と拇指で糸を持ち替える．左示指は上に向け示指と拇指で糸を持ち替える．持ち替えた左右糸を引き二重結び目を絞める．

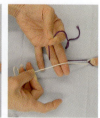
図5 2回目の単結び左手操作．左手糸を中指，薬指の下にする．

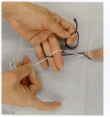
図6 右糸の上から左糸を左中指にて掬い上げ，薬指とで挟み持つ．

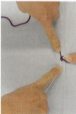
図7 左右の手を引き，2回目の単結びを行う．

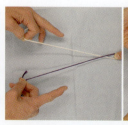
図8 左糸が左となる際の糸の持ち方および両手の初動操作．以降は右糸が下となる場合と左右手指動作は逆となる．

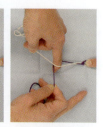
図9 2回目の単結び左手操作．図3の左手操作と同様になる．

■ 縫合法の選択（図10, 11）

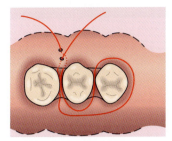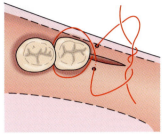

図10 （左）舌側歯肉に針を通すことができない際の牽引縫合．（右）最後臼歯と歯肉弁を密着させるための牽引縫合．

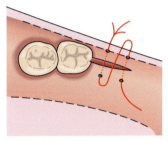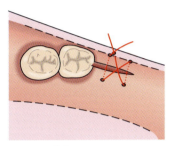

図11 創部を強く閉鎖する際の交差マットレス縫合

■ 代表的な縫合法（図12～14）

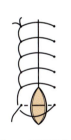 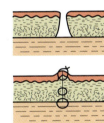 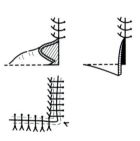

図12 連続縫合 　図13 皮膚縫合 　図14 dog ear 修正

動画　単純縫合

●本動画では，歯周外科における持針器を使った単純縫合と8の字縫合の実際を紹介しています．

■ 注意事項

・術者が持針器をもって操作をしているとき，助手は縫合糸の一端を右手でもつ．術者が針を通し終えたら助手はただちに他端を左手でもち，糸結びを開始する．ここで紹介する外科結びは一般的な方法の半分以下の時間で行える．
・創部の状態によって，適切な縫合法を用いる．

〈上原雅隆〉

第12章 口腔外科手術

3 抜歯

■ 目　標

・安全確実な抜歯ができる．

Point

- 患者の全身状態を把握する．
- 抜歯対象歯および歯周組織の状態を把握する．
- 近心隅角部への確実なヘーベル挿入を行う．
- 抜歯鉗子での確実な歯の把持を行う．
- 抜歯後は確実な止血を行う．

■ 目　的

・保存不可能もしくは残存することで患者に不利益となる歯の抜歯を行う．

■ 抜歯前準備

1 患者状態の把握
1) 既往歴を把握し，病状および投薬状況などを把握する．
2) 体温の確認，血圧および脈拍測定を行う．

2 抜歯部位の把握
1) 急性症状がないか確認する（急性症状がある場合は，対症療法後，慢性状態となってから抜歯を行う）．
2) エックス線画像による歯および骨状態の把握を行う．

3 抜歯計画
1) 全身的に抜歯可能な状態かを判断する．
2) 抜歯の計画を立てる（周囲粘膜の切開や周囲骨の削除の必要性も含めて）．

4 抜歯準備
1) 患者にインフォームド・コンセントを行い，同意書を作成する．
2) 器具の準備を行う．

■ 用意するもの（清潔操作に留意する）

1 一般的準備（図1）
1) メス（No.15またはNo.11）　2) 有鉤ピンセット　3) ラスパトリウム（骨膜剝離子）　4) 外科用吸引器　5) ヘーベル（挺子）　6) 抜歯鉗子，破骨鉗子　7) 歯科用鋭匙　8) 縫合セット（縫合針，糸，持針器，糸切はさみ）

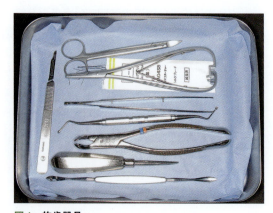

図1　抜歯器具
清潔操作で準備を行う．

234

2 補助的準備

1) ルートチップエレベーター　2) エンジン，タービンおよびバー（タービン用ダイヤモンドバーおよびエンジン用フィッシャーバー）

■ 処置の流れ

1 局所麻酔

2％キシロカインカートリッジを麻酔器に装着し，局所麻酔用30G針をセットする．患者の痛みに配慮しながら，抜歯部位周囲の局所麻酔を行う．

2 環状靱帯の切離（図2）

歯頸部付近ではセメント質と歯肉縁は強靱な歯肉セメント質線維で結合しており，歯間乳頭部では中隔横縦線維束が歯肉，歯間乳頭および隣在歯を結合しているので，抜歯を始めるにあたって，まずこの線維束をメスで切断しなければならない．メスの先端を歯頸部豊隆の下に刺入し，歯根面に沿ってメスの長軸を回すようにして切離する．

3 ヘーベルによる脱臼（図3）

ヘーベルの挿入部位は一般的には近心頬側隅角で嘴部を歯根膜空隙に挿入し，根尖方向に押し進めると，歯槽骨の弾性のため，その側の歯根膜空隙が拡大し，歯根膜線維は断裂する．同様に回転，槓杆運動により脱臼を行う．このとき歯槽骨縁や隣在歯を保護する目的で，ヘーベルを持つ反対の手指を抜歯部位近心舌側に当て，ヘーベルの力が周囲組織や隣在歯に及んでいないか確認する．

4 鉗子による抜歯（図4）

鉗子を確実に適合させるには，左手の拇指と示指で，鉗子の嘴部が歯肉縁と歯の間に入るように誘導する．嘴部をまず舌側，ついで頬側に適合させ，できるだけ深く歯槽骨縁まで挿入する．嘴部は最大豊隆部を越えて確実に歯根面を把持していなければならない．さもないと抜歯運動時に鉗子

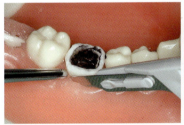 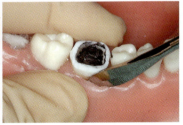 

図2　環状靱帯の切離
No.15または11のメスにて行う．切開後はラスパトリウムにて靱帯を切離する．この操作を省略すると予期しない歯周組織の挫滅を招くことがある．

動画
普通抜歯

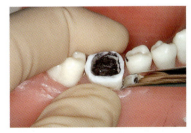 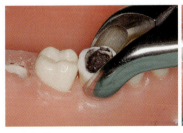

図3　ヘーベルによる脱臼
近心隅角部への挿入が基本．反対の手指で周囲組織や隣在歯に力が及んでいないか確認しながら操作する．

図4　鉗子による抜歯
反対の手指でレストしながら抜歯鉗子の嘴部を舌側から頬側に適合させて把持する．歯は頬側に抜去するように心がける．

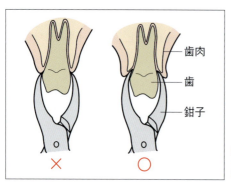

図5 抜歯鉗子の嘴部は抜去歯の最大豊隆部を超えて確実に歯根面を把持するようにする．そのためには，把持するときにできるだけ嘴部を根尖方向に挿入する．

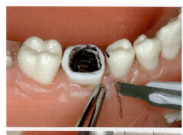
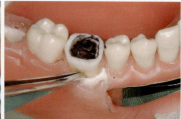
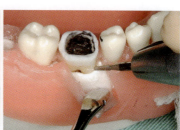
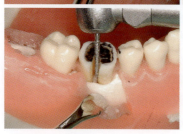

図6 頬側の粘膜骨膜弁を形成し，歯の状態を確認する．歯根癒着や肥大が考えられる場合は，エンジン用フィッシャーバーにて歯槽骨の開削ならびにタービン用ダイヤモンドバーにて歯根分割を行う．

が滑脱し，歯冠が破折することになる（図5）．鉗子を正しく適合し，歯をしっかり把持したら抜歯運動を開始する．抜歯運動は主として頬舌方向の揺さぶり運動である．単根歯の場合は，歯軸を中心とした回転運動を併用する．頬舌方向に徐々に力を加え，主として頬側方向に抜去する．

5 脱臼および抜歯が困難な場合（図6）

ヘーベルによる脱臼が困難な場合や脱臼しても抜歯できない場合は，歯根の癒着や肥大などが考えられる．この場合は速やかに頬側粘膜骨膜弁を展開し，歯槽骨の開削や歯根の分割を行う．粘膜骨膜弁は，抜歯予定歯の近心頬側歯間乳頭を含む線で縦切開を行うと術野が明示しやすい．歯槽骨の開削はエンジン用フィッシャーバーを用いて歯根膜腔を拡大するように近心頬側より開削する．目標はヘーベルを近心頬側に挿入し，歯に脱臼力が加わることができる深さまで開削する．複数根で歯根が肥大または開大しており抜去できない場合は，分岐部にてタービン用ダイヤモンドバーにて歯根の分割を行う．

6 不良肉芽の搔爬（図7）

根尖病巣が存在すると，抜歯窩の治癒不全や後出血の原因となりやすいので，鋭匙を用いて不良肉芽搔爬を行う．

7 縫合，止血（図8）

抜歯窩を用指にて頬舌的に圧迫止血後，抜歯窩の近心と遠心部を4～5 mmの間隔で縫合する．固く巻いたガーゼを抜歯窩に当て患者に強く噛ませることで術後止血を行う．

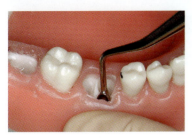

図7　不良肉芽の搔爬
確実に骨が触知できるまで搔爬する．不十分だと術後出血につながる．

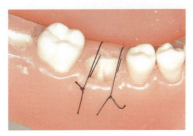

図8　縫合
用指による圧迫止血後，近心および遠心の2か所を縫合する．

■ 注意事項

1) いかなる抜歯も安易に考えず，患者の全身状態の把握に努める．抜歯当日の状態が悪いときは，決して無理をしない．
2) 器具の操作は基本的にレストを置くか左手で補助を行い，偶発事故の発生を防ぐことを心がける．
3) 歯の脱臼がうまく行えない場合，または脱臼しても抜歯できない場合は，速やかに頰側粘膜骨膜弁の展開を行い，歯槽骨の開削や歯根の分割抜歯を行う．
4) 抜去歯の根尖をただちに確認し，歯根破折が疑われる場合はエックス線画像にて確認する．
5) 抜歯後の止血確認は確実に行う．湧出性の出血が残存する場合はためらわずに止血操作をやり直す必要がある．
6) 必ず翌日に再来予約を行い，全身および局所の状態確認を行う．翌日の再来を約束できない患者には，安全のため抜歯は行わないことを事前に了承してもらう必要がある．

■ 指導医から一言

　抜歯は歯科で最も頻度の高い外科的処置である．いかに簡単そうな抜歯においても，患者が受ける精神的および肉体的負担は大きいことを肝に銘じておくべきであり，既往歴を含め，患者の状態を術前に確実に把握していることが前提である．患者の全身状態が悪い場合は，絶対に無理はすべきではない．また，抜歯後出血は頻度の高い合併症であるため，止血処置法をきちんと習得してから抜歯処置をするべきである．

■ カルテへの記載

[1]抜歯病名→ C_3Per，P_3，C_4 など

9/2		再診　明細	58＋1
	[6]	OA：キシロカインE注　Ct 1.8 mL　浸麻（1.8 mL 使用）	10
		臼歯抜歯，鉗子抜歯および不良肉芽搔爬	270
		止血縫合2針　圧迫止血を行い手術終了	―
		処方箋（投薬内容省略）	60

骨の開削や歯根分割を必要とした場合，以下を追加する．

	臼歯抜歯	270
	歯根の癒着のため，歯槽骨を開削して抜歯	―
	難抜歯加算	230

〈土生　学〉

第12章 口腔外科手術

4 切開排膿術

■ 目 標
・適切な切開線が設定できる．
・確実な切開排膿ができる．

Point
・膿瘍形成されている範囲や解剖学的形態を把握して適切な切開線を設定する．
・局所麻酔は膿瘍腔内に注入しないように膿瘍周囲，膿瘍中枢側に的確に麻酔を行い，麻酔効果が発現するまで十分な時間をおく．
・メスの刃を効果的に使用し，確実に適正な深さまで切開し，必要に応じ止血鉗子など使用して膿瘍腔に到達する．
・確実に膿瘍腔を開放し，十分な排膿路を確保する．

■ 目 的
・適切な時期に膿瘍の切開排膿術を施行することで消炎をはかる．

■ 用意するもの（図1）

1）局所麻酔セット
2）穿刺用シリンジ，注射針（深部の膿瘍では試験穿刺して膿瘍の位置を確認する）
3）メス（尖刃刀，円刃刀）
4）ゾンデ（消息子）
5）ラスパトリウム（骨膜剥離子）
6）ドレーン
7）縫合セット（ドレーンを粘膜に縫合固定）

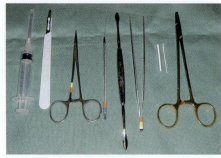

図1 膿瘍切開排膿術の器械

■ 処置の流れ

1 粘膜下膿瘍（図2）
　表在性のものは尖刃刀の刃先を上向きにもち，最初に刃先を立てて押し切り，次に手前から前方に跳ね上げるように切開する．

2 骨膜下膿瘍（図3）
①切開線を設定する．
②膿瘍周辺に浸潤麻酔を行う．
③骨に達する深さの切開を行う．円刃刀を用い骨面に対して垂直に切開する．
④ラスパトリウムで剥離し，十分に排膿させる（必要以上に損傷させない）．
⑤ドレーンを留置する．

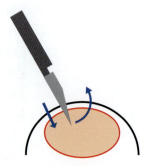

図2 粘膜下膿瘍の切開排膿

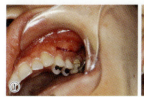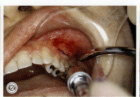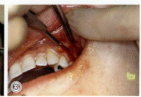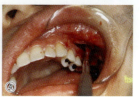

図3　骨膜下膿瘍の切開排膿

3 深部の膿瘍（図4）

①試験穿刺で膿瘍腔の位置を確認する．
②深くなりすぎないように注意しながら粘膜切開を行う．
③止血鉗子や剥離剪刀で鈍的に剥離しながら膿瘍腔に到達させる．
④ドレーンを膿瘍切開部粘膜に固定する．

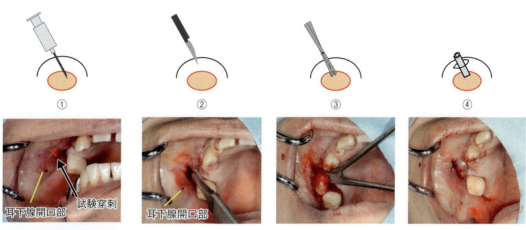

図4　深部の膿瘍の切開排膿

■ 注意事項

1) 神経，血管，唾液腺導管などの損傷を防ぐため，膿瘍形成部位周囲の解剖学的形態を十分に把握しておく．
2) メスやラスパトリウムを使用する場合は，右手の指でレストを設ける．
3) 浸潤麻酔は膿瘍腔の中枢側から行い，膿瘍腔からやや離れた周囲に麻酔を行う．膿瘍腔には注入しない．膿瘍腔内に注入すると化膿巣の拡大や，内圧の上昇により疼痛を惹起する．
4) 消炎後の原因歯の治療を確実に行う．

■ カルテへの記載

病名：|6̄　C_3　急化 Per，AA

7/4	6̄	X線(D) 1F　根尖相当部に骨の透過像（デジタル撮影）	58
		OA（1〜2歯）＋浸麻（オーラ注歯科用カートリッジ1.8 mL）	10
		切開排膿術．波動を触れる頬側歯肉を約10 mm 切開して排膿	230

・口腔内消炎手術
　(1) 歯肉膿瘍（GA）　180点（P急発の切開を含む）
　(2) 骨膜下膿瘍，口蓋膿瘍（AA）230点
・口腔底膿瘍切開術　700点
・消炎手術をした部位，症状，術式，切開線の長さなどをカルテに記載する．

〈笹栗正明〉

第13章 口腔粘膜疾患

1 アフタ性口内炎への対応

■ 目 標

・アフタ性口内炎の診断ができる．
・アフタ性口内炎に対して適切な処置ができる．

Point

・アフタ aphtha とは，口腔粘膜に発生する境界明瞭で周囲に紅暈（中央が白く周囲が赤い）をもつ円形や楕円形の浅い有痛性偽膜性潰瘍を示す．疾患名ではなく，肉眼的状態を表すものである（図1）．
・口唇粘膜，舌，頰粘膜など口腔粘膜の非角化粘膜に生じることが多い．
・自発痛，強い接触痛を伴う．
・原因不明に発症するもの，疾患続発性に発症するものに分けられるが，一般にウイルス性に発症するものは含まれない．

■ 目 的

・疼痛などの症状軽減と治癒を促進させる．

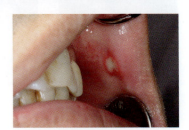

図1 左頰粘膜部のアフタ

■ アフタ性病変の分類

1）再発性アフタ性口内炎（慢性再発性アフタ）
2）Behçet 病　　3）Bednar アフタ　　4）Riga-Fede 病
5）褥瘡性潰瘍　　6）移植片対宿主病（GVHD）　　7）周期性好中球減少症

■ 鑑別疾患

・ウイルス性疾患：ウイルス性の水疱性病変が破れて潰瘍となり，アフタ性口内炎を呈する（図2）．

分類	感染ウイルス
1）単純ヘルペスウイルス感染症	
①ヘルペス性歯肉口内炎（疱疹性歯肉口内炎）	単純疱疹ウイルス1型（HSV-1）
②口唇ヘルペス	
2）帯状疱疹	水痘・帯状疱疹ウイルス（VZV）
3）ヘルパンギーナ	コクサッキーウイルス
4）手足口病	エンテロウイルス71，コクサッキーウイルス A16

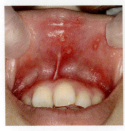
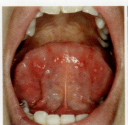
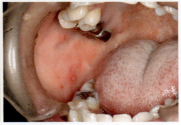

図2 ヘルペス性歯肉口内炎
上唇粘膜，舌下面，右頰粘膜にアフタ様病変を認める（いずれも同症例）．

■ 診断から治療の流れ

1 病歴聴取（問診・医療面接）

全身疾患の一部分症状として発症するものもあるため，現病歴や既往歴などの聴取は診断を行ううえで必要不可欠である．

2 現症（全身・局所の診察）

随伴症状の有無の確認，発熱や食欲不振，全身倦怠感などの全身状態について確認すべきである．局所診察として，顔面・頸部では特に顔面皮膚・口唇の状態や顔色の観察，神経症状（麻痺）や眼症状の有無，頸部リンパ節腫脹の有無を確認する．　口腔内では，口腔全域を観察し，アフタの大きさや数，発生部位，周囲硬結の有無を確認する．

3 臨床検査

必要に応じて血液一般検査，生化学検査を行う．　ウイルス性疾患を疑う場合は，ウイルス抗体検査（ペア血清）を行う．　カンジダ菌の感染を疑う場合には，細菌学的検査（スワブ培養）を行う．

4 診断

臨床所見および経過，各種検査結果を総合的に判断し，診断名をつける．

5 治療

機械的刺激が原因で発症したものに関しては，刺激の除去を最優先とする．　一般的には，10～14日程度で自然治癒することが多く，経過観察のみでも問題はないが，接触痛が強いため，対症療法として副腎皮質ホルモン薬含有軟膏・貼付剤（ステロイド外用薬）の使用が有用である．また，口腔内清掃とアズレン含嗽剤による含嗽を行う．Behçet 病や GVHD，周期性好中球減少症などの疾患続発性のものに関しては，各専門医へのコンサルトを行う．

■ 注意事項

1）疼痛による摂食障害で低栄養状態を呈する場合には，安静を指示し，補液や経口栄養剤の投与を行う．

2）ウイルス性疾患を強く疑う場合のみ，診断的治療として，抗ウイルス薬の内服投与，点滴静脈投与，局所的には抗ウイルス外用剤を使用する．

3）細菌，真菌，ウイルスといった感染症への副腎皮質ホルモン薬の使用は禁忌であり，使用の際には注意が必要である．

■ カルテへの記載

病名：アフタ性口内炎

6/1		初診	267
		S）口内炎ができて痛い.	
		歯科疾患管理料（患者の同意のもと管理計画書を作成，計画内容について説明，計画書提供）	80＋10
		O）上唇粘膜，舌下面，頬粘膜に直径 2～3 mm のアフタ形成が多数認められる．周囲に硬結はなく，接触痛が著しく強い.	
		A）経過，臨床所見よりアフタ性口内炎を考える.	
		P）含嗽剤およびステロイド外用薬にて経過観察.	
		処方箋料	60
		Rp）アズノールうがい液 5 mL×1 本	
		デキサルチン軟膏 5 g×1 本	

〈坂口　修〉

13
口腔粘膜
疾患

第13章 口腔粘膜疾患

2 口腔カンジダ症への対応

■ 目　標
・口腔カンジダ症の検査，診断，および治療方法についての理解を深める．

> **Point**
> ・患者の現病歴，既往歴（特に投薬歴）および現在の症状（摂食障害の有無など）について，詳細な問診を行う．
> ・白色の病変を認める場合，粘膜表面を一部拭って検査する．
> ・一部の病変は白色を呈さない場合もある．
> ・簡便な細菌検査で診断が確定しない場合，生検を通じて診断を確定させることがある．
> ・抗真菌薬の投与により症状の改善を目指すが，発症の原因となる全身的あるいは局所的因子の改善も重要である．

■ 目　的
・口腔カンジダ症による疼痛や摂食障害などの症状を改善する．

■ 原　因
・発症にはカンジダ属の菌が関与しており，その多くが *Candida albicans* である．
・カンジダ属は口腔内に常在するが，日和見感染や菌交代現象により増殖し，症状を引き起こす．
・全身的因子には，栄養不良，悪性腫瘍の化学療法，糖尿病，副腎皮質ホルモン剤投与，免疫抑制剤投与，後天性免疫不全症候群（AIDS）などがある．
・局所的因子には抗菌薬投与，消毒薬の使用，唾液分泌低下，義歯清掃不良などが含まれる．

■ 分　類
　口腔カンジダ症は急性および慢性の2つに大別され，さらに急性偽膜性，急性紅斑性，慢性肥厚性，慢性紅斑性の4つに分類される．関連病変として義歯性口内炎や難治性の口内炎，口角炎があり，正中菱形舌炎もカンジダ症により生じると考えられている．

1 急性偽膜性口腔カンジダ症
　口腔粘膜表面に白色の偽膜を形成し，拭って除去すると発赤した粘膜面が現れる（図1）．

2 急性萎縮性（紅斑性）口腔カンジダ症
　口腔粘膜表面における発赤が特徴である（図2）．

3 慢性肥厚性口腔カンジダ症
　粘膜の肥厚や角化亢進，隆起性病変を生じたもので（図3），ほかの白色病変（白板症，扁平苔癬，円板状エリテマトーデスなど）との鑑別が困難な場合がある．

4 慢性萎縮性（紅斑性）口腔カンジダ症
　口腔粘膜表面における発赤を特徴とし，義歯床下粘膜に生じることが多い（図4）．

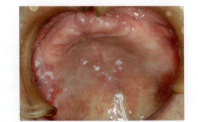

図1　急性偽膜性口腔カンジダ症

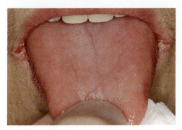 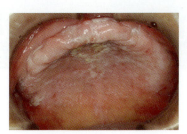 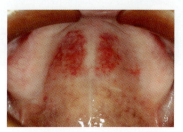

図2 急性萎縮性（紅斑性）口腔カンジダ症　　図3 慢性肥厚性口腔カンジダ症　　図4 慢性萎縮性（紅斑性）口腔カンジダ症

■ 用意するもの

1）ガーゼ　2）検体採取用スワブ（綿棒）

■ 処置の流れ

①問診→②口腔内検査→③スワブ法による検査→④発症因子（*Candida albicans* など）の同定→⑤投薬（抗真菌薬の局所投与が基本）

＊擦過しても除去できない白斑を認めた場合や，スワブ法での診断が困難な場合は，必要に応じて生検を行い，胞子や菌糸の存在を病理組織検査で確認することがある．

■ 注意事項

1）カンジダ属は口腔内に常在するため，抗真菌薬の投与によって症状が改善した場合でも，投与の中止により再発する場合がある．また，長期間の投与は耐性菌の発生につながり，難治化する可能性がある．
2）口腔カンジダ症で頻用される抗真菌薬の代表的なものにアゾール系（ミコナゾールゲル，イトラコナゾール内用液），ポリエン系（アムホテリシンBシロップ）がある．投与の際には副作用や併用禁忌の薬剤があるため，既往歴や現在の薬剤投与状況を十分確認する．
3）ほかの口腔粘膜疾患と重複し複雑な臨床像を示すことがあるため，注意が必要である．臨床所見で診断が難しい場合や難治性の症例については，早めに専門医に紹介することが重要である．

■ カルテへの記載

病名：口腔カンジダ症

6/10		初診	267
		主訴：口腔内の痛みと発赤	―
		口腔内所見：両側頬粘膜に擦過により剝離する白斑と周囲粘膜の発赤	―
			―
		鑑別診断のため，頬粘膜の白斑を拭い細菌検査を施行	―
		細菌培養同定検査（簡易培養）	60
		微生物学的検査判断料	150
6/17		再診	58
		ミコナゾールゲル　経口用2%　20g　分4　毎食後および就寝前　7日分	―
			―
		処方箋料	60

〈大澤賢次〉

第13章 口腔粘膜疾患

3 口腔癌の疑いのある症例への対応

■目　標

- 口腔に生じる悪性腫瘍，特に扁平上皮癌についての知識を深める．
- 口腔癌の初期症状や臨床所見について学ぶ．
- 口腔癌の疑いのある症例に対する適切な対応を身につける．
- 口腔潜在的悪性疾患（oral potentially malignant disorders：OPMDs）について理解する．

Point

- 口腔癌は，舌，上顎歯肉，下顎歯肉，頰粘膜，口底，硬口蓋に発生する悪性腫瘍である（図1）．
- 口腔癌は約90％が扁平上皮から発生し，この部分の病理組織学的変化によって病変の色が異なる．初期の口腔癌を見分けるにはまず赤色と白色の色調の変化に特に注意すべきである．
- 初期癌の病状は，びらんや浅い潰瘍（図2），小結節，粗い顆粒状の表面（図3）やわずかな硬結を伴う白斑，紅斑（図4）などさまざまであり，褥瘡性潰瘍や歯周炎などとの鑑別が困難な場合もある．
- 口腔癌を疑う場合は，ただちに専門医への紹介を行う．

■目　的

　口腔癌は全癌の1〜2％を占めており，年々増加傾向にある．また，若年者の口腔癌罹患数も増加しているとの報告もある．口腔癌は，他臓器の悪性腫瘍と比較して，そのほとんどで直視可能であり，一見すると早期発見に有利と思われるが，必ずしも早期発見および早期治療が行われているとはいえないのが現実である．口腔癌の早期発見につなげるには，一般歯科医師でも正しい知識と対応を理解する必要がある．

■特　徴

　口腔癌は生じる部位や病期によって，さまざまな臨床像を呈する．また，口腔には多種多様な粘膜疾患が生じ，口腔癌との鑑別が必要となるが，肉眼所見では判断がつかないことも多い．そのため，口腔癌を含め，口腔に生じる口腔粘膜疾患の特徴を理解する必要がある．

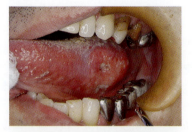

図1　典型的な肉芽型の口腔扁平上皮癌

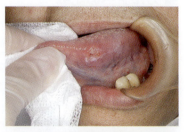

図2　初期の潰瘍型の口腔扁平上皮癌

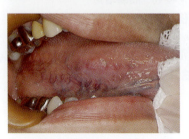

図3　初期の乳頭型の口腔扁平上皮癌

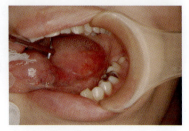

図4　紅斑を伴う初期の口腔扁平上皮癌

■ 局所所見

1 視診

口腔外所見とともに，口腔内の病変の発生部位，病変部と健常部との境界は明瞭か不明瞭か，周囲組織への進展程度，潰瘍や発赤，白斑などを有しているか，病変部粘膜の顆粒状変化の有無などについて調べる．また，ヨード染色やトルイジンブルー染色などの生体染色法を行い，異型上皮の有無を確認する．最近では，特定波長の光線により異型上皮を検出する方法（VELscope®やイルミスキャンⅡ®など）も開発されている（**図5**）．

※トルイジンブルー染色：健常粘膜は染色されないが，癌や異型上皮を有するOPMDsでは青色に染色される．

※ヨード染色：正常粘膜は茶褐色に染色されるが，癌や異型上皮を有するOPMDsでは不染域となる（**図6**）．

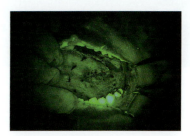

図5 図4の症例のイルミスキャン®Ⅱ画像

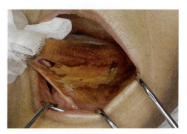

図6 ヨード生体染色

2 触診

腫瘤の肉眼分類（表在型，外向型，内向型），易出血性であるか，腫瘤は硬結を有しているか，接触痛があるか，神経症状（三叉神経麻痺など）があるか，病変周囲の歯の状態（動揺や歯周ポケット，歯髄の生活反応の有無）などについて調べる．

※口腔内に明らかな異常所見が存在しないにもかかわらず，三叉神経麻痺の所見を認める場合は原発性骨内癌，NOS（primary intraosseous carcinoma, NOS）の可能性がある．

3 画像検査

一次医療機関では主にデンタルおよびパノラマエックス線画像を用いて評価を行う．病変周囲の顎骨に異常な骨破壊もしくは骨吸収がないかを確認する．歯肉癌の場合，進行すると骨破壊の所見を認める場合がある．

■ 注意事項

口腔癌が典型的所見を呈するのは，ある程度病期が進行してからである．したがって，口腔癌を早期にスクリーニングするためには，小さな潰瘍，びらん，白斑などの変化や，2週間以上治癒しない潰瘍性病変を見逃さないことが重要である．また，短期間に急速に腫瘤性病変が増大する場合は悪性疾患を疑うべきである．口腔癌を疑う場合は迷わず高次医療機関に紹介する．なお，悪性腫瘍部分もしくは隣接した部分の抜歯などの観血的処置は禁忌である．

■ 口腔潜在的悪性疾患（oral potentially malignant disorders：OPMDs）

将来的に口腔癌へ進展する可能性を有する口腔粘膜病変をOPMDsという．OPMDsには白板症（**図7**），紅白板症，紅板症，口腔粘膜下線維症，先天性角化異常症，無煙タバコ角化症，逆喫煙による口蓋角化症，慢性カンジダ症，扁平苔癬，円板状ループスエリテマトーデス，梅毒性舌炎，口唇の光線性角化症が含まれる．紅板症の癌化率は14～50%と高い．一方，白板症の癌化率は報告によって異なるが，わが国では3.1～16.3%と報告されている．白板症の場合，疣贅型（**図7**），結節型，潰瘍型および紅斑混在型のいわゆる非均一型白板症は癌化しやすい．OPMDsを疑う場合も高次医療機関での精査が望ましい．

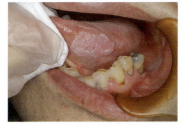

図7 proliferative verrucous leukoplakia（増殖性疣贅状白板症）

〈原口和也〉

4 粘液嚢胞への対応

■ 目 標

・粘液嚢胞に対して適切な処置ができる．

Point

・粘液嚢胞は唾液腺からの唾液の流出障害によって，腺から分泌された粘液が腺体内あるいは腺周囲に貯留して生じる．
・下唇に好発し，半球状の無痛性腫瘤を呈する．
・外科的摘出術を行う場合には再発を防ぐため，周囲腺組織を含めて切除する．

■ 目 的

・下唇粘液嚢胞を摘出する．

■ 原 因

・唾液の流出障害，すなわち粘液腺の排泄管の閉鎖，狭窄および損傷によって発生する．
・誤咬や慢性外傷によって生じることが多い．

■ 特 徴

・誤咬の起こりやすい下唇に多く生じるが，口底，舌，頰粘膜にも生じる．
・大きさは5mm前後が大半で，無痛性の透明性のある青みを帯びたドーム状水泡性腫瘤である（図1）．
・浅在性のものは青紫色を呈し，圧迫しても退色しない．
・深部に存在するものは正常粘膜色を呈し，少し硬い（図2）．
・自潰や再発を繰り返し，ときには乳頭腫状に上皮が角化増殖する．

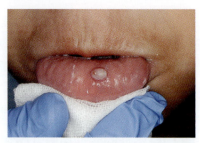

図1 下唇正中部粘液嚢胞
境界明瞭，弾性軟，無痛性の腫瘤を認める．

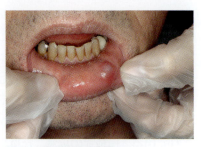

図2 左側下唇粘液嚢胞
図1よりも深部に存在する．

■ 用意するもの

1) 局所麻酔
2) メス刃，メスホルダー
3) 無鉤ピンセット
4) ガーゼ
5) 持針器，縫合針，縫合糸

■ 処置の流れ

①検査，診断→②浸潤麻酔→③粘膜切開→④囊胞摘出→⑤周囲小唾液腺摘出→⑥止血，縫合→⑦投薬→⑧抜糸→⑨経過観察

■ 術　式

①浸潤麻酔
②助手が拇指と示指で下唇の両端を挟み，口唇動脈の圧迫を行い下唇を外転させる．
③口唇紋に平行に紡錘形の切開線を設定する．
④ピンセットで紡錘形に切開した上皮の先端を持ち，メスや小型の剥離剪刃を用いて囊胞を周囲組織から剥離・摘出する（**図3**）．
⑤創辺縁部付近に小唾液腺の房状塊をみることが少なくない．これらの小唾液腺は再発予防のため摘出する．
⑥口唇線に沿って創を閉鎖縫合する．

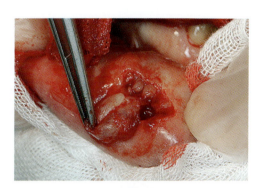

図3　粘液囊胞摘出術の術中写真
粘液囊胞と周辺部の腺組織を含めて切除する．

■ 注意事項

1) 全摘出は粘膜切開の後，注意深く周囲組織と囊胞の間を剥離し，摘出する．囊胞壁はきわめて薄く破れやすいので，細心の注意が必要である．
2) 再発することもあるため，周辺部の小唾液腺も含めて切除する．
3) 感染予防，疼痛管理のため，抗菌薬および鎮痛薬の投与を行う．
4) 処置後は，患者に再発の可能性を十分に説明したうえで，経過観察を行う．
5) 下唇粘液囊胞の摘出を受ける患者は小児の場合も多い．術後，下唇の誤咬の可能性もあるため，保護者に対する注意を十分に行う必要がある．

■ カルテへの記載

病名：下唇粘液囊胞

6/4		初診（主訴：下唇の腫れ）	267
	右下唇	弾性軟の半球状腫瘤を認める	―
		OA・オーラ注 Ct 1.0 mL 浸麻	10
		下唇粘液囊胞摘出術	1020
		腫瘤中央部に粘膜切開を加え，剥離	―
		一塊として摘出創面に露出した口唇腺も摘出	―
		縫合3針	―
		処方箋料（内容略）	60
6/5		再診　明細	58＋1
		SP，腫脹軽度あり，出血なし，疼痛自制内	―
6/10		再診　明細	58＋1
		SP，抜糸，創部治癒異常なし	―

〈鶴島弘基〉

第14章 歯冠補綴

1 メタルコアによる支台築造

■ 目　標
- 適切な築造窩洞の形成，印象採得ができる．
- 適切にメタルコアを装着できる．

> **Point**
> - 歯冠補綴装置で把持するフェルールの高さを1〜2mm以上設ける（帯環効果）．
> - メタルコアは歯質と弾性係数が著しく異なるため，歯根破折を防止するよう配慮する．
> - ポスト部の印象採得には細いシリンジやレンツロ，ポスト印象用補強ピンを用いる．

■ 目　的
- 歯冠補綴装置を装着することのできる支台歯形態に回復する．

■ 用意するもの

1 築造窩洞の形成
1) エアタービン（もしくは高速マイクロモーター）
2) コントラアングル
3) ダイヤモンドポイント
4) ピーソーリーマー，根管バー

2 築造窩洞の印象
1) 印象用シリンジ
2) 印象材（寒天アルジネート印象もしくはシリコーンゴム印象）
3) ポスト印象用補強ピン（必要であれば）
4) レンツロおよびコントラアングル（シリコーンゴム印象の場合）

3 メタルコアの装着
1) 金属接着用プライマー
2) 接着性レジンセメント
3) 歯科重合用光照射器

■ レジンコアとメタルコア

　レジンコアと比較して，メタルコアは弾性係数が高いため歯根破折のリスクが高いとされ，近年では使用頻度が減少している．しかし，歯肉縁上に健全歯質が残っておらず，歯肉切除や歯の挺出，歯冠延長術が適用できない場合はメタルコアを用いることが多い．

■ 処置の流れ

①築造窩洞の形成（**図1**）
　　歯冠部の概形成→髄腔，窩壁の整理→ポスト部の形成

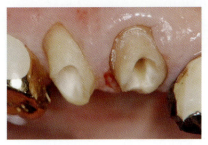

図1 築造窩洞の形成

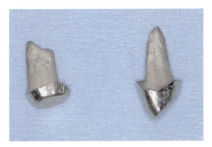

図2 メタルコア

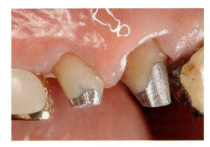

図3 メタルコアの装着

　②築造窩洞の印象
　　寒天アルジネート連合印象もしくはシリコーンゴム連合印象
　③メタルコアの装着（図2, 3）
　　接着性レジンセメントにより装着

■ 注意事項

①ポスト部の形成の前に，デンタルエックス線画像にて根管充塡後の根管長，方向を確認し，歯根の穿孔を起こさないよう，ピーソーリーマーと根管バーにて形成する．
②アンダーカットが残らないように形成する．
③印象採得では，ポスト孔の先端まで正確に採得できるようレンツロなどを用いて印象材を底部まで送り込む．
④平行でない複数の根管にポストを形成する場合は分割コアを用いる．

■ カルテへの記載

病名：5│ C_3　処置歯

9/2	5│	再診	58
		支台築造形成	―
		支台築造印象	50
9/9	5│	再診	58
		メタルコア	214
		接着性レジンセメント	―

〈近藤祐介・正木千尋〉

第14章 歯冠補綴

2 レジンコアによる支台築造

■目標
- レジンコアによる適切な支台築造ができる

> **Point**
> ・残存歯質が十分であることを確認する.
> ・歯肉縁上に健全歯質が残っていない場合は適用できない.
> ・過剰な形成は避け，歯質の保存に努める.

■目的
- 歯冠補綴装置を装着することのできる支台歯形態に回復する.

■製作法による分類
①直接法 ②間接法

■用意するもの
1) 直接法，間接法共通
①エアータービン（もしくは高速マイクロモーター）②コントラアングル ③ダイヤモンドポイント ④ピーソーリーマー，根管バー ⑤各種プライマー ⑥歯科重合用光照射器
2) 直接法の場合
①支台築造用コンポジットレジン ②支台築造用金属ポストもしくはファイバーポスト
3) 間接法の場合
①印象用シリンジ ②印象材（寒天アルジネート印象もしくはシリコーンゴム印象）③ポスト印象用補強ピン（必要であれば）④レンツロおよびコントラアングル（シリコーンゴム印象の場合）⑤接着性レジンセメント

■適応症

　歯冠部歯質が少なくポストが必要であり，窩縁が歯肉縁下には達していない症例が適応症となる.歯肉縁上に健全歯質が残っていない場合，レジンは滲出液に侵されやすいためレジンコアは適用できない.その場合，歯肉切除や歯の挺出，歯冠延長術を行った後，支台築造を行う.一方，厚さ1mm以上，高さ2mm以上の残存歯質が2壁以上ある場合はポスト部の形成は行わず，コア部のみコンポシットレジンで築造することもある.

■既製金属ポストとファイバーポスト

　既製金属ポストとファイバーポストの明確な選択基準はないが，歯根破折の防止，審美性，金属アレルギー患者への対応としてファイバーポストの使用が有利とされる.一方，除去の際は既製金属ポストの方が容易な場合がある.

■ 処置の流れ

1) 直接法
　①根管充塡後のエックス線画像の確認→②歯冠部の概形成（**図1**）→③ポスト部の形成（**図2**）→④歯面を接着処理→⑤支台築造用コンポジットレジンのポスト部への塡入（**図3**）→⑥ポスト材料に応じた接着処理を行い，ポストを植立（**図4**）して光照射→⑦支台築造用コンポジットレジンで支台歯形態築盛，光照射→⑧支台歯形成

2) 間接法
　①根管充塡後のエックス線画像の確認→②歯冠部の概形成→③髄腔，窩壁の整理→④ポスト部の形成→⑤印象採得→⑥支台築造体の製作→⑦接着処理→⑧支台築造体の装着→⑨支台歯形成

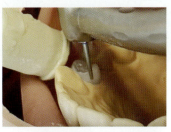
図1 歯冠部の概形成

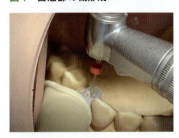
図2 ポスト部の形成

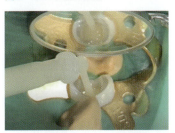
図3 コンポジットレジンの塡入

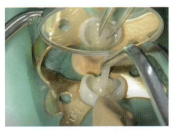
図4 ファイバーポストの植立

■ 注意事項

1) ポスト部の形成の前に，デンタルエックス線画像にて根管充塡後の根管長，方向を確認し，歯根の穿孔を起こさないよう，ピーソーリーマーと根管バーにて形成する．
2) 直接法で製作する場合はアンダーカットを除去する必要はないが，間接法の場合はアンダーカットが残らないように形成する．
3) シリコーンゴム印象材を用いた間接法の印象採得では，ポスト孔の先端まで正確に採得できるようレンツロなどを用いて印象材を底部まで送り込む．
4) 大臼歯および小臼歯にファイバーポストを用いる場合は，1歯あたり2本を限度として算定できる．

■ カルテへの記載

病名：┌5　C_3　処置歯
1) 直接法

9/14	┌5	再診	58
		支台築造（ファイバーポスト＋支台築造用コンポジットレジン）	148
		材料料	15
		ファイバーポスト（2本使用）	61×2

2) 間接法

9/7	┌5	再診	58
		支台築造形成	—
		支台築造印象	50
9/14	┌5	再診	58
		支台築造	180
		材料料	15
		ファイバーポスト（1本使用）	61

〈近藤祐介・正木千尋〉

第14章 歯冠補綴

3 テンポラリークラウンの製作法

■目 標
・テンポラリークラウンの製作ができる．

Point
・形成した歯面を完全に被覆し，マージン部に過不足なく適合させる．
・コンタクトは最終補綴装置と同様，適切な接触を与える．
・十分な研磨を行い，周囲組織との審美的機能的調和をはかる．
・即時重合レジンを適切に使用し，硬化のタイミングをはかる．

■目 的
・形成した支台歯を暫間的に被覆し，審美と機能の一時的回復をはかる．

■製作方法による分類

1 即時重合レジン応用法
　1）直接法
　　　①餅状レジンによる圧接法　　②術前の印象応用法
　2）間接法

2 既製冠応用法（直接法）

■用意するもの
1）ストレートヘッド　　2）分離材　　3）即時重合レジン，ラバーカップ，小筆，鉛筆
4）スタンプバー，フィッシャーバー，カーボランダムポイント，シリコーンポイント
5）咬合紙，咬合紙ホルダー　　6）仮着用セメント，スパチュラ，紙練板

動画
テンポラリークラウン製作法（餅状レジンによる圧接法）

■処置の流れ

1 直接法（餅状レジンによる圧接法）
①支台歯への分離材の塗布→②即時重合レジンの練和→③支台歯への圧接→
④歯冠概形の形成→⑤マージンの調整→⑥咬合調整→⑦研磨→⑧仮着

　①支台歯への分離材の塗布：ワセリンなどの分離材を支台歯，両隣在歯，および対合歯に塗布する．
　②即時重合レジンの練和：即時重合レジンのモノマーとポリマーを混和し，餅状になるまで練和する（図1）．
　③支台歯への圧接：適当な硬さになったら支台歯へ餅状レジンを圧接する．このとき患者に咬合を指示し，対合歯の圧痕を咬合面に印記する．
　④歯冠概形の形成：スタンプバーやフィッシャーバーを用いて歯冠概形を形成する（図2）．
　⑤マージンの調整：内面を一層削合し，即時重合レジンを筆積み法にて填入し，再度支台歯に圧接

する．圧接後は収縮による支台歯への固着を防止するため，着脱を繰り返しながら硬化を待つ．レジンに印記されたフィニッシュラインを鉛筆などでマーキングし（**図3**），慎重に調整し過不足なく仕上げる．必要に応じてマージンの再調整を行う．

⑥咬合調整：カーボランダムポイントやスタンプバーを用いて咬合調整を行う．

⑦研磨：プラークの停滞を防止し，周囲組織との調和をはかるため表面を滑沢に仕上げる．マージンがアンダーにならないよう注意する．

⑧仮着：セメントの浮き上がりに注意する．余剰セメントの除去は確実に行う（**図4**）．

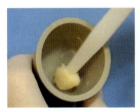 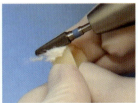 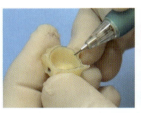 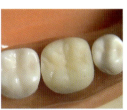

図1 即時重合レジンの練和　　図2 歯冠概形の形成　　図3 フィニッシュラインの印記　　図4 仮着したテンポラリークラウン

2 間接法

・模型上で仮想の支台歯形成を行い，あらかじめ既製冠の代用となるレジン冠を製作しておく．ブリッジのリテーナーや多数歯に及ぶ補綴の場合に用いる．

①スタディモデルの製作→②咬合器付着→③スタディモデル上での支台歯形成→④分離材塗布→⑤即時重合レジンの築盛→⑥咬合調整→⑦荒研磨　以後，直接法と同じ作業手順

■ 注意事項

1) 即時重合レジンの硬化時に収縮が生じるため，完全に硬化するまでの間，必ず着脱を繰り返し支台歯への固着を防止する．
2) 即時重合レジンを筆積み法にて塡入する際，筆が硬化しないよう注意する．
3) マージンの再調整時に即時重合レジンを再塡入する場合，浮き上がりを防止するため，必要に応じて咬合面にラウンドバーで孔を開けておく．
4) 仮着用セメントの除去は確実に行う．

■ カルテへの記載

病名：6| C₃ 処置歯

9/2		再診	58
	6|	X線(D) 1F（デジタル撮影）	48
		根管充塡は良好，周囲組織に異常な所見は認めない．	―
		支台築造（ファイバーポスト2本＋支台築造用コンポジットレジン）	323
		失PZ（FMC）	166
		連imp（寒天＋アルジネート）	64
		BT（中心咬合位，シリコーン）	18
		TeC仮着	―
		仮セ（テンポラリーセメント）	―

・前歯前装金属冠のテンポラリークラウン（TeC）を装着した場合は，1歯につき1回に限り34点を算定する．
・臼歯部でのテンポラリークラウン（TeC）の算定は認められていない．
・ブリッジを製作する場合，装置の歯数に応じてリテーナー（テンポラリーブリッジ）と仮着用セメント（支台歯数）が保険点数として算定可能．

〈向坊太郎，細川隆司〉

第14章 歯冠補綴

4 クラウンの歯冠形成

■ 目　標

・クラウン製作のために必要な支台歯形成ができる．

Point

・支台歯形態はクラウンの種類，歯種，形態，植立方向（位置），歯髄の生死，隣接歯の位置，対合歯の状態に左右される．
・歯周組織との調和を考慮した最終補綴装置の形態と必要な支台歯形態をイメージする．
・必要な形成器具（切削器具と切削工具）の選択と使い方をマスターする．
・形成する面がみえるポジショニングを行う．
・形成時には確実なレストをおく．
・う窩の除去を確実に行う．
・形成の基準は歯軸と咬合平面である．

■ 目　的

・クラウンを製作する．

■ 用意するもの

1) 切削工具（バー・ポイント）　2) 切削器具（タービン・コントラ）

■ 処置の流れ

①検査〔歯の形態と状態，植立方向，歯髄の生死，隣接歯の位置，対合歯の状態，支台築造（失活歯）の状態〕→②支台歯形成（オリエンテーショングルーブ・咬合面・軸面）→③テンポラリークラウン製作

■ 基本姿勢

・診療台の種類によって異なるが，一般的に術者の移動範囲は患者の頭頂部を12時として，3〜9時の範囲である．
・基本的な頭位は心臓の高さだが，歯軸や咬合平面の角度で位置を変える．また，上顎と下顎で患者の頭位の角度を変えたり，左右に動かすと目視しやすくなる．

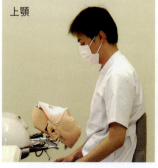
上顎

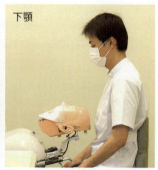
下顎

■ 切削工具と切削器具の持ち方

・部位や形成面によって切削器具の持ち方を変え，レストは歯の上におく．

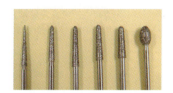

クラウン形成用器具．
左から104（松風），102 R（松風），AR2（GC），106 RD（松風），BR6（GC），145（松風）．

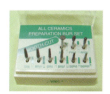

オールセラミッククラウン用セット（GC）．メーカーによって形態が異なるが，ほかのクラウン形成にも使用可能である．

■ 全部金属冠の形成

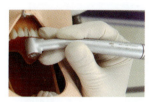

①ガイドグルーブの形成．バーの幅を確認し，形成量を把握する．咬合面は1.2～1.5 mm．

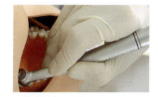

②咬合面の形成．鋭角にならないようにし，頬側咬頭外斜面と対合歯の頬側咬頭内斜面角度に注意する．

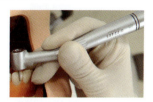

③クリアランスの確認．中心咬合位以外に側方運動時の咬合位でも確認する．機能咬頭（1.5 mm），非機能咬頭（1.0 mm）．

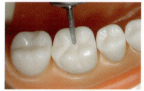

④軸面の形成（スライスカット）．遠心側のテーパー角が大きくならないように，バーの挿入方向に注意する．

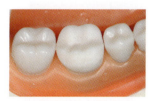

⑤軸面の形成．隅角部の位置を把握し，丸みをもたせる．バーの軸は歯軸と平行にし，マージン形態はシャンファーにする（102 R）．削除量は0.5 mm以上で，バーの1/2が目安となる．

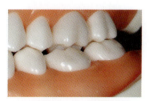

⑥仕上げ．ファインバーやシリコーンポイントで形成面を整える．

■ 前装金属冠の形成

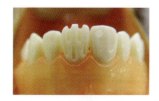

①ガイドグルーブの形成．切縁側（1.0 mm）と歯肉側（1.0 mm）でバーの角度を変える．切縁は1.5 mm（102 R／AR2）．

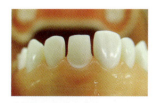

②軸面の形成．今日ではウイングレス形態にすることが多く，全周を一層削除し，テーパー角約6度で軸面を形成する（102 R／AR2）．

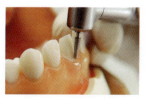

③ショルダーの形成．ラウンド・エンドタイプのショルダー形態にすることが多く，予定したショルダー幅や形態に合わせてバーを選択する（105RD／BR6）．

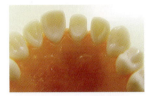
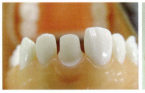
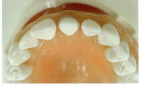

④口蓋側の形成．中心咬合位以外にも前方運動させながらクリアランスを確認する（145）．口蓋側の切縁は歯軸に対して45度で形成する（102 R／AR2）．

⑤仕上げ．ファインバーやシリコーンポイントで形成面を整える．

■ CAD/CAM冠および硬質レジンジャケットクラウンの形成

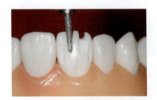
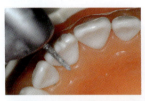
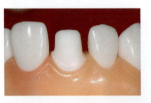

①ガイドグルーブの形成．切縁側（1.0 mm）と歯肉側（1.0 mm）でバーの角度を変える．切縁は1.5 mm（102 R／AR2）．

②切縁の形成．歯軸に対して約45度の角度で口蓋側に向かって削除する．

③軸面の形成．全周を一層削除し，テーパー角約6度で軸面を形成する（102 R／AR2）．最終的にはラウンド・エンドタイプのショルダー形態にする（105 RD／BR6）．

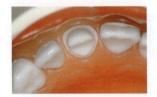
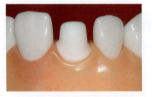

④口蓋側の形成．中心咬合位以外にも前方運動させながらクリアランスを確認する（145）．切縁は1.5 mm以上の削除量を確保する．

⑤仕上げ．ファインバーやシリコーンポイントで形成面を整える．全体的に丸みをもたせる．

■ スライスカット

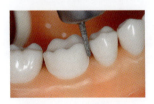
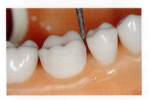
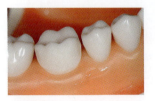

①頰側面．バーは歯間中央ではなく，隣接面コンタクトポイントから約1本分の位置から入れる．

②咬合面．バーを倒しながら隣接面コンタクトポイントまで進む．この操作を繰り返す．

③隣接面コンタクトポイントがなくなると咬合面側から下部鼓形空隙がみえる．

■ クリアランスの確認

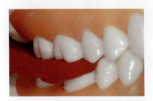
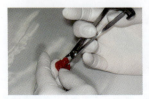
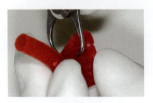

①咬合採得．軟化させたパラフィンワックスかユーティリティワックスで中心咬合位や側方位の咬合を記録する．

②メジャーリングデバイスで計測する．

③ワックスが薄くなっているところは注意を要する．

■ 歯肉を傷つけない方法

- ガムプロテクター：いろいろな形があり，両手を使うため熟練を要する．隣接面など使いにくいところもあるが，確実に歯肉を保護できる．
- 歯肉圧排：圧排糸をポケット内に挿入し，歯肉縁下の形成を行う．
- カーボランダムポイント，ホワイトポイント：マージン形態にあわせてポイントの形を整形し，低速で形成する．
- エンドカッティングバー：バーの先端にのみダイヤモンドがついているので，内縁上皮を傷つけにくい．

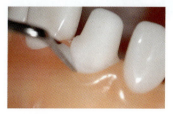

ガムプロテクター

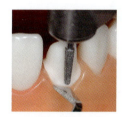

エンドカッティングバー

■ 注意事項

1) 形成途中および形成終了時に形成面，削除量，テーパー，クリアランス（中心咬合位，側方前方運動時）などの確認を行うと同時に，姿勢，切削器具の持ち方や動かし方，切削工具の位置や方向に気を配る．
2) テンポラリークラウンを製作することで，支台歯形態，最終補綴装置の形態，咬合状態を把握する．
3) 形成中は思わぬ事故が起こる可能性があるので，確実な保護を行い，周囲組織や患者の状態などにも気を配る．
4) 生活歯では歯髄への配慮を行う．

■ カルテへの記載

病名：3| と 4| C_2

9/2		再診　明細	58＋1
	3|	浸麻（OA＋2％キシロカイン 1.8mL×1 ct）	—
		生 PZ（レジン前装金属冠）	796（636）
		連 imp（寒天＋アルジネート）	64
		咬合採得	18
	4|	生 PZ（CAD/CAM 形成加算）	796（636）
		連 imp（寒天＋アルジネート）	64
		咬合採得	18

・（　）内の点数は失活歯

〈山口雄一郎，松浦尚志〉

第14章 歯冠補綴

5 部分被覆冠の歯冠形成

■ 目　標

・部分被覆冠製作のために必要な支台歯形成ができる．

Point

・全部金属冠の配慮すべき点はすべて含まれる．
・全部金属冠の支台歯形成より複雑になる．
・う蝕が唇（頬）側面に及んでないことが適応の条件となる．
・歯髄腔の形態を三次元的にとらえる．
・グルーブの位置と平行性に注意を払う．

■ 用意するもの

1) 切削工具（バー・ポイント）　2) 切削器具（タービン，コントラ）

■ 処置の流れ

①検査〔歯の形態と状態，植立方向，う蝕の範囲，隣接歯の位置，対合歯の状態，支台築造（失活歯）の状態〕→②支台歯形成（オリエンテーショングルーブ・咬合面・軸面）→③テンポラリークラウン製作

■ 臼歯 4/5 冠の形成

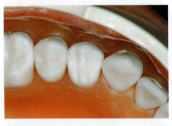

①ガイドグルーブの形成．バーの幅を確認し，形成量を把握する．咬合面は頬側 1.0 mm，口蓋側 1.5 mm とする．

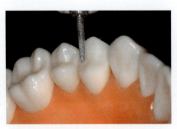

②非機能咬頭の形成．102R などでグルーブがなくなるまで削除する．

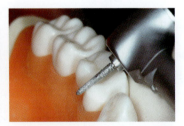

③機能咬頭の形成．歯軸と45度の角度でベベルを形成する．

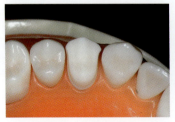

④軸面の形成．3度のテーパーを維持する．

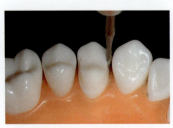

⑤隣接面グルーブの形成．フィッシャーバーやカーバイドバーを用いる．

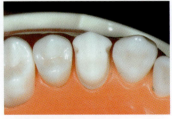

⑥隣接面の形成．できるだけ頬側に 4 mm の長さを維持する．フレアーの形成．

258

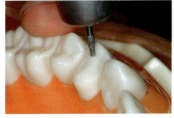 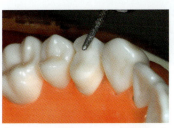 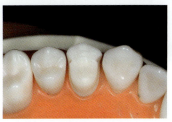

⑦オフセットの形成．インバーテッドコーンバーがない場合は 202（松風）のダイヤモンドバーなどを用いて，グルーブをつなぐように形成する．

⑧ベベルの形成．あまり広範囲にならないように形成する．縁端歯質を保護する．

⑨仕上げ．ファインバーやシリコーンポイントで形成面を整える．

14 歯冠補綴

■ 形成の原則

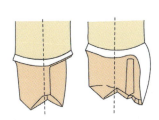 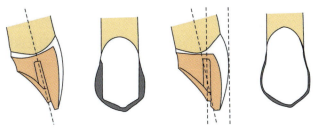

①臼歯の形成．挿入方向は歯軸に平行である．

②前歯の形成．挿入方向を唇面切縁側 2/3 と平行にする．これにより，金属の露出が最小限にとどまり，グルーブも長くできる．

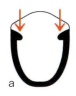 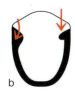 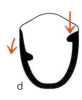

a　　　b　　　c　　　d

③グルーブの形成
a：舌側壁が離脱に抵抗する
b：舌側壁が離脱に抵抗しない
c：遊離エナメル質は破折の危険がある
d：舌側寄りになると金属の厚みが確保できない

（H.T. シリンバーグほか（岸本満雄訳）．ツースプレパレーション．クインテッセンス出版，1993 より改変）

■ 注意事項

1) 全部金属冠の注意すべき点はすべて含まれる．
2) 残存歯質量および削除量を考える．唇舌的に薄い歯や歯頸部の狭窄が強い歯への 3/4 冠の適応は禁忌である．
3) 全部金属冠より二次う蝕罹患率が高いため，う蝕活動性の高い患者への適応は控える．
4) ブリッジの支台装置として使用されることが多く，傾斜歯や転移歯への適応は控える．

■ カルテへの記載

病名：4̄|　C_2

9/25	4̄|	浸麻（OA＋2％キシロカイン Ct＋1.8mL×1 ct）	—
		支台歯形成（4/5 冠）（生 PZ）	306（166）
		連合印象採得（寒天＋アルジネート）	64
		咬合採得	18

・臼歯 4/5 冠の保険適応は小臼歯に限られる．ただし，ブリッジの支台装置の場合のみ大臼歯の生活歯が認められる．
・（　）内の点数は失活歯

〈山口雄一郎，松浦尚志〉

第14章 歯冠補綴

6 歯冠形成後の印象採得，咬合採得

■目　標
・歯冠補綴装置製作のための正確な印象採得，咬合採得ができる．

Point
・印象採得に先立ち，炎症のない健全な歯周組織であることを確認する．
・形成されたフィニッシュライン（マージン）を模型上に明確に再現する目的で，歯肉圧排を行う．
・マージン周囲の歯肉溝の深さに注意し，適切な歯肉圧排糸の選択を行う．
・支台歯の正確な模型製作のために，精密印象採得材を選択する．
・咬合関係が保たれるように，適切な咬合採得材を選択する．

■目　的
・歯冠補綴装置製作に必要な支台歯の精密印象採得および咬合採得を行う．

■用意するもの
1 印象採得
　1）歯肉圧排器，歯肉圧排糸，止血剤，既製トレーあるいは個人トレー　2）精密印象材とその接着剤
2 咬合採得
　1）咬合採得材

■処置の流れ

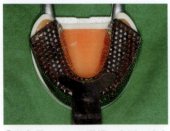
①印象用トレーの選択．歯列に適合するように適度な印象材のスペースがあることを確認する．

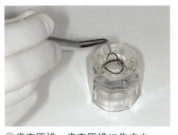
②歯肉圧排．歯肉圧排に先立ち，一次圧排糸に止血剤を浸透させ歯肉圧排を行う．

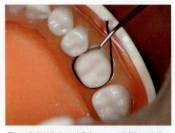
③一次圧排糸を近心から舌側，遠心，頰側にかけて圧排を行う．歯周靱帯を損傷しないように軽い力で行う．

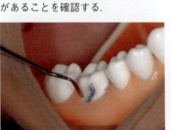
④二次圧排糸を挿入していくときに圧排糸が約半分入るぐらいを目安とする．

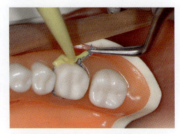
⑤印象材の注入．二次圧排糸をゆっくりと取り除きながら印象材を歯肉溝内に挿入していく．

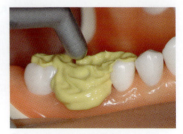
⑥支台歯全体に印象材を付与しエアーにて細部にいきわたるようにする．

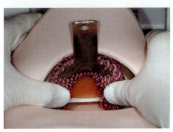
⑦印象採得．印象材の硬化時間に注意しながらトレーの保持を行う．

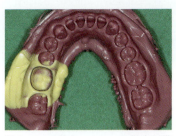
⑧トレーの撤去．トレーの撤去に際して，撤去が困難な場合はエアーを入れて行う．

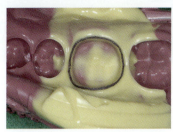
⑨マージンが明瞭で支台歯に気泡が存在しないことを確認する．

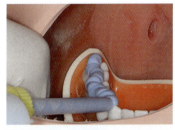
⑩咬合採得．支台歯を含めできるだけ均一な厚みになるように留意する．

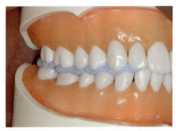
⑪歯列全体に咬合採得材がいきわたるように注意して，顎位がずれないように咬合させる．

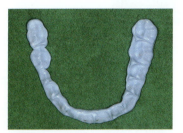
⑫咬合採得の確認．採得した咬合採得材に咬合している部分が薄く貫けていることを確認する．

■ 注意事項

1) 印象採得に着手する前に，ブリッジや下部鼓形空隙のブロックアウトを行う．
2) 歯肉圧排時に歯肉溝からの滲出液をコントロールする目的で一次圧排糸に止血剤を染み込ませて使用するとよい．
3) マージン部に印象材がいきわたったら，軽くエアーをかけてマージンより下の根面に印象材ができるだけいきわたるように心がける．
4) 事前に印象材の硬化時間を確認しておき，患者の印象採得に対する不快感に配慮する．
5) トレーの撤去が困難な場合は，トレー内面にエアーを挿入し撤去しやすくする．

■ カルテへの記載

病名：6| Pul

9/2		再診　明細	58+1
	6|	メタルコア（銀合金）set	276
		失PZ（FMC）	166
		連imp（寒天＋アルジネート）	64
		BT（中心咬合位，パラフィンワックス）	18
		TeC，テンポラリーパックにて仮着	―
		次回の治療内容を図などで説明	

〈山口雄一郎，松浦尚志〉

第14章 歯冠補綴

7 歯冠補綴装置の装着

■目 標
・歯冠補綴装置の適切な調整，試適，仮着と装着ができる．

Point
・完成した歯冠補綴装置の支台歯への適合性を検査する．コンタクトポイント，マージンの適合の順に検査，調整する．
・中心咬合位，側方運動位の順に咬合検査，調整を行う．
・咬合調整に先立ち，テンポラリークラウン除去後の反対側の咬合状態を確認しておくとよい．
・歯冠補綴装置の仮着を行う場合，適切な仮着用のセメントを選択する．
・装着前にリムーバブルノブが付与されている場合，確実に除去して研磨する．
・セメント合着には歯冠補綴装置が浮き上がらないように，セメントの練和を的確かつ迅速に行い，可及的に薄いセメント層になるように内面全体に付与し，適正な圧力で合着する．

■用意するもの

1 検査・調整（図①〜⑦）
1) コンタクトゲージ（**図①**）
2) 探針
3) 適合試験材，赤または青鉛筆，ラウンドバー，カーボランダムポイント
4) 咬合紙ホルダー，咬合紙（赤，青）
5) ペーパーポイント，シリコーンポイント

2 仮着と装着（図⑧〜⑫）
1) 仮着用セメント
2) 合着用セメント

■処置の流れ

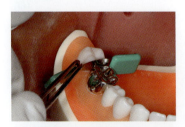

①隣在歯とのコンタクト調整．歯冠補綴装置を支台歯に試適し，マージン部の浮き上がりと隣在歯とのコンタクトを調べる．

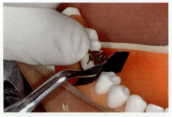

②咬合紙を入れたまま歯冠補綴装置を挿入しコンタクトの形態に留意し調整する．

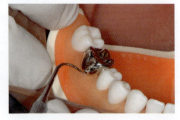

③マージン適合検査．マージンの適合を探針でチェックする．

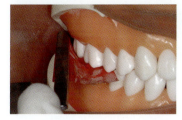
④咬合調整（中心咬合位）．赤の咬合紙を使用して，中心咬合位の咬合調整を行う．

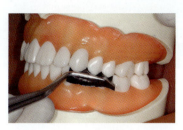
⑤咬合調整（側方運動時）．青の咬合紙を用いて，側方運動時の咬合調整を行う．反対側の咬合状態も同時にチェックする．

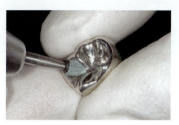
⑥咬合調整（削合）．カーボランダムポイントを用いて調整を行う．

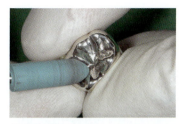
⑦咬合調整（研磨）．シリコーンポイント（茶，青）を用いて鏡面研磨を行う．

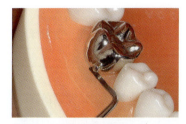
⑧仮着．仮着には仮着用セメントを用いてリムーバブルノブを付与したまま使用してもらう．

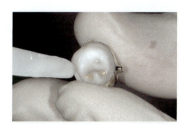
⑨合着．合着用セメントを歯冠補綴装置内面に挿入し探針で可及的にセメント層を薄くする．

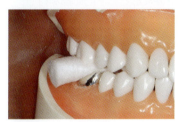
⑩余剰セメントの除去．ロールワッテを咬ませてセメントによる浮き上がりを防止する．

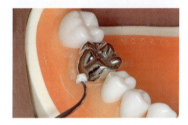
⑪硬化したセメントを探針でていねいに除去する．

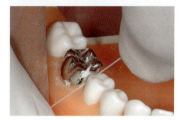
⑫隣接面にはデンタルフロスを挿入して余剰セメントの除去を行う．

■ 注意事項

1) 咬合面の削合時に歯冠補綴装置の厚みに注意して，メジャーリングデバイスを用いて穿孔しないように注意する．
2) 仮着，合着ともに余剰セメントの除去を確実に行う．
3) 仮着あるいはグラスアイオノマーセメントなどでの合着では，セメントが完全に硬化した後，余剰セメントの除去を行う．
4) レジン系およびグラスアイオノマー系の接着性セメントで接着する場合は，メーカーが推奨する接着前処置を施し，余剰セメント除去のタイミングもメーカーの推奨に従うことが重要である．

■ カルテへの記載

病名：6| C₂

9/18		再診　明細	58＋1
	6|	12％金パラ・FMC set	1,531＋45
		グセ	12
		（治癒）	

〈山口雄一郎，松浦尚志〉

第14章 歯冠補綴

8 クラウンの脱離への対応

■ 目　標
・クラウンの脱離に対して適切な対応ができる．

Point
・クラウンの脱離の原因として，支台歯形態の不備，合着操作の不備，咬合調整の不備，支台歯の二次う蝕などがあげられる．
・クラウンの脱離に対する処置は原則再製となる．
・合着操作の不備が原因の場合，クラウンの適合に問題がなければ再装着する．
・クラウンが脱離して時間が経っている場合，支台歯，隣在歯，対合歯の位置関係が変化していることが多いため，合着操作の不備が原因であっても原則再製となる．
・クラウンの試適や合着の際に誤嚥を防止するため，咽頭部にガーゼを置くなどの予防処置を行う．

■ 目　的
・患歯に対する審美，咬合の回復

■ 用意するもの
1) う蝕検知液
2) スプーンエキスカベータ
3) スチールラウンドバー
4) ガーゼ

＜再装着可能な場合＞

5) 咬合紙
6) カーボランダムポイント
7) シリコーンポイント（CAD/CAM冠の場合はセラミック用研磨用ポイント）
8) ロールワッテ（防湿用）
9) 合着用セメント（CAD/CAM冠の場合は接着性レジンセメント）

■ 処置の流れ

1　再装着可能かどうかの検査

①口腔内検査→②エックス線検査→③残存セメント，う蝕の除去→④脱離クラウンの内面清掃→⑤脱離クラウンの試適

①口腔内検査：支台歯（う蝕の有無，形態），歯周組織の状態を検査する．

264

②エックス線検査：う蝕の状態，歯根の破折や根尖病巣の有無などについて検査する．また，支台築造されている場合はその適合状態についても検査する．

③残存セメント，う蝕の除去：残存セメントを除去した後，う蝕検知液を用いて，エキスカベータなどでう蝕を除去する．

④脱離クラウン内面の清掃：多くの場合，クラウン内面にも合着用セメントが残存しているので除去する（**図1**）．その後，内面処理（リン酸処理，アルミナサンドブラスト処理など）を行う．CAD/CAM冠の内面処理にはアルミナサンドブラスト処理（**図2**）およびシランカップリング剤含有プライマーの塗布を行う．

⑤脱離クラウンの試適：クラウンの支台歯への適合を検査し，再装着可能か判断する．

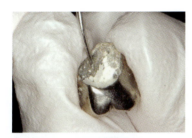

図1 残存セメントの除去

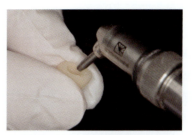

図2 残存セメント除去後のアルミナサンドブラスト処理

2 再装着可能な場合

・咬合調整，研磨の後に合着を行う．CAD/CAM冠の場合，接着性レジンセメントを用いて合着し，歯質と一体化させてから咬合調整を行う．

3 再製となる場合

・う蝕処置，歯冠補綴の項を参照

■ カルテへの記載

（再装着可能な場合）

病名：6̲ FMC脱離・C

9/12		初診	267
	6̲	X線（D）1F（デジタル）（近心にう蝕を認める．歯根破折，	58
		根尖病巣は認めない）	—
		う蝕処置（軟化象牙質除去）	18
		再装着	45
		接着性レジンセメント	17

病名：5̲ CAD/CAM冠脱離・C

9/12		初診	267
	5̲	X線（D）1F（デジタル）（遠心にう蝕を認める．歯根破折，根	58
		尖病巣は認めない）	
		う蝕処置（軟化象牙質除去）	18
		CAD/CAM冠内面を清掃後，アルミナサンドブラスト，シランカップリング処理	
		再装着（内面処理加算1）	45＋45
		接着性レジンセメント	17

〈野代知孝，正木千尋〉

第 14 章 歯冠補綴

9 小臼歯部のハイブリッドレジン CAD/CAM 冠

■ 目 標

・前歯，小臼歯および上下顎両側の第二大臼歯すべてが残存する症例の第一大臼歯におけるハイブリッドレジン CAD/CAM 冠による適切な歯冠修復治療ができる．

Point

・前歯，小臼歯および第一大臼歯に適用され，適用範囲にはある程度の制限がある（後述）．
・支台歯形成は，適切なクリアランス，滑沢かつ単純な形態，丸みをもたせた凸隅角部および円滑で明確なマージン形態とフィニッシュラインが付与されなければならない．
・印象採得は，歯肉圧排操作により確実にフィニッシュラインを明示して，シリコーンゴム印象材を使用する．咬合採得もシリコーンゴム系材料を使用することが望ましい．
・試適では，ほかの種類のクラウンと同様に，隣接面接触，マージン部の適合，咬頭嵌合位および側方運動時の咬合接触点の確認調整を行う．研磨はセラミックス材料と同様の方法で行う．
・装着の前処理には，クラウン内面のアルミナサンドブラスト処理が推奨され，その後シランカップリング剤含有プライマーを塗布する．セメントは接着性レジンセメントを使用する．

■ 用意するもの

1 支台歯形成，TeC 製作・仮着，印象採得，咬合採得

ディープシャンファー形態に形成できる支台歯形成用バー・ポイント，シリコーンゴム印象材・咬合採得材以外は，金属冠製作時と同様である．

2 試適，調整，研磨，装着

金属冠製作時に使用するもの以外に，セラミック研磨用ポイント，アルミナサンドブラスター，シランカップリング剤含有プライマー，接着性レジンセメントを必要とする．

■ 処置の流れ（図 1, 2）

①支台歯形成→②印象採得，咬合採得後，間接法で CAD/CAM 冠を製作→③口腔内試適→④研磨→⑤アルミナサンドブラスト処理，シランカップリング処理後，接着性レジンセメントで接着→⑥光照射（半硬化）→⑦余剰セメントの除去→⑧咬合検査，清掃指導

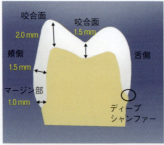 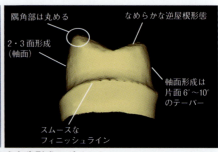

図 1　小臼歯 CAD/CAM 冠のための支台歯形成のポイント
1. 適切なクリアランスを確保する
2. 歯頸側寄りの 3 mm 程度の平行性を保つ
3. マージン部はディープシャンファーにする
4. 鋭角な部分のない丸みのある形にする
5. フィニッシュラインはスムースに仕上げる

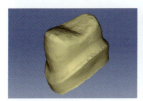 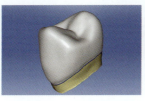 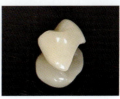 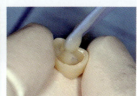

①図1の条件をクリアできるように支台歯形成を行う．
②印象採得，咬合採得後，間接法でCAD/CAM冠を製作する．
③口腔内に試適し，調整後，セラミック研磨用ポイントで研磨する．
④アルミナサンドブラストおよびシランカップリング剤による処理の後，接着性レジンセメントで支台歯へ接着する．クラウンが浮き上がらないようにセメントを必要最小限塗布する．

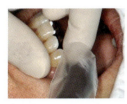 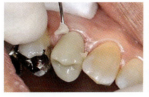 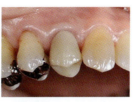

⑤余剰セメントに数秒間光照射を行い（セメントの種類により異なる），半硬化させる．
⑥半硬化のうちに，余剰セメントを取り除く．
⑦完全硬化後，セメントによる浮き上がりがないか，咬合検査を行う．また，清掃指導も行う．

図2　CAD/CAM冠の製作

■ 注意事項

1) CAD/CAMによる製作過程を十分理解したうえで，アンダーカットのない，滑らかかつクラウンの十分な厚みが確保できる支台歯形成を心がける．
2) ハイブリッドレジンによるCAD/CAM冠はまだ疫学的エビデンスが不十分なため，以下の日本補綴歯科学会が推奨する適応症をよく頭に入れること．

(1) 適応症	前歯，小臼歯の単冠症例，大臼歯の単冠症例〔CAD/CAM冠用材料（V）（PEEK材）を使用する場合では全ての大臼歯．CAD/CAM冠用材料（Ⅲ）を使用する場合では，同側に大臼歯による咬合支持があり，過度な咬合圧が加わらない場合など〕
(2) 推奨できない症例	咬合面のクリアランスが確保できない症例，過小な支台歯高径症例，顕著な咬耗（ブラキシズム）症例
(3) 考慮すべき事項	部分床義歯の支台歯，事実上の最後臼歯（後方歯の欠損），高度な審美性の要望

■ カルテへの記載

病名：4̲| C₃　処置歯

9/14		再診　明細	58+1
	4̲|	失PZ（CAD/CAM形成加算）	636
		連imp（シリコーンゴムレギュラータイプ・シリンジタイプ）	64
		BT（シリコーンゴム）	18
		テンポラリークラウン（仮セ）	—
9/21		再診　明細	58+1
	4̲|	CAD/CAM冠set＋CAD/CAM冠用材料（Ⅰ）	1,200+181
		装着料（内面処理加算）	45+45
		装着材料料（レジン系セメント）	17
		クラウン・ブリッジ維持管理料	100

・歯科用金属を原因とする金属アレルギーを有する患者については，CAD/CAM冠用材料（V）以外にCAD/CAM冠用材料（Ⅲ）も咬合支持などにかかわらず大臼歯に用いることができる．ただし，医科または医科歯科併設の医療機関の医師との連携のうえで，診療情報提供に基づく場合に限る．
・CAD/CAM冠（1歯につき）1,200点，CAD/CAM冠用材料（Ⅰ）（小臼歯用）181点，（Ⅱ）（小臼歯用）163点，（Ⅲ）（大臼歯用）316点，（Ⅳ）（前歯用）388点，（Ⅴ）615点．

〈髙江洲雄，松浦尚志〉

第15章 欠損補綴

1 欠損補綴の選択基準

■目標

・欠損の状態に応じて適切な補綴方法を選択することができる．

Point

- ブリッジ，有床義歯，インプラントの適応症・禁忌症を理解する必要がある．
- 初診時から口腔内の現状を十分に把握し，最終補綴装置装着に至るまでの治療計画を立てなければならない．
- 必要に応じて補綴前処置を行い，口腔内の環境を整える．
- 残存歯の状態により固定性の補綴装置か可撤性の補綴装置かを決定しなければならない．
- 機能および審美性の回復に努める必要がある．
- 患者の希望を尊重し，最終補綴装置を決定する．

■目的

・適切な欠損補綴を選択することで患者の機能と審美性を回復する（図1, 2）．

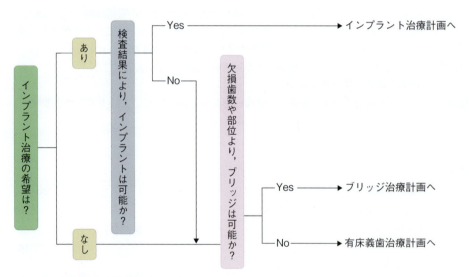

図1 治療選択における簡易的なフローチャート

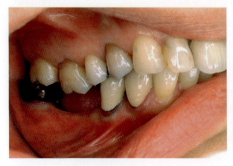

図2 同じ 65| 欠損でもブリッジ，部分床義歯，インプラント補綴と何通りも考えられる．残存歯，顎堤などの状態，患者の希望を考慮し，決定する．

268

■ 欠損補綴を選択する際のポイント

患者の希望および患者に起因する因子，欠損状態，残存歯の状態などさまざまな検討すべき事項を勘案してブリッジ，有床義歯，インプラントのうち，適切な治療法を選択する必要がある．決して明確な選択基準があるわけではない．

▌1 患者の希望および患者に起因する因子

まずは「健康な歯を削りたくない」「義歯は金属を引っかけるからいやだ」「治療費が高額では困る」など患者の要望から患者の求める治療法をくみとることができる．患者に起因する因子としては，口腔内の衛生（清掃）状態の良否，全身的な疾患の有無，職業など社会的な因子などがあり，これらの因子も勘案し治療法を選択する必要がある．たとえ患者がインプラント治療を希望していても，自身で口腔内の衛生管理ができない場合や，全身疾患のリスクなどにより手術ができない場合はインプラント治療を提供することはできない．

▌2 欠損状態

欠損歯数，欠損部，顎堤の状態などにより治療法に制約が生じる．基本的には可撤性補綴装置より固定性補綴装置のほうが好まれるため，ブリッジが可能である欠損歯数であればまずはブリッジを検討し，そうでなければ有床義歯を検討するケースが一般的である．多数歯欠損症例になると，すれ違い咬合やコンビネーションシンドロームといった咬合関係に配慮が必要なケースが生じる．この場合，安易に残存歯に固定性補綴装置を入れ，欠損部に有床義歯を入れることはせず，残存歯をオーバーデンチャーの支台歯として活用したほうが予後がよいケースも多く存在する．

▌3 残存歯の状態

欠損部における隣在歯の骨植状態，修復物やう蝕の有無などが治療法の選択にかかわる．骨植状態の良否によりブリッジの支台歯あるいは義歯の鉤歯として適用可能であるか否かを判断する．修復物の有無については，修復物があれば一度クラウンを除去してブリッジを製作することは容易であるが，修復物がなく健全歯である場合は「健全な歯を削りたくない」という患者の強い希望により，容易にブリッジを製作できないことも多い．また支台歯にう蝕があった場合，その大きさにより歯冠修復物の種類が変わることも念頭に置いて治療計画を作成する必要がある．

■ 注意事項

1) 初診時および再評価時に次の事項について十分に検査，診察する．
   ①残存歯の数，位置，骨植
   ②顎堤の吸収程度，歯肉の固さ
   ③欠損部の部位，歯数，大きさ
   ④遊離端欠損なのか，中間欠損なのか
2) 欠損の程度，歯の残存部位が同じでも設計は何通りもできる．
3) 患者の希望もあるが，まず歯科医学的に妥当な複数の方法を説明，提示すること．
4) 固定性補綴装置・可撤性補綴装置の利点，欠点，治療方法，治療期間，費用などを説明すること．
5) いずれの方法でも機能，審美性の回復には限界があることを説明する．

〈河野稔広〉

第15章 欠損補綴

2 欠損補綴の流れ

■目　標

・欠損補綴の検査，診断から補綴装置装着までの流れを理解できる．

Point

- 初診時に治療方針を立てるためエックス線画像や歯周組織検査などを行う．特に，保存可能な歯と保存困難な歯を診断することが大切である．
- 検査結果に基づいて患者とカウンセリングを行った後，治療方針を決定し，必要に応じて前処置（歯内治療，歯周治療，修復治療，外科治療）を行う．
- 前処置終了後，再評価を行い，補綴装置の製作に利用可能な残存歯を診断する．
- 患者の希望を尊重しながら歯科医学的に妥当な補綴治療を提示し最終補綴装置を決定する．

■目　的

・口腔内の状況に応じた歯科治療の全体を眺めることにより，機能的，審美的に最大限の効果が得られる補綴治療を行う．

■用意するもの

1) スタディモデル
2) エックス線画像（デンタル10枚法またはパノラマ）
3) 歯周組織検査記録（歯周ポケットの深さ，出血・排膿の有無，動揺度，付着歯肉の幅など）
4) 口腔内写真
5) 高速切削器具（タービン，増速コントラ）
6) 印象，咬合採得器具一式
7) 切削器具（エンジン）
8) その他（咬合調整に必要なものなど）

■処置の流れ（図）

①初診時に検査，診断→②前処置（修復治療，歯内・歯周治療，抜歯など）→③歯・歯周組織の安定→④補綴装置の選択→⑤支台歯形成または鉤歯調整→⑥精密印象採得→⑦咬合採得→⑧補綴装置装着→⑨定期検診

■注意事項

1) 補綴装置の種類により治療の流れは異なる．
2) 初診時，再評価時にきちんと治療計画を立てる（あるいは修正する）必要がある．
3) 欠損範囲が大きく咬合支持がない場合や顎位が不安定な場合などは，暫間義歯を先に装着することがある．

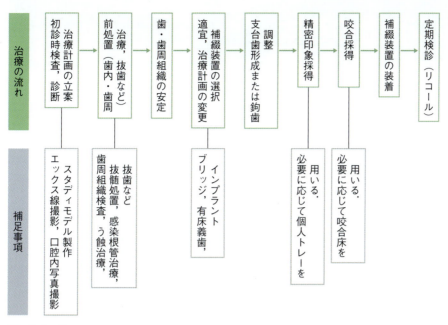

図　治療の流れ

■ カルテへの記載

70歳　男性　7+7　MT，義歯床下粘膜異常の場合

9/7		再診	58
	7+7	有床義歯床下粘膜調整処置（T. cond）	110
		個人トレー用印象採得	—
9/14		再診	58
	7+7	補綴時診断料	90
		連合印象（個人トレー＋シリコーンゴム印象）	230
9/17		再診	58
	7+7	咬合採得（総義歯）（咬合床：レジン床＋ろう堤）	283
9/24		再診	58
	7+7	仮床試適（総義歯）	190
9/30		再診	58
	7+7	レジン床総義歯装着	2,660
		人工歯（硬質レジン歯）	58＋73
		新製有床義歯管理料（文書交付）（義管）（困難）	230
10/5		再診	58
	7+7	歯科口腔リハビリテーション料1（歯リハ1）（困難）	124
10/12		再診	58
	7+7	有床義歯調整	—

・新製有床義歯管理料（義管）は，1口腔につき，装着月1回に限り算定する．困難な場合230点，それ以外の場合190点を算定する．
・新製有床義歯管理料を算定した翌月以降は歯科口腔リハビリテーション料1（歯リハ1）（1．有床義歯の場合）を算定する（困難な場合124点，それ以外の場合104点）．
・義管および歯リハ1における困難な場合とは，総義歯または9歯以上の局部義歯を装着した場合をいう．
・義管算定後，6月以内は他部位の有床義歯を装着しても，歯リハ1を算定し，義管は算定できない．

〈河野稔広〉

第16章 ブリッジ

1 ブリッジ設計の基本

■目 標
・ブリッジの基本的な設計ができる．
・ブリッジの支台歯の評価ができる．

Point
・ブリッジの設計および適応のためには，支台歯負担能力の評価が重要である．
・咬合関係，欠損部顎堤粘膜の状態も検査しなければならない．
・ポンティック基底面は，容易に清掃できる形態でなければならない．

■目 的
・適切なブリッジの設計を行う．

■用意するもの
1）スタディモデル
2）サベイヤー
3）歯周組織検査表
4）デンタルエックス線画像

■ブリッジの設計および適応（支台歯数およびブリッジ適否の決定）

「ブリッジについての考え方2007」（平成19年11月，日本歯科医学会）に定める以下の指数で算出したブリッジの抵抗力により，ブリッジの設計および適応の適否を判定する．各歯の指数を支台歯の抵抗指数とし，ポンティック部は負担指数として扱う．

上顎指数	2	1	5	4	4	6	6	4
歯種	1	2	3	4	5	6	7	8
下顎指数	1	1	5	4	4	6	6	4

■支台歯負担能力の判定法

　保険診療におけるブリッジの設計および適応は，「全科実例による社会保険歯科診療」（図1）や「歯科保険診療の手引き」（図2）に記載されている一覧表に準じていれば，保険請求に関しては問題ない．
　これに加えて，個々の支台歯の負担能力に応じて支台歯を増やすことは可能である．
　ブリッジの1つの大きな問題は，自浄性と清掃性の低下である．特に，ポンティックの基底面形態は機能性，清掃性，審美性のバランスを必要とする．清掃性向上のためには基底面形態を凸とし，デンタルフロスによる清掃が可能になるようにする（図3）．

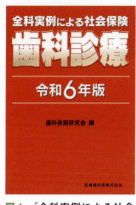
図1 『全科実例による社会保険歯科診療』（歯科保険研究会編，医歯薬出版）

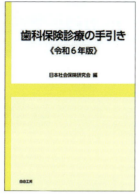
図2 『歯科保険診療の手引き』（日本社会保険研究会編，自由工房）

図3 ポンティックの設計

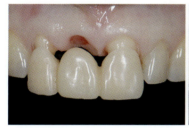
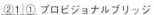
②1|① プロビジョナルブリッジ

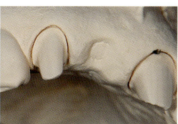
粘膜面の形態

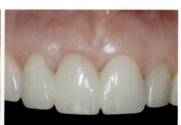
最終補綴装置

　しかし，欠損顎堤の形態によってポンティック基底面形態が変わるため，プロビジョナルブリッジ（保険用語ではリテーナー）による調整と経過観察が必要である．

■ 注意事項

1) 歯槽骨が吸収している歯の負担能力は低下する．
2) 歯冠：歯根比率は，1：2が理想，2：3が好適，1：1は限界である．
3) 傾斜歯，近接歯などは，歯軸の向きを考慮した前処置が必要である．
4) 支台歯の平行性が確保できない場合や，大ユニットブリッジで応力集中を避けたい場合は，半固定性ブリッジの適応となる．
5) 支台装置に全部金属冠と部分被覆冠が混在する場合，部分被覆冠のほうが脱離しやすいので，注意してメンテナンスしなければならない．
6) ブリッジの抵抗力（r）＝R－（F＋F・S）が0以上のときにブリッジが保険適用となる．
　　R＝支台歯の指数の合計（支台歯の抵抗）
　　F＝ポンティックの指数の合計（ポンティックの疲労）
　　F・S＝補足疲労（①2歯以上の連続するポンティックの場合，支台歯から1番目に1，2番目に2を追加する．②延長ポンティックは1/2指数を追加する）

〈髙江洲雄，松浦尚志〉

第16章 ブリッジ

2 ブリッジのための歯冠形成

■ 目　標
・ブリッジの適切な支台歯形成ができる．

> **Point**
> ・ブリッジの支台歯形成では，支台歯間の平行性が必要である．
> ・支台歯が生活歯である場合，歯髄を保護しつつ平行性を考慮しなければならない．
> ・支台歯形成後，咀嚼機能維持，支台歯の移動防止のためプロビジョナルブリッジを仮着する．

■ 目　的
・適切なブリッジの支台歯形成を行う．

■ 用意するもの
　1）スタディモデル　　2）エアタービン　　3）平行測定用ミラー
　4）アルジネート印象材　5）即硬性石膏　　6）デンタルエックス線画像

■ 処置の流れ
①術前検査→②支台歯形成→③平行測定→④プロビジョナルブリッジ製作

■ 支台歯形成のポイント
・3ユニットのブリッジの場合，支台歯の軸面の基準は両支台歯の歯軸の中間的な軸となる．これにより過剰な歯質の削除（生活歯では歯髄へのダメージ）を軽減し，また過剰に厚いメタル部分に引き起こされる鋳造欠陥や歪みのリスクを最小限にできる．
・支台歯の片方が生活歯で，他方が失活歯の場合，可及的に生活歯の歯軸に近い軸面形成を行う．歯髄保護を重視するためである．

■ 支台歯平行性の確認のポイント
・慣れないうちは，1歯欠損であっても模型を製作して，平行性を確認したほうがよい．
・石膏で確認する場合は，キサンタノ・マウンティングストーンなどの即硬性石膏を使えば，患者が待っている間に確認できる（**図1**）．
・ミラーで確認する場合，側方だけでなく，咬合面からも確認する．すべての支台歯のマージンが全周みえなければならない（**図2**）．

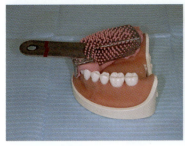 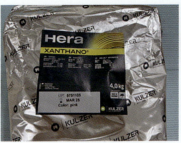 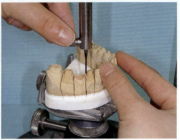

図1 印象採得する方法．即硬性の石膏を用いてサベイングする．隅角部は形成が不足しがちなので注意する．

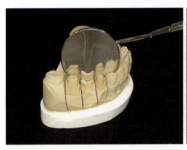 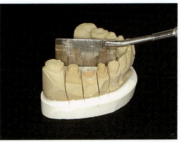

図2 平行測定の方法．ミラーを用いる方法．咬合面から確認する．

■ サベイング

・支台歯形成前にサベイヤー（**図3，4**）を用いてスタディモデルをシミュレーションすることは，ブリッジの支台歯形成の上達に有益である．

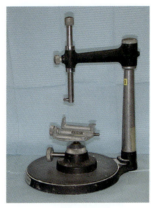 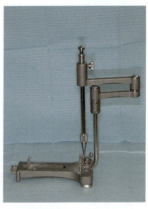

図3 Ney のサベイヤー　　**図4** 簡易型サベイヤー

■ カルテへの記載

病名：|⑤6⑦　MT

9/2		再診　明細	58＋1
	|⑤6⑦	補診　新製（|⑤6⑦ ワンピースキャストブリッジ製作．支台歯は，	90
		|57 FMC．|4 は鋳造リッジラップ形ポンティックとすることを，模型と図を用いて患者に説明した）	―
		OA＋浸麻2％キシロカイン ct 1.8 mL	―
	|57	生PZ（FMC）	306×2
	|⑤6⑦	ブリッジ支台歯形成加算（平行測定用ミラーにて平行性を確認）	20×2
		象牙質レジンコーティング	46×2
		［以下，印象へとつづく］	

・支台歯間の平行関係を確認して支台歯形成を行った場合，ブリッジ支台歯形成加算を1歯ごとに算定する．

〈髙江洲雄，松浦尚志〉

第16章 ブリッジ

3 ブリッジのための印象採得，咬合採得

■目標

・ブリッジ製作のための正確な印象採得，咬合採得と適切なリテーナーの製作ができる．

Point

・支台歯間の位置関係がくるわないように，トレーと印象材の選択をする．
・上下顎模型の咬合関係が保たれるように，咬合採得用材料を選択する．
・リテーナーは適切なブリッジ形態付与のための貴重な情報源であることを理解する．

■用意するもの

1 印象採得
　1）歯肉圧排器，歯肉圧排糸，既製トレーあるいは個人トレー　2）印象材とその接着剤

2 咬合採得
　1）咬合採得用材料

3 リテーナー製作
　1）即時重合レジン，ワセリン　2）ハサミ，スタンプバー，シリコーンポイント
　3）仮着用セメント

■処置の流れ

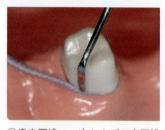

①歯肉圧排．一次および二次圧排まで施し，数分おく．

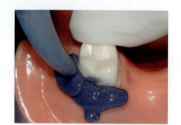

②印象材の注入．二次圧排糸を除去し，一次圧排糸を歯肉溝内に置いたまま，シリンジにより印象材を歯肉溝内に注入し，エアをかける．

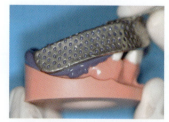

③印象の採得．トレーに印象材を盛り，口腔内に挿入し，硬化させる．硬い印象材を使用する場合は，あらかじめ歯の鼓形空隙などをワックスでブロックアウトしておく．

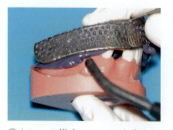

④トレーの撤去．エアーを吹きつけながら，トレーを撤去する．

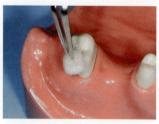

⑤ワセリンの塗布．パターンレジンで咬合採得を施す部位にワセリンを塗る．

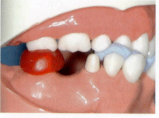

⑥咬合採得．支台歯と対合歯をパターンレジンで，ほかの部位はシリコーン系あるいはワックス系材料で咬合採得を施す．

276

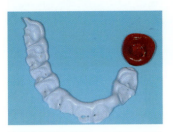
⑦咬合採得の確認．シリコーン系あるいはワックス系材料の咬合コンタクトの部分がきれいに孔が開いていることを確認する．

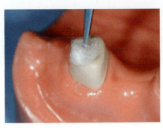
⑧ワセリンの塗布．リテーナー製作のために再度ワセリンを塗る．

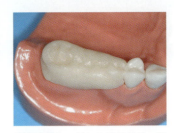
⑨即時重合レジンの盛り付け．即時重合レジンを練り，支台歯に盛りつける．レジンが軟らかいうちにハサミで概形をつくる．

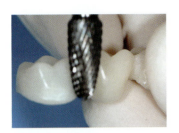
⑩リテーナー形態形成．再度レジンをリテーナー内面に盛り，マージンを合わせる．スタンプバーで形態を整える．

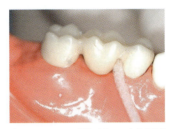
⑪リテーナー形態確認．咬合面形態は咬合紙で咬合状態を確認する．また，鼓形空隙やポンティックの形態はスーパーフロスで清掃できる形態にする．

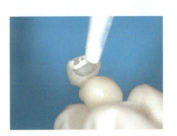
⑫リテーナー装着．リテーナーをシリコーンポイントで研磨する．仮着用セメントをリテーナー内面に薄く盛り付け，仮着する．

■ ワンポイントアドバイス

1) 圧排糸は止血剤を染み込ませて使用するとよい．
2) リテーナーはあらかじめ模型上で間接的に製作しておくとチェアタイムの短縮ができる．
3) リテーナーは後日，清掃状態，違和感，咀嚼感などをチェックして，最終的なブリッジ形態の情報として利用する．

■ カルテへの記載例

病名：⑤6⑦ 欠損，|5 C₂，7| C₃ 処置歯

9/2		再診　明細	58＋1
	⑤6⑦ 欠損	補診（ワンピースキャストブリッジ製作予定．57| は FMC，	90
		|6 は硬質レジン前装金属ポンティック．ポンティック形態は	
		リッジラップとし，ブリッジの設計をスタディモデルと図を	
		用いて説明し，同意を得る．	
	|5	OA・オーラ注 Ct 1.8 mL 浸麻	—
		生 PZ	306
		ブリッジ支台歯形成加算	20
	7|	失 PZ	166
		ブリッジ支台歯形成加算	20
	⑤6⑦ 欠損	連 imp（シリコーンパテ＋レギュラー）	282
		BT	76
		リテーナーセット	100
		仮セ（テンポラリーセメント　ハード）	4×2
		次回の治療内容を説明	

・小臼歯は，ブリッジの支台歯となる場合に限りレジン前装金属冠が認められる．

〈加我公行，松浦尚志〉

第16章 ブリッジ

4 ブリッジの試適

■ 目 標

・ブリッジの適切な調整と試適ができる．

Point

・最初に，完成したブリッジの支台歯への適合性を検査する．隣在歯とのコンタクト，マージンの適合の順に検査し，調整する．
・次に，咬合状態を検査する．中心咬合位，側方運動位の順に咬合検査・調整を行うが，リテーナー除去前の咬合をよく調べておくとよい．

■ 用意するもの

1) コンタクトゲージ（緑50 μm，黄110 μm）
2) 探針
3) 適合試験材，赤または青鉛筆，ラウンドバー，カーボランダムポイント
4) 咬合紙ホルダー，咬合紙（赤，青）
5) ペーパーポイント，シリコーンポイント（茶，青）
＜適合の悪い場合＞
6) カッティングディスク
7) パターンレジン
8) 使い古したバー
9) 印象材

■ 処置の流れ

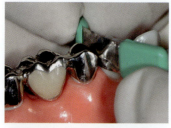
①隣在歯とのコンタクト調整．ブリッジを支台歯に試適し，マージン部の浮き上がりと隣在歯とのコンタクトを調べる．緑のコンタクトゲージが入り，黄のコンタクトゲージが入らない程度までコンタクトを調整する．

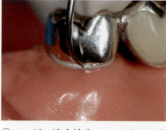
②マージン適合検査．マージンの適合を探針でチェックする．

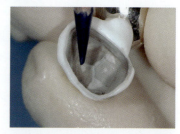
③クラウン内面の検査．マージンが浮いている場合は，クラウン内面を適合試験材で調べ，干渉部分を赤あるいは青鉛筆で印記して削合する．削合しても浮いている場合は⑦へ．

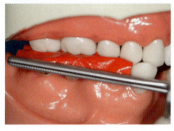
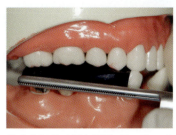
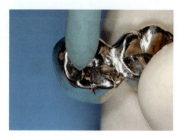

④咬合調整（中心咬合位）．赤の咬合紙を使用して，中心咬合位での咬合調整を行う．

⑤咬合調整（側方運動時）．青の咬合紙を用いて，側方運動時の咬合調整を行う．犬歯誘導にする場合は，臼歯は作業側でもディスクルージョンさせる．

⑥研磨．削合した部位をペーパーポイント，茶と青のシリコーンポイント，ルージュを用いた鹿皮ホイールで研磨する．

【適合の悪い場合】

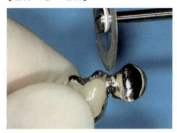
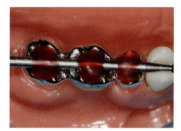

⑦カッティングと再試適．薄いカッティングディスクでクラウンとポンティック間を切り離す．各パーツの支台歯への適合性を検査する．適合が悪い場合は再度印象採得し，ブリッジを再製作する．

⑧コア採得．ろう着するために，各パーツを支台歯に適合させて，パターンレジンと使い古したバーを用いてコア採得する．

■ 研磨のポイント

- 荒研磨（ペーパーコーン，茶のシリコーンポイント），仕上げ研磨（青のシリコーンポイント），つや出し研磨（ルージュ＋鹿皮ホイール）の順に行う．
- 研磨により傷がとれない場合は，前のステップに戻って傷をとるとよい（たとえば，青から茶のシリコーンポイントに戻る）．
- 研磨によって表面が少量削れるため，特に咬合接触のある部分では過剰に行わないように注意する．
- 研磨が不十分だとプラークが沈着しやすくなり，歯周環境を悪化させることを念頭に置く．

■ 注意事項

- 試適は，保険内診療においては前歯にかかわるブリッジのメタルコーピングの歯肉縁下のマージンの適合性，歯肉との接触の適正を調べるために行う．保険料算定はできないが，その他のブリッジにおいても試適を行う場合も当然ありうる．

■ カルテへの記載例

病名：⑤6⑦ 欠損，|5 C₂，|7 C₃処置歯

9/9		再診　明細	58＋1
	⑤6⑦ 欠損	ブリッジ試適	—
		リテーナー set	—
		仮セ（テンポラリーセメント，ハード）	—
		次回の治療内容を説明	—

- 前歯部に係るブリッジの場合，試適料の算定が可能．試適料算定と同時に限り仮着セメント料も算定できる．

〈加我公行，松浦尚志〉

第16章 ブリッジ

5 ブリッジの装着

■ 目　標
・ブリッジの適切な装着ができる．

> **Point**
> ・合着前の準備として，ポンティック粘膜面や鼓形空隙部分に余剰セメントがこびりつかないように，デンタルフロスを巻きつけるなどの工夫を施す．
> ・セメント合着はブリッジが浮き上がらないように，セメントの練和を的確に迅速に行い，可及的に薄いセメント層になるようクラウン内全面に盛り，適正な圧力で合着する．
> ・セメント硬化後，余剰セメントを完全に除去し，ブリッジの浮き上がりによる早期接触の有無を確認する．
> ・下部鼓形空隙およびポンティック基底面の清掃指導を行う．

■ 用意するもの

1 合着
　1) デンタルフロス　2) 合着用セメント（仮着する場合は仮着用セメント）

2 清掃指導
　1) 手用歯ブラシ　2) 電動歯ブラシ　3) 歯間ブラシ　4) デンタルフロス（スーパーフロス）

■ 処置の流れ

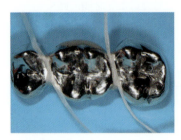 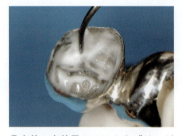 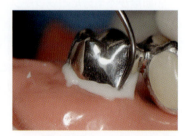

①合着前準備．クラウンとポンティックの間にデンタルフロスを巻きつけ，同部にくっつくセメントを除去しやすいようにする．

②合着．合着用セメントをブリッジ内面に盛りつけ，探針で可及的にセメントを薄くする．

③バリ取り．硬化したセメントを探針でていねいに除去する．

■ 仮　着
・仮着は，合着後の生活歯での歯髄反応のおそれがある場合，咬合状態に不安がある場合（顎関節症患者など），ポンティック下や鼓形空隙の清掃性を調べたい場合，ポンティックの接触による歯肉の反応を調べたい場合などに行い，後日その経過状況によって必要があれば修正を施した後，合着する．

■ ブリッジの設計による下部鼓形空隙形態とポンティック，粘膜間空隙の違い

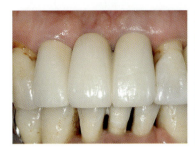
①下部鼓形空隙が小さい（ブラックトライアングルがない）ポンティック形態：歯間ブラシよりもスーパーフロスによる清掃が推奨される．

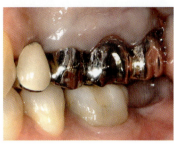
②上顎左側第一小臼歯延長ポンティックによるブリッジ設計：犬歯と第一小臼歯の咬合面間からフロスを通し，ポンティック基底面を清掃しやすい．

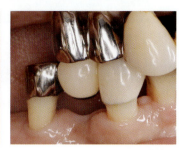
③離底型ポンティックと下部鼓形空隙が大きいブリッジ設計：太い歯間ブラシやタフト型歯ブラシによる清掃が推奨される．

■ メインテナンスにおける清掃指導の重要性

・清掃は患者固有の下部鼓形空隙形態やポンティック基底面形態に見合った太さの歯間ブラシあるいはスーパーフロスを使用する．患者が実行可能な種類のブラシの選択と清掃法の指導が重要であり，メインテナンス時にはプロフェッショナルケアを必要とする場合がある．

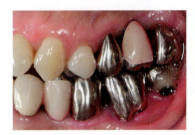
①歯垢染色液による染色部位を患者にみせ，清掃できていない部分を認識させ，指導する．

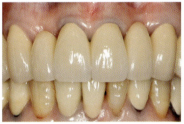
②プラークコントロールが良好な患者には清掃がうまくできていることを褒め，モチベーションを継続できるよう努める．

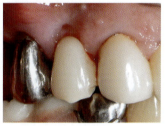
③プラークコントロールが不良な場合，清掃指導中の出血をみせ，その病態を説明し，モチベーションの向上に努める．比較的短期間でのリコールで，プロフェッショナルケアによるメインテナンスが必要な場合もある．

■ カルテへの記載例

病名：⑤6⑦ 欠損，|5 C₂，|7 C₃処置歯

9/14		再診　明細	58＋1
	⑤6⑦ 欠損	仮着（テンポラリーセメント，ハード）	40＋4×2
		次回の治療内容を説明	―
9/21		再診　明細	58＋1
	⑤6⑦ 欠損	ブリッジ set	150
		|57 12％ 金パラ・FMC	1,226＋1,531
		|6 12％ 金パラ・レジン前装金属ポンティック	1,728
		グセ	12×2
		クラウン・ブリッジ維持管理料（|⑤6⑦　）	330
		次回の治療内容を説明	

〈加我公行，松浦尚志〉

第17章 部分床義歯

1 不適合部分床義歯への対応

■ 目 標

・部分床義歯の不適合による障害の原因を推測し，適切に対応できる．

Point

・疼痛および障害が部分床義歯の不適合によるものか各種検査などから的確に判断し，適切な治療を行う．
・義歯調整で問題が解決しない場合は原因を精査し，適切な対応を行う．
・部分床義歯の不適合による障害を惹起しないためには，定期的なチェックとサポートが大切である．

■ 目 的

・不適合部分床義歯に対応する．

■ 不適合部分床義歯による障害

・部分床義歯の不適合によって生じる主な障害は，支台歯と顎堤粘膜の疼痛である．その他，咬頬や咬舌，全体的な違和感，発音障害，維持・安定不良や人工歯の摩耗などによる咀嚼障害，さらに不定愁訴などさまざまである（図1）．

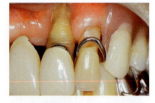

図1 （顎堤吸収による）適合不良
装着期間が長くなるほど，適合不良による義歯の沈下，鉤腕の不適合，根面露出，根面う蝕などさまざまな問題が起こるので，定期的な検査が大切である．

■ 疼痛の原因

・支台歯の疼痛は，歯や周囲組織の問題を除外した場合，義歯全体の維持・安定性の不良，クラスプの設計不良，クラスプの変形，レスト部の咬合干渉，人工歯部の咬合干渉や排列位置不良，人工歯の摩耗による咬合性外傷などが原因として考えられる（図2）．
・顎堤粘膜の疼痛は，義歯床の顎堤粘膜との適合不良によることが多いため，顎堤に強く当たっている義歯床粘膜面を削合（リリーフ）することによって改善することが多い．
・顎堤粘膜の疼痛には咬合の問題も内在しているので，咬合検査や咬合調整を同時に行うことが大切である．
・顎堤粘膜の疼痛は局所的なものと全体的なものがある．後者の場合，口腔乾燥，栄養不良，アレルギーや感染症など，口腔全体あるいは全身的な問題があるので注意する．

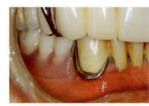

図2 鉤腕による歯肉の刺激
レストや義歯床の適合などの支持に問題がある．

■ 用意するもの

1) 適合試験材料（ホワイトシリコーン，プレッシャーインディケーターペーストなど）
2) 咬合検査材料（咬合紙，オクルーザルインディケーターワックス，ブラックシリコーンなど）
3) 切削用バー　4) 各種プライヤー　5) ステロイド軟膏

■ 処置の流れ

①医療面接→②口腔内検査（図3）→③部分床義歯の構成要素の検査→④義歯床の適合試験（無咬合）（図4）→⑤粘膜面部の削合（リリーフ）→⑥咬合の検査→⑦咬合調整→⑧義歯床の適合試験（中心咬合位）→⑨粘膜面部の削合（リリーフ）→（⑩*クラスプ調整）（図5）→（⑪*ステロイド軟膏の塗布）→⑫種々の説明，指導　　　*⑩⑪：必要に応じて行う

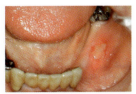
図3　口腔内検査
義歯による褥瘡性潰瘍がみられる．

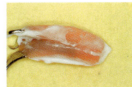
図4　ホワイトシリコーンによる適合試験
潰瘍に一致した強い当たりを慎重に削合する．

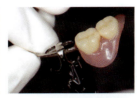
図5　クラスプの調整
屈曲点の位置，屈曲の程度に注意する．かえって適合が悪くなったり，破損することもある．

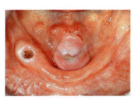
図6　義歯性潰瘍
著しい潰瘍形成が認められる場合は装着を制限する．難治性の場合は精密検査を依頼する．

■ 義歯調整で解決しない場合

- 義歯調整のみで早期の改善が認められない場合は，義歯の使用制限，ステロイド軟膏や含嗽剤の処方，人工歯咬合面の再構築，ティッシュコンディショニング，義歯床のリライン，義歯の新製が必要である．
- 義歯の維持・安定不良がクラスプの変形に起因する場合は，プライヤーを用いて適切に屈曲して再適合をはかると改善する（図5）．
- 過度の潰瘍形成や難治性の潰瘍の場合は精密検査が望ましい（図6）．

■ 注意事項

1) むやみに義歯床粘膜面の削合（リリーフ）を行うと不適合を助長し，症状が悪化する．粘膜面部の削合だけで症状が軽快しない場合は，咬合不良や支台装置の設計不良などの原因を考え，咬合の再構築，支台装置の再製作，ティッシュコンディショニング，リラインや新製を考慮する．
2) 硬質レジンでリラインする場合は，かえって悪い結果となる場合もあるので，患者への説明は十分に行うことが大切である．
3) カルテには症状や所見とともに，調整部位と調整内容（潰瘍部位のリリーフ，咬合調整，クラスプ調整など）や指導内容（疼痛部位での咀嚼の制限，日中の咬みしめ注意，装着時間の制限，ステロイド軟膏の使用方法など）を記載する．

■ カルテへの記載

病名：7-4|4-7 義歯適合不良

12/24		初診	267
	7-4|4-7	歯科口腔リハビリテーション料1（粘膜面部のリリーフおよび	104
		クラスプの調整，左側でのかみしめに注意するよう指導）	―

- 歯科口腔リハビリテーション料1は，新製した有床義歯の装着月以外に，または旧義歯に対して調整・管理を行った場合，月1回に限り算定する．
- 総義歯または9歯以上の局部床義歯に調整または指導を行った場合は，「困難な場合」として算定する（124点）．

〈有田正博〉

第17章 部分床義歯

2 部分床義歯の設計

■ 目 標
・部分床義歯の設計ができる

Point
・欠損状態や咬合支持の有無，対合歯，患者の経済力などを勘案して適切な設計を行う．
・旧義歯の情報を最大限利用する．

■ 目 的
・部分床義歯の設計を行う．

■ 設計時の注意点

1 患者の状態
・遊離端欠損か中間欠損か，咬合支持があるかないか，対合歯列が天然歯列か義歯か，患者の経済力などが設計の立案には重要である（図1）．

2 旧義歯
・旧義歯の情報は設計の大きな参考になるので，医療面接で旧義歯についての情報をできるだけ多く収集する．

3 保険治療と自費治療
・保険治療と自費治療とでは，設計の自由度が大きく異なる（図2）．それぞれの特徴を理解して，設計案を複数考え，患者からインフォームド・コンセントを得る．

4 支持・把持・維持
・支持機構・把持機構・維持機構を総合的に考え，構成要素を決定する．特に支持を重視し，支台歯および支台装置を選択する．維持は必要最小限でよい．

5 支台装置
・クラスプの場合，支台歯の形態に左右されるので，サベイヤーを用いてスタディモデルをよく検査することが大切である．必要であれば，支台歯の歯冠形態修正（ディンプル形成，リカンタリング）や歯冠修復を検討する．レストシートは，クリアランスを考慮して適切な形態に形成する．
・直接支台装置は欠損に直近の残存歯に設定する．支台間線（支点線，回転線，鉤間線）を考慮し，

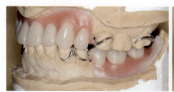 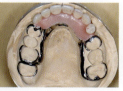 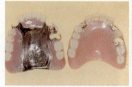 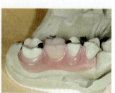

図1 遊離端義歯か，中間義歯，複合義歯か，咬合関係はどうかなどを考え，支持を重視して，義歯の挙動を推定しながら設計する．咬合支持のないすれ違い咬合症例などでは支台間線が多側型になるよう支台歯を選択する．

図2 自費診療の設計は自由度が広く，さまざまな利点があるが，さらに深い知識が必要である．ノンメタルクラスプデンチャーなど新しい方法も書籍やインターネットで紹介されているので，参考にするとよい．

できるだけ多側型（図1）で，広い面積となるように支台歯を選択する．片側欠損の場合は，反対側に関接支台装置を設置する．

6 支台歯
- 遊離端欠損症例では，力学的な配慮から支台歯に近心レストを設置する．

7 隣接面板
- 隣接面板（プロキシマルプレート）は，義歯に指向性を与え，支台歯の欠損側への傾斜や支台歯と義歯との間へのプラークの停滞を防止し，拮抗作用を有する．支台歯には誘導面（ガイドプレーン）の形成が必要である．

8 連結子（図3）
- 連結子は，支持力，間接支台効果，装着感，発音への影響，残存歯の自浄性，口腔変化への対応（増歯）などを考えて設計する．特に，大連結子の数，形態や走行部位は重要である．ろう義歯試適時にチェックする．

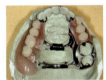 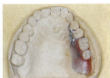 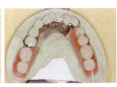 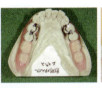 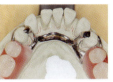

図3 大連結子は義歯の剛性を高めるうえで重要な構成要素である．義歯の支持力・把持力の向上には有効であるが，自浄性は悪いので口腔衛生に留意する．口蓋や下顎舌側部の走行を嫌がる患者に対しては，可能ならば片側設計を考える．

■ 用意するもの

1) スタディモデル　2) サベイヤー　3) 赤青鉛筆　4) 技工指示書

■ 設計の流れ

①医療面接による旧義歯の情報収集→②スタディモデルの製作とサベイヤーによる分析→③支台装置の選択と支台歯の決定→④*支台歯の前処置の検討（レストシート，ガイドプレーン，ディンプルなどの歯冠形態修正または歯冠修復）→⑤大連結子の選択と走行位置の部位の決定→⑥義歯床外形線の決定→⑦スタディモデルへのフレームワーク（赤色）および義歯床外形線（青色）の描記→⑧インフォームド・コンセント→⑨製作開始→⑩カルテおよび技工指示書の記載　*④は必要に応じて行う．

■ 注意事項

1) 保険診療では，義歯の設計に制約があるので注意すること．
2) 設計図はカルテに添付しておくとわかりやすい．使用材料や金属など詳しく書くこと．
3) 患者にはわかりやすく説明するため，模型や写真などの媒体を用いるとよい．それぞれの長所や欠点について十分説明する．金額は重要なので，インフォームド・コンセントを得る前に概算しておくこと．

■ カルテへの記載

9/9	補綴時診断料	90

- 病名，症状，治療内容，製作を予定する部位，補綴装置の名称，材料，設計，治療期間などを患者に説明し，その内容をカルテにわかりやすく記載する．図説するとわかりやすい．

〈有田正博〉

第17章 部分床義歯

3 部分床義歯の印象採得

■ 目 標
・症例に応じた印象採得の方法を選択し，その印象法を施行できる．

> **Point**
> ・部分床義歯の印象は，歯と顎堤粘膜という異なる2つの性質のものが対象であることを理解する．
> ・部分床義歯の印象は，必要な部位のみ筋圧形成するので，全体の設計を考えて個人トレーを製作する．

■ 目 的
・部分床義歯製作のための印象採得法を選択し，最終設計に応じた印象形成を行う．

■ 印象採得時の注意点

1 印象法
・残存歯は解剖学的印象法（無圧印象），欠損部顎堤は機能印象（筋圧形成印象法，加圧印象法，選択的加圧印象法）を行う．
・部分床義歯の印象法は，欠損形態や咬合支持形態によって変化するので，最終設計に対応した印象法を選択して，印象形成（インプレッションメイキング）を行う（**図1，2**）．

2 個人トレー
・個人トレーを用いた筋圧形成印象法では，義歯の設計（クラスプの形態や大連結子の走行など）に応じて個人トレーの設計を行う．

3 フラビーガム
・フラビーガムなどの変形しやすい顎堤粘膜に対して，印象圧を小さくしてその変形を抑えたい場合には，①スペーサーの量を多くする，②遁出孔を多く空ける，③流動性の高い印象材を用いる，などの方法を用いる．加圧したい場合はこの逆にする．

4 印象材
・印象材としてはシリコーンゴム印象材を用いると，精度の高い，滑沢な面の印象が得られる．既製トレー＋パテタイプ＋インジェクションタイプ（解剖学的印象法）か，個人トレー＋レギュラータイプ＋インジェクションタイプ（筋圧形成印象法，加圧印象法）を選択する（**図3**）．
・シリコーンゴム印象の場合，印象の撤去時に，かなりの苦痛を伴うので，患者に十分配慮する．不要な部分はブロックアウトしたり，シリコーンゴムのインジェクションタイプの単一印象を行うと撤去が比較的容易になる．
・動揺歯がある場合は，個人トレーを用いてアルジネート印象を行う．混水比を少し上げて，アルジネートの流動性を高めて印象すると良好な印象面を得やすい（**図4**）．

5 遊離端欠損
・遊離端欠損症例では，支持力を増強するためにフレームワークを用いたオルタードキャストテク

286

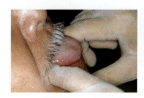 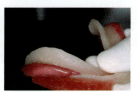 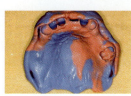 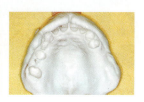

図1 部分欠損症例は全部欠損症例と異なり，設計に応じて必要な部位のみを筋圧形成する．設計を考えて個人トレーを設計する．

図2 コンパウンドによる筋圧形成．シリコーンゴムのライトボディタイプを用いる方法も推奨されている．

図3 個人トレーとシリコーンゴム印象材による連合印象．撤去を阻害するような不要なアンダーカットに注意する．インジェクションタイプのみで単一印象すると撤去が容易である．

図4 残存歯の骨植に問題がある場合は，個人トレーを用いたアルジネート採得を行うとよい．

ニック（模型改造法）が有効である．

6 フレンジテクニック

・多数歯欠損で，義歯の維持安定が得にくい症例では，フレンジテクニックによる義歯床研磨面の印象採得（機能的歯肉形成）を行って筋圧維持をはかることも有効である．

■ 用意するもの

1) 個人トレー　2) 各種モデリングコンパウンド　3) シリコーンゴム印象材，アルジネート印象材，印象材用接着剤　4) 練板，スパチュラ，切削用バー

■ 処置の流れ

①個人トレーの設計，製作→②トレーの口腔内試適→③個人トレー辺縁部の調整→④コンパウンドによる筋圧形成（**図2**）→⑤印象材の準備→⑥口腔内の不要なアンダーカットのブロックアウト→⑦印象材の練和と築盛→⑧トレーの圧接と保持→⑨印象の撤去→⑩印象面の確認→⑪水洗と薬液消毒→⑫ボクシング→⑬石膏の注入→⑭台づけと模型のトリミング

■ 注意事項

1) 筋圧形成を行う場合，患者に火傷させないようにコンパウンドの温度には十分気をつける．口腔内に挿入する直前にお湯につけて，表面温度を調節するとよい．
2) 印象材を築盛後，個人トレーを口腔内に圧接する際，トレー内面が歯槽粘膜や顎堤粘膜を圧迫して疼痛を惹起することがあるので，トレーの挿入位置には十分注意する．
3) シリコーンゴム印象材などのゴム質印象材を用いる場合は，残存歯（歯冠長が長い，鼓形空隙が大きい，残存歯が多い，離底型ポンティックがあるなど）の状態によっては，印象撤去が困難な場合があるので注意すること．義歯製作に関係ない部分は，ソフトワックスやアルジネート印象材などでブロックアウトしておくとよい．
4) 残存歯の骨植に問題がある場合はアルジネート印象材を使用する．
5) カルテには，印象方法や使用材料名を記載する．

■ カルテへの記載

病名：7-4|4-7 MT

9/2		再診	58
		補診（内容略）	90
	7-4|4-7	連合印象（個人トレー＋シリコーンゴム印象材）	230

〈有田正博〉

第17章 部分床義歯

4 部分床義歯の咬合採得

■ 目　標

・咬合採得の目的を理解し，症例に応じた咬合採得法を選択し，咬合採得できる．

Point

- 咬合採得の目的は，仮想咬合平面の設定，垂直的顎間関係（咬合高径）の決定，および水平的顎間関係（中心咬合位）の決定である．
- 欠損歯数，欠損部位，咬合支持の有無などの咬合関係を考慮し，咬合採得後に作業用模型が正確に咬合器へ付着できる咬合採得法を選択する（図1）．
- 咬合採得法としては，各種咬合採得材料（シリコーンゴム，ポリエーテルゴム，ワックスなど）を用いたチェックバイト法と咬合床を用いたバイトプレート法，およびその併用法がある．
- 仮想咬合平面は，残存歯，舌背の高さ，レトロモラーパッドなどの解剖学的指標や，カンペル平面，口唇接合線，正視瞳孔線などの顔面標点を参考に設定する．
- 垂直的顎間関係は，残存歯の咬合支持を参考に決定する．咬合支持のない症例では，全部床義歯に準じた方法で決定する．
- 水平的顎間関係は，残存歯の咬合関係に注意しながら，下顎の偏位に十分注意して決定する．
- 咬合床の維持・安定性は重要である．基礎床は，残存歯の歯頸部，口蓋部や舌側歯槽部，欠損部顎堤などできるだけ広い面積を被覆するよう設計する．ワイヤークラスプなどを付与すると咬合床が安定しやすい（図2, 3）．フレームワークを先に製作して咬合床を製作し，咬合採得を行うとさらによいが，レスト部の早期接触に注意する．
- 咬合堤を対合歯などに強く接触させると咬合床が偏位しやすいので，咬合堤の接触はできるだけ少なくする．
- 咬合堤の調整が終了したら，シリコーンゴムなどの咬合採得材料でインターオクルーザルレコードを採得する（図4）．
- 半調節性咬合器を使用する場合は顔弓計測を行ってフェイスボウトランスファーする．
- 咬合採得はエラーが多いので，ろう義歯試適の際に咬合関係や人工歯の排列位置を確認し，シリコーンやワックスを用いて修正咬合採得を行い，修正する．スプリットキャスト法を併用すると確認しやすい．

■ 目　的

・部分床義歯製作のための咬合採得法を選択し，適切な咬合採得を行う．

■ 用意するもの

1) 作業用模型
2) 各種咬合採得材料（パラフィンワックス，バイトワックス，シリコーンゴム，ポリエーテルゴム，石膏，モデリングコンパウンド），咬合床
3) バイトゲージ，咬合平面板，フェイスボウ

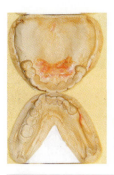

図1 欠損に応じて咬合採得の方法を考える．

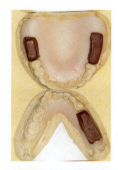

図2 咬合床の維持・安定は重要である．症例によってはワイヤークラスプやメタルフレームを利用するとよい．

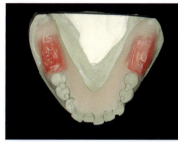 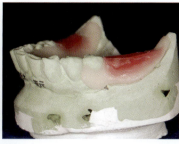 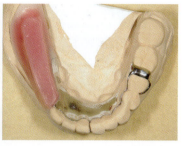

図3 基礎床はトレーレジンを用いて製作し，できるだけ広い面積を被覆して安定させる．レジンを残存歯に延長したり，ワイヤークラスプやメタルフレームを組み込むとよい．咬合堤はパラフィンワックスやモデリングコンパウンドを使用する．

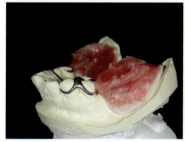 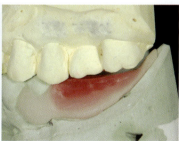 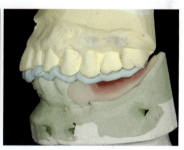

図4 咬合堤を過度に咬合接触させると咬合床の変位や顎偏位が起こる．咬合堤と対合歯との接触はできるだけ避け，ゴム系の咬合採得材料も用いて軽く咬合させ，インターオクルーザルレコードを採得する．

■ 処置の流れ

①咬合関係の確認→②咬合採得法の決定→③咬合採得（仮想咬合平面，垂直的顎間関係，水平的顎間関係の決定）→④作業用模型の咬合器付着

■ 注意事項

1）欠損や咬合関係がさまざまな部分床義歯においては，症例にあった咬合採得の方法を選択することが大切である．スタディモデルで予備設計を行い，印象採得方法とともに事前に検討しておくことが重要である．

2）カルテには，咬合採得の方法，使用材料を記載すること．

■ カルテへの記載

病名：7−4|4−7 MT

9/9		再診	58
	7−4|4−7	咬合採得（咬合床，中心咬合位）（1床8歯）	57

・部分床義歯の咬合採得料は，少数歯欠損（1床1歯〜8歯）は57点，多数歯欠損（1床9歯〜14歯）は187点を算定する．

〈有田正博〉

第17章 部分床義歯

5 部分床義歯の試適

■目 標

・部分床義歯の試適ができる.

Point

- ろう義歯試適は人工歯排列および歯肉形成を終えた後，口腔内で行う．
- フレームワークとろう義歯の試適を同時に行う場合もある．
- 患者に，ろう義歯は強くかむと人工歯の変位や，変形が生じることを伝える．
- 適合状態，咬合状態，審美性などを確認する．
- 患者に顔全体が映る手鏡を渡し，審美性を確認してもらう．

■目 的

・部分床義歯のろう義歯試適を行う．

■用意するもの

1) ろう義歯
2) プライヤー
3) 咬合紙
4) 咬合紙ホルダー
5) 切削用バー類
6) 彫刻刀（エバンス）
7) ワックススパチュラ
8) ガスバーナー
9) パラフィンワックス
10) 手鏡

■処置の流れ

①咬合器上でろう義歯の確認→②口腔内での試適（調整）（**図1**）→③患者に手鏡を渡し，術者とともに審美性の確認（**図2**）

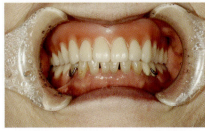

図1 ろう義歯試適時

290

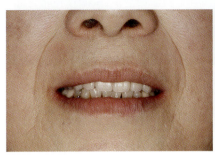 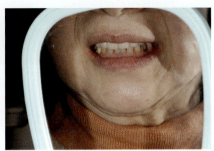

図2 審美性の確認

■ 確認項目

1) 適合状態（維持装置，連結子，床縁）
2) 咬合関係（咬合高径，中心咬合位，被蓋関係，咬合干渉）
3) 審美性（選択した人工歯の確認，排列状態，顔の正中線との一致度，切縁の位置，口唇・頬の豊隆度，歯肉形態）
4) 着脱方向（義歯着脱のしやすさ）
5) 発音障害の有無（発音障害があった場合，人工歯排列位置の変更，歯肉形態の変更）
6) 嘔吐反射の有無（嘔吐反射があった場合，後縁の長さなどの調整）
7) 嚥下障害の有無（嚥下障害があった場合，後縁の長さなどの調整）

■ 注意事項

1) 口腔内で適切な位置にろう義歯が装着されているかどうかはレストの適合を目安に確認する．
2) 咬合関係が大きくくるっている場合は，再度咬合採得を行う．
3) ろう義歯の床の色は完成義歯とは異なることを説明する．
4) 必要に応じてチェアサイドで人工歯の再排列を行うことがある．

■ カルテへの記載

（765|67 欠損の場合）　病名：765|67　MT

12/11		再診　明細	58＋1
	765|67	TF（咬合関係確認，排列状態確認）	40

・部分床義歯の仮床試適料は，少数歯欠損（1床1歯〜8歯）は40点，多数歯欠損（1床9歯〜14歯）は100点を算定する．

〈中村恵子，都築　尊〉

第17章 部分床義歯

6 部分床義歯の装着

■目　標
・部分床義歯の装着ができる．
・患者への指導ができる．

Point
・装着前に完成義歯の確認を行う．
・技工指示書の内容（義歯のデザイン，使用材料，色調）を確認する．
・ろう義歯試適時との相違点をチェックする．
・口腔内へ装着するための調整を行う．
・装着ができたら適合性，咬合状態，審美性などについて確認，調整を行う．
・義歯の使用に関しての患者指導を十分に行う．
・装着後の義歯調整の重要性について説明を行う．

■目　的
・部分床義歯を装着し，患者指導を行う．

■用意するもの
1）プライヤー　　2）咬合紙　　3）咬合紙ホルダー　　4）切削用，研磨用バー
5）適合試験材（シリコーン適合試験材，PIPなど）　　6）手鏡

■装着の流れ
①完成義歯の確認→②口腔内に装着→③粘膜面調整，咬合調整→④患者による審美性の確認→⑤患者指導

■確認項目

1 完成義歯の確認（図1）
・レジン床の研磨面，床縁，粘膜面の状態，人工歯歯頸部の状態をチェックする（粘膜面の突起があれば除去しておく）．
・支台装置など金属部分の表面，辺縁，先端をチェックする．

2 口腔内へ装着するための調整
・大きなアンダーカットがあれば，あらかじめ削除しておく．
・はじめて口腔内に装着する際は無理な力をかけずにゆっくりと行う．

3 口腔内に装着して確認（図2）
1）支台歯と支台装置の適合の確認（レストシートとレストの適合）
2）床縁の長さ，形態，厚さの状態

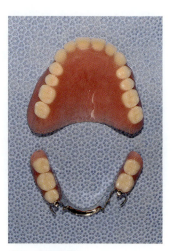

図1　完成義歯

3）大連結子や義歯床と粘膜との適合の確認

4）対合歯と人工歯の咬合の確認

5）義歯床と粘膜との咬合時における適合の確認

6）前歯部の審美性，発音障害の有無，嘔吐反射の有無，嚥下障害の有無

7）装着感の確認（残存歯の圧迫感，舌の違和感など）

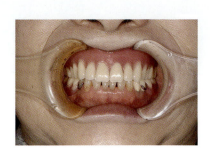

図2　完成義歯装着時

4 患者指導

1）鏡をみせながら義歯の着脱方法，方向について説明，指導する．
- 指を鉤腕にかけて着脱方向に引き抜くようにする．
- かみこみながら装着しないように注意する．

2）義歯の清掃方法とプラークコントロールについて指導する．
- 毎食後，取り外した後，義歯用ブラシなどを使用して清掃する．
- 研磨剤が含まれている歯磨剤は義歯を傷つけるので使用しない．
- ブラシで清掃後，部分床義歯用の洗浄剤を使用する．
- 残存歯の清掃，特に支台歯の清掃を入念に行う．

3）義歯の保管について指導する．
- 義歯を使用しないときは，水中で保管する．
- 就寝時は特別な理由がない限り義歯を外す．

4）義歯の使用について指導する．
- 最初は軟らかく，食べやすい食物を選ぶ．
- 最初は発音しにくいので，本などを声を出して読み，練習する．
- 義歯を舌でもてあそばない．

5 経過観察
- 装着翌日あるいは数日後に必ず患者を来院させ，疼痛部などの調整を行う．

■ カルテへの記載

765|67 欠損の場合，病名：765|67 MT

12/21		再診　明細	58+1
	765|67	義歯set（1床5歯，レジン床）	830
		人工歯　臼歯（硬質レジン歯）	73
		コバルトクロム・鋳造バー	476
	|5	コバルトクロム合金・鋳造鉤（二腕鉤）	245
	|4	コンビネーション鉤（コバルトクロム，特殊鋼）	276
		新製有床義歯管理料	190
		（削合調整・義歯の着脱方法，夜間の取り扱い，清掃方法，疼痛時の対応について指導・文書提供）	

- 新製有床義歯管理料は新たに製作した有床義歯の装着月に義歯の適合性などの検査を行い，患者またはその家族等に対して取り扱い，保存，清掃方法等について必要な指導を行ったうえでその内容を文書により提供した場合に1回に限り算定できる．

〈中村恵子〉

第17章 部分床義歯

7 部分床義歯のリライン

■ 目 標

・部分床義歯のリライン（床適合）を適切に行うことができる．

Point

- リラインには患者の口腔内で行う直接法と，義歯で粘膜部分の印象をとったものをレジンに置換する間接法とがある．
- 現在大部分が直接法で行われている．
- 義歯を含めた咬頭嵌合位（または中心咬合位）がほぼ確立され咬合が安定している場合で，義歯床と粘膜の不適合な症例が適応である．
- リライン材には硬質と軟質があり，粘膜が菲薄で疼痛閾値が低い症例や顎骨のアンダーカットが強い症例に軟質リライン材を使用する．
- リラインを行う際は，アンダーカットやクラスプ部の浮き上がりに十分注意する．

■ 目 的

・不適合になった部分床義歯粘膜面をリラインすることにより，顎堤粘膜との適合を良好にする．

■ 原 因

1) 顎堤粘膜の経年的変化
2) 重合過程における義歯床粘膜面形態の変化

■ 用意するもの

1 一般的準備（直接法の場合）
1) リライン材（リベース用常温重合レジン）（**図**）
2) スパチュラ
3) エバトップ®（ゴムダッペン）
4) バー類

2 間接法を行う場合
1) ダイナミック印象材
2) フラスク
3) 埋没材

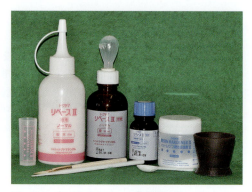

図　リライン材（リベース用常温重合レジン）

294

■ 処置の流れ

①義歯床適合試験→②強く当たっている部分を選択的に削合する→③義歯床粘膜面全体を削合し，新鮮なレジン面を露出させる→④金属床部分にも築盛する場合はサンドブラスト処理の後メタルプライマーを塗布する→⑤歯間乳頭部など口腔内のアンダーカットを封鎖しておく→⑥ボンディング材（接着剤）塗布後，義歯床粘膜面に均等にリライン材を築盛する→⑦術者の手指でレストや支台装置を圧接し，正しい位置で保持する→⑧レジンが餅状になったら一度義歯を口腔から撤去し余剰レジンを除去後，再び口腔内に戻す→⑨レジンが硬化するまでの間，義歯の着脱を繰り返す→⑩形態修正，研磨→⑪もう一度義歯床粘膜面の適合を確認

■ 注意事項

1）アンダーカットやクラスプ部の浮き上がりに十分注意する．また，口腔内に強いアンダーカットが存在する場合には撤去が困難となる場合があるので，注意が必要である．
2）リライン前に必ず適合性を確認し，過圧部を削合する．
3）直接法は義歯を預かることなくチェアサイドでリラインできるが，厚みをもたせることが困難である．
4）刺激や重合熱が生じるレジンを用いる場合は，患者にあらかじめ説明する．

■ カルテへの記載

（直接法の場合）
病名：7−4|4−7 MT（床適合）

9/12		初診	267
	7−4|4−7	補診（義歯床粘膜面を均一な厚みになるよう削除し，即時重	70
		合リライン材を用いて口腔内で重合させることを図示，治療	―
		計画に基づき補綴装置について説明）	―
		有床義歯内面適合法（直接法）下顎義歯 set（1床8歯）	328
		歯科口腔リハビリテーション料1（適合性の検査，削合調整）	104

〈槇原絵理〉

第17章 部分床義歯

8 部分床義歯の修理

■ 目　標
・部分床義歯の修理を適切に行うことができる．

Point
・義歯床の破折，人工歯の脱落・破損・咬耗，人工歯の追補，維持装置の破損，支台歯の崩壊時に修理を行う．
・再度破折が起こらないように，原因を除去する必要がある．
・鉤腕部の破折や金属床の破折など，修理が困難な場合は，義歯を新製しなければならないこともある．
・修理後，必要に応じてリラインを行う．

■ 目　的
・部分床義歯を修理することにより，現有の部分床義歯の使用継続を可能にする．

■ 原　因
1）義歯床の不適合
2）設計ミス
3）強度不足
4）技工過程での欠陥（鋳巣など）

■ 用意するもの
1）瞬間接着剤
2）常温重合レジン
3）筆
4）エバトップ®（ゴムダッペン）
5）バー類
6）メタルプライマー

■ 処置の流れ

1 レジン床破折の場合（直接法）
①破折面を適合させる→②瞬間接着剤で仮着（位置関係が不安定な場合は石膏を義歯床粘膜面に注入）→③破折線に沿って溝を付与→④常温重合レジンを築盛→⑤形態修正，研磨→⑥必要に応じてリライン

2 レジン床破折の場合（間接法）（図1〜3）

①破折面を口腔内の定位置に戻してアルジネートでピックアップ印象採得を行う→②義歯の入った印象内に石膏泥を注入して模型を製作する→③破折線に沿って約3mmの幅で義歯床を削合しレジン新鮮面を露出→④補強線埋入用の溝を形成→⑤形成された溝に適合させて補強線を屈曲→⑥補強線表面にサンドブラスト処理後，金属接着性プライマーを塗布→⑦常温重合レジンを築盛→⑧形態修正，研磨→⑨必要に応じてリライン

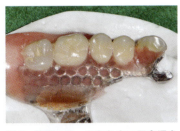
図1 義歯の入った印象内に石膏泥を注入し模型を製作

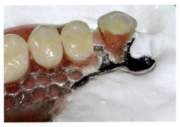
図2 破折線に沿ってレジン新鮮面を露出

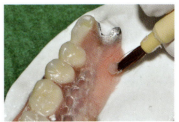
図3 常温重合レジンを築盛

3 鉤腕が破折した場合

①破折したクラスプを除去する→②新製したクラスプを支台歯に正しく適合させる→③義歯床粘膜面の鉤脚部相当部を大きめに削合する→④鉤脚部にメタルプライマーを塗布→⑤常温重合レジンを築盛→⑥レジンが餅状になったら一度義歯を口腔から撤去し余剰レジンを除去後，再び口腔内に戻す→⑦レジンが硬化するまでの間，義歯の着脱を繰り返す→⑧形態修正，研磨

■ 注意事項

1) 破折面は正確に適合させる．
2) 補強線を追加することもある．
3) 新製したクラスプを義歯床に連結するときは，咬合圧下で行う．

■ カルテへの記載

（クラスプが破折し，クラスプの新製後修理を行った場合）

病名：7-4|67 義歯破損，（|5 鉤破損）

9/20		初診	267
		|5 鉤除去（鉤破損）	20
	7-4|67	単imp（アルジネート）	42
		BT（中心位，バイトワックス）	57
		歯科口腔リハビリテーション料1（適合性の検査，削合調整）	104
9/27		再診 明細	58+1
	7-4|67	義歯修理（|5 に鉤新製）	290
		|5 コバルトクロム合金・鋳造鉤（二腕鉤）	245

・（ ）内の数字は困難な場合．

〈槙原絵理〉

第18章 全部床義歯

1 小さすぎる外形の全部床義歯への対応

■ 目 標

・不適切な義歯床外形による症状を診断できる．
・義歯床の適切な外形線を設定できる．
・適切に義歯床を拡大できる．

Point

・上顎全部床義歯の脱落の原因は，翼突上顎切痕（ハミュラーノッチ）が覆われていないことがほとんどである（図1）．
・吸着が弱い上顎全部床義歯は，義歯装着の際に床後縁から泡が出てくるところが封鎖の弱いところである（図2）．
・下顎全部床義歯が浮き上がる場合は，レトロモラーパッドが適切に覆われているかを確認する（図3）．
・頰棚は下顎無歯顎顎堤で唯一，積極的に咬合力を支持できる領域である（図4）．
・下顎隆起はリリーフして床縁を確実に延長する（図5）．

■ 目 的

・適切な義歯床の拡大により，粘膜支持域を拡大し，咬合力を分散させる．また，床縁封鎖を確実に行い，義歯の維持を増強する．

■ 原 因

・義歯製作時の床縁設定の不備．
・長期の義歯使用による顎堤吸収．

■ 用意するもの

1) 既製トレー（有歯顎用）
2) アルジネート印象材
3) 即硬性石膏
4) 常温重合レジン（筆積み）
5) 分離材
6) 義歯床用接着剤

■ 処置の流れ

①主訴に対する診査・診断　→②ピックアップ印象　→③義歯床粘膜面に分離材塗布　→④即硬性石膏を注入　→⑤適切な床外形線の設定　→⑥常温重合レジンによる床の延長　→⑦バリ取り・研磨　→⑧口腔内試適・調整

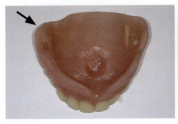 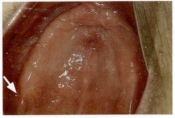 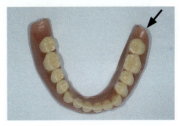

図1 吸着が弱く頻繁に脱落する義歯．右側翼突上顎切痕が適切に覆われていない（矢印）．

図3 左側レトロモラーパッドが適切に覆われていない下顎全部床義歯（矢印）．

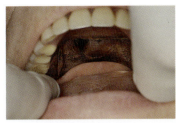 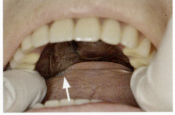 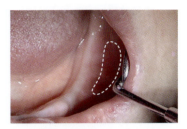

図2 後縁封鎖の弱い義歯は，義歯装着時に泡が出てくる場所を確認する（矢印）．

図4 頰棚は可及的に床を延長して，粘膜支持域を拡大する．

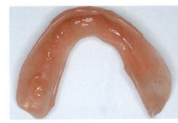 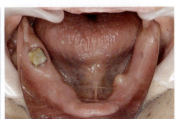 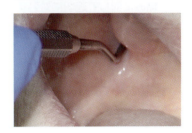

図5 下顎隆起のために床を延長できていない下顎全部床義歯．

図6 上顎全部床義歯の吸着のため，翼突上顎切痕は確実にに封鎖する．

■ 注意事項

1) 維持安定不良の義歯をピックアップ印象するときは，印象圧で義歯が動いてしまうので，粉末タイプの義歯安定剤を利用して一時的に義歯の維持安定を改善しておく．
2) 解剖学的ランドマークを意識して，床の拡大ができるように印象域を広くとる．
3) 翼突上顎切痕の部分（**図6**）はシリンジを使用して確実に印象採得を行う．
4) 床縁には気泡が入りやすいので注意を要する．
5) 常温重合レジンで床拡大する床縁部は，ピックアップ印象を行う前に一層切削し，新鮮面を出しておく．
6) 常温重合レジンの塗布前は，義歯床用接着剤を塗布すると接着耐久性が向上する．
7) 口腔内試適を行い，過剰な床拡大になっていないか，確認する．

■ カルテへの記載

病名：7+7　義歯修理（義歯床辺縁形態不整）

9/12		初診	267
	7+7	単 imp	42
9/13		再診	58
	7+7	義歯修理	375
		歯科技工加算2（預かり日 9/12）	35
		歯科口腔リハビリテーション料1（困難）	124

〈都築　尊〉

2 義歯装着時の痛みへの対応

■目標

- 義歯装着による顎堤粘膜の痛みの原因を説明できる.
- 義歯装着による顎堤粘膜の痛みが発生しやすい部位を理解する.
- 義歯装着による顎堤粘膜の痛みに対する処置を実行できる.

Point

- 義歯装着の時期を聴取する. 義歯装着して早期に発生した痛みか, 長期義歯使用後に発生した痛みかによって原因も対応も異なる.
- 痛みの発生するタイミングは, 義歯着脱時と機能時とに大別できる.
- 痛みに対して適切に対処することで, 患者から信頼を得ることができる.

■目的

- 義歯装着による顎堤粘膜の痛みを適切に診断し, 処置を行うことで, 患者のQOLを向上させる.

■原因

1) 義歯装着後早期に発生した痛みの場合
   - 義歯床粘膜面の部分的な過圧（**図1**）
   - 義歯床縁の過長（**図2**）
   - 咬合採得の不備
   - 削合の不備
2) 義歯装着後長期経過後に発生した痛みの場合
   - 顎堤の吸収による全体的な義歯不適合
   - 人工歯の咬耗による顎位の変化
   - 口腔内清掃不良による義歯性口内炎

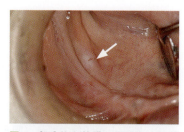

図1 部分的な粘膜の圧迫による義歯性潰瘍（矢印）

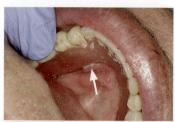

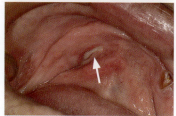

図2 義歯床の過長により生じた義歯性線維腫（矢印）

■用意するもの

1) 適合試験材（シリコーンタイプ・クリームタイプ）
2) 咬合紙
3) 削合・研磨器具
4) 口腔粘膜消毒薬

■処置の流れ

1 義歯粘膜面の調整

①顎堤粘膜の視診により義歯性潰瘍の有無を確認→②適合試験材による適合検査（**図3, 4**）→③過圧部や床縁の過長部が特定できるならば部分的なリリーフを行う

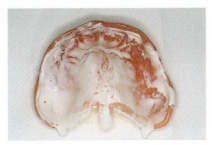
図3 ホワイトシリコーンによる適合試験．適合試験材が硬化した瞬間の適合状態を確認できる．

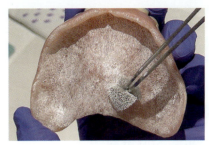
図4 クリームタイプの適合試験．着脱時の痛みなど，動的な適合を検出できる．

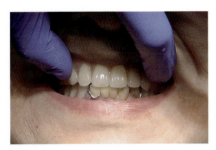
図5 タッピング運動の検査

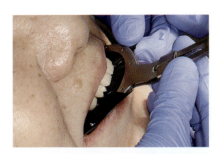
図6 咬合紙ホルダーが口輪筋を過剰に刺激しないように注意して咬合確認を行う．

2 咬合調整

①術者が上顎義歯を手指固定し，中心咬合位でタッピング運動を観察（**図5**）→②咬合紙を用いて中心咬合位および左右側方運動を記録（**図6**）→③咬合調整を行う

■ 注意事項

1) 適合試験材のクリームタイプは，義歯の着脱時などの動的な適合確認に有効である（**図4**）．
2) 適合試験材のシリコーンタイプは，咬みしめ時の過圧や床縁の過長の検出など，シリコーンが硬化した瞬間の適合確認に有効である（**図3**）．
3) 純粋な粘膜の適合確認を行う場合は，患者にロールワッテやガーゼを咬合させて検査を行う．
4) 著しく咬合関係に問題がある場合は，義歯を預かり咬合器にリマウントし，咬合調整を行う．
5) 長期義歯使用後の粘膜面の不適合に対しては，ティッシュコンディショニング（18章5参照）が必要である．

■ カルテへの記載

病名：7┼7　義歯フテキ

9/12	再診	58
	歯科口腔リハビリテーション料1（困難）	124
	適合試験材で加圧部を確認．6̄相当部のリリーフを行った．	

〈都築　尊〉

第18章 全部床義歯

3 義歯床下組織の診察

■ 目　標

- 顎堤粘膜の診察ができる．
- 顎堤粘膜の触診により歯槽骨の形態を推測できる．
- 解剖学的ランドマークの位置を確認できる．
- 咬合圧負担域を確認できる．

Point

- 触診により粘膜が痛むところを確認する．
- 付着歯肉の有無を確認する．
- 歯槽頂が明示できるか確認する．

■ 目　的

- 印象圧を弱めるところ，加圧するところを判断する．
- 咬合力を負担できる部位を判断する．
- 床外形をおおまかにイメージする．

■ 検査するポイント

1) 上顎

　①上唇小帯，頰小帯の付着位置（**図1**）→②切歯乳頭の位置（**図1**）→③フラビーガムの有無 →④口腔前庭の深さ →⑤翼突下顎ヒダの位置・形態（**図2**）→⑥翼突上顎切痕の深さ（**図3**）→ ⑦アーラインの位置 →⑧口蓋小窩の明瞭性 →⑨口蓋隆起の有無 →⑩口蓋の被圧変位量 →⑪顎堤頂の位置，圧迫痛の有無

2) 下顎

　①→下唇小帯，頰小帯の付着位置 →②口腔前庭の深さ →③頰棚の広さ（**図4**）→④レトロモラーパッドの大きさ，被圧変位量（**図5**）→⑤顎舌骨筋線の触診 →⑥舌下ヒダの大きさ →⑦口腔底の深さ →⑧顎堤頂の位置，圧迫痛の有無 →⑨オトガイ孔の触診

■ 注意事項

1) 小帯は避けなければならないので，高位に付着していないか確認する（**図6**）．
2) フラビーガムを認める場合は，圧迫による疼痛の有無，被圧変位量の大きさを確認する．
3) 上顎全部床義歯の吸着のポイントは翼突上顎切痕を確実に床で覆うことである．翼突上顎切痕の深さは翼突下顎ヒダの形態で決まる．この両者の形態を確認しておく．
4) 下顎全部床義歯の吸着のポイントは，舌小帯周囲とレトロモラーパッドである．レトロモラーパッドは翼突下顎ヒダから連続してつながっている（**図7**）．レトロモラーパッド後縁をどのあたりまで延長できるか，よく観察しておく．
5) 上顎全部床義歯の一次的圧負担域は顎堤頂付近の粘膜で，下顎は頰棚である．両者の付着歯肉

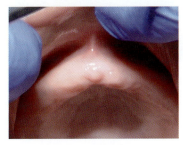
図1　上唇小帯，切歯乳頭

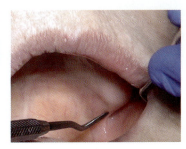
図2　翼突下顎ヒダ

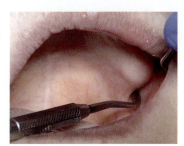
図3　翼突上顎切痕

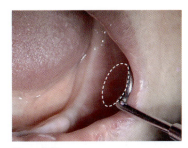
図4　頰棚

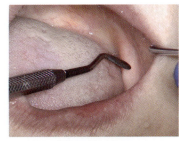
図5　レトロモラーパッド

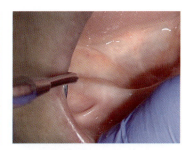
図6　下顎頰小帯

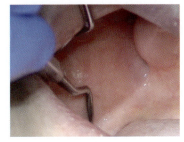
図7　翼突下顎ヒダからレトロモラーパッドにつながる

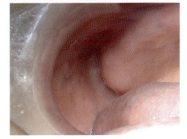
図8　右側方運動により，右側翼突上顎切痕は広くみえる

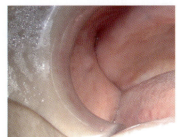
図9　左側方運動により筋突起が右側翼突上顎切痕部を圧迫する

　の幅を確認して，床縁を拡大できる領域を確認しておく．
6) 被圧変位量の過小な部位，過大な部位はリリーフの対象となるので，触診を確実に行う．
7) 開口したまま下顎を左右に動かすと，筋突起の動きが観察できる．これにより上顎大臼歯相当部頰側の義歯床研磨面形態が影響を受ける（図8, 9）．

〈都築　尊〉

第18章 全部床義歯

4 旧義歯を活用して顎位を修正する方法

■目 標

- 人工歯の咬耗による顎位の偏位を診断できる.
- 適切な顎位を診断できる.
- 咬耗した人工歯を適切な咬合面形態に修正できる.

Point

- 患者は咬耗した義歯に順応しているため，痛みを訴えないことが多い（図1）.
- 適切な咬合高径を決定し，常温重合レジンで咬合面再形成を行う.
- 修正した義歯は治療用義歯としてとらえ，時間をかけて顎位の修正をはかる.

■目 的

- 長期使用により咬耗した義歯を治療用義歯として利用し，適正な下顎位へ誘導する.

■原 因

- 義歯の長期使用による人工歯の咬耗

■用意するもの

1) 常温重合レジン
2) 切削器具
3) パラフィンワックス
4) 咬合紙
5) バイトゲージ
6) ワセリン

■処置の流れ

①バイトゲージで適切な咬合高径を診断する→②暫間的な咬合採得を行い，義歯を咬合器に装着する（図2）→③常温重合レジンで上顎の機能咬頭を回復させる→④上顎臼歯部にワセリンを塗布し，下顎臼歯に常温重合レジンを築盛し，咬合させる（図3）→⑤形態修正・咬合調整を行う→⑥定期的にゴシックアーチを記録し，治療用義歯としての効果を評価する（図4）

■注意事項

1) 咬合面再形成は，直接法では困難であるので，義歯を預かって咬合器上で修正を行うのが望ましい．義歯を預かることが困難であれば，義歯を複製して修正する.
2) 咬合面再形成を行った義歯は，治療用義歯として水平的顎位の修正のために使用する．そのため，リンガライズドオクルージョンとしたほうが咬合接触を理解しやすい（図5）.
3) 治療期間として1〜3か月を目安とする．その間に咬合面の咬耗を観察すると同時に，咀嚼筋

304

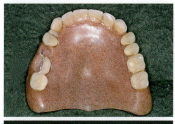
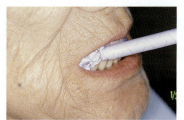
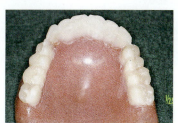
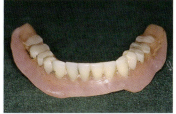
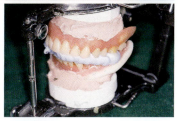
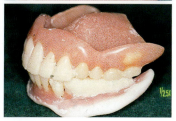

図1　著しく咬耗した全部床義歯．アンチモンソンカーブを呈している．　　図2　適正な咬合高径を診査し，暫間的な咬合採得を行う．　　図3　常温重合レジンで咬合面を再形成する

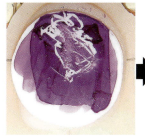
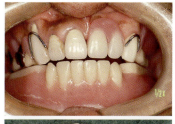

図4　ゴシックアーチによる定期的評価

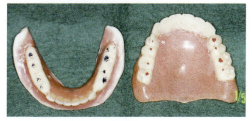
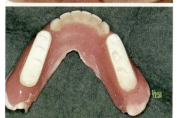

図5　リンガライズドオクルージョン様の咬合様式にて形成された治療用義歯　　図6　下顎フラットテーブルの治療用義歯

　の触診やゴシックアーチ検査を用いて顎位の安定を診断する．

4）下顎臼歯をレジン製フラットテーブルとし，上顎臼歯に陶歯を用いて咬耗を観察する方法も有効である（**図6**）．

■ カルテへの記載

病名：7┼7　義歯の咬合面低位（人工歯の咬合面レジン添加）

9/12		初診	267
	7┼7	単 imp（アルジネート）	42
		BT（中心咬合位，シリコーン）	283
9/14		再診	58
	7┼7	有床義歯修理（咬合面レジン添加形成）	320
		歯科口腔リハビリテーション料1（困難）	124

〈都築　尊〉

第18章 全部床義歯

5 ティッシュコンディショニングの方法

■目 標

- ティッシュコンディショナーの使用目的を理解する.
- ティッシュコンディショナーによる粘膜調整を行う.

> **Point**
> - ティッシュコンディショナーの使用目的は，粘膜調整とダイナミック印象，暫間リラインである.
> - ティッシュコンディショナーは白色と歯肉色がある．粘膜調整およびダイナミック印象には白色を用いる．歯肉色は暫間リラインに用いる（図1）.

■目 的

- 顎堤粘膜の歪みを除去し，義歯装着にふさわしい状態に回復させる.

■原 因

- 不適合義歯を長期使用することによる顎堤粘膜の歪.
- 過大な咬合力および過小な床面積による粘膜の圧痕.

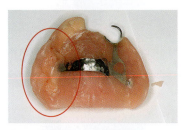

図1 抜歯直後に歯肉色ティッシュコンディショナーにより暫間ラインを行った例.

■用意するもの

1) ティッシュコンディショナー（**図2**）
2) ハサミ
3) ワックススパチュラ
4) 表面コーティング剤

■処置の流れ

①義歯床粘膜面のレジンを一層削除し，新鮮面を露出する→②ティッシュコンディショナーのモノマーとポリマーを混和する（**図2**）→③義歯床粘膜面にティッシュコンディショナーを貼付する→④ゲル状になってから口腔内に挿入し，軽くタッピング運動をしながら咬合させる→⑤義歯を取り出し，熱したスパチュラでバリを除去しながら辺縁を義歯床に焼き付ける→⑥患者を帰宅させ，1週間以内に再来院してもらう→⑦義歯床粘膜面を観察し，レジン床のピンクが透けている部分は過圧部であるのでリリーフを行う（**図3**）→⑧再度ティッシュコンディショナーを貼付する→⑥⑦⑧を繰り返し，均一な白色になれば粘膜調整終了である（**図4**）

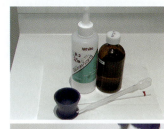
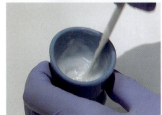

図2 白色のティッシュコンディショナー

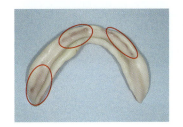

図3 1回目のティッシュコンディショニング
レジンが透けてみえる部分は過圧部である.

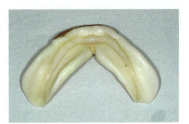

図4 均一な白色になったティッシュコンディショナー
粘膜に均一に咀嚼圧が分散され，粘膜調整が完了したことを意味している.

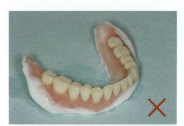

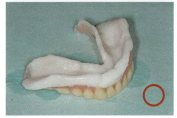

図5 ティッシュコンディショナーを貼付した面を下にして義歯保管してはならない．床縁のコルベン形態がつぶれてしまう.

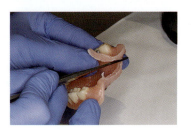

図6 ティッシュコンディショナーのバリは，熱したスパチュラで一気に除去するとともに，辺縁が剥がれないように義歯床に密着させる.

■ 注意事項

1) 義歯を保管する際は，咬合面を下にするように患者に指示する．粘膜面を下にすると，床縁に跡がついてしまう（**図5**）．
2) モノマーとポリマーの混和比はメーカー指示を遵守する．
3) モノマーにポリマーを加えると気泡が入りにくい．
4) 口腔内に義歯を挿入する際は，ゲル状になってから行う．液状で口腔内に挿入すると，ティッシュコンディショナーが流れてしまい，十分な厚みが得られない．
5) 咬合させる際は，顎位のずれが生じないように慎重に行う．
6) バリを除去する際は，十分に熱したスパチュラで一気に行い，ティッシュコンディショナーの辺縁が剥がれないように焼き付ける（**図6**）．
7) ティッシュコンディショナー使用中の義歯は，発泡性の義歯洗浄剤の使用は避けるように指導する．
8) ティッシュコンディショナーの表面はブラシ洗いを避け，流水下でやさしく洗浄する程度にとどめる．
9) ティッシュコンディショナーは1週間前後で収縮するため，長期使用はできないことを患者に説明しておく．

■ カルテへの記載

病名：7┼7　義歯床下粘膜異常

9/12		再診	58
	7┼7	歯科口腔リハビリテーション料1（困難）	124
		有床義歯床下粘膜調整処置（T.コンデ）	110

〈都築　尊〉

第18章 全部床義歯

6 全部床義歯の印象採得 1（概形印象）

■目　標

・無歯顎用既製トレーの選択ができる．
・患者のストレスに配慮できる．
・解剖学的ランドマークすべてを含む概形印象採得ができる．

Point

・患者の顎堤弓よりもやや小さめの既製トレーを選択する．
・ユーティリティワックスで可及的にトレーを合わせる．
・解剖学的ランドマークをすべて含む概形印象を採得する．

■目　的

・スタディモデル製作のため，適切な概形印象採得を行う．

■用意するもの

1) 無歯顎用既製トレー（図1）
2) アルジネート印象材
3) ユーティリティワックス
4) アルジネート印象材用接着材
5) シリンジ
6) 消毒液

■処置の流れ

①キャリパーを用いて，左右翼突上顎切痕間を測り，トレーを選択する（図2）→②トレーの試適を行う→③ユーティリティワックスを用いて，トレー内面に簡易ストッパーを設置しトレー延長を行う（図3）→④トレー内面に接着剤を塗布する→⑤アルジネート印象材を練和し，トレーに盛り付

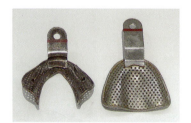

図1　無歯顎用既製トレー
フィンガーレストがあるものが望ましい．

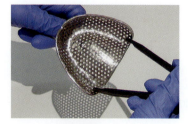

図2　トレーの選択

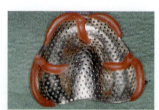
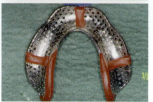

図3　概形印象採得の準備

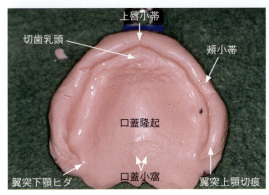

図4 上顎の概形印象

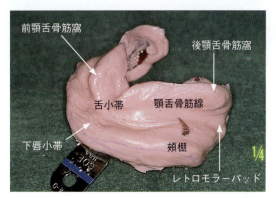

図5 下顎の概形印象

ける→⑥口腔内でトレーを保持する→⑦硬化したら印象体を撤去し，印象面を確認する（**図4，5**）→⑧印象体は120秒以上流水で洗浄し，消毒液に10分以上浸漬する（**図6**）．

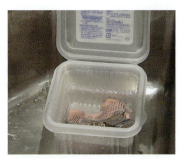

図6 印象体の消毒

■ 注意事項

1) 患者の嘔吐反射に注意を要する．前もって問診を行い，嘔吐反射がある場合にはゆっくりでの鼻呼吸を指示し，患者をリラックスさせるように努める．
2) 概形印象採得は，トレーの試適が重要である．解剖学的ランドマークを十分に覆えない場合は，ユーティリティワックスで延長する．
3) 既製トレーの把柄が口唇の動きを妨げる場合は，プライヤーで曲げておく．
4) トレー試適時に，把柄と歯列の位置関係をよく観察し，覚えておくと失敗が少ない．
5) 翼突上顎切痕部と顎舌骨筋線下部には，シリンジを用いて印象材を積極的に注入すると失敗が少ない．
6) 口腔前庭に気泡が入りやすいので注意を要する．
7) 夏場は冷水でアルジネートを練和すると，十分な操作時間を確保できる．
8) トレーを口腔内に挿入する際には，手指で口角を引っ張らずに，必ずミラーで口唇を排除する．
9) 患者には口腔内保持時間を明確に伝える．通常1分30秒である．冷水の場合は2分と伝える．
10) アルジネート印象採得後は，可及的に早く石膏を注入する．

■ カルテへの記載

病名：7+7／7+7 MT

9/12		初診	267
	7+7／7+7	スタディモデル製作のための印象採得（アルジネート）	―

〈都築　尊〉

第18章 全部床義歯

7 全部床義歯の印象採得 2（精密印象）

■目標

- 個人トレーを適切に製作できる．
- 筋圧形成を適切に行う．
- 精密印象採得ができる．

Point

- 個人トレーは完成義歯よりも 2～3 mm 小さく製作する．
- 印象圧を弱める部位はリリーフして個人トレーを製作する．
- まず口腔内でトレーの試適を行ってから筋圧形成用のコンパウンドを築盛する．

■目的

- 確実な全部床義歯の辺縁封鎖を得るために筋圧形成を行う．
- 滑沢な印象面を得るために，筋圧形成後にウォッシュインプレッションを行う．

■用意するもの

1) スタディモデル
2) パラフィンワックス
3) シートワックス
4) 常温重合レジン
5) 筋圧形成用コンパウンド
6) 精密印象材
7) 印象材用接着材
8) 分離材
9) ワックススパチュラ

動画　筋圧形成
（特定非営利活動法人日本歯周病学会　歯周病学基礎実習動画より許可を得て掲載）

■処置の流れ

①スタディモデルに床外形線を描記する→②床外形線の 2～3 mm 内側に個人トレー外形線を描記する→③リリーフ・ブロックアウトを行い，常温重合レジンにて個人トレーを製作する→④個人トレーの口腔内試適を行う→⑤筋圧形成を行う（図1, 2）→⑥精密印象材を用いてウォッシュインプレッションを行う（図3, 4）→⑦撤去した印象体は，120秒以上流水で洗浄し，10分以上消毒液に浸漬する．

■注意事項

1) 適切な精密印象採得のためには，適切な個人トレーが必要である．そのためには適切なスタディモデルが必要である．つまり「マルモ命」なのである．
2) スタディモデルに気泡が入っていたり，解剖学的ランドマークが含まれていない場合は，概形

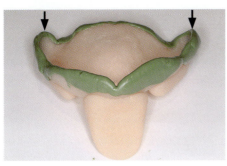

図1　上顎の筋圧形成
吸着が不十分な場合は，翼突上顎切痕（矢印）を覆えているか確認する．

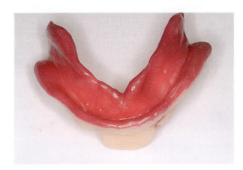

図2　下顎の筋圧形成
図では融点の低いコンパウンドを用いて全面加圧印象を行っている．

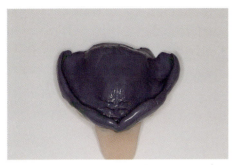

図3　上顎のウォッシュインプレッション
流動性の高いシリコーンゴム印象材を用いて，オーバーインプレッションとならないように注意する．

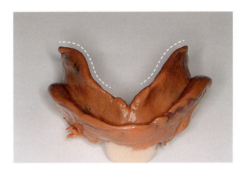

図4　下顎のウォッシュインプレッション
適切な印象面が得られると，舌側にS字状カーブ（白破線）がみられる．

印象採得からやり直したほうが早い．
3）顎堤粘膜にもアンダーカットはあるので，ワックスを用いてブロックアウトしておく．
4）個人トレーとコンパウンドで吸着が得られたならば，筋圧形成が完了したと判断する．
5）目的とする印象圧に応じた精密印象材を選択し，ウォッシュインプレッションを行う．
6）流動性の高い精密印象材であっても，ある程度硬さがあるので，トレーを口腔内に圧接する際には，軽く揺すりながら，印象材を口腔前庭の方に誘導しながら圧接する．
7）咽頭に印象材が流れないように，咽頭を注意深く観察しながら精密印象採得を行う．
8）患者には，印象材が硬化するまでの時間を明確に伝える．付加重合型シリコーンゴム印象材で約3分である．

■ カルテへの記載

病名：7┼7 MT

9/12		再診	58
		補診	90
	7┼7	特殊印象	272
		個人トレー＋コンパウンドにて筋圧形成	
		シリコーンゴム印象材にてウォッシュインプレッションを行った．	

〈都築　尊〉

第18章 全部床義歯

8 全部床義歯の咬合採得

■ 目 標

- 仮想咬合平面を設定できる．
- 垂直的顎間関係を設定できる．
- 水平的顎間関係を設定できる．
- 標示線を記入できる．

Point

- リップサポートを決めてから上顎前歯切縁の位置を決定する．
- 人工歯排列法を上顎法で行うか下顎法で行うかで上顎前歯切縁の位置設定は異なる．
- 顎位が定まらない患者の場合，ゴシックアーチによる水平的顎位の確認を行う．

■ 目 的

- 無歯顎の上下顎顎間関係記録を適切に行い，作業用模型を咬合器に装着する．

■ 用意するもの（図1）

1) 作業用模型と咬合床
2) 手鏡
3) 咬合平面設定板
4) バイトゲージ
5) 切り出しナイフ，カッター，エバンス刀
6) ワックススパチュラ
7) 咬合採得材（シリコーンや酸化亜鉛ユージノールペースト）
8) ゴシックアーチ描記装置

（特定非営利活動法人日本歯周病学会　歯周病学基礎実習動画より許可を得て掲載）

■ 処置の流れ

①作業用模型上で咬合床を製作する（**図2**）→②上顎咬合床を口腔内試適し，吸着を確認する→③上唇のリップサポートを確認する（**図3**）→④上顎前歯切縁の位置を設定する（**図4**）→⑤咬合平面

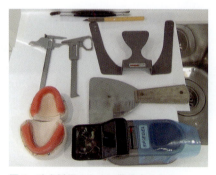

図1　咬合採得のために準備するもの

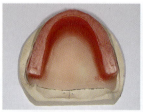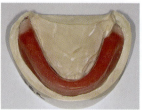

図2　規定のサイズに咬合床を製作しておけば，効率よく咬合採得が進められ，チェアタイムを短くできる．

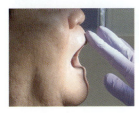
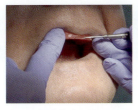
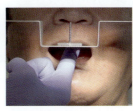
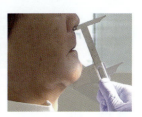

図3　リップサポートの確認．患者に手鏡を見てもらいながら確認する．

図4　上顎前歯切縁の位置を設定する．ここでは，下顎法で人工歯排列を行うため，上唇下縁と同縁に設定している．

図5　咬合平面設定板を用いて，仮想咬合平面の設定を行う．

図6　バイトゲージを用いて，適切な垂直的顎間関係を設定する．

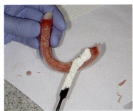
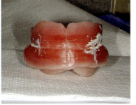
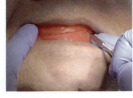
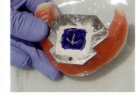

図7　水平的顎間関係を記録する．前咬みにならないように注意する．

図8　標示線の記入

図9　作業用模型を咬合器に装着した後，ゴシックアーチで水平的顎間関係の確認を行うのが望ましい．

設定板を用いて，上顎咬合床の仮想咬合平面を設定する（図5）→⑥下顎咬合床を口腔内に装着し，適切な咬合高径になるように下顎咬合床を調整する（図6）→⑦下顎咬合床咬合面に咬合採得材を塗布し，適切な水平的位置に下顎を誘導する（図7）→上下咬合床唇側面に標示線を記入する（図8）

■ 注意事項

1) 咬合床を製作する前に，熱湯で溶けない材料（石膏や鉛箔）を用いて作業用模型上でリリーフを行う．過剰なリリーフは，義歯を不適合にするだけなので禁物である．
2) 咬合床を口腔内試適して吸着が得られなければ，上顎は翼突上顎切痕部と床後縁部，下顎は舌小帯周辺部とレトロモラーパッド部の床縁形態が適切かどうか確認する．
3) ポストダムは，咬合床を口腔内試適し，上顎の床後縁を決定した後に付与するのが望ましい．
4) 下顎咬合床のろう堤を左右均等に軟化するのはきわめて困難であるため，軟化装置を使用するのも得策である．
5) 無歯顎者の多くは，咬合時に下顎を前方偏位する傾向があるため，水平的顎間関係記録の際は，頭部後傾法やワルクホッフ小球利用法，嚥下法を用いて前方偏位を防止する．
6) 顎位が安定している患者の場合でも，ゴシックアーチ描記法による水平的顎間関係の確認を行うことが望ましい（図9）．

■ カルテへの記載

病名：7+7／7+7　MT

9/12		再診	58
	7+7／7+7	BT（咬合床使用．中心位）	283×2
9/15		再診	58
	7+7／7+7	顎運動関連検査（GoA）タッピングは安定している．アペックスとほぼ一致していたため，アペックスで咬合採得を行った．	380

〈都築　尊〉

第18章 全部床義歯

9 ろう義歯の試適

■ 目 標

・ろう義歯の試適を行い，審美性の確認ができる．
・咬合関係の適否を確認できる．
・パラトグラム検査ができる．

Point

・ろう義歯なので強く咬合すると壊れることを患者に伝えておく．
・患者に鏡をみてもらいながら人工歯の形態・色調を確認してもらう．
・軽くタッピング運動させることで中心咬合位の適否を確認する．

■ 目 的

・義歯の完成前に問題点を抽出し，問題点が発見されたならば義歯製作のステップをさかのぼって修正し，再度試適を行う．

■ 用意するもの

1）ろう義歯
2）手鏡
3）ワセリン
4）アルジネート印象材（粉末）
5）筆

■ 処置の流れ

①片顎ずつろう義歯試適を行い，床縁の過不足がないか確認する→②人工歯の色調・形態・排列について，患者とともに確認する→③上顎ろう義歯に指をあて，軽くタッピングを指示してろう義歯に伝わる振動を触知する

1 パラトグラム検査

①上顎ろう義歯口蓋にワセリンを薄く塗布する→②アルジネート印象材粉末を口蓋に添加する（図1, 2）→③発語してもらい，口蓋の舌接触を評価する（図3～6）

2 中心咬合位にずれが確認された場合

①下顎臼歯部の人工歯を除去し，パラフィンワックスに置換する→②上顎臼歯咬合面にワセリンを塗布する→③下顎臼歯のワックスを軟化して口腔内に装着する→④上顎ろう義歯に術者が指を添え，適切な下顎位で再度咬合採得を行う→⑤咬合器の下顎作業用模型を再装着し，再排列を行う

■ 注意事項

1）ろう義歯を口腔内試適する前に，ろう義歯であるので舌ざわりが粗造であること，歯肉色がまだワックス色であることを説明し，患者を不安にさせないように配慮する．

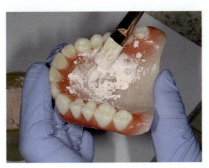

図1 上顎ろう義歯口蓋にワセリン塗布後，アルジネート印象材粉末を添加する．

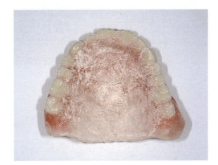

図2 アルジネート印象材粉末が添加された状態．舌が口蓋に接触しないように注意深く口腔内に装着する．

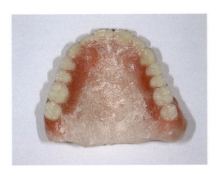

図3 サ［s］の基本的パラトグラム

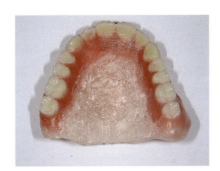

図4 タ［t］の基本的パラトグラム

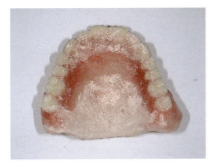

図5 ラ［r］の基本的パラトグラム

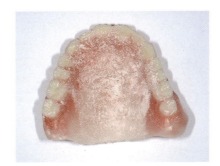

図6 カ［k］の基本的パラトグラム

2）患者は印象採得の次には義歯が完成すると期待していることが多いので，ろう義歯試適の目的をよく患者に説明し，問題点があればまだ修正できる段階であることを患者に伝えておく．
3）ろう義歯での側方滑走運動の確認は，人工歯の脱落を招くので最小限にとどめる．
4）旧義歯から人工歯排列位置の大きな変更を行った場合は，舌房が狭くないか，注意深く確認する．

■ カルテへの記載

病名：7+7／7+7 MT

9/12		再診	58
	7+7／7+7	TF	190
		ろう義歯を試適し，人工歯排列の審美性，人工歯の形態，色調を確認し，同意を得た．パラトグラムにより発音に問題ないことを確認した	

〈都築　尊〉

第18章 全部床義歯

10 全部床義歯の装着

■目　標

・新製した全部床義歯の適合確認ができる．
・適合試験材の使い分けができる．
・適切な患者指導ができる．

Point

・義歯の適合確認は，形態→機能の順番に行う．
・適合試験材は，目的に応じて使い分ける．
・咬合紙ホルダーは，全顎用を用いるのが望ましい．
・患者指導はできるだけシンプルに，説明書を渡してわかりやすく説明する．

■目　的

・新製した義歯の不適合となる原因を除去し，快適に義歯を使用してもらえるように調整・指導を行う．

■用意するもの

1）適合試験材
2）咬合紙・咬合紙ホルダー（図1）
3）切削器具

■処置の流れ

①義歯粘膜面を乾ワッテで清拭し，突起物がないか確認する→②義歯を片顎ずつ装着し，床縁の過不足による粘膜の痛みや，義歯の浮き上がりがないか確認する→③片顎ずつ適合試験を行い，被圧変位量が小さい部分で過圧部があれば，リリーフする（図2）→④上顎義歯の前歯部に術者が指を添え，軽くタッピング運動を指示し，目視と手指感覚で中心咬合位の確認を行う→⑤咬合紙を咬ませてタッピング運動を指示し，早期接触があれば調整する→⑥上顎義歯の前歯部に術者が指を添え，側方運動を指示し，義歯の安定を目視と手指感覚で確認する→⑦中心咬合位とは別の色の咬合紙を用いて，側方運動の印記を行う→⑧義歯の安定を妨げる接触があれば調整する→⑨義歯の着脱を患者自身に行ってもらう→⑩義歯の取り扱い説明書を患者に渡し，定期検診の必要性を説明する

■注意事項

1）義歯を口腔内に装着する前に，義歯が完成したばかりであるので，まだなじんでないことをよく説明し，痛みや義歯の浮き上がりがあっても調整することを伝えておく．
2）義歯は下顎から装着する．上顎を先に装着すると，脱落した場合に患者から不信感を抱かれる場合がある．
3）はじめに義歯床粘膜面の適合試験を行う場合，手指圧もしくは咬合面にガーゼやロールワッテ

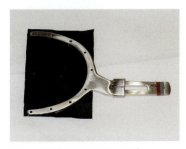
図1　咬合紙と咬合紙ホルダー
片顎用だと，口輪筋への刺激で顎位が偏位するため，全顎用が望ましい．

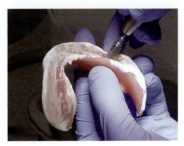
図2　過圧部を検出し，リリーフを行う．

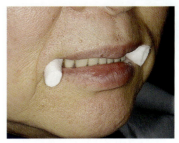
図3　義歯床粘膜面の適合試験
純粋に粘膜の適合を確認したい場合は，咬合面にガーゼやロールワッテを咬ませる．

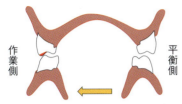
図4　側方運動時，作業側頰側咬頭に早期接触があり，平衡咬合が得られない場合，作業側上顎頰側咬頭内斜面を削合する（Buccal Upper）．

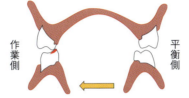
図5　側方運動時，作業側舌側咬頭に早期接触があり，平衡咬合が得られない場合，作業側下顎舌側咬頭内斜面を削合する（Lingual Lower）．

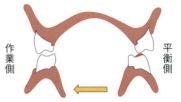
図6　側方運動時，平衡側に早期接触があり，平衡咬合が得られない場合，平衡側下顎頰側咬頭内斜面を削合する．

を咬ませて，咬合圧にて適合確認を行う（図3）．それにより純粋に粘膜の適合を確認できる．

4) 中心咬合位での咬合調整は，上顎機能咬頭を削除しないようにする．
5) 側方運動での早期接触は，3つのパターンに分けられる．図4の場合は作業側上顎頰側咬頭内斜面を削合する（BULLの法則）．
6) 図5の場合は作業側下顎舌側咬頭内斜面を削合する（BULLの法則）．
7) 図6の場合は平衡側下顎頰側咬頭内斜面を削合する．
8) 新製した義歯が完全に沈下し，粘膜になじむまで約14日かかるとされている（セトリング）．その間は痛みが出る可能性があることを伝えておく．
9) はじめのうちは頰粘膜や舌を誤咬する可能性や，うまく咀嚼ができないなど，起こりうることを説明しておき，患者の不安を取り除くように努める．

■ カルテへの記載

病名：7+7／7+7 MT

9/12		再診	58
	7+7／7+7	義歯装着	2,660×2
		人工歯　前・臼歯（硬質レジン歯）	(58+73)×2
		新製有床義歯管理料	230

〈都築　尊〉

第18章 全部床義歯

11 全部床義歯のリライン

■ 目　標

・リラインが必要な症例を診断できる．
・リラインの直接法と間接法の手順を理解する．
・硬質リラインと軟質リラインの使い分けができる．

Point

・義歯の長期使用による義歯不適合に加え，粘膜に炎症や発赤，疼痛がないことがリラインの適応である．
・基本的に間接リラインが望ましい．
・間接リラインに用いられる印象材は，流動性の高いシリコーンゴム印象材もしくはダイナミック印象材である．
・粘膜下歯槽骨に鋭縁がある場合や，粘膜が菲薄でどうしても疼痛を除去できない難症例が，軟質リラインの適応となる．

■ 原因

・義歯装着から長期経過し，歯槽骨の部分的な吸収が起こり，義歯床粘膜面と顎堤粘膜とが不適合となる．

■ 用意するもの

1）リライン材
2）切削・研磨器具
3）ワセリン
4）印象材（間接法の場合）
5）適合試験材

■ 処置の流れ

1 直接法

①義歯床粘膜面にディンプルを形成する→②ディンプルが消失するまで，粘膜面を一層削除する→③義歯床粘膜面に接着プライマー（リライン材に付属）を塗布する→④モノマーとポリマーを混和し，義歯床粘膜面に流し込む→⑤義歯を口腔内に装着し，軽く咬合を指示しながら筋圧形成を行う→⑥リライン材が餅状になったタイミングで撤去し，バリを除去する→⑦義歯床を硬化促進剤（リライン材に付属）に浸漬する→⑧硬化後に形態修正・研磨を行う→⑨口腔内で適合試験を行う

2 間接法（リライニングジグによる軟質リライン）

①義歯床粘膜面にディンプルを形成する→②ディンプルが消失するまで，粘膜面を一層削除する→③印象材用接着剤を義歯床内面に塗布する→④印象材を義歯床粘膜面に盛り上げ，口腔内に装着する→⑤軽く咬合させながら筋圧形成を行う→⑥印象材が硬化したら義歯を撤去し，義歯を預かる

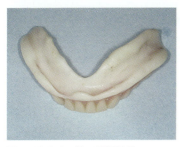

図1 リライン前の印象採得
ここではティッシュコンディショナーによるダイナミック印象を採用している.

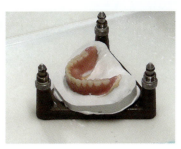

図2 印象面に石こうを注入し模型を製作する. リライニングジグに模型を装着する.

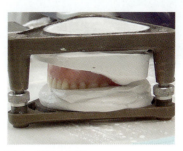

図3 歯型の採得

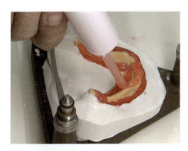

図4 軟質リライン材の注入

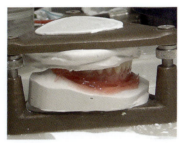

図5 歯型に義歯を固定し, ジグを閉じる.

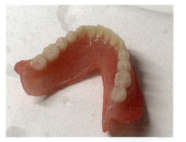

図6 鋭利なナイフでバリを除去する. 切削器具を用いる場合は, キャプチャーバーを用いる.

(図1)→⑦義歯床粘膜面に石膏を注入し, 模型を製作する→⑧リライニングジグに模型を装着する (図2) →⑨反対側のジグに石膏を盛り, 歯型を採得する (図3) →⑩義歯を模型から撤去し, 印象材を除去する. 床縁を約2mm短く削除する→⑪義歯を歯型に適合させ, 模型粘膜面と義歯床粘膜面両方に軟質リライン材を流し込む (図4) →⑫ジグの上下を適合させる (図5) →⑬義歯を模型から撤去し, 形態修正を行う (図6)

■ 注意事項

1) 直接法リラインは, レジンの誤飲や義歯が外れなくなるなどのインシデント発生の原因となりうるため, リラインは間接法が望ましい.
2) 軟質リラインは, 一定の厚みが必要であるので, 直接法で行うのはきわめて困難である.
3) 軟質リラインは, リライン材の厚みを確保する必要性があり, その分レジン床が薄くなるため, 義歯破折のリスクは高くなる.
4) シリコーン系軟質リライン材は汚染されやすいため, 半年に一回は再度リラインが必要である.

■ カルテへの記載

病名: 7⏋⎾7 MT (リソウ)

9/12		再診	58
	7⏋⎾7	補診	90
		有床義歯内面適合法 (直接法)	1,020
		歯科口腔リハビリテーション料1	124

〈都築 尊〉

第18章 全部床義歯

12 全部床義歯の修理

■ 目　標
・全部床義歯の破折原因を診断できる．
・全部床義歯の修理を適切に行うことができる．

> **Point**
> ・義歯修理が必要となった原因を排除し，再度破折が起こらないように努める．

■ 目　的
・義歯の破折による患者のQOL低下を回復し，予防する．

■ 原因

1 義歯装着から早期に発生した破折
・義歯床の強度不足
・義歯の不注意な取り扱い

2 義歯装着から長期経過後に発生した破折
・歯槽骨吸収による義歯不適合
・人工歯の咬耗による応力の発生
・床用材料の劣化

■ 用意するもの
1) 常温重合レジン
2) 瞬間接着剤
3) 速硬性石膏
4) 補強線

■ 処置の流れ

①破折した義歯を復位させ，瞬間接着剤で仮固定する（図1）→②義歯床粘膜面のアンダーカットをブロックアウトする（図2）→③義歯床粘膜面に分離材を塗布し，石膏泥を注入する→④破折線に沿って平行に約3mm幅の溝を形成する（図3）→⑤補強線埋入のための溝を形成する→⑥補強線を屈曲し，アルミナサンドブラストを施した後，金属接着性プライマーを塗布する（図4）→⑦筆積み法にて，溝に常温重合レジンを添加する（図5）→⑧形態修正・研磨を行う（図6）→⑨適合試験・咬合調整を行う

■ 注意事項

1) 破折した義歯を瞬間接着剤で仮固定すると，破折線がみえなくなるので，破折線を色鉛筆などで明示しておくとよい．

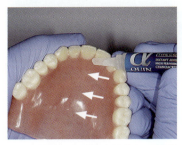
図1 破折した義歯を復位し，瞬間接着剤で仮固定する．

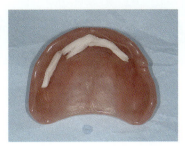
図2 義歯床粘膜面のブロックアウト

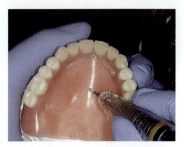
図3 破折線に沿って溝を形成する．

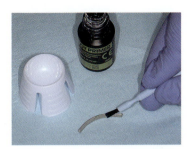
図4 アルミナサンドブラスト後の金属接着性プライマー塗布

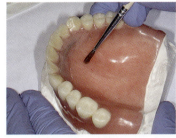
図5 常温重合レジンを溝に添加する

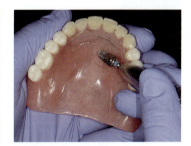
図6 形態修正・研磨

2）長期使用した義歯の修理の場合，レジンは吸水しており常温重合レジンとのなじみが悪いため，再度破折するリスクがあることを説明し，新規義歯製作を勧めることが望ましい．

3）人工歯が咬耗しアンチモンソンカーブとなっている場合，咬合力によって上顎義歯に頰側方向の応力が発生するため，正中から破折する原因となりうる．

4）アルミナサンドブラストを施した補強線は，素手で触ると接着阻害因子が付着するので，グローブを装着して扱う．

■ カルテへの記載

病名：7+7 義歯ハソン

9/12	7+7	再診	58
		義歯修理	375
		歯科技工加算1	55
		歯科口腔リハビリテーション料1	124

〈都築　尊〉

第19章 小児の歯科治療

1 小児患者への対応

■ 目 標

・小児患者に対する適切な対応ができる．

Point

・小児患者の円滑な歯科診療を行うために，必要な診察項目，診断用資料，治療計画を実施できる．

■ 診療の流れ（図1）

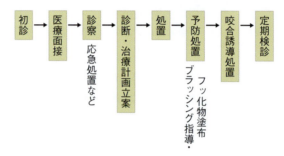

図1 小児患者の診療の流れ

■ 医療面接

・医療面接の目的は，患児や保護者から正確な情報を収集し，術者と患児，保護者との三者の信頼関係を構築することにある（図2）．

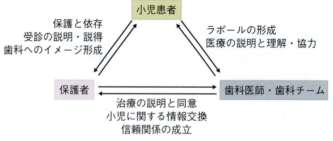

図2 小児・保護者・歯科医師の関係性（Wright, 2014）

・医療面接では，患児の不安や恐怖心に配慮した環境を設定する．治療器具を目にすると不安が増強するため不必要なものは移動させ，リラックスできるように絵本などを準備するのもよい．
・開放型や閉鎖型の質問を駆使し情報収集を行い，患児や保護者に対し共感的態度をとることも重要となる．

■ 診察

1) 患児や保護者から主訴を聴取する．
2) 現病歴，既往歴，家族歴を聴取する．

3) 現症について聴取，診察を行う．
　①全身の診察：身長・体重の測定，歩行状態，発音・語彙数の確認
　②顔貌の診察：頭部および顔面の形態や対称性の確認
　③口腔内の診察：歯・歯列・咬合・軟組織の確認

■ 診断用資料

1) 顔貌写真，口腔内写真
   治療評価や成長発達の観察に用いる．
2) エックス線画像
   必要に応じエックス線画像〔デンタルエックス線，パノラマエックス線，頭部エックス線規格画像，咬合法，咬翼法，CBCT（**図3**）など〕を撮影する．
3) スタディモデルによる分析
   歯や歯列の状態，咬合状態の診断の際に用いる．
4) その他の検査
   必要時，齲蝕活動性試験，咀嚼・嚥下機能検査，血液検査などを行う．

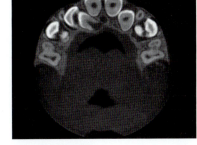

図3　CBCT画像

■ 治療計画の立案

　成長発達期の変化を考慮に入れ，治療計画立案を行う必要がある．立案時には以下の点を考慮する．

1) 患児の全身状態の把握
   必要に応じ主治医に対診を行う．
2) 患児の精神状態の把握
3) 保護者の理解度，協力度の評価
4) 診断，治療内容，治療順序の立案
   主訴や急性症状に対する処置を優先し，齲蝕処置，外科処置，予防，咬合誘導の順に行う．
5) 定期検診
   成長発達に伴う口腔内変化や顎関係の変化，生活環境に伴う口腔内環境の変化などを観察する必要がある．通常3～6か月程度の間隔で受診してもらい，変化の大きな時期や齲蝕活動性が高い場合には，短期間での受診を指示する．

■ 定期健診時の検査項目

　硬組織・軟組織の検査，処置歯の状態確認，歯列・咬合の状態，乳歯歯根吸収の状態，永久歯歯胚発育の状態，口腔衛生状態，生活習慣など

● 参考文献
1) 白川哲夫・他編．小児歯科学．第6版．医歯薬出版；2023．p.118-24．

〈齊藤桂子，森川和政〉

第19章 小児の歯科治療

2 小児に対する口腔衛生指導

■ 目 標

・年齢に応じた適切な口腔衛生指導ができる．

> **Point**
> ・患児の年齢や成長レベルなどにより個々に対応する．
> ・乳幼児期は主に保護者に対する指導も行う．
> ・保護者に対する指導にはブラッシング指導（仕上げ磨き）や食事指導などがある．

■ 目 的

・適切な口腔衛生指導を行い，う蝕および歯周疾患の発生を予防する．

■ 用意するもの

1) 歯垢染色液
2) 歯ブラシ
3) 手鏡
4) 指導用模型
5) 筆記用具
6) 染色部位を記録するチャート

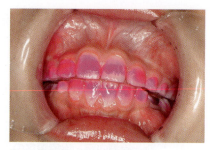

図1　染め出し後の口腔内写真

■ 口腔衛生指導の流れ

①医療面接にて現在の養育者，生活習慣（食事習慣），歯磨きの方法，回数，清掃用具について保護者にたずねる→②口腔内検査を行い，現在の口腔清掃状態を把握する→③患児をユニットまたは鏡の前の椅子に誘導する→④歯垢染色液を歯面につける（**図1**）→⑤歯垢付着部位をチャートに記録する→⑥歯ブラシを用いて患児に歯面清掃させる（**図2**）→⑦磨き残しの部分をチェックし，清掃法を指導する→⑧最後に保護者と確認し，今後の管理の方針を相談する

■ 保護者に対するブラッシング指導（図3）

・歯磨きは3歳頃より小児自身で行えるようになるが十分に行うことができない．そのため乳幼児期はもちろん，永久歯が萌出する学童期までは，保護者による仕上げ磨きなどの口腔衛生管理はう蝕予防や歯周疾患予防において非常に大切となる．
・現在の口腔清掃状態を保護者に説明し，動機づけ，意識づけを行い，スクラッビング法（**図4**）などによる仕上げ磨き方法の指導を行う．

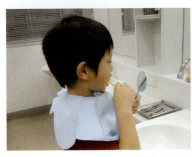

図2 患児へのブラッシング指導（鏡をみながらの歯ブラシ練習）

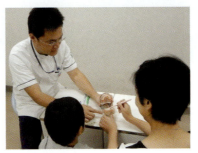

図3 保護者へのブラッシング指導

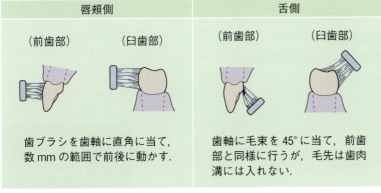

図4 スクラッピング法

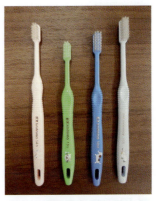

図5 小児用歯ブラシ（左から，仕上げ磨き用，乳歯列期用，前歯部交換期用，側方歯交換期用）

■ 歯ブラシの選択（図5）

- 乳児期，幼児期，学童期それぞれの歯列の状態に適した大きさや形態のものがある．
- 保護者による仕上げ磨きには「仕上げ磨き専用の歯ブラシ」を使用する．

■ 注意事項

1) 患児の個々の性格を慎重に把握し，恐怖心を与えたり，パニックにさせないことが重要である．そのためには無理強いをするのではなく，引き際を見極めなければならない．
2) 患児との信頼関係を結ぶことは重要であるが，同時に保護者にも理解してもらわなければならない．何よりも説明不足を避けることが大切である．

■ カルテへの記載

5歳患児の $\overline{E|}$ C_2 処置の場合　病名：$\overline{E|}$ C_2

6/13		地域歯科診療支援病院歯科再診料＋(乳)	75＋10
		歯科疾患管理料（指導内容：患児および保護者へのスクラッピング法によるブラッシング指導　文書別紙提供）＋文書提供加算	100＋10 —
	$\overline{E|}$	即時充填形成（充形）	192
		光CR充填（O），材料	159＋11
		実地指1（指示内容略，文書別紙提供）	80

●参考文献
1) 白川哲夫・他編. 小児歯科学. 第6版. 医歯薬出版；2023. p.163-4.

〈齊藤桂子，森川和政〉

第19章 小児の歯科治療

3 小児に対するフッ化物応用

■目 標
・小児患者に対して適切なフッ化物応用ができる.

Point
・フッ化物のう蝕予防機序について説明できる.
・フッ化物の歯面塗布法が実施できる.
・フッ化ジアンミン銀歯面塗布の適応症が説明できる.
・フッ化ジアンミン銀歯面塗布が実施できる.

■目 的
・う蝕予防および初期う蝕の進行抑制をはかる.

■用意するもの

1 フッ化物歯面塗布
1) 低速回転式コントラアングル
2) ロビンソンブラシ
3) フッ化物〔2％フッ化ナトリウム溶液・フォームまたは酸性フッ素リン酸溶液・ゲル（図1）・フォーム〕
4) ロールワッテ（綿球塗布法の場合）
5) 綿球（綿球塗布法の場合）
6) トレー（トレー法の場合）

2 フッ化ジアンミン銀歯面塗布
1) ロールワッテ
2) ワセリン
3) 38％フッ化ジアンミン銀〔サホライド®（図2）〕
4) 小綿球
5) デンタルフロス（隣接面に塗布する場合）

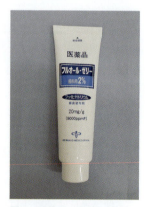

図1　酸性フッ素リン酸ゲル
歯質に対する停滞性に優れている.

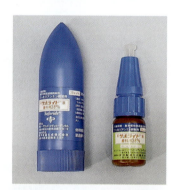

図2　38％フッ化ジアンミン銀溶液
う蝕部位に塗布する．う蝕進行抑制効果がある.

■処置の流れ

1 フッ化物歯面塗布
1) 綿球塗布法
　　①歯面清掃（ロビンソンブラシを用いて注水下で行う）→②簡易防湿（ロールワッテを用いて周囲軟組織を排除する）→③歯面乾燥（薬剤の歯質へのぬれをよくするためにエアシリンジを用いて乾燥させる）→④フッ化物の歯面塗布（綿球に薬液を浸して3～5分間歯面に塗布し，湿潤させる．ゲルの場合，余剰な薬剤をふき取る）→⑤簡易防湿の除去→⑥塗布後の注意（塗布後30分は飲食と含嗽を控えさせる）

2）トレー法

①歯面清掃→②トレーの選択・試適→③薬液の採取（液体の場合は綿やスポンジに染み込ませ，ムースやゲルは直接トレーに盛る）→④歯面乾燥→⑤トレーの装着（口腔内に挿入して4〜5分ほど保持させる．唾液は適宜吸引する）→⑥トレーの撤去（ゲルの場合，余剰な薬剤をふき取る．唾液は吸引する）→⑦塗布後の注意（塗布後30分は飲食と含嗽を控えさせる）

② フッ化ジアンミン銀歯面塗布

①歯面の清掃→②防湿・乾燥（塗布する歯を中心にロールワッテを用いて防湿する．また，吸引器あるいは排唾管にて唾液の排除を行う．乾燥はエアシリンジにて行う．歯肉に近い部分に塗布する場合は，歯肉部分にワセリンを塗布して薬液との接触を防ぐ）→③塗布（薬液を染み込ませた小綿球を歯面にすり込む要領で塗布する．隣接面は薬液をデンタルフロスに染み込ませて塗布する）→④適用時間（塗布後2歳児前後では30秒，3歳児で30秒〜1分，4〜5歳児で2分を目安とする）→⑤塗布後の処置（患児が洗口可能であれば洗口させる．洗口が困難であれば吸引器で余分な薬液を吸引する．口唇に薬液が付着した場合は生理食塩水または過酸化水素水で洗浄するか，水で何回か洗い落とす）

■ 注意事項

① フッ化物歯面塗布

1）急性中毒を考慮した量のフッ化物を用い，飲み込ませないよう塗布中は適切な吸引を行う．
2）ロールワッテの誤飲・誤嚥に細心の注意を払う．

② フッ化ジアンミン銀歯面塗布

1）塗布により，う蝕罹患歯質が黒変するため保護者に十分に説明し，承諾を得る．
2）深在性う蝕に塗布した場合，歯髄障害を起こすことがあるので，薬液を希釈するか塗布を避ける．
3）大きな綿球に薬液を過剰につけて塗布しない．
4）ロールワッテの誤飲・誤嚥に細心の注意をはらう．
5）歯肉・軟組織を腐食させるので付着させない．
6）皮膚，衣服を黒変させるので付着させない．
7）永久歯には塗布しない．

■ カルテへの記載

＊フッ化物歯面塗布については p.336 参照

3歳児 BA|AB フッ化ジアンミン銀（サホライド®）塗布の場合．病名：BA|AB　C₁

6/5		初診＋(乳)	267＋(40)
	BA|AB	う蝕薬物塗布処置（サホライド）	84

・う蝕薬物塗布処置は3歯まで46（69）点，4歯以上56（84）点を算定する．（　）内は6歳未満．

●参考文献

1）白川哲夫・他編．小児歯科学．第6版．医歯薬出版；2023．p.169-170.
2）白川哲夫・他編．小児歯科学基礎・臨床実習．第3版．医歯薬出版；2021．p.94-7, 152-4.
3）朝田芳信・他編著．小児の口腔科学．第5版．学建書院；2019．p.152-5.

〈佐伯　桂〉

4 乳歯・幼若永久歯のシーラント

■目　標

・適切なう蝕予防処置ができる．

Point

・萌出直後の処置が最もう蝕予防効果が高い．
・萌出途上歯にはセメント系シーラント材，萌出完了歯にはレジン系シーラント材を使用する．
・適応部位は，臼歯部咬合面小窩裂溝部，上顎側切歯舌側基底部小窩，異常結節基底部，癒合歯の癒合部である．
・ラバーダム防湿は必須である．
・歯面処理には，リン酸エッチングとセルフエッチングプライマーの2種類がある．

■目　的

・う蝕に罹患しやすい小窩裂溝部などを物理的に閉鎖することにより，う蝕に罹患するのを防ぐ．

■用意するもの

1）ラバーダム防湿セット　2）小窩裂溝用清掃器具（ブラシコーン，スクラッチポイント）　3）小窩裂溝清掃剤（次亜塩素酸ナトリウム溶液，過酸化水素水）　4）歯面処理剤　5）フッ化物徐放性シーラント材　6）光照射器

■処置の流れ

①ラバーダム防湿（**図1，2**）→②歯面清掃（**図3**）→③歯面乾燥→④歯面処理→⑤歯面乾燥（**図4**）→⑥シーラント材の填塞→⑦光照射→⑧適合状態の確認（**図5**）→⑨ラバーダム防湿の除去→⑩咬合関係の確認

■注意事項

1）保険適応は，乳歯および幼若永久歯である．
2）萌出途中の歯には，セメント系シーラント材による暫間的填塞（**図6，7**）を行い，萌出後レジン系シーラント材にて填塞を行う．
3）機械的清掃では，ブラシコーンを用い，研磨材は使用しない．
4）機械的清掃の後，次亜塩素酸ナトリウム溶液と過酸化水素水を用いて化学的清掃を行う．
5）歯面処理は，使用説明書を厳守する．
6）リン酸エッチングの場合は，脱灰部位は必要最小限にとどめ，薬剤が残存しないように十分に水洗を行う．
7）シーラント材填入時，探針を用いて小窩裂溝部底部まで流し入れ，気泡が入らないようにする．
8）填塞部位は必要最小限にとどめる．過剰になってしまった部位は光照射前に，綿球で軽くふき取る．

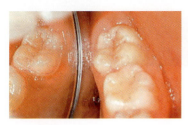
図1 術前
う蝕に罹患しやすい状態にある大臼歯部小窩裂溝部に適応する．

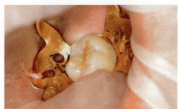
図2 ラバーダム防湿

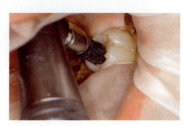
図3 歯面清掃
ブラシコーンにて清掃する．研磨剤は使用しない．

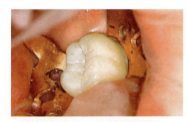
図4 エッチング処理後
酸処理後，十分な水洗，乾燥を行い，脱灰状態を確認する．

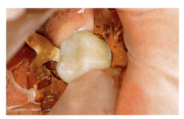
図5 填塞後
気泡の有無，辺縁部の適合状態の確認をする．

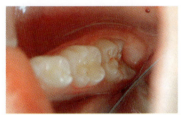
図6 萌出途中の第一大臼歯

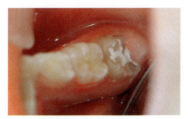
図7 カルボキシレートセメントによる暫間的填塞

9）硬化後に探針を用いて填塞状態の確認を，ラバーダム防湿除去後に咬合関係の確認を行う．
10）処置後，定期的な経過観察が必要である．

■ カルテへの記載

7歳の患児の┌6 シーラント処置の場合，病名：┌6 C₁

12/24		初診＋(乳)	267＋(40)
	┌6	ラバーダム防湿	－
		歯面清掃（NaOcl, H₂O₂）	－
		初期う蝕早期充填処置	－
		レジン系（使用材料名）	145（212）
		グラスアイオノマー系・標準型（使用材料名）	142（209）
		グラスアイオノマー系・自動練和型（使用材料名）	143（210）

・（ ）の点数は6歳未満の乳幼児の場合．

〈西田郁子〉

第19章 小児の歯科治療

5 乳歯の修復処置

■目　標

・乳歯う蝕に対して，適切な修復処置ができる．

Point
・修復材料の特性を理解し，適切な修復方法を選択する．
・乳前歯部には，コンポジットレジン修復，グラスアイオノマーセメント修復を行う．
・乳臼歯部には，コンポジットレジン修復，インレー修復，既製乳歯冠修復を行う．
・多歯面にわたる乳前歯の修復には，クラウンフォームを用いる．
・グラスアイオノマーセメント修復は，低年齢児や非協力児に有効で，暫間修復としても使用される．

■目　的

・感染歯質を除去し，適切な歯冠修復材料で修復することで，健康歯質の保存，歯髄組織の保護を行う．
・形態，機能，審美性の回復を行い，後継永久歯の萌出スペースを維持する．

■用意するもの（コンポジットレジン修復）

1) 局所麻酔用器具・薬剤（う窩が深い症例では，可及的に無痛状態で処置を行う）
2) ラバーダム防湿セット
3) 切削器具（タービン用バー，低速用ラウンドバー）
4) う蝕検知液
5) 覆髄剤・裏層材
6) 修復材料
7) 充填器
8) 隔壁（セルロイドストリップス，T-バンド，石塚式イージーマトリックス），ウェッジ
9) 光照射器
10) 咬合紙，研磨器具（カーバイドバーファインカット，ホワイトポイント，研磨用ストリップス）

■処置の流れ（図1〜4）

①エックス線検査→②表面麻酔・浸潤麻酔→③ラバーダム防湿→④窩洞形成（図2）→⑤う蝕象牙質除去→⑥ベベル付与→⑦覆髄・裏層（窩洞が深い症例）→⑧隔壁（窩洞が隣接面を含む症例，図3）→⑨歯面処理→⑩修復材料充填→⑪光照射→⑫隔壁除去→⑬咬合調整・形態修正→⑭研磨

330

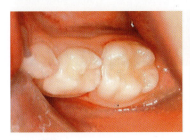
図1 術前
|D 遠心に変色を認める.

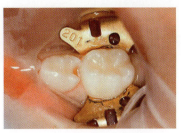
図2 ラバーダム防湿後，窩洞形成
遠心部の修復を行う場合，その後方歯にクランプをかける.

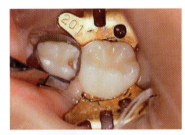
図3 隔壁装着
T-バンド（隔壁）を装着する.

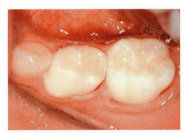
図4 修復後

■ 注意事項

1) 乳歯は歯髄腔が広く，髄角が突出しているため，窩洞形成時に露髄させないように注意し，歯質削除量はできるだけ最小限にとどめる.
2) 隆線が発達している乳臼歯咬合面では，それぞれを独立した窩洞として扱う.
3) 乳歯では，側室歯肉壁に窩縁斜面の付与は行わなくてよい.
4) 歯髄組織に近接する窩洞では，覆髄・裏層が必要である.
5) 覆髄・裏層の際，窩縁がセメントで覆われないように注意する.
6) 歯面処理は，使用説明書に従って厳密に行う.
7) バニッシャーなどを用いて，形態付与を行う.
8) 深い窩洞では，アンダーカット部分の充塡に注意し，積層充塡を行い，未重合の部分が存在しないように，角度を変えて光照射する.

■ カルテへの記載

6歳の患児の|D 光重合型コンポジットレジン（複雑）処置の場合，病名：|D C₂

12/24		初診＋（乳）	267＋（40）
	|D	X線（D）1F（デジタル撮影）所見記載	58
		OA（プロネスパスタ）浸麻（2％キシロカイン Ct 1.8mL）	―
		ラバーダム防湿	―
		充形	128（192）
		歯面処理（EE，EB）	―
		充塡（複）（OD）	158（237）
		充塡材料Ⅰ（A1，修復材料名）	29
		研磨	―

・（ ）の点数は6歳未満の乳幼児の場合

〈西田郁子〉

第19章 小児の歯科治療

6 生活歯髄切断法

■ 目 標

・適切な歯髄組織保存処置ができる.

Point
・歯髄組織の生活力が旺盛な乳歯や幼若永久歯に有効である.
・適応症は，感染が歯冠部歯髄組織に限局している症例で，急性単純性歯髄炎，急性化膿性歯髄炎の軽症型，慢性増殖性歯髄炎，慢性潰瘍性歯髄炎，外傷による歯冠破折歯，窩洞形成中に露髄し，露髄面が感染している症例である.
・歯髄切断面の貼薬には，水酸化カルシウム製剤が使用される.
・十分な予後観察が必要である．エックス線検査ではデンティンブリッジの形成が認められる.

■ 目 的

・健康な歯根部歯髄組織を保存することにより，乳歯では生理的歯根吸収を行わせ，後継永久歯とスムーズな交換を営ませること，幼若永久歯では生理的歯根形成を行わせ，歯根を完成させることを目的とする.

■ 用意するもの

1) 局所麻酔用器具，薬剤
2) ラバーダム防湿セット
3) 切削器具（タービン用バー，滅菌した低速用ラウンドバー）
4) 次亜塩素酸ナトリウム溶液，過酸化水素水
5) 生活歯髄切断糊剤（水酸化カルシウム製剤）
6) 充塡器
7) 裏層材（酸化亜鉛ユージノールセメント，グラスアイオノマーセメント）

■ 処置の流れ

①表面麻酔，浸潤麻酔→②ラバーダム防湿（図1）→③う窩の開拡，う蝕象牙質の除去（図2）→④天蓋除去（図3）→⑤歯冠部歯髄の除去，歯髄切断（図4）→⑥歯髄切断面の洗浄→⑦歯髄切断面へ糊剤貼薬（図5）→⑧裏層（図6）→⑨歯冠修復

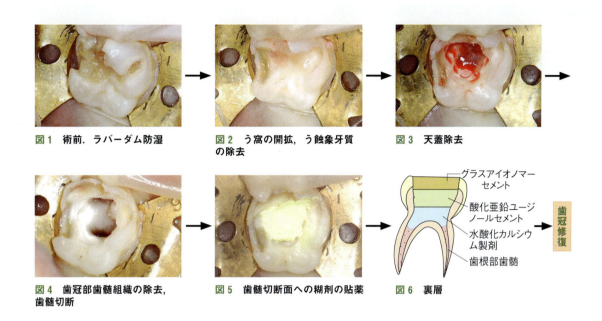

図1 術前．ラバーダム防湿
図2 う窩の開拡，う蝕象牙質の除去
図3 天蓋除去
図4 歯冠部歯髄組織の除去，歯髄切断
図5 歯髄切断面への糊剤の貼薬
図6 裏層

■ 注意事項

1) ラバーダム防湿は必須である．歯冠崩壊の著しい歯では，矯正用バンドおよびグラスアイオノマーセメントを用いて，隔壁を形成した後，ラバーダム防湿を行う．
2) 可及的に歯髄組織を感染させないように注意する．切削器具はステップごとに交換し，天蓋除去からは滅菌した器具を使用する．
3) 歯髄切断面の止血状態を確認する．止血できない症例は，感染が歯根部まで達している可能性が高いので，さらに低位で切断するか，抜髄処置へ移行する．
4) 貼薬を行うときは，断髄面に圧をかけないように注意する．
5) 乳臼歯髄床底部には副根管が多数存在するため，髄床底部まで貼薬を行う．
6) 予後観察では，不快症状の有無やエックス線検査でのデンティンブリッジの形成の有無を確認する．

■ カルテへの記載

7歳の患者の|1 生活歯髄切断法の場合，病名：|1 C₃急化 Pul

12/24		初診＋（乳）	267＋（40）
	|1	X線（D）1F（デジタル撮影）所見記載	58
		OA（プロネスパスタ）浸麻（2％キシロカイン Ct 1.8mL）	―
		ラバーダム防湿	―
		生切＋歯根完成期以前および乳歯（CV，EZ，グセ）	233（350）＋42（63）

・生切後の歯冠修復は生 PZ（既製乳歯冠）あるいは KP（コンポジットレジン修復）である．
・（ ）の点数は6歳未満の乳幼児の場合

〈西田郁子〉

第 19 章 小児の歯科治療

7 乳歯の麻酔抜髄法

■ 目 標

・乳歯の歯髄腔の形態，根管数など解剖学的特徴について十分な知識がある．
・口腔内診査およびエックス線所見から，う蝕の範囲および歯髄処置方法を選択できる．
・歯髄の処置に必要な薬剤を選択できる．

Point

・歯髄炎の診断には臨床症状の理解が重要である（図1）．
・安全と感染予防のため，ラバーダム防湿を確実に行う．
・乳歯の特徴および歯種別の解剖学的特徴（髄質・根管の彎曲形態）に注意を払う．
・乳歯に用いる根管充填剤の特徴と操作方法を修得する．
・後継永久歯への交換までの予後管理のポイントを知る．

■ 目 的

・乳歯の麻酔抜髄処置は，全部性の歯髄炎が進行し，歯周組織へ炎症が波及することを阻止し，後継永久歯歯胚を保護することを目的とする．

■ 用意するもの

1) 基本セット 2) ラバーダムシートおよびラバーダムセット一式 3) う蝕検知液 4) エアタービン 5) コントラアングルハンドピース 6) ダイヤモンドポイント 7) ラウンドバー 8) クレンザー 9) ファイルまたはリーマー 10) 次亜塩素酸ナトリウム溶液 11) EDTA溶液 12) 根管用乾燥器具（綿栓） 13) 水酸化カルシウム製剤 14) グラスアイオノマーセメント

■ 処置の流れ

①診察と問診→②エックス線検査→③局所麻酔→④ラバーダム防湿→⑤天蓋除去・髄室開放→⑥根管口確認・明示→⑦抜髄→⑧根管形成→⑨根管洗浄・乾燥→⑩根管貼薬→⑪仮封→⑫治療後の説明

①問診では自発痛・冷水痛などの臨床症状を確認する．診察では根尖相当部の歯肉や打診痛の有無を確認する（図1）．
②デンタルエックス線画像から，う窩である透過像と歯髄腔との距離，歯根においては，歯根膜の拡大の有無や根尖病巣や根分岐部病変が存在しないことを確認する（図2）．
③④局所麻酔およびラバーダム防湿（第3章2参照）を行う．
⑤ダイヤモンドポイントやラウンドバーを用いて，う蝕検知液を用いながら窩内の軟化象牙質を完全に除去後，天蓋除去を行う．臼歯部髄床底などを穿孔しないよう各乳歯の形態を理解する．
⑥歯種による根管の数・位置に留意しながらラウンドバーで根管口の明示を行う（図3）．
⑦クレンザーを用いて歯髄を除去する．
⑧根尖にリーマー・ファイルが突出しないよう注意しながら拡大し，根管形成を行う．

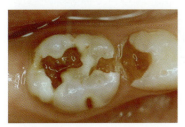
図1　口腔内写真

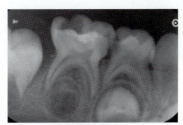
図2　エックス線画像

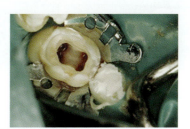
図3　根管口明示

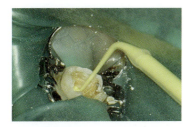
図4　根管充塡

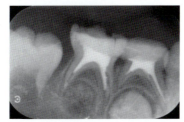
図5　根管充塡後エックス線画像

⑨根管形成後に根管洗浄・乾燥（第10章1参照）を行う．
⑩水酸化カルシウム製剤を用いて，根管の消毒を行う（第10章6参照）．
⑪グラスアイオノマーセメントなど歯に接着性のある封鎖性のよい仮封材を選択する．
⑫鎮痛薬を与薬するかを判断する．疼痛時や仮封材がはずれた場合の指示を与える．

■ 根管治療後の根管充塡

打診痛および根管内の汚れがなくなったら，吸収性の根管充塡材を用いて根管充塡を行う．乳臼歯の場合は副根管が多数存在するので髄床底も根管充塡材で覆う（**図4**）．エックス線撮影を行い，根管充塡の過不足を判定する（**図5**）．不足している場合には，再度根管充塡を行う．

■ 注意事項

1）エックス線検査によって，歯根の形態および吸収状態，歯周組織の状態，後継永久歯歯胚の状態を注意深く観察する．
2）根管充塡後は歯冠修復を行い，定期的にエックス線撮影による予後観察を必ず行う．
3）失活剤の使用は周囲歯周組織や後継永久歯歯胚に影響を与えるため，禁忌である．

■ カルテへの記載

4歳の患児の E| の抜髄の場合，病名：E|　C₃　急化Pul

6/1		初診＋（乳）	267＋40
		歯科疾患管理料（文章提供加算）	80＋10
	E|	咬合痛を主訴として来院	―
		デンタルエックス線（デジタル撮影）E|歯髄腔に連続するう蝕	58
		透過像あり	
		OA＋浸麻　エピリド®配合注　1.8 mL	9
		ラバーダム防湿	―
		抜髄（3根管，NC＋EDTA，水酸化カルシウム貼付，グラスアイオノマー）	900

〈岡　暁子，熊谷徹弥〉

第19章 小児の歯科治療

8 小児のう蝕治療における継続管理の流れ

■ 目 標

- う蝕の発生原因を適切に評価し，小児のう蝕リスクを評価できる．
- 小児の年齢・う蝕罹患状況に応じて，適切な継続管理法を選択できる．
- 小児の成長発達に合わせて，本人および保護者に対する口腔衛生指導ができる．
- フッ化物歯面塗布およびフッ化物洗口法の処方を理解する．
- 保険診療に基づく継続管理ができる．

Point

- 小児の成長発達に応じた歯ブラシとブラッシング方法を選択する．
- 甘味摂取だけでなく食生活の状況を問診し生活指導を行う．
- フッ化物について安全性を考慮した適切な応用法を指導する．
- 歯科衛生士と連携した定期的な継続管理を立案する．

■ 目 的

う蝕または歯肉炎に罹患し治療が終了した小児と保護者に対して，現状を維持するために定期的な歯科受診を促し，う蝕予防を目的とした口腔衛生管理のための指導および診療を行う．

■ 小児う蝕者の指導管理

う蝕処置が終了した患児は，う蝕多発傾向者として継続的な指導管理が行われる（C 管理中）．フッ化物歯面塗布処置は，歯科医師またはその指示を受けた歯科衛生士が行う場合に，月1回に限り算定できる．2回目以降の算定は，前回実施月の翌月の初日から起算して2月を経過した日以降に，月1回にかぎり算定できる．

■ 用意するもの

1) 基本セット　2) 歯垢染色液　3) 歯ブラシ　4) コントラアングルハンドピース　5) ロビンソンブラシ　6) 研磨用ペースト　7) フッ化物ペースト（2%フッ化ナトリウム）

■ 処置の流れ

①問診→②口腔内検査（必要があればエックス線検査）→③歯垢染色とプラークスコアの記録→④ブラッシングおよびフロッシング指導→⑤ロビンソンブラシを用いた機械的歯面清掃→⑥フッ化物歯面塗布と塗布後の説明→⑦食生活および生活習慣指導

①来院前数か月の口腔清掃習慣の変化や，甘味摂取，食生活などについての問診を行う．
②口腔内検査では，歯列に応じたう蝕好発部位（表1）を念頭に，新たなう蝕の発生がないか，修復物に問題はないか，また乳歯の脱落や永久歯の萌出に問題がないかを確認し，必要があればエックス線検査を行う．
③歯垢染色液を用いて，歯面に付着したプラークを視覚化し，小児および保護者に確認しても

表1 各Hellmanの咬合発育段階のう蝕好発部位（星野倫範，2021[1]）

歯の萌出状況（Hellmanの咬合発育段階）		齲蝕の好発部位
乳歯萌出期（IC期）	乳臼歯萌出前期（IC期）	上顎乳前歯唇面・隣接面
	乳臼歯萌出期（IC期）	上顎乳前歯唇面・隣接面，乳臼歯咬合面
乳歯列完成期（ⅡA期）		上顎乳前歯唇面・隣接面，乳臼歯咬合面・隣接面
混合歯列期（ⅡC〜ⅢB期）	第一大臼歯萌出期（ⅡC〜ⅢA期）	乳臼歯咬合面・隣接面，半萌出状態の第一大臼歯
	側方歯群交換期（ⅢB期）	半萌出状態の小臼歯，第一大臼歯
第二大臼歯萌出期（ⅢC期）		半萌出状態の第二大臼歯

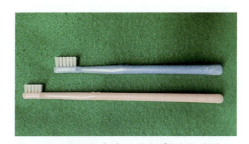

図1 口腔清掃指導を行った患児の3か月後の変化

図2 本人磨き用（上）と仕上げ磨き用（下）
仕上げ磨き用は柄の長いものを使用する．

らう．また，プラークスコアを記録し数値化することで，目標値の設定や過去の値と比較しながら指導を行う（図1）．

④患児の年齢に応じた歯ブラシや保護者の仕上げ磨き用歯ブラシを用いる（図2）．小児の年齢に合わせ，グリップおよびブラッシング方法を指導する．隣接面はう蝕好発部位であるためフロッシング指導も必ず行う．

⑤ロビンソンブラシを用いて機械的歯面清掃を行う．

⑥フッ化物歯面塗布を行う．塗布後30分間の飲食や洗口を控えることを本人および保護者に伝える．

⑦診察の内容から，日常における口腔衛生管理についての指導を行う．必要に応じて食事指導や甘味摂取に対する指導も行う．

■ カルテへの記載

8歳の患児のフッ化物歯面塗布処置の場合，病名：$\frac{6|6}{6|6}$ C管理中

6/1		再診	58
		歯科疾患管理料（文章提供加算）	100＋10
	$\frac{6|6}{6|6}$	3月に行ったう蝕処置に対するC管理を行う	－
		フッ化物歯面塗布処置（2％フッ化ナトリウム溶液）	110
		実地指1（PMTC，間食および食生活の注意を患児と保護者に行う．ブラッシング指導を衛生士に指示．）	80
			－
		機械的歯面清掃	72

● 参考文献
1) 白川哲夫・他編．小児歯科学基礎・臨床実習．第3版．医歯薬出版；2021．p.141-56．

〈岡　暁子，熊谷徹弥〉

第19章 小児の歯科治療

9 乳歯の抜歯

■ 目 標

- 乳歯抜歯の適応症を診断できる．
- 歯根の吸収程度に応じた抜歯の技術を習得する．
- 後継永久歯への影響を理解し配慮ができる．
- 抜歯後の注意事項が説明できる．
- 小児特有の行動に対してなど，安全に留意した抜歯を行うことができる．

Point

- 小児は，歯科治療に不安や恐怖を感じながら来院するので，適切な対応をとる．
- 抜歯を行う歯種や歯根の吸収状態によって局所麻酔法や抜歯の際の注意点が異なる．
- 術後の後出血や局所麻酔薬による口唇麻痺時の咬傷に留意する．

■ 目 的

- 保存不可能または咬合誘導上抜歯が必要となった乳歯を抜去し，後継永久歯を保護するとともに，正常な萌出を誘導する．

■ 用意する物

1) 基本セット　2) 局所麻酔　3) ヘーベル　4) 抜歯鉗子　5) エアタービン　6) 歯の分割用バー　7) 鋭匙　8) ガーゼ

■ 処置の流れ

①抜歯前の診察と問診→②エックス線画像による診断→③局所麻酔の施行→④冠状靱帯切断→⑤歯の脱臼→⑥歯冠分割の検討→⑦患歯の摘出→⑧不良肉芽の搔爬→⑨縫合の検討→⑩抜歯後の説明→⑪与薬

①抜歯の適応かどうかを現病歴・臨床症状の問診に加え，視診および触診によって確認する（**図1**）．歯科的既往歴として，抜歯の経験および後出血の有無を確認する．
②エックス線画像を用いて，乳歯の歯根吸収の状態，歯根周囲の歯槽骨破壊の範囲，後継永久歯歯胚の位置を確認する（**図2**）．局所麻酔の作用領域や歯冠分割の必要性の検討も行う．
③刺入部位に表面麻酔を行ったのち，局所麻酔を施行する．
④歯冠の概形の確認，軟組織の損傷を予防するために，探針を用いて冠状靱帯の切断を十分に行う．
⑤ヘーベルを用いて，歯の脱臼を試みる．
⑥吸収を伴わない乳歯，特に乳臼歯では，歯根離開度が大

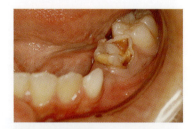

図1 口腔内所見

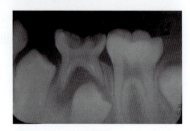

図2 エックス線所見

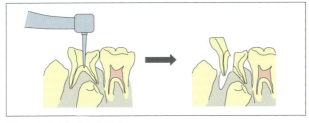
図3 歯冠分割を行う場合

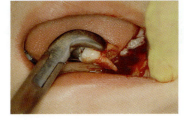
図4 鉗子による抜歯

きく歯根も彎曲しているため,歯根破折を起こしやすい.また,後継永久歯や周囲組織への損傷が最小限となるよう,必要があれば歯冠の分割を行う(図3).

⑦歯が咽頭に落下しないように十分注意し,必要があればガーゼを舌側もしくは口蓋側に置きながら抜歯鉗子で把握して摘出する(図4).

⑧後出血を避けるため,後継永久歯の歯胚に注意して不良肉芽の掻爬を行う.

⑨数歯に渡って抜歯を行った場合や,歯肉弁が可動し不安定な場合には,縫合を検討する.ガーゼを用いて圧迫止血を行う.

⑩後出血や浸麻による口唇の咬傷に注意を払う.

⑪病状と外科的侵襲の程度により,抗菌薬や鎮痛薬の投与を検討する.

■ 注意事項

1) 浸潤麻酔使用後の患児の咬傷の注意を患児および保護者に伝える.

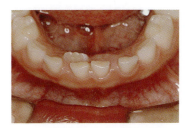
図5 二重歯列における抜歯の検討

2) 後継永久歯との二重歯列となった乳歯の抜歯では,歯根吸収が垂直的に起こっている場合があり,エックス線画像で観察されるよりも細くなっていることがある.歯根破折を起こさないよう,歯の抜去は十分に脱臼させて行う(図5,6).

3) 乳歯の抜去後は後継永久歯の萌出まで経過観察を行う.

■ カルテへの記載

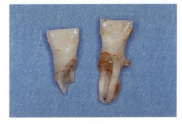
図6 抜去歯の根形態

5歳の患児の抜歯の場合,病名:E̅ C₃ 慢化 Per

6/1		初診(乳)	267+40
	E̅	歯科疾患管理料(文章提供加算)	80+10
		上顎右側臼歯部の疼痛を主訴として来院.E̅頬側にフィステルを認める.	— —
		デンタルエックス線撮影(デジタル撮影)	58
		歯根周囲歯槽骨に広範囲の透過像が観察され,後継永久歯歯胚と連続している.	— —
		OA+浸麻エピリド®配合注 1.8 mL	9
		乳歯 抜歯	195
		処方料+調剤料+薬情	42+11+4
		カロナール®細粒20% 1g 1×疼痛時3回分	1×3
		保護者に抜歯後の保隙と管理の必要性,ブラッシングについて説明し,咬傷に注意するよう指導した.	— —

〈岡 暁子,熊谷徹弥〉

第19章 小児の歯科治療

10 保隙装置の装着

■目 標

- 乳歯列期および混合歯列期における保隙の必要性を理解する．
- 乳歯早期脱落部位に対し，適切な保隙装置を選択できる．
- 小児および保護者に保隙装置の必要性を説明できる．
- 成長に応じた保隙装置の管理ができる．

Point

- 患児の年齢と症例に応じた保隙装置が選択できる．
- 保険診療における保隙装置の適応症を理解する．
- 保隙装置の適応と撤去時期および他の保隙装置への変更の必要性を判断する．

■目 的

- 乳歯が早期脱落した場合に，永久歯の正常な萌出を目指すことを目的として保隙装置を装着し，喪失部位の空隙を近遠心的・垂直的に維持する．

■保隙装置の適応症と適応時期[1]

1) クラウンループ保隙装置・バンドループ保隙装置
   - 適応期間：Hellman の咬合発育段階ⅡA〜ⅢA
   - 適応症：片側性の乳臼歯1歯の中間歯喪失
   - 撤去時期および装置変更：喪失部位の永久歯萌出で撤去または喪失部位の変化によって装置変更

2) ディスタルシュー保隙装置
   - 適応期間：Hellman の咬合発育段階ⅡAのみ
   - 適応症：第一大臼歯萌出前で，片側性の第二乳臼歯1歯の欠損
   - 撤去時期および装置変更：第一大臼歯の萌出後シューを切断し撤去，ループ型保隙装置への変更を検討する

3) リンガルアーチ
   - 適応期間：Hellman の咬合発育段階ⅢA〜ⅢB
   - 適応症：①両側の第一大臼歯を支台として利用できる症例
     ②2歯以上の乳臼歯喪失
     ③可撤保隙装置の使用が困難な小児
   - 撤去時期および装置変更：喪失部位の永久歯萌出後撤去

4) Nance のホールディングアーチ
   - 適応期間：Hellman の咬合発育段階ⅢA〜ⅢB
   - 適応症：両側の第一大臼歯を支台として利用できる症例（上顎のみ）
   - 撤去時期および装置変更：喪失部位の永久歯萌出後撤去

5）小児義歯（可撤保隙装置，床型保隙装置）
　・適応期間：Hellman の咬合発育段階ⅡA〜ⅢB（永久歯欠損に対する保隙を除く）
　・適応症：①歯の早期喪失部位や歯数は制限されない
　　　　　　②両側性の乳臼歯早期喪失
　　　　　　③片側2歯以上の乳臼歯早期喪失
　　　　　　④片側乳臼歯1歯欠損において固定式装置装着が困難な症例
　　　　　　⑤乳前歯早期喪失
　・撤去時期および装置変更：保隙部位に永久歯萌出したら，萌出部位の人工歯・床を削除する．
　　　　　　　　　　　　　　側方歯群交換期は，リンガルアーチに変更を検討する．

■ 用意するもの

1 クラウン（バンド）ループ

　1）印象材　2）小児用トレー　3）既製乳歯冠（バンド）　4）金冠バサミ　5）咬合面調整鉗子　6）ゴードンプライヤー　7）コントラアングルハンドピース　8）（ストレート）研磨用具一式　9）パラフィンワックス　10）（バンドプッシャー，バンドリムービングプライヤー）

2 小児義歯

　1）印象材　2）小児用トレー　3）アダムスプライヤー　4）咬合紙　5）クラスプ用ワイヤー　6）コントラアングルハンドピース（ストレート）　7）研磨用具一式

■ 処置の流れ

　保隙装置には，クラウン（バンド）ループ，ディスタルシュー，リンガルアーチ（舌側弧線装置），Nance のホールディングアーチおよび小児義歯（可撤式保隙装置）があるが，現在保険適応されているのは，クラウン（バンド）ループと外傷による乳前歯喪失に対する小児義歯の2つの装置のみである．本項では，これらの装置について説明する．

■ 症例〔クラウン・バンドループの流れ（第一乳臼歯の早期喪失を想定）〕

①第二乳臼歯のう蝕の有無や程度で，クラウンループかバンドループかを選択する．
②クラウンループが選択された場合，第二乳臼歯の支台歯形成を行って，既製乳歯冠を選択する．バンドループの場合は，バンドを選択する．
③既製乳歯冠は，金冠バサミとゴードンのプライヤー，咬合面形成鉗子を用いて支台に適合させる．バンドの場合は，バンドプッシャーを用いて適合させる．
④既製乳歯冠またはバンドを装着したまま取り込み印象を行う．
⑤バンドループまたはクラウンループの製作を行う．
⑥試適を行う．装置が対合歯にあたっていないか，ループ部のワイヤーが歯肉を強く圧迫していないか（貧血帯の有無）を確認する（図1）．
⑦試適が良好であれば，簡易防湿下にてバンドループまたはクラウンループを，合着材（化学重合型グラスアイオノマーセメント）を用いて合着する．合着後に探針やデンタルフロスを用いて余剰セメントの除去を行う．
⑧年齢に応じた保隙装置の管理計画と定期管理の必要性を保護者に説明し，次回の定期検診の予約をとる．

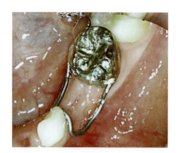
図1　クラウンループ

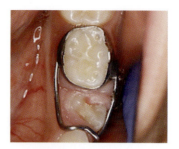
図2　後継永久歯が萌出し，バンド撤去が必要な症例

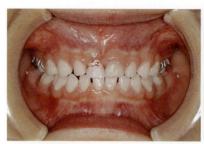
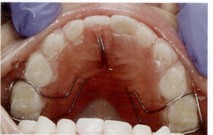
図3　小児義歯

■ クラウン・バンドループ装着後の注意事項

1) ワイヤーループの沈下・浮き上がり，ワイヤーループの変形など装置の変形や破損が起きる可能性があるので定期検診の際はチェックを行う．
2) 装着後の装置の周りにプラークが溜まりやすいので清掃指導を行う．
3) 定期検診時にデンタルエックス線画像・パノラマエックス線画像撮影を行い，後継永久歯の成長状態を観察し，永久歯萌出時期および保隙装置の装着期間を検討する．
4) 保隙を行っていた部位から後継永久歯が萌出した場合は，クラウループであればループの撤去を行う．バンドループであればバンドシーターを用いてバンドの撤去を行う（**図2**）．

■ 症例〔小児義歯の流れ（外傷による上顎乳中切歯喪失を想定）〕

① A| を外傷にて早期喪失．欠損部位の保隙および咀嚼，発音機能と審美性の回復のため小児義歯による保隙の必要性を保護者に説明する．
② 小児用トレーを用いて印象（上下顎ともに）および咬合採得を行う．
③ 小児義歯の製作を行う．
④ 来院したら試適を行う．維持装置や義歯の床縁が適合しているかを確認する．その後は，咬合紙を用いて咬合調整を行う．
⑤ 着脱方法や清掃方法など義歯の管理を教えて処置を終了する（**図3**）．

■ 小児義歯装着後の注意事項

1) 装着後の不適合が生じたり，成長に伴う義歯の調整が必要になるため定期検診の際には使用状況と粘膜の状態を確認する．
2) 装着後の装置の周囲は不潔となりやすいので清掃指導を行う．
3) 定期時にデンタルエックス線画像・パノラマエックス線画像の撮影を行い，後継永久歯の成長状態を観察し，永久歯萌出時期および保隙装置の装着期間を検討する．

■ カルテへの記載

4歳の患児のクラウンループの場合，病名：$\overline{D|}$ MT

6/1		再診（乳）	58＋10
		歯科疾患管理料（文章加算提供）	100＋10
		$\overline{D|}$早期喪失のため，$\overline{E|}$に保隙装置を装着する必要がある．	—
	$\overline{E|}$	生PZ（クラウンループ）	180
		単純印象	48
		BT	27
6/10		再診（乳）	58＋10
	$\overline{E|}$	小児保隙装置（クラウンループ型）	900
		装着料	68
		接着性レジンセメント	17

4歳の患児の $\underline{A|A}$ 小児義歯の場合，病名：$\underline{A|A}$ MT

6/1		再　診（乳）	58＋10
	$\underline{A|A}$	歯科疾患管理料（文章加算提供）	100＋10
		3月5日に外傷により $\underline{A|A}$ 欠損となったため，小児義歯を装着する．	—
		補診　床義歯の設計と保護者への説明	90
		単純印象	63
		BT	97
6/10		再　診（乳）	58
	$\underline{A|A}$	PD set（1床2歯）	686
		人工歯　前歯（硬質レジン歯）	58
		線鉤（レストなし）$\underline{E|E}$ アダムスのクラスプ	140×2
		新製有床義歯管理料	190
		床縁の削合，クラスプ調整，家庭での管理の方法を保護者に説明	—
		毎日の清掃法について説明	—

●引用文献

1）白川哲夫・他編．小児歯科学基礎・臨床実習．第3版．医歯薬出版；2021．p.62-79.

〈岡　暁子，熊谷徹弥〉

19
小児の
歯科治療

第19章 小児の歯科治療

11 外傷への対応

■ 目　標
- 口腔外傷に対する検査手順を把握し，緊急時に適切に対応できる．
- 口腔内所見とエックス線所見から，受傷部位と受傷様式を診断し，適切な治療方針を立案できる．
- 外傷歯の固定方法の種類とその適応症を理解している．
- 乳歯，幼若永久歯，永久歯に対する治療方法の違いを理解している．
- 軟組織の裂傷を縫合できる．

Point
- 受傷直後の小児や保護者は緊張状態にあるので，やさしく声をかけ落ち着かせる．
- 疼痛の軽減を優先する．
- 受傷時の様子，経過時間，受傷歯の状態（脱落時）を詳しく問診する．

■ 目　的
- 口腔外傷による歯の脱臼，破折などの緊急時に，成長過程にある乳歯および永久歯の保存をはかり，軟組織の裂傷に対して適切な処置を行う．

■ 用意するもの

1 乳歯の不完全脱臼（転位）時の処置
1）コントラアングルハンドピース　2）ロビンソンブラシ　3）固定用ワイヤー（016×022 矯正用ワイヤーなど）　4）ニッパー　5）プライヤー　6）コンポジットレジン　7）研磨用具一式

2 幼若永久歯の破折時の処置
1）コントラアングルハンドピース　2）ロビンソンブラシ　3）次亜塩素酸ナトリウム溶液　4）ラウンドバー　5）水酸化カルシウム製剤　6）コンポジットレジン　7）固定用ワイヤー（016×022 矯正用ワイヤーなど）　8）ニッパー　9）プライヤー　10）研磨用具一式

■ 処置の流れ

1 乳歯の不完全脱臼（転位）時の処置

①口腔外検査→②口腔内検査→③問診→④エックス線検査→⑤診断・治療計画→⑥局所麻酔の施行→⑦歯面清掃→⑧洗浄→⑨整復→⑩固定→⑪研磨→⑫与薬→⑬患児・保護者への説明→⑭経過観察

①意識レベル，口腔以外の外傷について診察を行う．頭部に激しい外傷がある場合は，そちらの対応を優先させる．

②軟組織を含めた外傷部位，歯の脱臼，破折，軟組織損傷の程度を検査する．触診による歯の動揺，打診痛の有無によって外傷歯の範囲を特定する．

③いつ，どこで，どのような状況で外傷したかを問診し，カルテに記載しておく（健康保険以外に傷害保険の請求がある場合もあるので根拠資料が必要である）．初診時の口腔内写真も

344

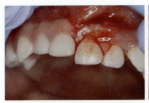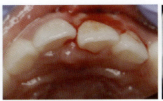

図1 受傷直後の口腔内写真・デンタルエックス線画像

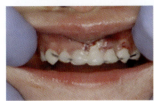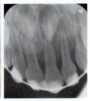

図2 固定後の口腔内写真・デンタルエックス線画像

　　撮影しておく．
　④口内法による撮影を行う．歯冠破折・歯根破折の有無，乳歯歯根吸収の状態，後継永久歯歯胚の位置などを確認する．
　⑤本症例では，A|AB 不完全脱臼と |AB の挺出・口蓋側転位を認める（**図1**）．
　⑥局所麻酔を施行する．
　⑦ワイヤー固定に含める歯の清掃を行い，接着効果を高める．
　⑧軟組織に裂傷がある場合は，生理食塩水を用いて洗浄する．
　⑨転位している歯を整復する．歯列全体のバランス，本人や保護者への確認，咬合位での評価を行って，最終的な位置を決定する．歯肉裂傷がある場合は先に縫合する．
　⑩固定用ワイヤーを屈曲する．固定範囲には，転位および動揺している歯の本数に対し，十分な固定源となる健常歯を含めての接着性コンポジットレジンによる固定を行う（**図2**）．
　⑪固定後，ワイヤーおよびレジン周囲を指で確認し，必要があれば研磨を行う．
　⑫必要に応じて抗菌薬，鎮痛薬を投与する．
　⑬保護者に術後の注意事項や歯髄壊死による変色，後継永久歯への影響について説明する．
　⑭後継永久歯の萌出まで，エックス線撮影による定期的な観察を行う．

2 幼若永久歯の破折時の処置

　①口腔外検査→②口腔内検査→③問診→④エックス線検査→⑤診断・治療計画→⑥局所麻酔の施行→⑦歯面清掃→⑧歯冠部歯髄の除去，歯髄切断→⑨歯髄切断面の洗浄→⑩歯髄切断面への糊剤貼薬→⑪裏層→⑫歯冠修復→⑬固定→⑭研磨→⑮与薬→⑯患児・保護者への説明→⑰経過観察

　①〜③検査や問診は乳歯の外傷と同様の対応をとる．
　④口内法による撮影を行う．歯冠破折・歯根破折の有無などを確認する（**図3**）．
　⑤本症例では，の 1|1 歯冠破折および露髄を認める．また，21|1 に軽度の動揺を認める（**図3**）．
　⑥⑦乳歯の外傷と同様の対応をとる．
　⑧清潔なラウンドバーを用いて露髄部歯髄を一部除去切断し，生活歯髄切断法を行う（生活歯髄切断法については第19章6参照，**図4**）．
　⑨切断部に対して次亜塩素酸ナトリウム溶液でケミカルサージェリーを行う．
　⑩切断部に水酸化カルシウム製剤を貼布する．
　⑪グラスアイオノマーセメントで裏層する．
　⑫破折片を接着性コンポジットレジンで歯冠修復する．

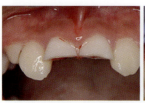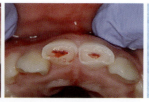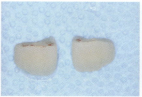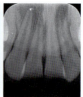

図3　8歳の男児．学校で衝突，転倒，1|1 の破折により来院した．

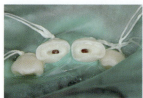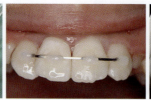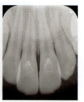

図4　生活歯髄切断法
歯髄を切断後止血した状態（左），貼薬および歯冠修復後のデンタルエックス線画像（中），歯冠修復およびワイヤー固定後の患歯．

⑬〜⑯固定（図4）や与薬は乳歯の外傷と同様の対応をとる．
⑰歯髄壊死による変色や外部吸収などの可能性が考えられるので，エックス線画像による定期的な観察を行う．

■ 注意事項

1）外傷歯の処置は迅速に行う．
2）受傷した患児に頭痛や嘔吐などを認めた場合はただちに専門医に依頼する．
3）完全脱臼の連絡が入った場合には，脱落歯を歯の保存液やミルクに保存し来院するよう指示する．
4）乳歯の外傷ではエナメル質形成不全や歯胚位置異常など後継永久歯への影響について，永久歯の外傷では歯の変色や歯髄の内部吸収などの可能性について説明する．

■ カルテへの記載

4歳の患児の A|AB 整復・固定の場合，病名：A|AB 不完全脱臼

6/1		初診（乳）	267＋40
		歯科疾患管理料（文書提供加算）	80＋10
		本日午後3時頃，自宅の階段で転倒し，上顎前歯部を打撲	－
		A|AB 不完全脱臼	－
		|AB 挺出・口蓋側転移させ4時に来院した．動揺度2度，出血，	－
		上口唇の打撲を認め，自発痛・咬合痛あり．	－
		全身状態良好．体重15 kg．	－
		患児はパニック状態にあり，号泣，体動が激しく治療が困難	－
		である．緊急時のため，保護者の同意のうえ，身体抑制にて	－
		処置を行う．	－
	A|AB	デンタルエックス線撮影（デジタル撮影）受傷歯に歯根膜拡大	58
		を認めるが，歯根破折は認めない．	－
		局所麻酔（OA＋浸麻エピリド®配合注 1.8 mL）	－
		機械的歯面清掃	108

	CBA|ABC	暫間固定（前歯部に合わせてワイヤー屈曲し，6歯を接着性レジンで固定）	750
			—
		処方料＋調剤料	42＋11
		サワシリン® 細粒 10％ 4.5 g　3×毎食後 3 日分	12×3
		カロナール® 細粒 20％ 1 g　1×疼痛時 3 回分 1×3	1×3
		薬情	4
		処方された薬について説明した．	—
		保護者に術後の管理，後継永久歯への影響について説明した．	—
6/7		再診（乳）	58＋10
	A|AB	固定の状態良好．受傷歯に変色なし，打診痛なし．	—
		SP（ヂアミトール®）	
		次回固定除去（2 週間後）	—

8 歳の患児の 1\|1 生切・固定の場合，病名：21\|1 不完全脱臼，1\|1 C₃（外傷による歯冠破折）

6/3		初診	264
		歯科疾患管理料（文書提供加算）	80＋10
		本日午後 4 時頃，小学校より帰宅中に転倒し，上顎前歯部を負傷した．	—
		養護教員より連絡があり，4 時 25 分に来院．1|は歯冠破折し，	—
		点状露髄を認める．21|1 動揺度 2 度，歯頸部より出血，自発	—
		痛あり．	—
		全身状態良好．体重 27 kg.	—
		保護者の同意のうえ，処置を開始する．	—
	21|1	デンタルエックス線撮影 受傷歯に歯根膜拡大を認めるが，歯根破折は認めない．	58
	1|1	局所麻酔（OA＋浸麻エピリド配合注 1.8 mL）	9
		生切（水酸化カルシウム法），セメント裏層（歯根未完成）	233＋42
		KP（複）	86
		光 CR 充填（MOD），研磨	158＋29
	C21|12C	暫間固定（前歯部に合わせてワイヤー屈曲し，6歯を接着性レジンで固定する．）	795
		処方料＋調剤料	42＋11
		サワシリン細粒 10％ 4.5 g　3×毎食後 3 日分	12×3
		カロナール細粒 20％ 1 g　1×疼痛時 3 回分 1×3	1×3
		薬情	4
		処方された薬について説明した．	—
		保護者に術後の管理，外傷歯の予後について説明した．	—
6/4		再診	58
		固定の状態良好．受傷歯に変色なし，打診痛なし．	—
		SP（ヂアミトール）	
		次回固定除去（2 週間後）	—
6/17		再診	58
		暫間固定除去	30
		経過良好，次回 1 か月後にエックス線検査・歯髄電気診を行う．	—

〈岡　暁子，熊谷徹弥〉

第19章 小児の歯科治療

12 小児の口腔習癖への対応

■目 標

・口腔習癖に対して適切な対応ができる．

Point
・口腔習癖の種類をあげることができる．
・口腔習癖と口腔への影響を説明できる．
・個々の口腔習癖について対応できる．

■目 的

・適切な口腔習癖への対応を行うことで，不正咬合の発症を予防する．

■口腔習癖とは

　口腔習癖とは，習慣的・無意識に行っている習癖が口腔に関連した行動のことをいう．成長期における小児において増齢しても消失しない口腔習癖は，口腔の形態と機能の発達に影響を及ぼすことが多い．代表的な口腔習癖，原因と特徴，口腔への影響を表1に示す．

表1　口腔習癖の原因と特徴，口腔への影響，防止装置

口腔習癖	原因と特徴	口腔への影響	習癖除去装置
吸指癖	・心理的欲求不満，精神的緊張の緩和などが原因 ・1～2歳児に多くみられ，3歳を過ぎると次第に減少	歯列弓狭窄，開咬，上顎前突，交叉咬合，異常嚥下癖の併発，下顎前歯の舌側傾斜	フィンガーガード，指サック
咬唇癖	・精神的な緊張が多くの原因	上顎前突，前歯部開咬	オーラルスクリーン，リップバンパー
咬爪癖	・精神的な緊張が多くの原因 ・学童期に最も多い	正中離開，叢生，開咬	
舌突出癖	・吸指癖による開咬に付随	開咬，両（上）顎前突	タングガード，タングクリブ
異常嚥下癖	・吸指癖による開咬に付随 ・アデノイド，扁桃肥大，乳児型嚥下の残留などが原因 ・口輪筋，オトガイ筋，頰筋の収縮を伴う	開咬，上顎前突，空隙歯列	
口呼吸	・鼻疾患，上顎前歯の前突，習慣性が原因	口唇の乾燥，歯肉炎，前歯部前突	
歯ぎしり（ブラキシズム）	・早期接触による外傷性咬合，精神的な筋緊張亢進が原因．原因不明の場合も多い ・睡眠中に多い	咬耗，咬合性外傷	ナイトガード

〔藤田優子．小児歯科診療における補助．新・歯科衛生士マニュアル　小児歯科学（木村光孝・他編）．クインテッセンス出版；2014．p.103，表5-3．〕

表2 口腔筋機能療法（MFT）の例

対象	あてはまるMFT
舌の動き	ファストタング・スキニータング
	ティップアンドスティック
	ミッドアンドスティック
	リップトレーサー
舌の位置	フルフルスポット
	スポットポジション
	ポッピング
	ポスチャー
口唇閉鎖	リップエクササイズ
嚥下	ガーグルストップ
	スラープスワロー

・口腔習癖の原因には心理的な問題がかかわっていることが多い．
・主な対応法には心理療法，口腔筋機能療法および日常生活における工夫がある．

■ 口腔習癖の処置法

1 心理療法

・吸指癖は3歳を過ぎると次第に減少するため，それまでは経過観察を行う．
・患児が理解できる年頃であれば，行動変容法を用いて口腔習癖の害を十分に説明し，中止することを意識させる．
・保護者には外遊びや運動をさせてエネルギーを十分に発散させたり，手や口を使う機会を増やすようにまた寝つくまでに手をつないだりして子どもとのスキンシップをはかるように指導する．

2 口腔筋機能療法

　舌突出癖，口呼吸，異常嚥下癖などの口腔習癖を長期に継続することにより，筋活動の不調和が生じ，口腔の形態と機能の発達に影響を及ぼす可能性がある．口腔習癖により生じた後天的な筋肉の不調和を改善し，咀嚼時，嚥下時，発音時，安静時の舌や唇の位置の改善，および呼吸をはじめとした口腔機能を改善するためのプログラムをMFT（oral myofunctional therapy：口腔筋機能療法）とよぶ（表2）．

3 日常生活における工夫

　意思疎通の可能な小児であれば，口腔習癖をやめるよう意識してもらうことも可能であるが，吸指癖や咬爪癖については手を使う遊び（塗り絵，折り紙，カードゲームなど）を多用することにより，手を口にもっていく頻度を減らすことができることがある．意思疎通の困難な幼児や障害児，あるいは就寝中にこれらの習癖が出る小児の場合には，有効な対策を講じることは難しい．

　以前は，タングクリブや指サックなどの習癖除去装置を使用することもあったが，いずれも患児に苦痛を与えることによって口腔習癖を除去させようとするものであったため，人道的理由から近年は用いないことが多い．

■ 注意事項

・不適切な対応によりかえって口腔習癖が増悪したり，新たな口腔習癖が惹起されることもあるため，対応には慎重を要する．

〈渡辺幸嗣〉

第19章 小児の歯科治療

13 矯正装置の装着

■目標

- 矯正装置の必要性を理解できる.
- 矯正装置について患者や保護者の理解度を確認しながら説明できる.
- 矯正装置装着後の注意事項が説明できる.
- 矯正装置の撤去時期や,ほかの装置への移行時期が判断できる.

Point

- 矯正装置は自費の適応となるので,保護者の十分なインフォームド・コンセントを得る.
- 矯正装置を製作するための印象採得と構成咬合の採得を正しく行う.
- 矯正装置の製作時に,作業用模型の破折ならびに装置を変形させないよう注意する.
- 側方歯の交換に際し,その萌出を妨げないように咬合面部の削合などの調整を行う.

■目的

- 下顎後退位と上顎前歯唇側傾斜を伴う上顎前突の改善のため,アクチバトールの装着を目的とする.

■用意するもの

1) 印象材　2) トレー　3) パラフィンワックス　4) 0.9 mm 矯正線
5) ヤングのプライヤー　6) 加熱重合レジン

■処置の流れ

　小児期の上顎前突の治療の矯正装置には,ヘッドギア,アクチバトール,咬合斜面板などあるが,本項では,上顎前突用のアクチバトールの流れで説明する.

　①口腔内検査および不正咬合の診断:患者の年齢,歯列の状態を検査し,側面頭部エックス線規格写真から,顎顔面形態の特徴を把握し,適切な矯正装置を選択する（図1）→②インフォームド・コンセント:保護者に矯正装置の利点,欠点を説明し,同意書（たとえば承諾書）にサインしてもらう→③印象採得:上下顎の全顎印象を行う→④構成咬合の採得:下顎骨前方位で,上下正中線が一致,切端間の距離 2〜3 mm,臼歯咬頭間距離 4〜5 mm,上下顎臼歯間の水平的距離が左右で等しいワックスバイトを採得する→⑤作業用模型製作:普通石膏で作業用模型を製作し,構成咬合の状態で構成咬合器に付着する（図2）→⑥アクチバトールの製作:作業用模型上で上下顎の唇側誘導線を屈曲し,床をパラフィンワックスで製作し,ワックスパターンを埋没,加熱重合レジンに置き換え,アクチバトールを製作する（図3）→⑦口腔内試適:患者を来院させ,製作したアクチバトールを試適し,適合を確認する（図4）→⑧装置の調整:上顎前歯部のレジンを削合し誘導面を形成し,上顎唇側誘導線が上顎前歯に緊密に接するよう調節する→⑨装着後の説明:装置の使用方法,使用時間,清掃方法,定期検査の必要性および装置破損時の注意事項を説明する→⑩定期検査:矯正装置装着後は,装置の使用時間を確認し,オーバージェット,臼歯関係について検査し,また装置の変形,破折,そして後継永久歯の萌出を障害していないかどうかを定期的に観察し,撤去時期を判断する（図5）→⑪保定:

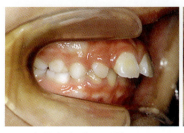
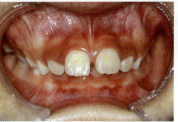

図1　初診時（9歳1か月）　　　　　　　　　　　　　　　図2　構成咬合器に付着（構成咬合位）

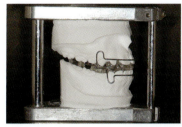
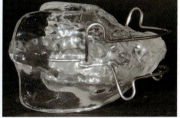
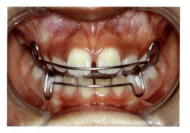

図3　装置の完成　　　　　　　　　　　　　　　　　　　図4　装置の装着

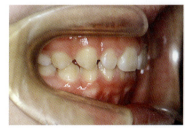
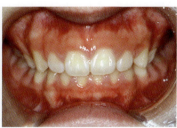

図5　治療終了時（10歳10か月）

適正なオーバージェットを維持しているか検査する．また，保定装置としてアクチバトールを使用することもある．

■ 注意事項

1) 睡眠時などを含む使用時間の確保（1日10時間程度を目安とし，長いほどよい），食事や口腔内清掃の際には外すこと，口腔内清掃を十分に行ってから装着すること，ワイヤー部分を触らないこと，紛失しないよう注意することを説明する．
2) 必要に応じて装置をつくりかえる．
3) 必要に応じて本格的矯正治療（マルチブラケット装置）へ移行する（図6）．

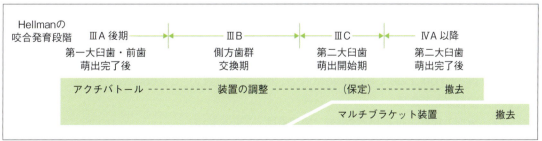

図6　矯正装置の適応時期

〈川元龍夫，黒石加代子〉

第20章 有病者の歯科治療

1 有病患者への対応

■ 目 標
- 有病者の歯科治療にあたって，必要な情報を収集できる．
- 全身疾患を念頭においた検査，診断ができる．
- 全身疾患に配慮した治療方針を立案できる．

■ 診療の流れと注意事項

1 医療面接
- 問診票を活用し，既往歴，家族歴を聴取する．
- 全身疾患の罹患時期，治療法，経過，医療機関，主治医，服薬状況を聴取する．
- 全身疾患に罹患していても，自覚症状がないこともある．
- 全身疾患の症状があるが，受診していないこともある．
- 患者が自身の病状を誤って認識していることもある．
- 患者が自身の病状を隠していることもある．
- 開かれた質問だけでなく，閉ざされた質問も用いる．（例：「入院されたことはありますか？」）

2 診察・検査
1) 全身の診察・検査
   ① 口腔を検査する前に全身を観察する
   - 歩き方，姿勢，体格，言動，体温など
   - 顔の表情，顔色，むくみなど
   - 皮膚の色，湿潤度，乾燥度，発疹，爪の色など
   - 眼瞼結膜，眼球結膜など
   ② 呼吸器系の評価
   - 呼吸器疾患の既往の有無や息切れ，喫煙歴などを問診で確認する．
   - Hugh-Jonesの分類（**表1**）などで評価する．
   - 胸部エックス線画像，スパイロメータ，経皮的動脈血酸素飽和度などの検査が有効である．
   ③ 循環器系の評価
   - 脈拍は橈骨動脈を三指で触知し，脈拍数，リズム，緊張度を評価する．
   - 血圧を評価し（**表2**），180/120 mmHg以上であれば，侵襲的な治療は避ける．
   - New York Heart Associationの心機能分類（**表3**）で心機能を評価する．Ⅳ度は歯科治療禁忌である．
     ＊血液検査，血液生化学検査，尿検査はp.386を参照
2) 口腔の診察・検査
   - 口腔の症状が全身疾患の部分症状であることがある．
   - 全身疾患の初発の症状として口腔に症状が発現することがある．

表1 Hugh-Jonesの分類

1度	同年齢の健常者とほとんど同様の労作ができ，歩行，階段昇降も健常者並みにできる．
2度	同年齢の健常者とほとんど同様の労作ができるが，坂，階段の昇降は健常者並みにはできない．
3度	平地でさえ健常者並みには歩けないが，自分のペースでなら1マイル（1.6 km）以上歩ける．
4度	休みながらでなければ50ヤード（46 m）も歩けない．
5度	会話，着物の着脱にも息切れを感じる．息切れのため外出ができない．

表2　成人における血圧値の分類

分類	診察室血圧（mmHg）			家庭血圧（mmHg）		
	収縮期血圧		拡張期血圧	収縮期血圧		拡張期血圧
正常血圧	＜120	かつ	＜80	＜115	かつ	＜75
正常高値血圧	120〜129	かつ	＜80	115〜124	かつ	＜75
高値血圧	130〜139	かつ/または	80〜89	125〜134	かつ/または	75〜84
Ⅰ度高血圧	140〜159	かつ/または	90〜99	135〜144	かつ/または	85〜89
Ⅱ度高血圧	160〜179	かつ/または	100〜109	145〜159	かつ/または	90〜99
Ⅲ度高血圧	≧180	かつ/または	≧110	≧160	かつ/または	≧100
（孤立性）収縮期高血圧	≧140	かつ	＜90	≧135	かつ	＜85

（日本高血圧学会高血圧治療ガイドライン作成委員会編．高血圧治療ガイドライン2019．ライフサイエンス出版；2019．p.18，表2-5より転載）

表3　New York Heart Association の心機能分類

Ⅰ度	心疾患はあるが身体活動に制限はない． 日常的な身体活動では著しい疲労，動悸，呼吸困難あるいは狭心痛を生じない．
Ⅱ度	軽度の身体活動の制限がある．安静時には無症状． 日常的な身体活動で疲労，動悸，呼吸困難あるいは狭心痛を生じる．
Ⅲ度	高度の身体活動の制限がある．安静時には無症状． 日常的な身体活動以下の労作で疲労，動悸，呼吸困難あるいは狭心痛を生じる．
Ⅳ度	心疾患のためいかなる身体活動も制限される． 心不全症状や狭心痛が安静時にも存在する．わずかな労作でこれらの症状は増悪する．

3 医療情報の収集

・患者や家族は誤って認識している場合があるので医療機関に照会する．

・照会は文書で行い，カルテに保存する．

・電話での問い合わせは緊急性がない限り避ける．

・疾患ごとの担当医に照会する．

・照会状には，依頼の目的を明確に記す（歯科治療の可否は歯科医師が決断することであり，可否の判断を依頼目的としてはならない）．

・照会状には歯科処置の時間，侵襲の程度を記載し，略語は使わない．

4 問題点の抽出

・全身的な問題と歯科的な問題を重要度と緊急度の高いものからリストアップする．

・問題点には通院条件や社会的問題も含まれる．

5 治療方針の立案

・照会状の回答は参考意見とし，最終的には歯科医師が治療方針を決定する．

・全身疾患の病状によっては処置内容が制限される．

・全身疾患の病状や処置内容によっては高次医療機関に治療を依頼する．

・他科で処方されている薬剤の変更や減量などは，他科に依頼し，独断で行ってはならない．

6 歯科治療

・モニタリング下に行う．

・全身状態の変化を速やかに把握し，適切な対応をする．

〈吉岡　泉，大谷泰志〉

2 歯科訪問診療の実際

■目　標

・通院困難者に対して，適切な歯科訪問診療を行う．

Point

- 歯科訪問診療は，応急的処置を行う往診とは異なり，計画的な医学管理のもとに定期的に訪問して行う診療であるため，全身疾患や服用薬剤についても熟知しておく必要がある．
- 歯科訪問診療では，診療環境の設定も重要となる．モニター装置がなくても，必要最低限のモニタリングはできるように準備をしておく．
- 多職種連携を実施し，適切な歯科訪問診療を行うことが重要である．

■歯科訪問診療の流れ

①歯科訪問診療の依頼（診療情報提供書）を受ける．
②患者本人やその家族，または病院・施設のスタッフや担当ケアマネージャーと連絡を取る．歯科訪問診療について同意が得られていることを確認し，日程を調整する．
③事前に得られる主訴，既往歴，服用薬剤や全身状態などの情報を取得する．
④当日に必要と考えられる道具，材料を準備する．
⑤現場に到着後，治療開始前に患者本人やその家族，または病院・施設スタッフから，口腔ならびに全身状態に関する情報を確認する．
⑥高齢者，障害者に特徴的な口腔疾患を考慮した口腔内検査（図1）や診察を行う．
⑦歯科訪問診療計画を立てる．
⑧患者本人やその家族に対してわかりやすく説明を行い，同意を得る．
⑨歯科訪問診療計画に沿った治療を実施する．実施した内容は，患者本人やその家族，病院・施設スタッフが把握できるように，カルテや診療連絡ノートなどに文章で記載しておく．
⑩帰院後速やかにカルテ記載を行う．

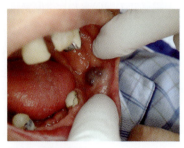

図1　口腔内検査
歯や歯周組織のみではなく粘膜疾患や乾燥状態なども検査する．

■歯科訪問診療の実際

1. **動揺歯**：誤飲・誤嚥防止のための抜歯を行う．
2. **鉤歯の脱落（図2）**：増歯修理（クラスプの付与）を行う．
3. **口唇の咬傷（図3）**：歯の鋭縁の削合・研磨，保護床の製作を行う．
4. **摂食機能障害**：実際の食事場面をみて評価し，適切な食形態・食環境に調整する．
5. **誤嚥性肺炎**：セルフケア困難や開口保持困難の患者に対して口腔ケアを実施する．

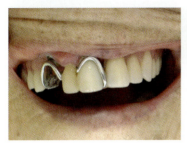
図2 鉤歯の脱落
歯周炎や根面う蝕などが原因で生じやすい.

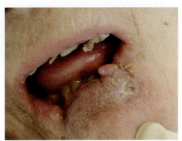
図3 口唇の咬傷
歯の鋭縁の削合・研磨や保護床で対応する.

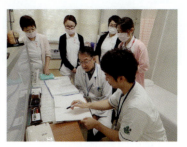
図4 病院・施設スタッフへの説明

■ 注意事項

1) 必要な道具や材料などを携帯し忘れると治療ができないため，入念に準備を行う必要がある．また，患者本人がうまく症状を伝えられず，主訴が診療情報提供書の記載と異なる場合もある．少なくとも，応急処置を行うための道具，材料や薬剤などをあわせて準備しておく．

2) 原則として歯科訪問診療計画に沿った治療を実施するが，患者の全身状態の変化や予後に合わせて，治療計画を変更するなど臨機応変な対応が必要となる．携帯可能なパルスオキシメータや簡易血圧計などで，最低限度のモニタリングは行わなければならない．

3) 外来診療環境とは異なり，歯科診療に適した環境づくりが必要となる．ベッドの位置や高さなどの変更だけでなく，ペンライトやガーグルベースンなどの携帯が必要となる．

4) 患者本人はもとより，その家族や病院・施設スタッフとも密に連絡をとらなければ，医療・介護上だけでなく費用などのトラブルも生じてしまう可能性がある．病院・施設スタッフに対しても治療方針を説明し（図4），診療を実施するうえで有用な情報を収集する．

5) 歯科訪問診療の対象となる患者は，診療だけでなく，ケアについても求められている場合が多い．したがって，口腔衛生管理や口腔機能管理（リハビリテーション）についても熟知しておく必要がある．

6) 要介護認定を受けていて，かつ在宅やサービス付き高齢者向け住宅などの介護保険請求可能な施設に入居している場合は，医療より介護が優先される．そのため，歯科疾患在宅療養管理料や訪問歯科衛生指導料ではなく，居宅療養管理指導を算定する．

■ カルテへの記載

歯科がない病院に入院中の通院困難者に対する 6| 動揺歯の抜歯，病名：6| P₃

12/10		歯科訪問診療1（14:15～14:48） ○○病院△階病棟に訪問	1,100
		脳梗塞後遺症のため寝たきり	—
		訪問診療 歯科診療特別対応加算2	250
		脳梗塞後遺症のため，治療に対する協力が得られない（TSD法）	—
	6|	OA・浸麻（シタネスト-オクタプレシン Ct 1.8 mL 1.8 mL）	10
		抜歯	405
		ヘーベルを用いて脱臼後，鉗子を用いて抜去．止血を確認．	—
		歯科訪問診療補助加算（歯科衛生士□□□□）	90
		病棟主治医より抗生剤・鎮痛剤処方のため，処方せず．	—

〈木村貴之〉

第20章 有病者の歯科治療

3 周術期等口腔機能管理

■目　標
・周術期等口腔機能管理の目的および各専門職の役割を理解する.
・チーム医療に参加し，基本的な口腔機能管理を経験する.

Point
・周術期等口腔機能管理とは，がんなどにかかる全身麻酔手術前後，化学療法や放射線療法，集中治療室における治療，緩和ケアを実施する患者に対して，手術などを実施する医療機関からの依頼に基づき，患者の入院前から退院後を含めて口腔に関連する合併症・有害事象を回避するための準備や対応を指す.

■対象疾患
①頭頸部領域，呼吸器領域，消化器領域などの悪性腫瘍の手術
②臓器移植手術
③心臓血管外科手術
④脳血管外科手術
⑤人工股関節置換術などの整形外科手術
⑥造血幹細胞移植
⑦口腔衛生状態がきわめて不良，肺炎の既往など，術後合併症のリスクが高いと考えられる患者に対する手術
⑧集中治療室における治療が必要な患者（手術を行わない急性期脳梗塞患者など）

■周術期等口腔機能管理の流れ
①手術決定（術前数週間前〜），化学療法・放射線療法・緩和医療前
【医科主治医より管理依頼】
　口腔内感染源精査・歯周組織検査，周術期管理計画立案，口腔衛生管理・専門的口腔ケア・口腔内感染源除去・動揺歯に対する処置など
②入院中
【術前】
　口腔衛生管理・専門的口腔ケア，応急処置など
【手術・化学療法・放射線療法等施行】
【術後〜退院まで（口腔内環境に応じて介入頻度検討）】
　有害事象の有無確認・術後合併症への対応，口腔衛生管理・専門的口腔ケア，保存処置・補綴処置，摂食嚥下機能訓練など
③緩和医療時
　口腔内有害事象への対応，専門的口腔ケア

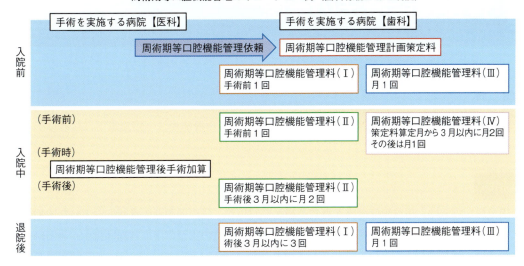

周術期等口腔機能管理のイメージの一例（歯科標榜がある病院）

④退院後
　　医科歯科連携，地域歯科医院との連携

■ 周術期等口腔機能管理の診療報酬点数

1 周術期等口腔機能管理計画策定料：300点（初回1回）
　・周術期における口腔機能の評価および一連の管理計画の策定

2 周術期等口腔機能管理料（Ⅰ）：手術前 280点（1回），手術後 190点（3月以内に月3回）
　・がんなどにかかる手術による入院前後（外来・在宅）の口腔機能管理

3 周術期等口腔機能管理料（Ⅱ）：手術前 500点（1回），手術後 300点（3月以内に月2回）
　・がんなどにかかる手術による入院中患者の口腔機能管理

4 周術期等口腔機能管理料（Ⅲ）：200点（月1回，6月を超えると長期管理加算）
　・がんなどにかかる放射線療法等の入院中患者以外（外来・在宅）の口腔機能管理

5 周術期等口腔機能管理料（Ⅳ）：200点（策定料算定月から3月以内に月2回，その他は月1回，6月を超えると長期管理加算）
　・がんなどにかかる放射線療法などの入院中患者の口腔機能管理

6 周術期等専門的口腔衛生処置1：100点（周Ⅰ・周Ⅱでは術前1回・術後1回，周Ⅲ・周Ⅳでは月2回，周Ⅲ・周Ⅳ（緩和ケア）では月4回）
　・周術期における歯科衛生士による専門的口腔清掃

7 周術期等専門的口腔衛生処置2：110点（月1回）
　・がんなどにかかる放射線療法，化学療法に対する粘膜炎に対して歯科衛生士による口腔粘膜保護材を使用した疼痛緩和処置

8 口腔粘膜保護剤：766点
　・ハイドロゲル創傷被覆・保護材「エピシル®口腔用液」：放射線療法や化学療法に伴う口内炎で生じる口腔内疼痛の管理および緩和を目的とする．

〈今井裕子〉

第20章 有病者の歯科治療

4 摂食機能療法の実際

■目　標
- 摂食嚥下障害の評価より立案した計画に基づいた，摂食機能療法（摂食嚥下リハビリテーション）の実施が行える．

Point
- 摂食機能療法は，摂食機能障害を有する患者に対して，個々の患者の症状に対応した診療計画書に基づき，医師，歯科医師又は医師若しくは歯科医師の指示の下に言語聴覚士，看護師，准看護師，歯科衛生士，理学療法士若しくは作業療法士が1回につき30分以上訓練指導を行った場合に限り算定する．
- 摂食機能障害者とは，以下のいずれかに該当する患者をいう．
  - ア　発達遅滞，顎切除及び舌切除の手術又は脳卒中等による後遺症により摂食機能に障害があるもの
  - イ　内視鏡下嚥下機能検査又は嚥下造影によって他覚的に嚥下機能の低下が確認できるものであって，医学的に摂食機能療法の有効性が期待できるもの
- 摂食嚥下リハビリテーションは，食物を使用しない間接訓練と使用する直接訓練に分類される．
- 訓練の強度は，患者の体力や持久性を考慮して設定する．
- 訓練のみならず，栄養管理や服薬内容についても考慮が必要である．

■目的
- 適切な摂食機能療法を実施することで，摂食嚥下障害の改善をはかり，経口摂取を促進し，患者自身のQOLの維持向上に寄与する．

■原因
- 発達障害，頭頸部腫瘍術後，脳卒中後遺症（脳梗塞，脳出血，くも膜下出血），脳炎，外傷，認知症，神経変性疾患〔筋萎縮性側索硬化症（ALS），パーキンソン病など〕など

■用意するもの
1) 冷水
2) ストップウォッチ
3) 綿棒
4) 舌圧子
5) ガーゼ
6) エプロン
7) 食器，スプーン（小さめのもの，または普段から使用しているもの）
8) ペコぱんだ®（舌圧子）
9) 食事あるいは嚥下訓練食

10）普段食事時に使用している椅子（車椅子）など
11）口腔衛生管理に使用する器具一式

■ 処置の流れ

①口腔衛生管理→②摂食機能療法実施計画書の確認→③間接訓練：頸部リラクセーション，喉頭周囲筋群のストレッチ，口唇閉鎖訓練，頰訓練，ガムラビング，舌運動訓練，舌背挙上訓練，舌尖挙上訓練，軟口蓋挙上訓練，咀嚼訓練，送り込み訓練，thermal tactile stimulation（TTS），舌根後退運動，舌前方保持嚥下，開口訓練，頭部挙上訓練（Shaker exercise），嚥下おでこ体操，脱感作，呼吸訓練，咳嗽訓練，座位保持訓練，歩行訓練など→④直接訓練：摂食方法，食具の工夫，姿勢調節，食形態の調整，食事環境の設定など→⑤嚥下手技：Mendel-sohn maneuver，嚥下パターン訓練（Supraglottic swallow など）など→⑥代償手段：姿勢，食形態の調整，代償的栄養手段など→⑦再評価→⑧再訓練計画立案

■ 訓練法の例

1 間接訓練

1）頸部リラクセーション：① 正面を向いたまま首を左右に倒す．② 顔を左右に回す．③ 首を一周回す（**図1**）．

2）舌運動訓練：ペコぱんだ®をくわえ，舌でトレーニング部を繰り返し押しつぶす（**図2**）．5回を3セット/3回/1日行う．

3）TTS：軟口蓋を刺激して，嚥下反射を惹起させる手技である．刺激により繰り返し嚥下反射を惹起させることで，嚥下関連筋群の筋力増強と協調性が改善する（**図3**）．
①患者に開口してもらう→②凍らせたまたは冷水で冷やした綿棒などで，前口蓋弓を軽く圧迫しながら数回こする→③閉口し，嚥下を促す．

4）開口訓練：口を閉じた状態から最大限まで開口して10秒間保持，10秒間休憩を繰り返す（**図4**）．5回/2セット/日行う．

5）Shaker exercise：仰臥位で肩を床につけたまま頭をつま先がみえるように挙上することを1分間保持する．その後，1分間休憩する．続いて，頭を上げて下ろす動作を30回連続して繰り返す（**図5**）．3回/1日/6週間行う．舌骨上筋群の筋力強化が行われることにより喉頭の前上方への運動改善をはかる．

6）嚥下おでこ体操：利き手でおでこを押しながら，その手に対抗するように首を前方へ倒す．喉頭周囲に力が入っている状態で，5秒間持続させる（**図6**）．10回/3セット/日行う．Shaker exerciseと同様に，舌骨上筋群の筋力強化が行われることにより喉頭の前上方への運動改善をはかる．

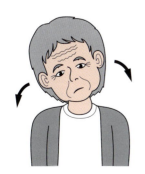
図1　頸部リラクセーション

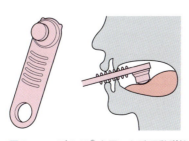
図2　ペコぱんだ®を用いた舌運動訓練

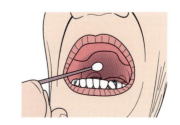
図3　TTS

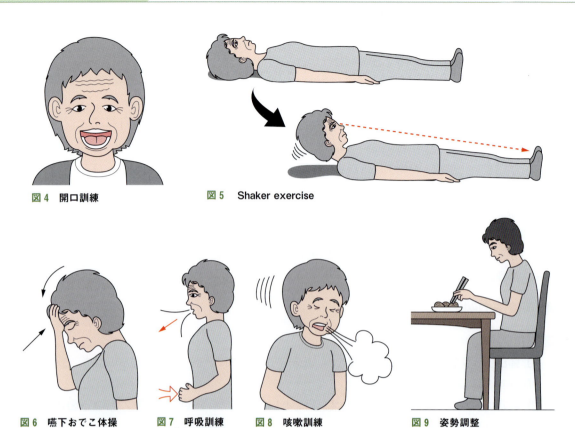

図4　開口訓練　　図5　Shaker exercise

図6　嚥下おでこ体操　　図7　呼吸訓練（口すぼめ呼吸）　　図8　咳嗽訓練　　図9　姿勢調整

7) **呼吸訓練**：呼吸時に胸郭が動かしやすくなるよう，深呼吸と通常呼吸を繰り返し，胸郭ストレッチを行う．

鼻から吸って，口からロウソクの火を吹き消すようにゆっくりと息を吐き出す（口すぼめ呼吸）（**図7**）．いずれも5回以上/日行う．

8) **咳嗽訓練**：息をしっかり吸ってから，勢いよく自発的に「えへん」と咳払いを行う（**図8**）．

2 直接訓練

実際に食べることにより，摂食嚥下機能の回復をはかる訓練である．事前の評価により適応を判断し（**表**），姿勢調整，食物形態の設定，代償的嚥下手技の選択などが確立していることが重要である．

表　直接訓練開始の判断基準

①意識レベルが清明か覚醒（Japan Coma Scale で0～1桁）
②バイタルサインや全身状態が安定
③食べたいという意志
④自発的な嚥下
⑤十分な咳（随意的，または反射的）
⑥著しい舌運動，喉頭運動の低下なし

1) **姿勢調整**：誤嚥しにくい姿勢に調整して食事を行う（**図9**）．顔は軽く下を向く程度にする．机の高さはひじが90度に曲がる程度にする．背もたれのある椅子に深く腰かける．体とテーブルの間は握りこぶし1つ分くらい空ける．椅子の高さはひざが90度に曲がる程度にする．足の裏は床につける．

2) **栄養管理**：摂取エネルギーが不足している状態で負荷の強いリハビリテーションを行うと，筋

肉からタンパク質を分解することでエネルギーを得ようとし，かえって低栄養やサルコペニアを助長する場合があるので，注意が必要である.

3) 服薬管理：原疾患に対して処方されている，ドパミン拮抗薬（向精神薬，制吐薬など）による錐体外路症状や嚥下・咳嗽反射の低下や，筋弛緩作用のある薬剤（筋弛緩薬，睡眠薬，抗不安薬，抗てんかん薬など）による筋力低下により，薬剤性に摂食嚥下障害をきたすことがあるので，必要に応じて主治医へ対診する.

■ 注意事項

1) 摂食機能療法を行う前には，口腔内の感覚賦活を意識した口腔衛生管理を行う.
2) 摂食機能療法時には，患者がリラックスしていることが重要である.
3) 小児の場合には，保護者の同席が望ましい.
4) 常に誤嚥や窒息の危険性があることを念頭に置き，いざというときの対応法は習得しておく必要がある.
5) 一見飲めているようにみえても，不顕性誤嚥（むせない誤嚥）の可能性もあるので，肺炎などの症候に注意が必要である.
6) 摂食嚥下障害の病態に応じた訓練方法の選択が重要である.
7) 摂食嚥下機能の回復程度を考慮しながら，再評価・訓練内容の再検討を行う.

■ カルテへの記載

73歳男性，病名：脳梗塞，左片麻痺，摂食機能障害例の場合

10/18		再診（＋特）	58（＋175）
		（脳梗塞，左片麻痺につき体位保持不全）	―
	摂食機能障害	摂食機能療法	185
		10：00〜10：45（←30分以上）	―
		訓練開始日：2024/9/5	―
		舌運動訓練，嚥下おでこ体操など実施	―
		ペコぱんだなどの使用方法を指導	―

・特：歯科診療特別対応加算1を算定する場合．診療日毎に患者の状態を記載する.
・各種検査を行った場合には，所定点数を算定する.
・診療報酬明細書（レセプト）の摘要欄に，疾患名，当該疾患に係る摂食機能療法の治療開始日，当該療法の実施年月日，実施時間（開始時間〜終了時間），療法の内容，使用用具などの名称の記載が必要である.
・摂食機能療法は，患者の状況により次のように算定する.
1　30分以上の場合　185点：1月に4回に限り算定する．ただし，治療開始日から起算して3月以内の患者については，1日につき算定できる.
2　30分未満の場合　130点：脳卒中の発症後14日以内の患者に対し，15分以上の摂食機能療法を行った場合に算定できる．なお，14日以内の患者であっても，30分以上の摂食機能療法を行った場合には「1」を算定できる.
・摂食機能療法と歯科口腔リハビリテーション料1（2　舌接触補助床を装着している，および3　口蓋補綴，顎補綴により算定した装置を装着している）は，同日の算定はできない．摂食機能療法の治療開始日から起算して3月を超えた場合においては，摂食機能療法と歯科口腔リハビリテーション料1を合わせて月6回に限り算定できる.
・在宅患者訪問口腔リハビリテーション指導管理料（訪問口腔リハ），小児在宅患者訪問口腔リハビリテーション指導管理料（小児訪問口腔リハ）を算定した場合には，摂食機能療法の記載内容に加え，歯周基本検査の検査結果や行った歯周基本治療の内容，口腔衛生状態（小児訪問口腔リハの場合）の評価を記載する.

〈藤井　航〉

第21章 情報検索ほか関連事項

1 医療情報の検索

■目標
- オンラインでの臨床論文，医療情報の検索ができる．

Point
- 特定の疾患やその治療法に関する情報を得るためには，関連した教科書や雑誌から手探りで探すよりも，オンラインでデータベースを検索するほうが「最新の」医学文献を「容易に」探すことができる場合が多い．
- 米国国立医学図書館 National Library of Medicine（NLM）の管理・運営する MEDLINE は世界最大規模の医学文献データベースである．
- 米国の The National Center for Biotechnology Information（NCBI）が開発・提供している PubMed（https://pubmed.ncbi.nlm.nih.gov/）で MEDLINE の文献検索を行うことが，現在の事実上の最新かつ質の高い医学情報へのアクセスである．
- 日本の医学文献データベースとしては，医学中央雑誌刊行会の提供する医中誌データベース（http://www.jamas.gr.jp/），国立研究開発法人科学技術振興機構の提供する J-STAGE（http://www.jstage.jst.go.jp/）などのデータベースがあり，国内文献の検索には有用である．
- 使用する医療用医薬品の情報は常に最新の情報を理解しておく必要がある．添付文書を確認するためには，以前は医薬品に同梱された添付文書を入手する必要があったが，2021年の薬機法の改正で，電子化された添付文書が基本となった．電子化された添付文書は独立行政法人医薬品医療機器総合機構 Pharmaceuticals and Medical Devices Agency（PMDA, https://www.pmda.go.jp/PmdaSearch/iyakuSearch/）のホームページに記載されるほか，株式会社 QLife の運営する添付文書 Pro（https://meds.qlifepro.com/）などのアプリでも閲覧可能である．

■目的
- 特定の疾患や治療法に関して，新しい医療情報をアップデートする．

■ PumMed について

米国国立医学図書館の管理・運営する MEDLINE は，1946年以降の文献情報（書誌情報）が収載されている世界最大規模の医学文献データベースであり，2023年時点で 5,200 誌程度，約 3,500 万件以上の文献がある．NCBI が開発・提供している MEDLINE のための検索エンジン PubMed は，インターネットを通じて無料で利用できるようになっており，歯科領域においては最新かつ質の高い医学情報への最も確実なアクセス方法である．

■ PubMed の操作手順

1 PubMed へのアクセス

インターネットで PubMed（https://pubmed.ncbi.nlm.nih.gov/）にアクセスすると，**図1** の

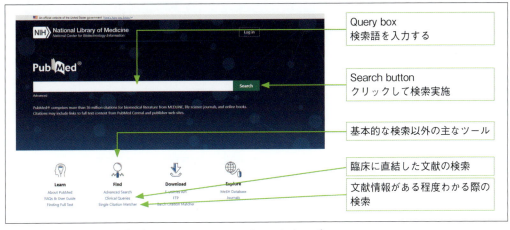

図1 PubMed のホーム画面（http://www.ncbi.nlm.nih.gov/pubmed）

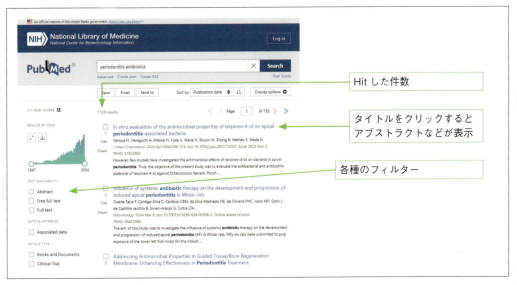

図2 PubMed の検索結果の表示

ような画面が現れる.

2 文献検索の基本操作

検索ボックス（Query Box）に適当なキーワードを入れて，「Search」のボタンをクリックすると検索が実行され，ボックスの下に検索件数が表示される（**図2**）．その下に論文リストが表示され，タイトルをクリックすると論文のアブストラクトなどをみることができる（収載されていない雑誌もある）．論文アブストラクトに目を通してから，重要と思われる文献に関しては図書館で原雑誌にあたるか，オンラインジャーナルで詳細を読むことになる.

1) 2つ以上の検索語の掛け合わせなども可能である．検索語の間にスペースを挟んで検索すると，自動的に A かつ B の条件で検索が実行される．また，キーワードの間に，AND，OR，NOT などの演算子を直接入力して検索式をつくることもできる.

2) 検索語の文字の最後に ＊（アスタリスク）を付けると，その後にどんな文字が続く語としても検索されるワイルドカードとして働き，前方一致のみられる語すべてについて検索される．たとえば，歯周病関連の情報などで "periodontitis"，"periodontal disease" のいずれで検索するか迷う場合には，"periodon＊" を検索語として採用すれば，両者を含んだ幅広い検索ができる（前方一致検索）.

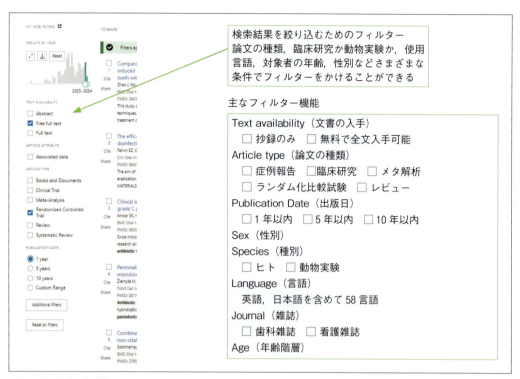

図 3 フィルター機能
多彩なフィルター機能が利用できる.

3) 検索語の文字は，大文字・小文字のどちらでも構わない．
4) 「and」や「the」のような単語は検索することができず，ストップワードとよばれる．

③ Filter 機能で文献の絞り込み

検索結果画面の左の「Filter」機能を活用して，各種条件で文献を絞り込むことができる（図3）．主な Filter 項目を次に挙げる．

1) Article types：Clinical Trial（臨床試験），Meta-Analysis（メタアナリシス），Practice Guideline（臨床ガイドライン），Randomized Controlled Trial（ランダム化比較試験），Review（総説）などの中から，目的に応じて選択することができる．
2) Publication dates：最近5年間の文献，10年間の文献，など年限を区切って検索することができる．
3) Species：Human に限定すれば，動物実験の結果が除外され，臨床研究のみに絞り込むことができる．
4) Journal categories：Dental journals を選択すると，歯科関連雑誌のみが検索対象となる．
5) Ages：対象の症例の年齢に応じて，0～18歳，19歳以上，19～44歳，65歳以上などから選ぶことができる．

④ 特定の文献を探す方法

PubMed のホーム画面のメニューの中から，Single Citation Matcher をクリックすると，図4のような画面が現れる．雑誌名，出版年，巻，号，ページ，著者名などを分かる範囲でボックスに入力し，「Search」ボタンをクリックすると，条件にあった論文が検索される．参考文献などから特定の文献を探す際などに有効である．

⑤ 臨床的な問題の解決策に直接アクセスする

PubMed のホーム画面のメニューの中から，Clinical Queries をクリックすると，図5のような画面が現れる．ボックスに疾患名を入力し，知りたい項目を「病因，診断，治療法，予後，臨床

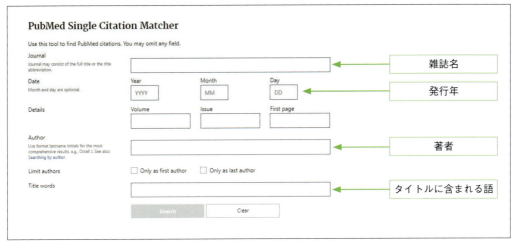

図4 Single Citation Matcher 画面
発行年，著者などの一部の情報がわかれば，Single Citation Matcher 機能で文献をピンポイントでみつけられる．

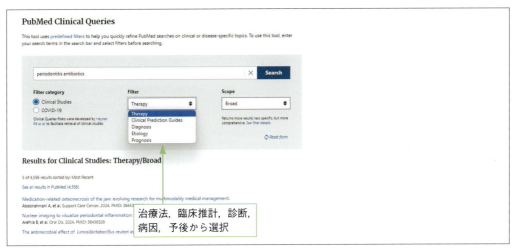

図5 Clinical Queries 画面
Clinical Queries は臨床に直結した文献を検索できる機能である．

推計」のいずれかから選んで，「narrow」（関連の高いもののみ抽出）あるいは「broad」（関連のありそうな文献をより多く抽出）を選択し，「Search」をクリックすると，より目的に合致した論文が検索される．

6 MeSH の使い方

PubMed では思いついたキーワードで文献検索が可能だが，たとえば，「う蝕」という言葉でも「dental caries」「dental cavity」「dental decay」など，類似した医学用語が存在するため，検索もれやノイズが発生する．このノイズを減らすためには，Medical Subject Headings（MeSH）の利用が有効である．MeSH とは，NLM が作成する用語集（シソーラス）の略称であり，同じ概念の複数の医学用語が1つの MeSH にまとめられている．

PubMed のホーム画面のメニューの中から，MeSH Database をクリックすると，**図6**のような画面が現れる．ボックスにキーワードを入力し，「Search」ボタンをクリックすると，入力したキーワードに対応する MeSH Term（用語集の中の言葉）の候補が表示される．各 MeSH Term をクリックすると，詳細画面へと移動する．

Restrict to MeSH Major Topic にチェックを入れ，Subheading（副標目）を選択し，Add to search builder をクリックすると検索式が入力され，Search PubMed をクリックすると，よ

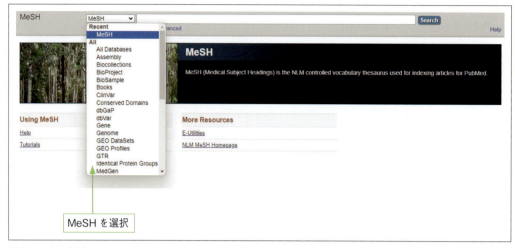

図6 MeSH画面
MeSHを利用することで，より的確な文献を検索できる．

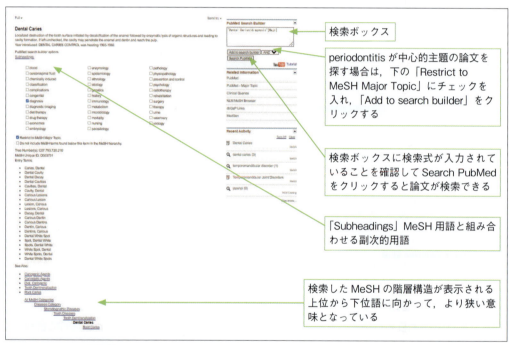

図7 各MeSHの検索画面
MeSHと副次的用語を組み合わせて，検索結果を絞ることができる．

りノイズが少なく的確な論文を検索できる（**図7**）．

7 さらにPubMedを使いこなすために

PubMedには，ここで挙げた機能のほかにも，さらに高度な検索機能や定期的に同じ検索式での検索結果を通知する機能などがある．詳しくは参考文献を参照されたい．

■ 医中誌データベースについて

上記のMEDLINEには日本の雑誌も含まれているが，プラットフォームの変更に伴い2017年に収録数が減少し，2020年時点では120誌程度である．そのため，日本語の論文は医中誌データベースなどPubMed以外のデータベースで検索するほうが有効な場合が多い．

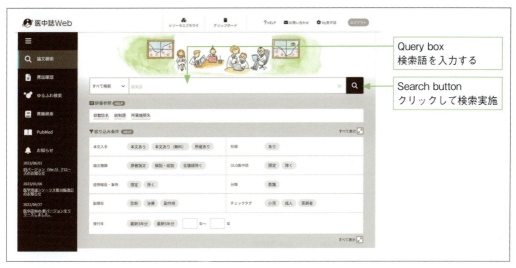

図8 医中誌Webのホーム画面

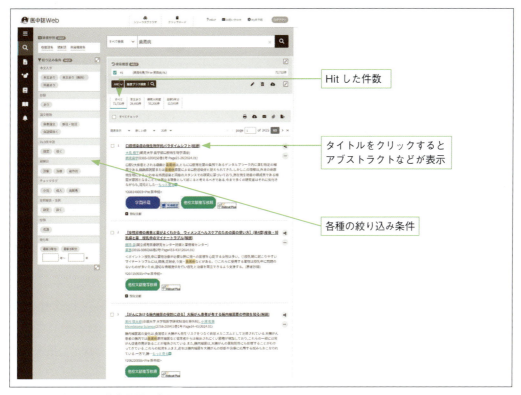

図9 医中誌Webの検索結果の表示

■ 医中誌Webの操作手順

1 医中誌へのアクセス

　インターネットで医中誌Web（https://search.jamas.or.jp/search）にアクセスすると，図8のような画面が現れる．

2 文献検索の基本操作

　検索ボックス（Query Box）に適当なキーワードを入れて，虫眼鏡マークのボタンをクリックすると，検索が実行されボックスの下に検索件数が表示される（図9）．その下に論文リストが表示され，タイトルをクリックすると，論文のアブストラクトなどをみることができる（収載されていない

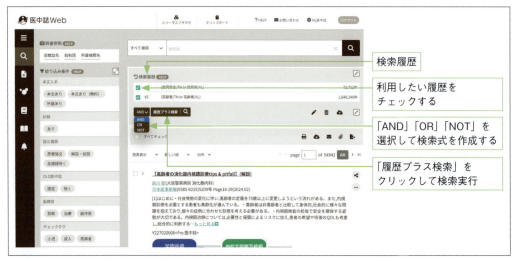

図10　検索履歴の活用

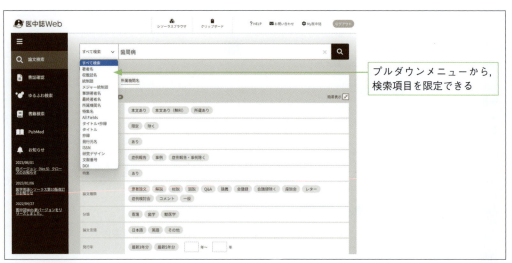

図11　検索項目の限定

雑誌もある）．論文アブストラクトに目を通してから，重要と思われる文献に関しては図書館で原雑誌にあたるか，オンラインジャーナルで詳細を読むことになる．

　　1）2つ以上の検索語の掛け合わせなども可能である．検索語の間にスペースを挟んで検索すると，自動的にAかつBの条件で検索が実行される．

　　2）検索履歴を利用して結果を絞り込むことができる．絞り込みたい検索結果にチェックを入れ，プルダウンで「AND」「OR」「NOT」を選択することで，適切な絞り込みが可能になる（**図10**）．

　　3）検索項目を限定して検索することも可能である（**図11**）．入力欄にタグをつけて検索することも可能である．主なタグとしては，著者名（/au），所属機関（/in），論文タイトル（/ti），収載誌名（/jn），統制語シソーラス（/th）などがある．

3 絞り込み機能の利用

　　検索結果画面の左の絞り込み機能を活用して，各種条件で文献を絞り込むことができる（**図9**）．主な絞り込み条件の項目を次にあげる．

　　1）本文入手：本文あり，本文あり（無料），所蔵ありを選択することで，入手方法を絞り込むことができる．なお，「本文あり（無料）」は，医中誌が把握している無料公開文献のため，各所属

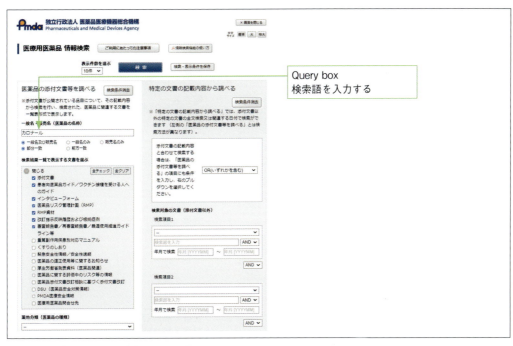

図12　医療用医薬品情報検索のホーム画面

機関の購読誌は対象外になる．

2) 論文種類：原著論文，解説・総説，会議録除く，などを選択することで，学会抄録などを除外することができる．

3) OLD医中誌：1983年3月以前の医学中央雑誌（冊子）のデータ化した文献に限定，あるいは除外することができる．

4) チェックタグ：小児，成人，高齢者など，関連するキーワードから論文を限定できる．

5) 発行年：最近3年間，5年間など，期間を区切って検索できる．

■ 医薬品情報について

医薬品添付文書は，唯一の法的根拠のある医薬品情報に位置づけられる．「医療用医薬品の投与を受ける患者の安全を確保し，適正使用を図るために必要な情報を医師，歯科医師および薬剤師などの医療関係者に提供する目的で，医薬品の製造販売業者が薬事法に基づいて作成し医薬品に添付する文書」であり，薬事法第52条により記載すべき事項が定められている．2021年からは，「医薬品，医療機器等の品質，有効性及び安全性の確保等に関する法律（薬機法）」の改正により，医療用医薬品は電子化された添付文書が基本となっている．

■ 電子添付文書の見方

1 医薬品情報へのアクセス

PMDAの医療用医薬品情報検索（https://www.pmda.go.jp/PmdaSearch/iyakuSearch/）にアクセスすると，図12のような画面が現れる．検索ボタンをクリックすると，医薬品名の一覧が表示される．添付文書の欄に表示されるPDFファイルをクリックすると，図13のように添付文書が表示される．

なお，電子添付文書閲覧アプリの「添文ナビ」（図14）を利用すれば，医薬品の外箱に貼付されているGS1バーコードを読み取ることで直接，添付文書にアクセスできる．

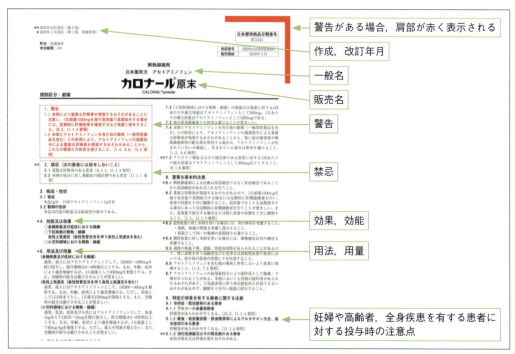

図 13 添付文書の内容

図 14 添文ナビの入手先 QR コード

2 重要な情報

　基本的に，重要な情報は前段に記載されており，「警告」のある医薬品の場合は，右肩に赤帯が付けられている．効能・効果，用法・容量に続けて，関連する使用上の注意が併記されている．また，副作用の頻度は可能な限り数値化されて記載されている．

3 添付文書の作成，改訂年月の確認

　添付文書をみる際には，まずその添付文書が最新のものかを確認する必要がある．添付文書の左上に作成，改定の年月が記載されているので必ず確認する．

4 注意事項

　赤枠が囲まれた，「警告」「禁忌」「併用禁忌」は特に注意が必要である．その他，妊婦や高齢者，心疾患を有する患者などに対する注意事項も記載されている．

5 さらに詳しく医薬品情報を知るために

　記載情報の根拠などは，PMDA のホームページの「インタビューフォーム」で確認できる．

■ ガイドラインの利用

　公益財団法人日本医療機能評価機構は，2002年度からEBM普及推進事業（Minds）を開始しており，質の高い診療ガイドラインの普及を目指している．診療ガイドラインデータベース「Mindsガイドラインライブラリ」（https://minds.jcqhc.or.jp/）を利用することで，無料で診療ガイドラインや一般向けの解説を閲覧できる．

　診療ガイドラインは，単一の医学文献と異なり，現在公表されている多くの医学的知見を集約して示すため，幅広く効率的かつ標準的な治療法を医療者のみならず患者側にも示すものである．

　もっとも，診療ガイドラインはあくまで標準的な治療方法を示しているに過ぎないため，必ずしも個々の患者にあてはまるわけではなく，診療ガイドライン通りに診療をしなければならないわけではないが，臨床現場における意思決定の判断材料の1つとして利用することができる．

　ガイドラインについては，21章2「Evidence-Based Dentistry（根拠に基づく歯科医療）」において詳しく解説されているため，参照されたい．

●参考文献

1) 基礎から学ぶPubMedの使い方．京都大学医学図書館．
　https://www.lib.med.kyoto-u.ac.jp/pdf/pubmed_howto.pdf （2024年6月1日アクセス）
2) PubMedの使い方〜MeSH編〜－北海道大学附属図書館
　https://www.lib.hokudai.ac.jp/uploads/2019/07/3-18_v1.0.pdf （2024年6月1日アクセス）
3) 岩下　愛・他．図解PubMedの使い方－インターネットで医学文献を探す，日本医学図書館協会；2010.
4) 松田真美・他．MEDLINE収録国内医学雑誌の経年分析：採録数の減少と電子データの重要性．情報の科学と技術 2020；70（1）41-6.
5) 医中誌Web入門．東京大学医学図書館．
　https://www.lib.m.u-tokyo.ac.jp/siryo/mini-lecture/ichushi.pdf （2024年6月1日アクセス）
6) 野村香織．薬をもっと使いこなすための添付文書の読み方・活かし方．じほう；2018.
7) 山村重雄．薬学的知識を使って添付文書を読む．薬局薬学 2020；12（1）：13-9.

〈梅崎陽二朗，内藤　徹〉

第21章 情報検索ほか関連事項

2 Evidence-Based Dentistry（根拠に基づく歯科医療）

■目　標
・EBD（Evidence-Based Dentistry：根拠に基づく歯科医療）を実践できる．

Point
・EBDは以下の5つのステップから構成される．
　ステップ1　疑問の定式化：診療上の疑問を解答可能な疑問へ定式化
　ステップ2　エビデンスの検索：最良の利用可能なエビデンスの系統的な検索
　ステップ3　批判的吟味：エビデンスの妥当性，臨床的意義，および応用可能性の検証
　ステップ4　意思決定：エビデンスと臨床の専門的技能，患者のニーズ・好みに基づく意思決定
　ステップ5　実績の評価：上記の4つのステップにより行われた決定の評価

■EBMとEBD

Evidence-Based Medicine（EBM：根拠に基づく医療）という概念が考案されてから30年以上が経った．EBMは，疫学手法を応用して診療行為や検査・治療法などの有効性と効率性を評価する学問である「臨床疫学」を基盤として考案された．すなわち，臨床疫学を個々の患者の臨床問題解決のために応用する活動がEBMである．EBMは狭義には内科領域において用いられていたことから，その後包括的な用語としてEvidence-Based Health Careも用いられている．歯科領域においては，国際的に「Evidence-Based Dentistry（EBD）」として定着している[1]．

■EBDの定義

米国歯科医師会（ADA）によると，EBDは臨床での意思決定において，科学的根拠（エビデンス），臨床の専門的技能，そして患者のニーズ・好みの3つの要素を考慮して行う，という概念である（図1）[1]．これら3つの要素はそれぞれ対等であり，エビデンスのみを重視するというものではない．臨床現場において，最良のエビデンスを求め，自身の専門的技能および経験と照らし合わせつつ，患者とともに意思決定を進めることがEBDの原則である[1]．

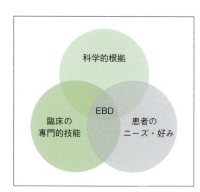

図1　EBDの概念図[1]

■エビデンスレベルについて

EBDの実践において参考とするエビデンスの信頼度にはレベルがあり，それをエビデンスレベルという．これは，研究の結論の強さを順位づけしたものであり，研究デザインによって規定される（図2）．エビデンスレベルは「総説」や「専門家の意見」などから始まり，「コホート研究」「介入研究」「システマティックレビュー／メタアナリシス」と順に高くなり，これらの研究から得られたエビデンスをもとに作成された「診療ガイドライン」がエビデンスレベルの最上位に位置する．よって，研究論文を読む際には，その論文の研究デザインを最初に理解しておく必要がある[1]．なお，診療ガイ

372

ドラインは，米国アカデミー医学研究所（IOM）により，「患者のケアを最適化するための推奨を含む文書のことであり，エビデンスのシステマティックレビューと，ほかの選択肢の利益と害の評価に基づいて作成されるものである」と定義されている．すなわち，診療ガイドラインは日常診療において臨床医がEBDを実践するために役に立つ指針となるものである．

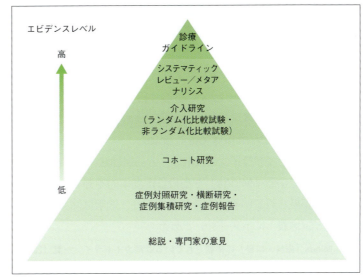

図2　エビデンスレベル

■ EBDの実践

EBDは具体的に，以下の5つの手順で実施する[1]．

ステップ1　疑問の定式化：診療上の疑問を解答可能な疑問へ定式化
ステップ2　エビデンスの検索：最良の利用可能なエビデンスの系統的な検索
ステップ3　批判的吟味：エビデンスの妥当性，臨床的意義，および応用可能性の検証
ステップ4　意思決定：エビデンスと臨床の専門的技能，患者のニーズ・好みに基づく意思決定
ステップ5　実績の評価：上記の4つのステップにより行われた決定の評価

1 ステップ1：疑問の定式化

ステップ1の「疑問の定式化」では，診療で浮かんだ漠然とした疑問を定式化する．定式化する際には，以下のPICOというフォーマットを用いて行う[1]．

P（patient／患者）：どのような患者に対して
I（① intervention／介入　② indicator／要因）：
　①どのような介入をすると　②どのような要因（曝露）があると
C（comparison／対照）：何と比べて
O（outcome／結果・転帰）：どうなるのか

このPICOを用いた定式化により，診療上の疑問が整理され，他者との共有が容易になる．

2 ステップ2：エビデンスの検索

ステップ2ではエビデンスを検索する．インターネットを用いることで，世界中の文献にアクセスすることができる．ステップ1の疑問の定式化によって整理された「P, I, C, O」をキーワードとして文献検索を効率的に行う．主な文献検索データベースを以下に紹介する．

①PubMed（https://pubmed.ncbi.nlm.nih.gov/）

PubMedは米国国立生物工学情報センター（NCBI）によって運営されており，医学系文献データベースMEDLINEを公開している．PubMedを用いることで世界の主要医学系雑誌に掲載された論文を調べることができる．インターネットを通じて無料で利用することができ，検索語に合った文献のタイトル，著者名，雑誌名，出版年，ページ数などが表示される．

②コクラン・レビュー（https://www.cochranelibrary.com/）

コクラン・レビューは，英国コクラン共同計画により，厳密に定義された方法論を用いて行われた信頼性の高いシステマティック・レビューである．「Dentistry & Oral health」の領域では213編

のコクラン・レビュー論文を検索できる（2022年4月現在）．コクランジャパン（https://japan.cochrane.org/ja）には，コクラン・レビューの一部を邦訳したものが掲載されている．

③医中誌 Web（https://search.jamas.or.jp/search）

医中誌 Web は，特定非営利活動法人医学中央雑誌刊行会が作成する有料の国内医学系論文情報のインターネット検索サービスである．日本で発行される約7,500誌から収集した論文題目，抄録，キーワード，書誌的事項などを日本語で検索することができる．

④ Minds（https://minds.jcqhc.or.jp/）

日本の診療ガイドラインの検索は，公益財団法人日本医療機能評価機構が厚生労働省の委託事業として公開している「Minds」から行うと効率的である．Minds には，疾患別に467のガイドラインの情報が掲載されている（2024年8月現在，旧版は除く）．そのガイドラインのうち，歯科関連のガイドラインは表1に示す「31」である．

表1　Minds「歯科・口腔」に掲載されている診療ガイドライン一覧（2024年8月現在）（旧版は除く）

1. 矯正歯科治療の診療ガイドライン（前歯部）開咬編	17. 非歯原性歯痛の診療ガイドライン 改訂版
2. 糖尿病患者に対する歯周治療ガイドライン 2023 改訂第3版	18. 認知症患者の義歯診療ガイドライン 2018
3. 軟質リライン材によるリラインのガイドライン	19. 歯科治療中の血管迷走神経反射に対する処置ガイドライン
4. 顎関節症初期治療診療ガイドライン 2023 改訂版	20. 歯科診療における静脈内鎮静法ガイドライン－改訂第2版（2017）－
5. 根面う蝕の診療ガイドライン－非切削でのマネジメント－	21. 接着ブリッジのガイドライン 改訂版
6. Down 症候群の歯科診療における診断と処置方法ガイドライン 2022	22. 閉塞性睡眠時無呼吸症に対する口腔内装置に関する診療ガイドライン（2017年改訂版）
7. ブラキシズムの診療ガイドライン　睡眠時ブラキシズムの治療（管理）について	23. ブラキシズムの診療ガイドライン　睡眠時ブラキシズム患者に対する各種の検査について
8. 歯周病患者における抗菌薬適正使用のガイドライン	24. 上の前歯が出ているお子さんのための矯正治療ガイドライン 患者さん向けやさしい解説
9. 抗血栓療法患者の抜歯に関するガイドライン 2020 年版	25. 上顎前歯が突出した小児に対する早期矯正治療に関する診療ガイドライン
10. 矯正歯科治療の診療ガイドライン　成長期の骨格性下顎前突編	26. 科学的根拠に基づくエナメル上皮腫の診療ガイドライン 2015 年度版
11. 歯内療法診療ガイドライン	27. う蝕治療ガイドライン 第2版 詳細版
12. 閉塞性睡眠時無呼吸に対する口腔内装置に関する診療ガイドライン（装置の作製に関するテクニカルアプレイザル：2020年版）	28. 口腔顎顔面外傷診療ガイドライン 2015 年改訂版 第I部
13. 顎顔面補綴診療ガイドライン 2019	29. 顎関節症患者のための初期治療ガイドライン
14. 歯科治療による下歯槽神経・舌神経損傷の診断とその治療に関するガイドライン	30. 歯周病患者における再生治療のガイドライン 2012
15. 認知症の人への歯科治療ガイドライン	31. 顎関節症患者のための初期治療診療ガイドライン3
16. 歯周病患者における口腔インプラント治療指針およびエビデンス 2018	

⑤米国歯科医師会のウェブサイト（https://www.ada.org/resources/research/science-and-research-institute/evidence-based-dental-research）

米国歯科医師会のウェブサイトには EBD の普及・促進のために「Clinical Practice Guidelines and Dental Evidence」というページがあり，最新のガイドラインやシステマティック・レビューを無料で公開している．

⑥二次情報誌

効率よくエビデンスを得るための二次情報誌として Evidence-Based Dentistry（http://www.nature.com/ebd/），The Journal of Evidence-Based Dental Practice（https://www.sciencedirect.com/journal/journal-of-evidence-based-dental-practice）などの学術雑誌も発刊されている．

3 ステップ3：批判的吟味

ここでは，ステップ2で得られたエビデンスについて検証する．すなわち，自身の臨床上の疑問を解決するうえで，そのエビデンスが根拠となり得るかどうかをさまざまな角度から吟味して論文読解を行う．JAMA（米国医師会雑誌）のガイドラインおよび CASP Japan によると，大きく分けて「その研究の結果は妥当であるか」，「その研究結果は何か」，「結果は自分の診療に役立つか」の3点

表 2　批判的吟味の検討項目（治療効果に関する論文の例）

問 1.　その研究論文のリサーチクエスチョンは明確か？
問 2.　研究デザインはリサーチクエスチョンに答えるためにふさわしいものであるか？
問 3.　選択バイアスはないか？
問 4.　（主に介入研究）その研究の対象患者数は，事前に見積もられたか？
問 5.　（介入研究のみ）患者はそれぞれの治療群にどのように割付けられたか？
問 6.　追跡脱落バイアスはないか？
問 7.　情報バイアスはないか？
問 8.　交絡バイアスの制御をしていたか？
問 9.　その研究の結果はどのようなものか？
問 10.　その研究の結果はどのくらい正確か？

について吟味しながら論文を読むことが推奨されている．一例として，治療の効果に関する論文を批判的吟味する際に検討する主な内容を**表 2**に列挙する[1]．

　紙面の都合上，批判的吟味の詳細な内容については割愛するが，論文の結論の部分だけを読んで信じ込むことなく，臨床研究デザインをはじめとする方法論の妥当性を検討し，その論文が根拠になり得るかどうかについて十分に検討することが必要である．

4 ステップ 4：意思決定

　図 1に示すように科学的根拠，臨床の専門的技能，および患者のニーズ・好みを考慮して診療上の意思決定を行う．冒頭でも述べたとおり，EBD の実践においてエビデンスは重要であるが，すべてではない．重要なことは「治療法 A は有効である」といったエビデンスを参考とし，患者に提示したうえで，いかに歯科医師自身の臨床の専門的技能・経験と患者の価値観を考慮して意思決定していくかということである．

5 ステップ 5：実績の評価

　ステップ 1〜4 を振り返り，実際の治療経過はどうであったかを評価する．もし治療法を変更したのであれば，変更に伴って治療成績が改善しているのかについても評価する．もしプロセスに問題点があれば改善方法を検討する．そのためには，自身の治療結果をデータとして記録し，分析する必要がある．そうすることで，自身の診療におけるエビデンスを蓄積することもできる．歯科医療の質が改善しているかどうか評価し，自らの診療を振り返るためのステップである．

■ EBD の意義

　EBD を臨床で実践することの意義は，歯科医師にとっては「診療上の疑問が解決し，歯科診療の質が向上する」「科学的に有効性が証明された歯科医療を提供できる」「知識や診療技術を更新できる」などがあげられる．一方，患者にとっては「有効性，安全性が証明された質の高い歯科医療を受けられる」「治療の説明がデータに基づいて行われることでわかりやすくなる」「患者中心の歯科医療を受けることができる」などの恩恵をもたらす．EBD は，個々の症例のみならず，歯科医療現場におけるさまざまな疑問に対して適用可能であり，現場の問題解決を促す効果が期待できることから，日常診療において実践すべきである[1]．診療上の疑問が浮かんだ際には，先輩や同僚に聞いて解決することもあるが，それだけでは解決できない問題がたくさんある．よって，自ら積極的にエビデンスを検索し，自身の診療に活用する姿勢を身につけてもらいたい．

●参考文献
1）角舘直樹. Evidence-Based Dentistry 入門. 永末書店；2015.

〈角舘直樹〉

第21章 情報検索ほか関連事項

3 技工指示書の書き方

■ 目　標

・補綴装置・口腔内装置などの歯科技工物の製作を歯科技工士に依頼するために適切な歯科技工指示書を作成できる．

Point

・歯科技工士（所）に歯科技工物の製作を依頼する際には必ず歯科技工指示書を発行しなければならない（歯科技工士法第18条）．
・設計，作成方法，使用材料をわかりやすく明示しなければならない．
・言葉だけでは伝わりにくいときは適宜図示したり写真などを添えたりするとよい．
・意図した通りの歯科技工物を製作してもらうためには正確で適切な記載が必要である．
・患者の性別，年齢を考慮する．

■ 技工指示書作成の目的

・歯科技工物の製作を歯科技工士（所）へ発注・依頼し，設計通りの歯科技工物を患者に装着し患者の満足を得る．

■ 用意するもの

1）精密模型　2）対合歯列模型　3）咬合採得材（咬合床）　4）シェードガイド　5）モールドガイド（人工歯）　6）口腔内写真　7）技工指示書

■ 処置の流れ

①補綴時診断→②支台歯形成あるいは鉤歯調整→③精密印象採得→④対合印象採得→⑤咬合採得→⑥シェード採得あるいは人工歯選択→⑦技工指示書記載・発行→⑧歯科技工士（所）へ発注・依頼→⑨歯科技工士（所）より納品・受領・検品→⑩患者へ装着

■ 注意事項

1）担当する患者の歯科技工物を歯科医師自身が製作する場合や，院内で直接歯科技工士に指示する場合を除き，歯科技工指示書を発行する必要がある．
2）前歯部製作時にはシェードガイドと共に撮影したカラー写真（あるいはデジタル画像を保存した電子媒体）を歯科技工指示書に添付する．
3）有床義歯の床縁の位置・支台装置・連結子の形態などは必要に応じて図示する．
4）CAD/CAMインレー製作時に光学印象データを送信しても，歯科技工指示書の発行は必要である．

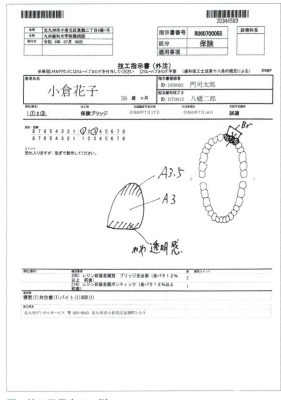

図 技工指示書の一例
各研修施設で既定のものがあるのでそれに従う．必要に応じて指示内容を余白に書き込むとよい．

<参考>
歯科技工士法
（歯科技工指示書）
第十八条　歯科医師又は歯科技工士は，厚生労働省令で定める事項を記載した歯科医師の指示書によらなければ，業として歯科技工を行つてはならない．ただし，病院又は診療所内の場所において，かつ，患者の治療を担当する歯科医師の直接の指示に基いて行う場合は，この限りでない．

歯科技工士法施行規則
（指示書）
第十二条　法第十八条の規定による指示書の記載事項は，次のとおりとする．
一　患者の氏名
二　設計
三　作成の方法
四　使用材料
五　発行の年月日
六　発行した歯科医師の氏名及び当該歯科医師の勤務する病院又は診療所の所在地
七　当該指示書による歯科技工が行われる場所が歯科技工所であるときは，その名称及び所在地

■ カルテへの記載

傷病名：①②③ MT，|13 C₃処置歯

7/5	①②③	再診	58
		補綴時診断料	90
		①②③ ブリッジを予定する．|2 欠損部の歯肉の陥凹は回復している．|13 支台装置としてレジン前装金属冠，|2 欠損部にレジン前装金属ポンティックを用いる．金属は12％金銀パラジウム合金を使用する．ポンティックの基底面はリッジラップ型とする．ブリッジについて概要図を用いて患者に説明した．	
	|13	失活歯歯冠形成（前歯・レジン前装金属冠）	636×2
	①②③	ブリッジ支台歯形成加算（ミラーにて平行性を確認）	20×2
		連合印象採得（シリコーンパテ＋インジェクション）	282
		ブリッジ製作をA歯科技工所に依頼（別紙：歯科技工指示書作成）	
		咬合採得（咬頭嵌合位，パラフィンワックス）	76
		歯冠補綴時色調採得検査	10
		シェードA3を選択．シェードガイドとともに撮影した口腔内写真のデジタル画像の電子データをUSBメモリに保存し，技工指示書に添付	
		リテーナー仮着	100
		仮着セメント	4×2

〈永松　浩〉

第21章 情報検索ほか関連事項

4 処方箋の書き方

■ 目 標

・内服薬，頓服薬，外用薬の処方箋を正しく書く．

Point

- 院外処方箋では，療養担当規則に定められた事項を，院内処方箋では，院内で定められた事項をもれなく記載する．
- 内服薬，頓服薬，外用薬によって，分量，用法，用量の記載要領が異なる．
- どの薬剤師にも正確に内容が伝わるように記載する必要がある．
- 処方欄は，印字またはボールペンなどで記載する．訂正には修正液は使わず，2本線で削除し押印する．改ざんを防止するため記載の最下部に「以下余白」の記載をする．
- 分量，用法，用量がわからない場合は，必ず添付文書などで確認する．

■ 院外処方箋の記載事項

1) 患者欄への記載事項（①氏名，②生年月日，③性別，④被保険者・被扶養者の区分）
2) 保険医療機関の所在地および名称
3) 保険医療機関の電話番号（省略可）
4) 保険医氏名（記名押印または署名）
5) 交付年月日
6) 処方箋使用期間（交付日を含めた4日以内に保険薬局に提出する場合は記載の必要なし）
7) 処方欄への記載事項〔①薬品名，②分量，③用法と用量，④先発医薬品を処方する場合に後発医薬品（ジェネリック医薬品）への変更が不可の場合は，その旨を明記する〕
8) 保険者番号
9) 被保険者証・被保険者手帳の記号・番号
10) 公費負担者番号および公費負担医療の受給者番号
    ＊院内処方箋では，院内で定められた書式に従う．

■ 処方欄への記載事項

1 薬品名

・薬価基準収載の名称，もしくは一般名を記載する．
・ブランド名（もしくは一般名），剤形，含量の3要素を記載する．
　例：サワシリン　カプセル　250 mg
　　　【般】アモキシシリン　カプセル　250 mg

2 分量

- 内服薬：1日分
- 頓服薬：1回分
- 外用薬：投与総量（ただし，1日分あるいは1回分の投与量を特定できる坐薬（外用薬）は，内服薬，頓服薬に準じて1日分あるいは1回分の投与量を記載する）

3 用法と用量

- 内服薬：1日あたりの服用回数，服用時点（食後，食前，就寝前，○時間毎），投与日数
- 頓服薬：1回あたりの服用量，服用時点（疼痛時，発熱時など），投与回数
- 外用薬：1日あたりの使用回数，使用時点，使用部位と方法（口唇に塗布，含嗽など）

4 その他

薬品それぞれに定められた適応に従って処方すること．

■ 処方例

1 歯痛への処方例（頓服薬の処方）

ボルタレン錠　25 mg　2錠　頓用　疼痛時　3回分

2 抜歯後の処方例（内服薬，頓服薬，外用薬の組み合わせ）

サワシリンカプセル　250 mg　3カプセル　分3　毎食後　3日分
カロナール錠　500 mg　1錠　頓用　疼痛時　5回分
ネオステリングリーンうがい液0.2％　40 mL　1日3回　毎食後　うがい

3 細粒薬の処方例（内服薬の処方）

メイアクトMS小児用細粒10％　0.5 g（製品量）　3包　分3　毎食後　3日分

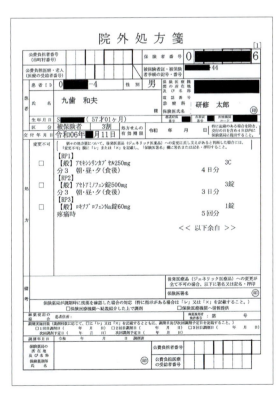

※一般名処方に対して「変更不可」欄に「レ」または「×」が記載されることはあり得ない．

〈三次　翔〉

第21章 情報検索ほか関連事項

5 投薬・注射・麻酔の保険請求

■ 目 標
- 投薬，注射の正しい保険請求を行う．
- 麻酔の正しい保険請求を行う．

Point
- 患者を診察することなく投薬，注射，処方箋の交付はできない．
- 患者の服薬状況，薬物服用歴を確認する．
- 疑い病名での投薬はできない．
- 投薬は調剤料，処方料，薬剤情報提供料（薬情），薬剤料を基本として算定する．
- 処方箋を交付した場合は処方箋料のみを算定する．
- 経口投与を原則とし，注射は，経口投与では治療の効果が期待できない場合や，迅速な治療効果を期待する場合に行う．
- 投薬，注射を行う場合，後発医薬品の使用を考慮し，患者に選択機会を提供する．
- 通常は，抗菌薬など（連用）では3日程度，頓用では2～3回を目安に処方する．
- 内服薬および外用薬は，1回14日分，30日分または90日分を限度とするが，長期投薬せず，必要と認められる範囲で投薬する．
- 6歳未満の乳幼児に麻酔を行った場合は，所定点数に50/100を加算する．

■ 調剤料
- 処方箋を交付したときは算定できない．
- 1回の処方につき
    内服薬・浸煎薬・頓服薬 ：11点
    外用薬（トローチ剤など）：8点
        ＊向精神薬などを調剤した場合は1点加算

■ 処方料
- 処方箋を交付したときは算定できない．
- 1回の処方につき
    42点（6種類以下の投薬）
    29点（7種類以上の投薬）
        ＊3歳未満の乳幼児に処方した場合は3点加算
        ＊向精神薬などを処方した場合は，1処方につき1点を加算する．
        ＊当該基準に係る区分に従い，1処方につき外来後発医薬品使用体制加算1（8点），外来後発医薬品使用体制加算2（7点），外来後発医薬品使用体制加算3（5点）を所定点数に加算する．

■ 調剤料・処方料の算定方法

薬剤区分	算定単位	調剤料	処方料
内服薬	1回の処方につき	11点	42点
浸煎薬			
頓服薬			
外用薬		8点	

・入院外の患者に，治療を目的としない含嗽剤のみを投与した場合，調剤料，処方料および薬剤料は算定しない（治療目的は可）.

■ 薬剤情報提供料（薬情）

・処方した薬剤の名称，用法，用量，効能，効果，副作用および相互作用の主な情報を文書により提供した場合，月1回に限り4点算定する.
・薬剤名，保険医療機関名，処方年月日を記載した場合，手帳記載加算3点を算定する（手帳を持参しなかった患者にシールなど簡潔な文書を交付した場合は加算できない）.
・薬剤情報提供料を算定した旨をカルテに記載する.

■ 薬剤料

・薬剤名，規格，単位，使用量を記載する.

■ 薬剤料の算定方法

薬剤区分	所定単位	1単位の薬剤料	
		薬価が15円以下	薬価が15円を超える場合
内服薬	1剤1日につき	1点	（薬価の合計−15円）÷10+1点（端数は切り上げ）
浸煎薬			
頓服薬	1回分につき		
外用薬	1調剤につき		

■ 算定例

①抗菌薬（薬価65.00円）3錠　1日3回　毎食後　3日分
②鎮痛薬（薬価18.00円）3錠　1日3回　毎食後　3日分　　の場合

・処方①②は服用時点および回数がすべて同一のため，薬価を合計して，1日分の薬価（1単位の薬価）を計算し，それをもとに算定する.

（65.00円×3+18.00円×3）−15円=234.00円

234.00円÷10=23.4点

（24点+1点）×3日分=75点

■ 処方箋料

- ・1回につき60点（1回につき6種類以下の投薬）を算定する.
- ・後発医薬品がある場合，一般名を記載して処方した場合は，一般名処方加算で10点または8点を加算する.
- ・3歳未満の乳幼児に処方した場合は3点加算する.
- ・処方箋を交付したときは，薬剤情報提供料は算定しない.
- ・有効期間は交付の日を含めて4日間とする.

■ 注射実施料

- ・皮内，皮下および筋肉注射（1回につき）：25点
- ・静脈内注射（1回につき）：37点
- ・点滴注射（1日につき）

  6歳未満　100mL以上　：105点

  6歳以上　500mL以上　：102点

  その他の場合：53点

- ・点滴回路の費用は技術料に含まれる.
- ・薬剤料は，1回分の使用薬剤価格が15円以下の場合は1点
- ・1回分の使用量が15円以上の場合（使用薬価－15円）÷10円＋1点（端数切り上げ）

■ 麻酔の種類と保険請求

- ・手術の所定点数は，当該手術にあたって，表面麻酔，浸潤麻酔または簡単な伝達麻酔を行った場合の費用を含む. ただし，麻酔にあたって使用した薬剤の薬価は，別に厚生労働大臣の定めるところにより算定できる.
- ・生活歯髄切断，抜髄にあたり行った表面麻酔，浸潤麻酔または伝達麻酔に使用した麻酔薬剤料は別に算定できる（令和6年6月以降）.

1 浸潤麻酔

- ・30点
- ・所定点数が120点未満の処置のために浸潤麻酔を行った場合，術野または病巣を単位として算定できる.

算定できるもの	算定できないもの
・う蝕処置	・手術
・抜歯中止	・歯周基本治療
・歯の破折片除去	・即時充填形成
・歯冠修復物およびブリッジの除去	・インレー修復形成
・脱離再装着時	・歯冠形成
・歯冠修復物およびブリッジの装着	・その他，所定点数が120点以上の処置
・歯冠形成と日を異にする印象採得時	※生切，抜髄，手術時の麻酔薬材料は算定可
・知覚過敏処置	
・その他，所定点数が120点未満の処置時	

・手術，所定点数が 120 点以上の処置，歯冠形成の所定点数には，浸潤麻酔の費用が含まれ，別に算定できない．

・浸潤麻酔を算定するときは，麻酔薬剤料をあわせて算定する．

2 伝達麻酔

・42 点

・下顎孔および眼窩下孔に行った場合に限り伝達麻酔料と麻酔薬剤料が算定できる．

・上顎結節，大口蓋孔，切歯孔，オトガイ孔などに行うものは算定できない．

3 表面麻酔薬（OA）＋カートリッジ（Ct）の請求点数

麻酔薬	Ct×1	Ct×2
OA＋オーラ注歯科用カートリッジ 1.0 mL または 1.8 mL	10	18
OA＋キシレステシン A 注射液	10	18
OA＋歯科用キシロカインカートリッジ	10	18
OA＋スキャンドネストカートリッジ 3%（浸麻のみ適用）	19	36
OA＋歯科用シタネスト-オクタプレシンカートリッジ	10	17

・刺入点以外に用いた表面麻酔薬は特定薬剤として取り扱う．

4 吸入鎮静法（IS）

・基本点数＋亜酸化窒素使用点数＋酸素使用点数

・基本点数は 30 分まで 70 点，30 分を超える場合は 30 分またはその端数を増すごとに 10 点加算

・IS と浸潤麻酔または伝達麻酔を併用した場合，あわせて算定できる．

・恐怖心の強い患者などにマイナートランキライザーを投与した場合はその薬剤料，調剤料，処方料なども算定できる．

5 静脈内鎮静法（静鎮）

・600 点

・術前，術中，術後の管理を十分に行い，管理記録をカルテに記載する．

・使用した薬剤は別に算定できる．

・吸入鎮静法とあわせて算定できない．

6 閉鎖循環式麻酔（マスクまたは気管挿管による）

・実施時間が 2 時間まで 6,000 点

・実施時間が 2 時間を超えた場合は，30 分または端数を増すごとに 600 点を加算する．

・実施時間とは，閉鎖循環式麻酔（マスク，気管挿管）を患者に接続した時点を開始とし，離脱した時点を終了とする．

・厚生労働大臣が定める施設基準に適合しているものとして地方厚生局長等に届け出た保険医療機関において，当該保険医療機関の麻酔に従事する歯科医師が行った場合，歯科麻酔管理料 750 点を算定する．

〈布巻昌仁〉

第21章 情報検索ほか関連事項

6 医療情報提供書（紹介状・照会状）の書き方

■目 標
- 診療情報提供書（紹介状・照会状）を適切に活用する．
- 医療機関間で連携を強化し，患者情報を共有することができる．

Point
- 紹介状：他院や他科で行ってもらいたい処置の内容を明記する．
- 照会状：他院や他科から提供してほしい情報の内容を明記する．
- セカンドオピニオンのための情報提供についても算定できる．
- 歯科だけで通用するような略記は避け，一般医科にも通用する医学用語を用いる．

■診療情報提供料（Ⅰ）
- 月1回 250点
- ほかの保険医療機関での診察が必要と認め，患者の同意を得て，診療状況を示す文書を添えて紹介を行った場合，紹介先保険医療機関ごとに，月1回に限り算定できる．
- 加算を算定する場合は，合算した点数を記載する．
- 紹介にあたっては，紹介先ごとに定められた様式または準じる様式に必要事項を記載し，患者または紹介先の機関に交付する（診療情報等の提供を求める際，文書だけでなく電話，FAX，電子メールなどでも可能となった）．
- 交付した文書の写しをカルテに貼付する．
- 保険適用外の診療（歯科矯正など）には算定できない．
- 有病者の診療で他科の診察が必要なとき，摘要欄に病名を記載する．
- 診療情報提供料（Ⅰ）の情報提供先に学校歯科医等が追加された（令和6年6月以降）．
- 学校歯科医などに対して，診療状況を示す文書を添えて，当該患者が学校生活等を送るにあたり必要な情報を提供した場合に，患者1人につき月1回に限り算定する．

■診療情報提供料（Ⅱ）
- 月1回 500点
- 主治医がセカンドオピニオンを求める患者，家族からの申し出に基づき，助言を行うための診療状況を示す文書を提供した場合に患者1人につき月1回に限り算定できる．
- 心疾患，高血圧症などを有する患者の診断，治療内容を記載した文書を添えて別の医療機関を受診させた場合に算定できる．
- 患者またはその家族からの希望があった旨をカルテに記載する．

■診療情報等連携共有料（情共）
1 診療情報等連携共有料1　120点
- 歯科診療を行うにあたり全身的な管理が必要な患者に対し，別の保険医療機関で行った検査の結

果もしくは投薬内容などの診療情報または保険薬局が有する服用薬の情報などについて文書，電話，FAX，電子メールなどで提供を求めた場合，3月に1回に限り算定する．

2 診療情報等連携共有料2　120点

・別の保険医療機関からの求めに応じ，診療情報を文書により提供した場合に，提供する保険医療機関ごとに3月に1回に限り算定する．

診療情報等連携共有料は診療情報提供料（Ⅰ）（同一の保険医療機関への紹介）を算定した月は算定できない．

■ 連携強化診療情報提供料（連情）

・月1回150点
・かかりつけ医機能を有する医科の医療機関から紹介された患者において，紹介元の保険医療機関に診察状況を示す文書を提供した場合，患者1人につき月に1回に限り算定できる．
・産科もしくは産婦人科を標榜する保険医療機関から，妊娠中の患者を紹介され，情報提供を認める場合は，3月1回に限り算定する（診療に基づき頻回の情報提供の必要を認めた場合は月1回に限り算定する）．
・紹介元保険医療機関に対し，同一の患者で情Ⅰを算定した月は算定できない．

■ 歯科遠隔連携診療料

・対面診療を行う歯科医師と専門的な診療を行う歯科医師が連携し，情報通信機器を用いて診療を行った場合，3月に1回に限り500点が算定できる．
・歯科オンライン指針に沿って診療を行う体制を有する保険医療機関であること．
・対象患者：①口腔領域の悪性新生物の術後の経過観察などの専門的な医療を必要とする患者
　　　　　　②難治性の口腔軟組織の疾患または薬剤関連顎骨壊死の経過観察などの専門的な医療を必要とする患者

■ 診療情報提供書の構成

1 宛名

　紹介先の医療機関名，科名，医師あるいは歯科医師名を記入．敬称は「先生」「殿」「様」が一般的で，「侍史」「机下」などの脇付がある．

2 挨拶

　起首，時候，安否の挨拶はすべて省略する．

3 起こし言葉

　「○○様について御高診お願い申し上げます」などが一般的である．

4 結び言葉

　「御高診（ご教示）いただけたら幸いに存じます」などが一般的である．

5 その他

　添付資料がある場合は封書左下にその有無を記す．

〈布巻昌仁〉

7 臨床検査値の読み方

■目　標

・臨床検査値を理解し，全身疾患を合併した患者の歯科治療を安全に行うことができる．

Point

・舌炎などの口腔症状を呈する貧血の検査値と病態を理解する．
・出血傾向関連の検査値を理解し，異常出血の遷延を予防する．
・肝機能と腎機能の検査値を理解し，薬剤の副作用を予防する．
・感染症の検査値を理解し，病原微生物の鑑別や対処ができる．
・呼吸機能検査を理解し，歯科治療時の呼吸困難に対応できる．
・糖尿病，高血圧症，脂質異常症の検査値と重症度を理解する．

＊以下の基準値は主に日本臨床検査医学会による学生用共通基準範囲を記載した．学習のために簡素化された基準範囲であり，実際の基準範囲は施設により異なる．

■貧　血

	検査項目	基準範囲，備考	
血液学検査	赤血球数〈RBC〉	M：400〜550万/μL	F：350〜500万/μL
	ヘモグロビン〈Hb〉	M：14〜18 g/dL	F：12〜16 g/dL
	ヘマトクリット〈Ht〉	M：40〜50 %	F：35〜45 %
	MCV	＝Ht/RBC　　赤血球のサイズ	
	MCH	＝Hb/RBC　　ヘモグロビン量	
	MCHC	＝MCH/MCV　　ヘモグロビン濃度	
生化学検査	血清鉄〈Fe〉	M：60〜200 μg/dL	F：40〜180 μg/dL
	フェリチン	M：30〜300 ng/dL	F：10〜120 ng/dL
	VitB$_{12}$	250〜950 pg/mL	

・貧血は赤血球数あるいはヘモグロビンの減少で，症状は組織の低酸素状態による．
・形態による分類は貧血の鑑別診断に有用で，鉄欠乏性貧血は小球性（MCV 低下）である．
・鉄欠乏性貧血に舌炎と嚥下困難が合併すると Plummer-Vinson 症候群となる．
・フェリチンは貯蔵鉄で，鉄欠乏性貧血では減少，慢性炎症や癌による貧血では増加する．
・DNA 合成の補酵素である VitB$_{12}$ 欠乏は悪性貧血（時に Hunter 舌炎を合併）となる．

■ 出血傾向

	検査項目	基準範囲，備考
血液学検査	血小板数〈Plt〉	15〜35万/μL
凝固線溶系検査	プロトロンビン時間〈PT〉	10〜12秒
	PT-INR	0.9〜1.1（プロトロンビン時間の国際標準化比）
	APTT	30〜40秒（内因系凝固因子欠損の血友病で延長）
	血清FDP	5.0μg/mL以下（播種性血管内凝固症候群〈DIC〉で増加）

- 主な原因は①血管壁への血小板凝集の異常，②凝固因子によるフィブリン血栓形成の異常である．
- ①は特発性血小板減少性紫斑病（ITP）やアスピリンによる凝集抑制などである．
- ②は血友病などの先天性欠損や肝機能低下時の産生低下などである．
- ワーファリン内服量の調整には国際標準化されたPT-INRを指標に用いる．
- 血栓が不要あるいは過剰になった場合はプラスミンがフィブリン線維を分解（線溶）する．
- 血液中のFDP（フィブリン分解産物）はDICなどの線溶系が亢進した病態で増加する．

■ 肝機能障害

	検査項目	基準範囲，備考	
生化学検査	総蛋白	6.5〜8.0 g/dL	
	アルブミン	4.0〜5.0 g/dL	
	総ビリルビン	0.2〜1.2 mg/dL	
	直接ビリルビン	0.4 mg/dL 未満	
	AST	10〜35 U/L	
	ALT	5〜30 U/L	
	γ-GTP	M：10〜50 U/L	F：10〜30 U/L

- 有害物質の解毒や，糖・脂質・タンパク質代謝（合成）が肝臓の重要な機能である．
- 低栄養時の総蛋白やアルブミンは，タンパク質分解や肝臓での合成量低下のため減少する．
- アルブミン，凝固因子などは肝臓で合成されるため，肝機能低下時には減少する．
- ビリルビンは黄疸の原因で，体質性，溶血性疾患，肝・胆道系疾患などで増加する．
- AST，ALTはタンパク質代謝にかかわる酵素で，肝障害の際には血液中へ逸脱（増加）する．
  （注：ASTは筋細胞などにも多く含まれるため，心筋梗塞などでも増加する）．
- γ-GTPは肝・胆道系の解毒にかかわり，アルコール性や薬剤性の肝障害で血液中に逸脱する．

21

情報検索
ほか関連事項

■ 腎機能障害

検査項目		基準範囲，備考	
検尿		糖（－），蛋白（－），潜血（－）	
生化学検査	尿素窒素〈UN, BUN〉	8〜20 mg/dL	
	クレアチニン〈Cr〉	M：0.5〜1.0 mg/dL	F：0.4〜0.8 mg/dL
	ナトリウム〈Na〉	135〜145 mEq/L	
	カリウム〈K〉	3.5〜4.5 mEq/L	

・腎臓は血圧や血管病変と関連が深く，加齢変化を受けやすい臓器である．

・尿蛋白が持続して陽性の場合は，慢性腎臓病（CKD）や糖尿病性腎症などが考えられる．

・尿素窒素〈UN〉はタンパク質の代謝産物で，血液尿素窒素は消化管出血でも増加する．

・血清クレアチニンは腎機能障害時に増加するが，筋肉で産生されるために体型の影響を受ける．

・低ナトリウム血症は中枢神経症状，高カリウム血症は心停止の原因となるので注意が必要である．

■ 感染症

検査項目		基準範囲，備考
血液学検査	白血球	3,500〜9,000/μL
	桿状核好中球	0〜5%
	分葉核好中球	40〜70%（細菌感染症で増加）
	好酸球	1〜5%（アレルギー疾患で増加）
	好塩基球	0〜1%
	単球	0〜10%
	リンパ球	20〜50%（ウイルス性疾患で増加）
	赤沈	M：10 mm/ 時未満　F：15 mm/ 時未満
	C 反応性蛋白〈CRP〉	0.1 mg/dL 以下
	HBs 抗原	（－），HB ウイルス表面のタンパク質
	HBs 抗体	（－），HBs 抗原に対して産生された抗体
	HCV 抗体	（－），HCV 感染時に産生される抗体

・感染やストレスで白血球は血管壁から内腔へ移動し，末梢血では白血球数が増加する．

・赤沈は炎症やγグロブリン増加で亢進するが，貧血，低アルブミン血症などでも亢進する．

・CRP は急性炎症（特に感染症）で増加するが，自己免疫疾患や癌でも増加する．

・HBs 抗原（＋）は現在の感染，HBs 抗体（＋）は感染の既往やワクチンの効果を示す．

・HCV は HBV に比べて慢性化しやすく，HCV 抗体（＋）は C 型肝炎の持続を疑う．

■ 呼吸器疾患

検査項目		基準範囲，備考
血液ガス分析	pH	$7.35 \sim 7.45$
呼吸機能検査	$paCO_2$	$35 \sim 45$ mmHg
	paO_2	$80 \sim 100$ mmHg
	SpO_2	$96 \sim 99$ %（経皮的動脈血酸素飽和度）
	%VC	80 % 以上（肺の膨らみやすさ，肺活量に比例）
	FEV_1 %	70 % 以上（呼気の通りやすさ，気道抵抗に反比例）

- 過換気では二酸化炭素（炭酸ガス）が過剰に呼出され，呼吸性にアルカローシスとなる.
- SpO_2 はヘモグロビンの吸光度と動脈の拍動性を利用したパルスオキシメーターで測定される.
- %VC の低下は拘束性（肺が膨らみにくい）障害とよばれ，肺線維症や肺結核後遺症などがある.
- FEV_1 %の低下は閉塞性（気道が狭い）障害とよばれ，気管支喘息や慢性閉塞性肺疾患などがある.
- 在宅酸素療法を行っている患者では，呼吸困難に対する酸素吸入はかえって危険である.

■ 生活習慣病

検査項目		基準範囲，備考
血圧		140/90 mmHg 未満
生化学検査	空腹時血糖	$80 \sim 110$ mg/dL（126 mg/dL 以上は糖尿病型）
	（随時）血糖	—（200 mg/dL 以上は糖尿病型）
	HbA1 c（NGSP 値）	6.0% 未満（6.5% 以上は糖尿病型）
	総コレステロール〈TC〉	$130 \sim 220$ mg/dL
	トリグリセライド〈TG〉（中性脂肪）	150 mg/dL 未満
	LDL-コレステロール〈LDL-C〉	140 mg/dL 未満
	HDL-コレステロール〈HDL-C〉	40 mg/dL 以上

- 血圧の異常高値は脳血管障害が疑われ，頭痛，麻痺，意識などに留意し迅速な対応を要する.
- 低血糖は意識障害の原因となるが，糖尿病による高血糖やケトアシドーシスも昏睡の原因となる.
- 血中コレステロールとは，リポ蛋白に含まれるコレステロールを測定している.
- HDL-コレステロールは肝臓に脂質を戻す役割があり，俗に善玉コレステロールとよばれる.
- 生活習慣病は動脈硬化の危険因子であり，その延長線上には心疾患や脳血管疾患がある.

〈中道郁夫〉

索 引

挨拶　8
アクシデント報告書　35
悪性腫瘍　244
アクチバトール　350
亜酸化窒素　140
アスタリスク　363
アズノール®　147
圧接法　252
圧迫止血　62
アドレナリン自己注射薬　43
アナフィラキシー　43, 149
アフタ　240
アフタ性口内炎　240
アフタゾロン®　146
アフタッチ®　146
アラセナA　147
アルミナサンドブラスト処理　266
アレルギー検査　42
アンダーカット　295
アンチモンソンカーブ　305, 321

医学管理等　26
医学中央雑誌　16
意識レベル　125
意思決定　375
異常嚥下癖　122
移植片対宿主病　240
イソジンガーグル®　147
一次印象　88
一次性顎関節症　93
一次予防　130
医中誌Web　367, 374
遺伝疾患に伴う歯周炎　197
医薬品情報　369
医療安全　28
医療事故　34
医療情報　362
医療保険　18
医療保険制度　20
医療面接　42, 108, 241, 322, 352
イルミスキャンⅡ®　245
院外処方箋　378
インシデント　28, 35
印象形成　286

印象採得　168, 260
インターオクルーザルレコード　289
院内感染　29
インフォームド・コンセント　11, 70
インプラント　268
インプラント周囲炎　228, 229
インプラント周囲粘膜炎　228, 229
インプレッションメイキング　286
インレー除去　182

ウイングロック　204
ウエッジ　165
ウォッシュインプレッション　88, 310
受付との連携　13
う蝕検知液　159
う蝕多発傾向者　336
う蝕の予防　132
う蝕予防　336
う蝕リスク　132, 336
う蝕リスク評価　132

エアスケーラー　206
エアタービン　152
栄養管理　360
エキスカベータ　159
エチレンオキサイドガス（EOG）滅菌　33
エックス線検査　94, 96, 98, 107, 228, 265
エバトップ®　294, 296
エピシル®　147, 357
エビデンスの検索　373
エビデンスレベル　372
エピペン®　43
嚥下おでこ体操　359
嚥下機能低下　114
嚥下機能低下の検査　112
嚥下機能評価　118
嚥下障害　291
嚥下スクリーニング質問紙　112
嚥下スクリーニングテスト　119
嚥下精密検査　120
嚥下造影検査　120
炎症性肉芽組織　214

エンドカッティングバー　257
エンドモーター　178

嘔吐反射　291
オーバージェット　351
オーラルスクリーン　90
汚染事故　38
頤骨レスト　137
オルタードキャストテクニック　286
オルテクサー®　146
温度診　94, 96, 99
音波歯ブラシ　201

ガーゼタンポン　63, 66
加圧印象法　286
カートリッジ　383
カーバイドバー　182
カーボランダムポイント　257
概形印象採得　308
開口距離測定器　102
開口訓練　359
開口障害　76, 107
外傷　344
外傷性咬合歯　218
咳嗽訓練　360
改訂水飲みテスト　119
回転切削器械・器具　152
回転切削器具　153, 159
ガイドプレーン　285
解剖学的根尖孔　181
解剖学的ランドマーク　308
解剖的印象法　286
外用薬　146
改良ウィドマン法　227
カウンセリング　108
下顎頬小帯　303
下顎全部床義歯　298
化学的清掃材　160
下顎隆起　298
顎関節円板障害　107
顎関節症　102
顎関節脱臼　66
顎関節痛障害　107
顎堤粘膜　282, 294, 300, 302

索　引

391

隔壁　331
下唇粘液囊胞　246
仮性口臭症　126
カセットオートクレーブ　33
画像検査　245
仮想咬合平面　288，313
画像診断　26
ガッタパーチャポイント　192
可撤保隙装置　341
窩洞形成　168
仮封　168，177，185
下部鼓形空隙　281
鎌型スケーラー　208
ガムプロテクター　257
カリエスチェック®　159
カリエスディテクター®　159
カルシペックスⅡ®　175
カルシペックス®Ⅱ　190
カルテ　24
カルテ開示　24
カルテの三原則　24
カルビタール®　160
間 PCap　160
簡易防湿　30
肝機能障害　387
観血的整復術　66
カンジダ検査　111
患者安全　9
患者管理　4
患者指導　293
患者の状態に応じた歯科医療の提供　5
環状靱帯切離　235
間接訓練　359
間接歯髄保護処置　160
間接法　250
感染経路　29
感染根管処置法　184
感染症　388
感染性心内膜炎　143，148
完全脱臼　346
感染リスク　38
含嗽薬　147
官能検査　127
カンファレンス　16
漢方薬　111
管理型臨床研修施設　2
関連痛　92

規格化　86
機器検査　127
技工指示書　376
技工指示書の一例　377
義歯修理　320
義歯床下組織　302
義歯床適合試験　295
義歯床の破折　296
義歯性潰瘍　300
義歯性線維腫　300
義歯装着時の痛み　300
義歯調整　283
既製冠応用法　252
既製金属ポスト　251
機能検査　108
機能的歯肉形成　287
揮発性硫黄化合物　127
基本診療料　26
基本的診察・検査・診断・診療計画　4
基本的診療業務　4
基本的臨床技能等　4
疑問の定式化　373
吸引テスト　138
旧義歯　284，304
臼歯 4/5 冠　258
急性萎縮性口腔カンジダ症　242
急性偽膜性口腔カンジダ症　242
急性化膿性歯髄炎　97
急性根尖性歯周炎　99
急性根尖膿瘍　99
急性漿液性歯髄炎　97
吸入鎮静法　383
キュレットスケーラー　208
仰臥位低血圧症候群　151
頰骨レスト　137
矯正装置の装着　350
矯正装置の適応時期　351
矯正治療　108
頰棚　298，303
共有意思決定　71
協力型（Ⅰ）臨床研修施設　2，23
協力型（Ⅱ）臨床研修施設　2
局所的所見　75
局所麻酔薬　136
筋圧形成　287，310
筋圧形成印象法　286

筋・筋膜性疼痛　92
金属アレルギー　267
筋突起　303

空気感染　29
口すぼめ呼吸　360
クラウン　254
クラウン除去　182
クラウンの歯冠形成　254
クラウンの脱離　264
クラウンループ保隙装置　340
グラスアイオノマーセメント　162
クリアランス　256，266
クリーンウォッシングニードル　175
クリニカルアタッチメントレベル　197
クリニカルポリシー　6
グレーシーキュレット　210
クレーマー　209

継続管理　336
形態検査　108
傾聴　9
経皮的動脈血酸素飽和度　125
頸部聴診法　120
頸部リラクセーション　359
外科結び　232
血圧　124
欠損補綴　268，270
解熱鎮痛薬　145
ケミカルサージェリー　59
牽引縫合　233
言語的コミュニケーション　69
検査　26
研修期間　2
研修協力施設　2
原発性骨内癌　245
研磨補正器具　209

こ

コア採得　279
誤飲・誤嚥　46
高圧蒸気滅菌法　32
抗ウイルス薬　147

392

索引

紅暈　240
口蓋扁桃肥大　123
高強度塡塞用グラスアイオノマーセメント　162
抗菌薬　142, 148, 216
口腔衛生指導　324
口腔衛生状態の評価　112
口腔衛生状態不良　112
口腔外検査　106
口腔外傷　344
口腔外レスト　212
口腔癌　244
口腔カンジダ症　146, 242
口腔乾燥症　110
口腔乾燥の検査　112
口腔顔面痛　92
口腔機能回復治療　198
口腔機能低下症　112
口腔機能発達不全症　116
口腔機能発達不全症チェックリスト　116
口腔筋機能療法　349
口腔細菌定量分析装置　112
口腔灼熱症候群　93
口腔周囲機能評価　119
口腔周囲筋の筋力向上　117
口腔習癖　90, 122, 348
口腔清掃指導　134, 222
口腔潜在的悪性疾患　245
口腔内カラー写真　86
口腔内検査　106, 134, 228, 264, 354
口腔内撮影用カメラ　86
口腔内写真検査　101
口腔内切開　230
口腔軟組織　122
口腔粘膜疾患　244
口腔粘膜湿潤度　113
口腔粘膜保護剤　147, 357
抗血小板薬　62
咬合圧負担域　302
咬合関係　291
咬合検査　96, 99
咬合高径　288, 304
咬合採得　168, 260
咬合紙　317
咬合支持　284
咬合紙ホルダー　317
咬合性因子　198

咬合性外傷　218
咬合調整　218, 263, 279, 301
咬合面再形成　304, 305
咬合力低下の検査　112
咬合力評価　114
口呼吸　90, 122
交差マットレス縫合　233
硬質リライン　318
硬質レジンジャケットクラウン　256
鉤歯の脱落　354
口臭　126
口臭恐怖症　126
口臭測定　127
口臭治療　127
抗真菌薬　146
口唇の咬傷　354
合着　280
咬頭嵌合位　218
行動変容　72, 349
紅斑性口腔カンジダ症　242
誤嚥性肺炎　354
呼吸　124
呼吸器疾患　389
呼吸訓練　360
胡弓把持　231
国民皆保険制度　19
コクラン・レビュー　373
ゴシックアーチ　305
個人トレー　310
個人防護具　29, 36
骨縁上ポケット　214
骨膜下膿瘍　238
コデンタルスタッフ　12
言葉づかい　9
ゴムダッペン　294, 296
根管拡大，形成　185
根管乾燥　177
根管形成　176
根管口確認・明示　176
根管充塡　192, 335
根管充塡材の除去　185
根管洗浄　176
根管長測定　176
根管貼薬　177, 190
根管内細菌培養検査　186
根管内の乾燥　185
根管の化学的清掃　185
根拠に基づく医療　372

根拠に基づく歯科医療　372
混合歯列期歯周病検査　100
根尖最狭窄部　181
根尖性歯周炎　98
根尖の破折　52
コンタクトゲージ　262
コンポジットレジン修復　164
根面う蝕　95

再試適　279
再石灰化　156
再装着　264
在宅医療　26
再度の抜歯　54
サイドベントニードル　175
再発性アフタ性口内炎　240
再発予防　35
削除形態　176
サクソンテスト　113
サベイング　275
サポーティブペリオドンタルセラピー　198
サホライド®　223
サルコート®　146
酸化亜鉛ユージノール系シーラー　193
暫間固定　204
暫間リライン　306
三叉神経痛　93
三次予防　130
酸性フッ素リン酸ゲル　326
算定項目　23

次亜塩素酸ナトリウム　44
シーラント　328
シェーグレン症候群　110
歯科医師臨床研修制度　2
歯科衛生士との連携　13
歯科遠隔連携診療料　385
歯科技工士との連携　13
歯科技工士法　377
歯科疾患管理料提供文書　27
歯科助手との連携　13
歯科診療ガイドラインライブラリ　16
歯科診療報酬点数表　22

393

歯科専門職間の連携　5
歯科治療時医療管理料　127
歯科部分パノラマ断層撮影　83
歯科訪問診療　354
歯科用アンチホルミン®　175
歯科用コーンビーム CT　84，96，99，178
歯科用実体顕微鏡　178
歯科用ゾンデ　50
時間依存性薬剤　142
歯冠修復および欠損補綴　26
歯冠部う蝕　94
歯冠分割　339
自記式質問票　112
自己暗示療法　91
歯口清掃指導法　200
歯垢染色液　100，200，324
自己達成感　73
自己評価　17
歯根破折　52
歯根部歯髄除去　176
歯根分割　60
歯周炎　196，220
歯周炎のグレード　197
歯周炎のステージ　197
歯周基本検査　100
歯周基本治療　198
歯周形成手術　226
歯周外科治療　198
歯周外科療法　224
歯周疾患の予防・管理　134
歯周精密検査　100
歯周組織関連検査　101
歯周組織検査　100
歯周治療の流れ　196
歯周パック　64，226
歯周病検査　100
歯周病重症化予防治療　135，198
歯周ポケット　216
歯周ポケット検査　96，98
歯周ポケット用プローブ　100
視診　74，94，96，98，245
歯髄炎　96
歯髄温存療法　160
歯髄充血　97
歯髄除去法　174
歯髄電気診　95，96，99
歯髄保護処置　160

歯髄保存　160
歯髄保存処置　332
歯性感染症　142
姿勢調整　360
歯石除去　207
持続性神経障害性歯痛　93
持続性特発性歯痛　93
支台歯形成　254，266，274
支台歯負担能力　272
支台装置　284
支台築造　248，250
シタネスト−オクタプレシン®　43
失活剤　335
実績の評価　375
執筆把持　231
試適　265
自動研磨機　209
歯肉圧排　257，260
歯肉縁下歯石　214
歯肉縁下プラーク　214
歯肉縁上歯石　207
歯肉息肉除去　188
刺入点　139
刺入部位　136，139
刺入方向　139
シャープニング　208
シャープニングテスター　208
煮沸消毒　33
習慣性脱臼　66
周期性好中球減少症　240
周術期等口腔機能管理　356
周術期等口腔機能管理計画策定料　357
周術期等口腔機能管理料　357
周術期等専門的口腔衛生処置　357
修正咬合採得　288
習癖除去装置　348
手指消毒　29
手術　26
手術部位感染　143
出血傾向　62，387
出血性素因　62
守秘義務　9
シュミテクト®　222
シュミテクト®シリーズ　223
手用切削器具　152，153，159
手用歯ブラシ　201
照会　23
照会状　384

紹介状　384
上顎前突　350
上顎全部床義歯の脱落　298
上顎洞炎　50
上顎洞穿孔　50
床型保隙装置　341
笑気吸入鎮静法　140
情共　384
照射野　85
上唇小帯　303
上唇小帯切除術　226
静鎮　383
床適合　294
消毒　32
消毒法　32
小児患者　322
小児義歯　341
小児口唇閉鎖力検査　117
小児のう蝕治療　336
小児の口腔習癖　348
静脈内鎮静法　43，383
初期う蝕　156
職業感染　36
触診　74，94，98，245
褥瘡性潰瘍　240，283
食刀把持　231
処置　26
処置方針決定　107
徐放性薬剤　216
処方箋　378
処方箋料　382
処方料　380
処方例　379
シランカップリング処理　266
歯列異常　123
歯列形態　122
心因性疼痛　93
侵害受容性疼痛　92
腎機能障害　388
シングルハンドスクープテクニック　37，136
神経障害性疼痛　92
深口腔部　74
人工骨移植　226
侵襲性歯周炎　197
浸潤麻酔　136，382
真性口臭症　126
唇側傾斜　122

審美性　291
深部の膿瘍　239
浸麻針　50
診療ガイドライン　374
診療ガイドラインデータベース　370
診療情報提供書　384
診療情報提供料　384
診療情報等連携共有料　384
診療の流れ　14
診療報酬　22
診療報酬請求書　23
診療報酬明細書　23
診療補助　12
診療録　24
心理療法　349

水酸化カルシウム　44
水酸化カルシウム製剤　190
髄床底穿孔　58
垂直的顎間関係　288，313
水平的顎間関係　288，313
スーパーシール5秒®　223
スーパーボンド　204
スキャンドネスト®　43
スクラッピング法　200，324
スケーリング　206，210
スケーリングストローク　210
スケーリング・ルートプレーニング
　211
スタディモデル　88
スタンダードプリコーション　29
スチールバー　153
スプーンエキスカベーター　153
スメアクリーン®　175
スライスカット　256
スリップ　28
スレッジ　209

生活歯髄切断法　332，346
生活習慣病　389
成人における血圧値の分類　353
清掃指導　280
正当化　79
生物学的幅径　224

正放線投影　78
精密印象採得　310
生理的口臭　126
生理的口臭症　126
聖隷式嚥下質問紙　112
舌圧測定器　114
舌運動訓練　359
切開線　231，238
切開排膿術　238
舌口唇運動機能低下の検査　112
舌口唇運動機能の評価　114
切削診　96，99
切歯乳頭　303
舌小帯強直症　122
摂食嚥下障害　118，358
摂食嚥下リハビリテーション　358
接触感染　29
摂食機能障害　354
摂食機能療法　118，358
摂食機能療法計画　119
摂食機能療法診療計画書　119
舌側弧線装置　341
舌苔　113
舌のトレーニング　117
セトリング　317
セメントエナメル境　197
セメント象牙境　181
セルフケア　132
セルロイド保護床　50
穿孔　50
浅口腔部　74
穿孔部封鎖　58
全身的所見　74
全身的な問診事項　110
全身用CT　84
前装金属冠　255
全部金属冠　255
全部床義歯　298
全部床義歯の印象採得　308，310
全部床義歯の咬合採得　312
全部床義歯の修理　320
全部床義歯の装着　316
全部床義歯のリライン　318
前方運動　219

早期接触部位　219
象牙質知覚過敏症　207
総合治療計画　128
増殖性疣贅状白板症　245
装着　262
即時型アレルギー　149
即時重合レジン応用法　252
側方運動　218
側方運動時　263，279
咀嚼機能低下　114
咀嚼機能低下の検査　112
咀嚼筋痛障害　107
咀嚼能率スコア法　114
咀嚼能力検査　114
咀嚼能力検査システム　114
その他の機能　117
損傷　48
損傷対策　49

体温　124
ダイカル®　160
帯環効果　248
ダイヤモンドポイント　153
唾液腺炎　111
唾液腺腫瘍　111
唾液腺の異常　76
唾液流出量検査　111
唾液量　113
多職種合同セミナー　17
多職種連携　5
打診　74，96，98
タッピング運動　301，314
ダブルグローブ　36
食べる機能　116
タングクリブ　349
タングステンカーバイドバー　153
炭酸ガスレーザー　188
単純縫合　233
単独型臨床研修施設　2

地域医療　5
地域歯科保健医療　131

索　引

395

地域保健　5
チーム医療　7, 12, 356
チームワーク連携　12
遅延型アレルギー　149
知覚過敏　222
知覚過敏処置　223
知覚過敏鈍麻材　222
知覚過敏抑制薬　223
着脱方向　291
中間Kファイル　177
中間欠損　284
注射　380
注射実施料　382
中心咬合位　218, 263, 279, 288, 314
超音波根管洗浄用器具　175
超音波スケーラー　206
超音波装置　182
超音波歯ブラシ　201
調剤料　380
聴診　74
調整・装着　168
直PCap　161
直接訓練　360
直接歯髄保護処置　161
直接法　250
治療　130
治療・管理・連携型　130
治療計画書　27, 70
治療計画立案　128
治療中心型　130
治療のアウトカム　128
陳旧性顎関節脱臼　66
鎮痛薬　148

通院困難者　354
痛覚変調性疼痛　93

手洗い　29
ティースメイトディセンシタイザー®　223
ディープシャンファー　266
堤状隆起　90
ディスタルシュー保隙装置　340
低舌圧　113

低舌圧の検査　112
ティッシュコンディショナー　306
ティッシュコンディショニング　306
適合試験　301, 317
適合試験材　300
適合状態　291
デキサメタゾン　146
デジタルデンティストリー　171
テストブロック　93
デセンシー®　223
テトラサイクリン・プレステロン歯科用軟膏　217
デブライドメント　224
テラ・コートリル軟膏　217
電気的根管長測定　180
電気メス　188
電撃様疼痛　139
電子カルテ　24
電子添付文書　369
テンションリッジ　90
伝達麻酔　138, 383
デンタルエックス線画像　78
デンタルエックス線撮影用ホルダー　78
デンタルミラー　155
デンティンブリッジ　332
テンポラリークラウン　252

ドアノブ・クエスチョン　68
動機づけ　72
動機づけモデル　73
透照診　94, 96, 99
透照診用ライト　156
到達目標　3, 17
疼痛　282
疼痛関連脳領域　93
動的印象　306
頭部エックス線規格写真分析　109
投薬　26, 380
動揺歯　354
動揺歯の固定　205
閉ざされた質問　68
ドライソケット　64
トリガーポイント　92
トルイジンブルー染色　245
トレー法　327

内視鏡下嚥下機能検査　120
ナイトガード　91
ナノシール®　222, 223
軟化象牙質　158
軟質リライン　318
難治性口内炎　146

二次印象　88
二次情報誌　374
二重歯列　339
二次予防　130
二等分法　78
日本医療機能評価機構　16
乳歯う蝕　330
乳歯転位　344
乳歯の修復処置　330
乳歯の抜歯　338
乳歯の麻酔抜髄法　334
乳歯不完全脱臼　344
認知行動療法　93

ネオクリーナー®　160
ネオステリン®グリーン　147
粘液嚢胞　246
捻髪音　56
粘膜下膿瘍　238
粘膜間空隙　281
粘膜調整　306

濃度依存性薬剤　142
能動的傾聴法　69
膿瘍形成　221
ノンテクニカルスキル　28

バイオセラミックス系シーラー　193
バイオハザードマーク　37
バイタルサイン　124, 141
梅毒　40

ハイブリッドコートⅡ® 223
ハイブリッドレジン CAD/CAM 冠 266
ハインリッヒの法則 28
白板症 245
曝露事故 36
バス法 201
発音障害 291
抜歯 60, 64, 234
抜歯後異常出血 62
抜歯後の遷延する歯痛 93
抜歯中止 54
抜歯前準備 234
話す機能 117
歯の動揺度測定 96, 98
パノラマエックス線画像 82
ハミュラーノッチ 298
パラトグラム検査 314
パラベン類 43
パラホルムアルデヒド 44
針刺し事故 36
針刺し・切創，皮膚・粘膜曝露 36, 38
パルスオキシメータ 125
ハンドピース 152
バンドループ保隙装置 340
反復唾液嚥下テスト 119

皮下気腫 56
非言語的コミュニケーション 69
非ステロイド性抗炎症薬 143, 145
ビダラビン 147
ヒト免疫不全ウイルス 40
被ばく量の最適化 78
批判的吟味 374
皮膚縫合 233
被保険者 18
被保険者証 18
飛沫感染 29
ヒヤリハット 28, 35
ヒューマンエラー 28
標準予防策 29
表情 9
病的口臭 126
病的口臭症 126
病的セメント質 214
表面麻酔薬 383

開かれた質問 68
貧血 386

ファイバーポスト 251
フィードバック 37
フィンガーレスト 49
風船トレーニング 117
フェノール 44
フェノール製剤 190
フォーハンドテクニック 49
副腎皮質ホルモン剤 146
覆髄 160
覆髄材 160
服薬管理 361
不顕性誤嚥 361
不正咬合 108, 348
フッ化ジアンミン銀 44, 326
フッ化ジアンミン銀歯面塗布 327
フッ化水素酸 44
フッ化物応用 326
フッ化物歯面塗布 326
フッ化物徐放 162
不適合部分床義歯 282
筆積み法 252
部分床義歯 282
部分床義歯の印象採得 286
部分床義歯の咬合採得 288
部分床義歯の試適 290
部分床義歯の修理 296
部分床義歯の設計 284
部分床義歯の装着 292
部分床義歯のリライン 294
部分被覆冠 258
部分被覆冠の歯冠形成 258
プラークコントロール 197, 200
プラーク付着率 200
プラークリテンションファクター 197
プライバシー 68
ブラキシズム 90
プラスチック製低速用バー 159
ブラッシング 200
ブラッシング圧 222
ブラッシング指導 324
フラットテーブル 305
フラップ手術 225, 226
フラビーガム 286, 302

ブランチテスト 122
ブリッジ 268, 272
ブリッジ設計 272
ブリッジ適否 272
ブリッジの試適 278
ブリッジの装着 280
ブリッジのための印象採得 276
ブリッジのための咬合採得 276
ブリッジのための歯冠形成 274
不良肉芽掻爬 236
フレンジテクニック 287
プロービング 100, 228
プロービングポケットデプス 197
プロキシマルプレート 285
ブロックアウト 261, 310, 321
フロッシング 201
プロビジョナルブリッジ 273
プロフェッショナルケア 133
フロリードゲル 147
文献検索 16

平行測定 275
米国歯科医師会 374
閉鎖循環式麻酔 383
ペインマトリックス 93
ヘーベル 235
ペリオクリン® 216, 220
ペリオスター® 209
ペリオフィール® 220
ヘルペス性歯肉口内炎 240
変形性顎関節症 107
扁平上皮癌 244
返戻 23

防護衣 80
縫合 232
防腐剤 43
ホウレンソウ 13
保隙装置 340
ポケット上皮 214
保険医 19, 22
保険医の登録 19
保険医療機関 19
保険医療養担当規則 19

索引

397

保険者　18
保険診療　22
保険診療のルール　22
保険請求　24
補助的検査法　94，99
ポスト除去　183
ポビドンヨード　147
ホルマリン　44
ホルムアルデヒド製剤　190
ホワイトポイント　257
ポンティック　273

マイクロモーター　152
麻酔　26，380
麻酔診　96，99
麻酔抜髄法　174
マトリックス　165
マナー　8
慢性萎縮性口腔カンジダ症　242
慢性潰瘍性歯髄炎　97
慢性根尖性歯周炎　99
慢性根尖膿瘍　99
慢性再発性アフタ　240
慢性歯周炎　197，220
慢性増殖性歯髄炎　97
慢性肥厚性口腔カンジダ症　242

味覚障害　110
ミステイク　28
身だしなみ　8
ミノサイクリン塩酸塩　216
脈拍　124
ミラーテクニック　155

無歯顎用既製トレー　308
無軸弁　231

メインテナンス　198
メジャーリングデバイス　256，263
メタルインレー修復　168

メタルコア　248
メタルマトリックス　49
滅菌　32
滅菌法　32
綿球塗布法　326

模型改造法　287
問診　94，96，98，106，241

薬剤関連顎骨壊死　64
薬剤情報提供料　381
薬剤料　381
薬情　381
薬物アレルギー　42
薬物動態　142
薬力学　142

有軸弁　231
有床義歯　268
ユーティリティワックス　308
誘導面　285
有病患者　352
遊離歯肉移植術　226
遊離端欠損　284，286
指サック　349

要介護認定　355
幼若永久歯の破折　345
ヨウ素製剤　190
ヨード染色　245
翼突下顎ヒダ　303
翼突上顎切痕　298，303
予防　130
予防・管理　130
予防的介入　131

ラップス　28
ラテックスアレルギー　31

ラバーストッパー　181
ラバーダム防湿　46，48，185
ラバーダム防湿法　30

リキャップ　37
リップサポート　312
リテーナー　165，276
リハビリテーション　26
リベース用常温重合レジン　294
リムーバルリング　46
療養担当規則　19
リライニングジグ　319
リリーフ　310
リンガライズドオクルージョン　305
リンガルアーチ　340
臨床疫学　372
臨床検査　241
臨床検査値　386
臨床研修施設　2
臨床研修評価　17
臨床研修プログラム　17
臨床方針　6
隣接面板　285
リンパ節の腫れ　76

ルートチップピック　52
ルートプレーニング　210
ルートプレーニングストローク　210

レーザーう蝕検出装置　156
レーザー光を用いた検査　95
レジン系シーラー　193
レジンコア　248，250
レジン連結冠固定　204
レセプト　23
レトロモラーパッド　298，303
連携強化診療情報提供料　385
連結子　285
連情　385
連続縫合　233

ろう義歯の試適　314

ワイヤー結紮レジン固定　204

3 DS　133
8 の字縫合　233

accident　36
AIPC　160
aphtha　240
Axial pattern flap　231
A- スプリント　204

Bednar アフタ　240
Behçet 病　240
biologic width　224
BioMTA®　160
Borchers 法　67
Buccal Upper　317
BULL の法則　317
B 型肝炎ウイルス　39

CAD/CAM 冠用材料　267
CAD/CAM インレー修復　171
CAD/CAM 冠　256, 266
CAL　197
Candida albicans　242
CBCT　84
CEJ　197
closed question　68
Ct　383
C 型肝炎ウイルス　39

Dental Drug Delivery System　133

dog ear 修正　233

EAT-10　112
EBD　372
EBM　16, 372
EMD 療法　226
erosion　107
Evidence Based Medicine　16
Evidence-Based Dentistry　372
Evidence-Based Health Care　372
Evidence-Based Medicine　372

Filter 機能　364
F バニッシュ歯科用 5%®　223

GCS　125
Glasgow Coma Scale　125
Google Scholar　16
GVHD　240
G- フィックス　204

HBV　39
HCV　39
health insurance　18
Hellman の咬合発育段階　337
Hippocrates 法　67
HIV　40
HTLV-1　40
Hugh-Jones の分類　352
HY-Bond Temporary Cement®　160

injury　36
irregular surface　107
IS　383

Japan Coma Scale　125

JCS　125

K ファイル　177

Lingual Lower　317

M3 型ムスカリン受容体刺激薬　111
MEDLINE　362
MeSH　365
MFT　349
MI　156
Miller の分類　196
Minds　374
Minimal Intervension　156
modified pen grasp　211
modified water swallow test　119
MS コート ONE®　223
MTA　60
MTA ANGELUS®　160
MWST　119

Nance のホールディングアーチ　340
New York Heart Association の心機能
　分類　353
Ni-Ti ロータリーファイル　178
NOS　245

OA　383
O' Leary　200
OMIN　16
Online Mendelian Inheritance in Man
　16
open-ended question　68
OPMDs　245
oral myofunctional therapy　349
oral potentially malignant disorders
　245
osteophyte　107

PCR 200
PCTC 202
PD 142
pen grasp 211
pharmacodynamics 142
pharmacokinetics 142
PICO 373
PK 142
Plaque Control Record 200
PMTC 133, 202
POMR 24
POS 24
PPD 197
primary intraosseous carcinoma 245
PRO ROOT® 160
problem-oriented medical record 24
problem-oriented system 24
Professional Chemical Tooth Cleaning 202
Professional Mechanical Tooth Cleaning 133, 202
Professional Tooth Cleaning 202
proliferative verrucous leukoplakia 245
Prothrombin Time-International Normalized Ratio 62
PTC 135, 202, 207
PT-INR 62

Pub Med 16
PubMed 373
PumMed 362
P急性発作 220
P急性発作GA 220
P重防 198

Randam pattern flap 231
repetitive saliva swallowing test 119
Reye症候群 148
Riga-Fede病 240
RSST 119

Shaker exercise 359
shared decision making 71
SOAP 24
SPO₂ 125
SPT 198
SSI 143
subjective objective assesment plan 24
surgical site infection 143

TBI 133
TCI 113

TCPSパスタ 217
The 10-item Eating Assessment Tool 112
TKパスタ 217
Tongue Coating Index 113
Tooth Brushing Instruction 133
TTS 359
T-バンド 331

Universal Choking Sign 46

VE 120
VEL scope® 245
VF 120
videoendoscopic evaluation of swallowing 120
videofluoroscopic examination of swallowing 120
volatile sulfur compounds 127
VSCs 127
Vリングシステム 165

walking probing technique 100

歯科診療報酬点数早見表

注：（ ）の点数は6歳未満の乳幼児もしくは著しく歯科診療が困難な者を診療した場合の点数

※印は施設基準届出が必要

初診	歯科初診料※ …… 267	外安全1※ +12	外感染1※ +12 外感染2※ +14	医情1※ +3 医情2※ +1	医DX※ +6
	歯科初診料（未届の場合）…… 240				
	歯科初診料（情報通信機器を用いた場合）※ …… 233				
再診	歯科再診料※ …… 58	外安全1※ +2	外感染1※ +2 外感染2※ +4	医情3※ +2 医情4※ +1	明細※ +1
	歯科再診料（未届の場合）…… 44				
	歯科再診料（情報通信機器を用いた場合）※ …… 51				

	時間外	休日	深夜	乳	乳・時間外	乳・休日	乳・深夜
	休日・深夜を除く標榜時間外	日曜・祝日 12/29～1/3	午後10時～ 午前6時	6歳未満	乳幼児における時間外，休日，深夜の診療		
初診	+85	+250	+480	+40	+125	+290	+620
再診	+65	+190	+420	+10	+75	+200	+530

	特1	特1+乳	特2	特2+乳	特3	特3+乳	特連※	特地
	著しく歯科診療が困難な者	治療環境に円滑に適応できるようにする／個室・陰圧室		新型インフルエンザ等感染症，指定感染症，新感染症			特連医療機関	特連を除く歯科診療所
初診	+175	+215	+250	+290	+500	+540	+150	+100
再診		+185		+260		+510	特1～3算定患者で診療時間が1時間を超えた場合 30分または端数を増すごと …… +100	

※印は算定に文書による情報提供が必要な場合

医学管理	
歯科疾患管理料（歯管）…… 100	周術期等口腔機能管理料（Ⅲ）※
（初診月）…… 80	（放射線治療等を実施する入院中以外の患者）（月1回）…… 200
文書提供加算※ …… +10	長期管理加算（周計算定月から起算して6月を超えた場合）…… +50
長期管理加算（初診月から起算して6月を超えた場合）	周術期等口腔機能管理料（Ⅳ）※
口管施設基準届出歯科診療所 …… +120	（放射線治療等を実施する入院中の患者）（周計算定3月以内は月2回・その他の月は月1回）…… 200
上記以外 …… +100	長期管理加算（周計算定月から起算して6月を超えた場合）…… +50
洗口指導加算※（4歳以上16歳未満，修復終了後）…… +40	回復期等口腔機能管理計画策定料※ …… 300
注）う蝕多発傾向者が対象	回復期等口腔機能管理料※ …… 200
総合医療管理加算 …… +50	歯周病患者画像活用指導料 …… 10
根面う蝕管理料（根C管）…… 30	2枚目から1枚につき（1回につき5枚限り）…… +10
口腔管理体制強化加算 …… +48	新製有床義歯管理料※（装着月1回に限る）
エナメル質初期う蝕管理料（Ce管）…… 30	困難 …… 230
口腔管理体制強化加算 …… +48	上記以外 …… 190
口腔機能管理料※ …… 60	診療情報提供料（Ⅰ）※ …… 250
（情報通信機器を用いた場合）…… 53	歯科診療が困難な者または歯科訪問診療料算定患者を，以下に紹介した場合の加算 …… +100
口腔管理体制強化加算 …… +50	（歯科診療特別対応連携施設，地域歯科診療支援病院，医科保険医療機関，指定居宅介護支援事業者）
小児口腔機能管理料※ …… 60	
（情報通信機器を用いた場合）…… 53	歯科診療特別対応連携施設または地域歯科診療支援病院が歯科診療実施保険医療機関に紹介した場合の加算 …… +100
口腔管理体制強化加算 …… +50	診療情報提供料（Ⅱ）※ …… 500
歯科衛生実地指導料1※（月1回，15分以上）…… 80	連携強化診療情報提供料※ …… 150
歯科衛生実地指導料2※（月1回，15分以上または合計15分以上）…… 100	診療情報等連携共有料1※（医科・薬局との連携）…… 120
（歯科診療特別対応連携施設・地域歯科診療支援病院）	診療情報等連携共有料2※（医科への情報提供）…… 120
口腔機能指導加算 …… +10	歯科特定疾患療養管理料（月2回まで）…… 170
周術期等口腔機能管理計画策定料※ …… 300	（情報通信機器を用いた場合）…… 148
（手術等に係る一連の治療中1回）	共同療養指導計画加算※ …… +100
（顎離断術等の手術に係る場合）※ …… 150	歯科治療時医療管理料（1日につき）…… 45
（全身管理が必要な患者を除く）（周Ⅰ算定不可）	退院時共同指導料1※ （歯援診1，2，歯援病）（1回のみ）…… 900
周術期等口腔機能管理料（Ⅰ）※	（上記以外の歯科診療所）（1回のみ）…… 500
手術前（1回に限り）…… 280	特別管理指導加算 …… +200
手術後（3月以内，計3回まで）…… 190	薬剤情報提供料※（月1回，処方内容変更の場合はその都度）…… 4
周術期等口腔機能管理料（Ⅱ）※	患者の求めに応じて手帳に記載した場合 …… +3
手術前（1回に限り）…… 500	
手術後（3月以内，月2回まで）…… 300	

令和6年9月1日実施
※赤字は令和5年4月時との変更箇所．　　の金属点数は随時改定対象項目（令和6年9月現在）．

（日本歯科医師会「社会保険歯科診療報酬点数早見表」を参考に作成）

リハビリ

歯科口腔リハビリテーション料1
1 有床義歯（装着月以外，月1回に限り）困難な場合 ……………124
　　　　　　　　　　　　　　　　　　上記以外の場合 ………104
2 舌接触補助床（月4回に限り）……………………………………194
3 その他（口蓋補綴，顎補綴，月4回に限り）…………………189

歯科口腔リハビリテーション料2 ……………………………54
（顎関節治療用装置装着患者，月1回に限り．施設基準）

歯科口腔リハビリテーション料3（月2回に限り）
1 口腔機能の発達不全を有する18歳未満の患者 ……………50
2 口腔機能の低下を来している患者 ……………………………50

摂食機能療法（1日につき）
30分以上 ……………………………………………………………185
　・治療開始から3月以内，1日単位で算定
　・治療開始から4月以上，月4回に限り
30分未満 ……………………………………………………………130
　・脳卒中発症から14日以内，1日単位で算定

在宅医療

歯科訪問診療料（1日につき）（初・再診料を含む）

患者1人につき診療に要した時間	歯科訪問診療1（1人のみ）	歯科訪問診療2（2人以上3人以下）	歯科訪問診療3（4人以上9人以下）	歯科訪問診療4（10人以上19人以下）	歯科訪問診療5（20人以上）
20分以上	1,100〈1,090〉	410〈400〉	310〈300〉	160〈150〉	95〈85〉
20分未満		287〈277〉	217〈207〉	96〈86〉	57〈47〉

※初診料注1の未届医療機関は〈 〉の点数で算定する

歯科訪問診療における特掲診療料の加算

訪問診療のみ算定	抜髄 感染根管処置 膿瘍切開 乳歯・永久歯の普通抜歯 磁性アタッチメントの磁石構造体 欠損補綴の印象採得（連合・特殊） 有床義歯の咬合採得 有床義歯内面適合法	・歯科訪問診療料のみを算定した患者は，抜髄，感染根管処置，膿瘍切開，乳歯・永久歯の普通抜歯，欠損補綴の印象採得（連合・特殊），有床義歯の咬合採得，磁性アタッチメントの磁石構造体の場合は（ ）の点数を算定する． ・抜髄即充，感根即充，有床義歯修理，有床義歯内面適合法は《 》の点数を算定する．
訪問診療＋特別対応加算1～3	充填 充填以外は外来における特別対応加算1～3と同様の算定	・歯科訪問診療料および歯科診療特別対応加算1～3を算定している場合で特掲診療料の加算は（ ）の点数を算定する．充填を算定する場合は〔 〕の点数を算定する

歯科訪問診療料への加算

	歯科訪問診療補助加算		地域医療連携体制加算	診療時間に対する加算	患者の状態による加算 特1	特2	特3	在宅医療DX情報活用加算	通信画像情報活用加算（歯訪1～3）	在宅歯科医療推進加算（歯訪1のみ）	歯科訪問診療移行加算（歯訪1のみ）
歯援診1・2 歯援病	同一建物居住者以外	+115	+300	1時間を超えた場合30分または端数を増すごと +100	+175	+250	+500	+8	+30	+100（併定不可）	+100（併定不可）
	同一建物居住者	+50									
口管強届出歯科診療所	同一建物居住者以外	+115									+150
	同一建物居住者	+50									
歯科診療所	同一建物居住者以外	+90									+100
	同一建物居住者	+30									

訪問歯科衛生指導料（20分以上，月4回まで，緩和ケア中は月8回）
（文書提供が必要）（訪問診療日より1月以内）
単一建物診療患者が1人の場合 ……………………………362
　複数名訪問歯科衛生指導加算 …………………………＋150
単一建物診療患者が2人以上9人以下の場合 ……………326
上記以外 ……………………………………………………………295

歯科疾患在宅療養管理料（月1回）（歯科疾患管理料の併算定は不可）
在宅療養支援歯科診療所1の場合 …………………………340
在宅療養支援歯科診療所2の場合 …………………………230
在宅療養支援歯科病院の場合 ………………………………340
上記以外の場合 …………………………………………………200
　在宅総合医療管理加算 …………………………………＋50
　文書提供加算 ……………………………………………＋10
　在宅歯科医療連携加算1 ………………………………＋100
　在宅歯科医療連携加算2 ………………………………＋100
　在宅歯科医療情報連携加算 …………………………＋100

在宅患者訪問口腔リハビリテーション指導管理料（20分以上，月4回）
0～9歯 ……………………………………………………………400
10～19歯 …………………………………………………………500
20歯以上 …………………………………………………………600
　在宅療養支援歯科診療所加算1 ……………………＋145
　在宅療養支援歯科診療所加算2 ……………………＋80
　在宅療養支援歯科病院加算 …………………………＋145
　口腔管理体制強化加算 …………………………………＋75
　在宅歯科医療連携加算1 ………………………………＋100
　在宅歯科医療連携加算2 ………………………………＋100
　在宅歯科医療情報連携加算 …………………………＋100

小児在宅患者訪問口腔リハビリテーション指導管理料（20分以上，月4回）… 600
　在宅療養支援歯科診療所加算1 ……………………＋145
　在宅療養支援歯科診療所加算2 ……………………＋80
　在宅療養支援歯科病院加算 …………………………＋145
　口腔管理体制強化加算 …………………………………＋75
　小児在宅歯科医療連携加算1 ………………………＋100
　小児在宅歯科医療連携加算2 ………………………＋100
　在宅歯科医療情報連携加算 …………………………＋100

在宅患者歯科治療時医療管理料（1日につき）……………45

在宅歯科栄養サポートチーム等連携指導料（月1回）
　在宅歯科栄養サポートチーム等連携指導料1 …………100
　在宅歯科栄養サポートチーム等連携指導料2 …………100
　在宅歯科栄養サポートチーム等連携指導料3 …………100

在宅患者連携指導料（月1回）
（他職種との連携）（1回目の訪問診療から1月以内は算定不可）
（医療関係職種等で文書等により情報共有し，これに基づき指導を行った場合）……………………900

在宅患者緊急時等カンファレンス料（月2回まで）……………200
（医療関係職種等がカンファレンスを行い，その結果を踏まえて指導した場合）

フッ化物歯面塗布処置（1口腔につき，3月に1回）
　う蝕多発傾向者の場合 ……………………………………110（165）
　（歯科訪問診療料算定患者）
　初期根面う蝕患者 …………………………………………80（120）
　（根C管理算定患者）

在宅等療養患者専門的口腔衛生処置（月1回）……………130（195）

非経口摂取患者口腔粘膜処置（月2回）……………………110（165）

咬合印象 ……………………………………………………………140（238）

検査

歯周病検査 (1口腔単位)
(1月以内の検査2回目以降は50/100の算定)

	1〜9歯	10〜19歯	20歯以上
歯周基本検査 (乳歯は歯数に含まない)	50	110	200
歯周精密検査 (乳歯は歯数に含まない)	100	220	400
混合歯列期歯周病検査	80	プラークの付着状況およびプロービング時の出血	

歯周病部分的再評価検査 (歯周外科手術後1歯1回に限り) ……… 15
口腔細菌定量検査1 (1回につき、月2回) ……………………… 130
(1月以内の検査2回目以降は50/100の算定)
口腔細菌定量検査2 (1回につき、3月に1回) ……………… 65
歯冠補綴時色調採得検査 ……………………………… 10
電気的根管長測定検査 (EMR) (1根管目) ……………… 30
　2根管目から1根管につき ……………………………… ＋15
細菌簡易培養検査 (S培) (1歯1回につき) ……………… 60

顎運動関連検査 (1装置につき) ………………………………… 380
　(下顎運動路描記法 (MMG)、ゴシックアーチ描記法 (GoA)、パントグラフ描記法 (Ptg)、チェックバイト検査 (ChB)) の場合
咀嚼能力検査1 (3月に1回) ……………………………… 140
咀嚼能力検査2 (術前1回・術後6月に1回) ……………… 140
咬合圧検査1 (3月に1回) ………………………………… 130
咬合圧検査2 (術前1回・術後6月に1回) ………………… 130
小児口唇閉鎖力検査 (3月に1回) ……………………… 100
舌圧検査 (3月に1回) …………………………………… 140
有床義歯咀嚼機能検査1 (1回につき)
　下顎運動測定と咀嚼能力測定を併せて行う場合 ………… 560
　咀嚼能力測定のみを行う場合 ………………………… 140
有床義歯咀嚼機能検査2 (1回につき)
　下顎運動測定と咬合圧測定を併せて行う場合 …………… 550
　咬合圧測定のみを行う場合 …………………………… 130
精密触覚機能検査 (月1回) …………………………… 460
睡眠時歯科筋電図検査 (一連につき) ………………… 580

画像診断

単純撮影 (I) (フィルム料含む)
( ) の点数は一連症状確認

標準型 ……………………………	48 (38)
小児型 ………………… 47 (37)、	48 (38)
咬合型 ……………………………	58 (48)
咬翼型 ……………………………	59 (49)
全顎10枚法 ……………………	439
全顎14枚法 ……………………	451

　3歳未満の乳幼児には撮影料50/100加算
　3歳以上6歳未満の幼児には撮影料30/100加算

単純撮影 (II)
(スタタスエックス2等) (フィルム料含む)
スタタスエックス2 ………………… 154
(カビネ使用) 1枚
注) フィルムの算定については、使用フィルムと四ツ切フィルムとの面積比により算定する.

パノラマ断層撮影 (フィルム料含む)
四ツ切 …………………………………… 311
オルソパントモ型 ……… (小) 317・(大) 315
〔3歳以上6歳未満 …… (小) 372・(大) 370〕

フィルム料 (6歳未満1.1倍)	標準型 2.9	咬翼型 4.0	四ツ切 6.2	小児型 2.3 3.1	咬合型 2.7	カビネ 3.8	オルソパントモ型 (小) 12.0 (大) 10.3	

時間外緊急院内画像診断加算 (1日につき)
　時間外・休日・深夜 ……… ＋110

デジタル撮影 電子画像管理加算 (フィルム料なし)	エックス線 10	パノラマ 95	部分パノラマ 10	歯CT 120	その他 60	「電」 58 (48)	「パ電」 402 (402)	「部パ電」 58 (48)	「CT電」 1,170 (1,170)	「他電」 213 (171)

投薬注射

処方料		調剤料		薬剤料		処方箋		注射	
6種以下 ……… 42		1回の処方につき		内服・浸煎 (1日分の薬価)		6種以下 ……… 60		静脈内 ………… 37	
7種以上 ……… 29		内服・浸煎・屯服 ……11		屯服 (1日分の薬価)		7種以上 ……… 32		皮内・皮下・筋肉内 …… 25	
(3歳未満 … ＋3)		外用 …………………… 8		外用 (1調剤の薬価) −15円	÷10円＋1点	(3歳未満 … ＋3)			
				注射薬剤 (1回分の薬価)	(1点未満の端数は切り上げる)	一般名処方1 …… ＋10			
						一般名処方2 …… ＋8			

麻酔

伝達麻酔 (下顎孔・眼窩下孔) ……………………… 42(63)	浸潤麻酔 ……………… 30(45) (手術、120点以上の処置、特に規定する処置、歯冠形成、う蝕歯即時充填形成、う蝕歯インレー修復形成以外で算定)	吸入鎮静法 30分まで ……………… 70(105) 30分を超えた場合は30分またはその端数を増すごとに …… ＋10(＋15)	静脈内鎮静法 ………… 600(900)

《生活歯髄切断・抜髄の麻酔に使用した薬剤料は別途算定》

処置

う蝕処置 (1歯1回につき) ・・・・・・・・・・・・・・・・・・・・・・・・・・・・・ 18 (27)
咬合調整 {1〜9歯 ・・・・・・・・・・・・・・・・・・・・・・ 40 (60)
　　　　 {10歯以上 ・・・・・・・・・・・・・・・・・・・・ 60 (90)
残根削合 (1歯1回につき) ・・・・・・・・・・・・・・・・・・・・・・・・・・・・・ 18 (27)
歯髄保護処置 (1歯につき) {歯髄温存療法 ・・・・・・・・・・・・・ 200(300)
　　　　　　　　　　　　　{直 PCap ・・・・・・・・・・・・・・・・・ 154(231)
　　　　　　　　　　　　　{間 PCap ・・・・・・・・・・・・・・・・・ 38 (57)
象牙質レジンコーティング (1歯につき) ・・・・・・・・・・・・・・・ 46 (69)
早期充填処置 (シーラント) (乳歯または幼若永久歯)
(1歯につき，歯面清掃，前処理，材料料を含む)
　　　複合レジン系 ・・・・・・・・・・・・・・・・・・・・・・・・・・・・・・・・・・ 145(212)
　　　グラスアイオノマー系 {標準型 ・・・・・・・・・・・・ 142(209)
　　　　　　　　　　　　　　{自動練和型 ・・・・・・・・ 143(210)
除去 (1歯につき) {簡単 ・・・・・・・・・・・・・・・・・・・・・・・・・・ 20 (30)
　　　　　　　　 {困難 ・・・・・・・・・・・・・・・・・・・・・・・・・・ 48 (72)
　　　　　　　　 {著しく困難 ・・・・・・・・・・・・・・・・・・・・ 80(120)
　　　　　　　　 {根管内異物 ・・・・・・・・・・・・・・・・・・・・ 150(225)
　　　　　　　　 {手術用顕微鏡加算 ・・・・・・・・・・ ＋400(＋600)
歯の破折片除去 (麻酔の費用は別途算定) ・・・・・・・・・・・・・・ 30 (45)
有床義歯床下粘膜調整処置 (1顎1回につき) ・・・・・・・・・・・ 110(165)
う蝕薬物塗布処置 {3歯まで ・・・・・・・・・・・・・・・・・・・・ 46 (69)
　　　　　　　　 {4歯以上 ・・・・・・・・・・・・・・・・・・・・ 56 (84)
知覚過敏処置 (1口腔1回につき) {3歯まで ・・・・・・・・・・ 46 (69)
　　　　　　　　　　　　　　　　{4歯以上 ・・・・・・・・・・ 56 (84)
生活歯髄切断 (1歯につき) ・・・・・・・・・・・・・・・・・・・・・・・・ 233(350)
　歯根完成期以前および乳歯 ・・・・・・・・・・・・・・・・・ ＋42(＋63)
失活歯髄切断 (1歯につき) ・・・・・・・・・・・・・・・・・・・・・・・・ 72(108)
フッ化物歯面塗布処置 (1口腔につき)
　う蝕多発傾向者 (16歳未満，3月に1回) ・・・・・・・・・・ 110(165)
　初期の根面う蝕 (根C管算定患者，3月に1回) ・・・・・ 80(120)
　エナメル質初期う蝕
　(Ce管算定患者，3月に1回，Ce管の口管強算定患者は月1回) ・・・・・ 100(150)
口腔粘膜処置 (1口腔につき) ・・・・・・・・・・・・・・・・・・・・・・・・ 30 (45)
　(レーザー照射による処置を行った場合)
後出血処置 ・・・・・・・・・・・・・・・・・・・・・・・・・・・・・・・・・・・・・・・ 530(795)
　6歳未満 ・・・・・・・・・・・・・・・・・・・・・・・・・・・・・・・・・・・・・ 560(840)
　(後出血処置は麻酔に使用した薬剤料を別途算定)
口腔内外科後処置 (1口腔1回につき) ・・・・・・・・・・・・・・・・ 22(33)
口腔外外科後処置 (1回につき) ・・・・・・・・・・・・・・・・・・・・・・ 22(33)

歯周基本治療 (浸麻の費用を含む)

スケーリング(SC)	1/3顎につき	1/3顎を増すごと
初回時	72(108)	＋38(＋57)
2回目以降	36(54)	＋19(＋29)

(1/3顎 単位)

SRP	前歯	小臼歯	大臼歯
初回時	60(90)	64(96)	72(108)
2回目以降	30(45)	32(48)	36(54)

(1歯につき)

歯周病安定期治療 (SPT) {1〜9歯 ・・・・・・・・・・ 200(300)
　　　　　　　　　　　　　{10〜19歯 ・・・・・・・・ 250(375)
　　　　　　　　　　　　　{20歯以上 ・・・・・・・・ 350(525)
(3月に1回) (歯周外科手術後等の治療間隔の短縮が必要な場合，口管施設基準届出歯科診療所において治療を開始した場合は月1回可)
　口腔管理体制強化加算 ・・・・・・・・・・・・・・・・・・・・ ＋120(＋180)
　歯周病ハイリスク患者加算 ・・・・・・・・・・・・・・・・・ ＋80(＋120)

歯周病重症化予防治療 (P重防) {1〜9歯 ・・・・・・・・ 150(225)
　　　　　　　　　　　　　　　 {10〜19歯 ・・・・・ 200(300)
　　　　　　　　　　　　　　　 {20歯以上 ・・・・・ 300(450)
(3月に1回) (口管施設基準届出歯科診療所においてSPTから移行した場合は月1回可)
周術期等専門的口腔衛生処置 (1口腔につき)
　周術期等専門的口腔衛生処置1 ・・・・・・・・・・・・・・・ 100(150)
　(周I，周IIの患者に衛生士が実施，術前・術後に1回限り)
　(周III，周IVの患者に衛生士が実施，周III，周IV算定月に月2回，緩和ケア中は月4回)
　周術期等専門的口腔衛生処置2 ・・・・・・・・・・・・・・・ 110(165)
　(歯科医師または衛生士が実施，口腔粘膜に対する処置を行い，口腔粘膜保護材を使用した場合は月1回限り)
回復期等専門的口腔衛生処置 (1口腔につき) (月2回) ・・・・・ 100(150)
機械的歯面清掃処置 (1口腔につき) ・・・・・・・・・・・・・・・・・・ 72(108)
　(歯科医師または衛生士が実施，2月に1回に限り) (特1〜3算定患者，特に必要性が認められる根C管の口管強算定患者，Ce管の口管強算定患者，妊娠中の患者，糖尿病の紹介患者は月1回可)
口腔バイオフィルム除去処置 (1口腔につき) (月2回) ・・・・・ 110(165)
歯周病処置 (P処) (1口腔1回につき) ・・・・・・・・・・・・・・・・・ 14(21)
歯周治療用装置 (印象，装着等を含む．要P精検) (人工歯，鉤等は別途算定)
　冠形態 (1歯につき) ・・・・・・・・・・・・・・・・・・・・・・・・・・・・・ 50(75)
　床義歯形態 (1装置につき) ・・・・・・・・・・・・・・・・・・・・・・ 750(1,125)
暫間固定 (固定源となる歯は歯数に含めない)
　簡単なもの ・・・・・・・・・・・・・・・・・・・・・・・・・・・・・・・・・・・・ 230(345)
　(エナメルボンドシステムの場合は200(300))
　困難なもの ・・・・・・・・・・・・・・・・・・・・・・・・・・・・・・・・・・・・ 530(795)
　(エナメルボンドシステムの場合は500(750))
暫間固定装置修理 ・・・・・・・・・・・・・・・・・・・・・・・・・・・・・・・・・・ 70(105)
暫間固定除去 (1装置につき) ・・・・・・・・・・・・・・・・・・・・・・・・ 30(45)
線副子 (1顎につき) ・・・・・・・・・・・・・・・・・・・・・・・・・・・・・・ 680(1,020)
口腔内装置1
　顎関節治療用装置 ・・・・・・・・・・・・・・・・・・・・・・・・・・・ 1,530(1,545)
　歯ぎしりに対する口腔内装置 ・・・・・・・・・・・・・・・・・ 1,650(1,725)
口腔内装置2
　顎関節治療用装置 ・・・・・・・・・・・・・・・・・・・・・・・・・・・・ 830(845)
　歯ぎしりに対する口腔内装置 ・・・・・・・・・・・・・・・・・・ 950(1,025)
　外傷歯の保護のための口腔内装置 ・・・・・・・・・・・・・・ 830(845)
口腔内装置3
　歯ぎしりに対する口腔内装置 ・・・・・・・・・・・・・・・・・・ 800(875)
　気管内挿管時の歯の保護等を目的として製作した口腔内装置 ・・・・・ 680(695)
睡眠時無呼吸症候群に対する口腔内装置 (1装置につき)
　睡眠時無呼吸症候群に対する口腔内装置1 ・・・・・ 3,300(3,450)
　睡眠時無呼吸症候群に対する口腔内装置2 ・・・・・ 2,300(2,450)
舌接触補助床 (1装置につき)
　{新たに製作した場合 ・・・・・・・・・・・・・・・・・・・・ 2,620(2,680)
　{旧義歯を用いた場合 ・・・・・・・・・・・・・・・・・・・・ 1,120(1,180)
口腔内装置調整・修理 (1口腔につき)
　口腔内装置調整1 ・・・・・・・・・・・・・・・・・・・・・・・・・・・・ 120(180)
　口腔内装置調整2 ・・・・・・・・・・・・・・・・・・・・・・・・・・・・ 120(180)
　口腔内装置調整3 ・・・・・・・・・・・・・・・・・・・・・・・・・・・・ 220(330)
　口腔内装置修理 ・・・・・・・・・・・・・・・・・・・・・・・・・・・・・・ 234(351)
術後即時顎補綴装置 (1顎につき) ・・・・・・・・・・・・・・・・・・ 2,800(2,950)
注) 暫間固定，線副子，口腔内装置，睡眠時無呼吸症候群に対する口腔内装置，舌接触補助床，術後即時顎補綴装置は装着料を含む．印象採得料，装着材料は別算定．

	抜　髄 (1歯につき)	感染根管処置 (1歯につき)	根管貼薬処置 (1歯1回につき)	根管充填 (1歯につき)	抜髄即充 (1歯につき) 《 》内は歯科訪問診療料のみ算定患者の点数	感根即充 (1歯につき)	加圧根充処置 (1歯につき) (補管届出医療機関のみ) エックス線による確認
単根	234 (304)	160 (208)	33 (50)	72 (108)	306 (412)《376》	232 (316)《280》	139 (209)
2根	426 (554)	310 (403)	41 (62)	94 (141)	520 (695)《648》	404 (544)《497》	168 (252)
3根以上	600 (900)	450 (675)	57 (86)	122 (183)	722 (1,083)《1,022》	572 (858)《797》	213 (320)
	歯髄温存療法後3月以内 192点減算 直PCap後1月以内 154点減算				歯髄温存療法後3月以内 192点減算 直PCap後1月以内 154点減算		手術用顕微鏡加算 (3根以上) ・・・・・・・・・・＋400(＋600) Ni-Tiロータリーファイル加算 ・・・・・・・・・・＋150(＋225)

404

《麻酔に使用した薬剤料は別途算定》

手術

抜歯手術（1歯につき）
- 乳　　歯 …………………… 130（195）
- 前　　歯 …………………… 160（240）
- 臼　　歯 …………………… 270（405）
- 難抜歯加算 ………………… ＋230（＋345）
  - （前歯，臼歯のみ，歯根肥大・骨の癒着歯等に対する骨の開さくまたは歯根分離術）
- 埋　伏　歯 ……………… 1,080（1,620）
  - （骨性の完全埋伏歯または水平埋伏智歯に限る）
- 下顎智歯（骨性・水平埋伏）… ＋130（＋195）

歯根分割掻爬術 ……………… 260（390）
ヘミセクション（分割抜歯） …… 470（705）
抜歯窩再掻爬手術 …………… 130（195）
歯槽骨整形手術｝
骨瘤除去手術｝………………… 110（165）
腐骨除去手術
- 歯槽部に限局するもの ……… 600　（900）
- 顎　骨（片側の1/3未満）… 1,300（1,950）
- 顎　骨（片側の1/3以上）… 3,420（5,130）

口腔内消炎手術
- 智歯周囲炎の歯肉弁切除等 ……… 120（156）
- 歯肉膿瘍等 ……………………… 180（234）
- 骨膜下膿瘍，口蓋膿瘍等 ……… 230（345）
- 顎炎または顎骨骨髄炎等
  - 1/3顎未満 …………………… 750（1,125）
  - 1/3顎以上 ………………… 2,600（3,900）
  - 全　　顎 ………………… 5,700（8,550）

口腔外消炎手術
（骨膜下・皮下膿瘍，蜂窩織炎等）
- 2cm未満のもの ……………… 180　（270）
- 2cm以上5cm未満のもの … 300　（450）
- 5cm以上のもの …………… 750（1,125）

歯根嚢胞摘出手術
- 歯冠大 …………………………… 800（1,200）
- 拇指頭大 …………………… 1,350（2,025）
- 鶏卵大 ……………………… 2,040（3,060）

歯根端切除手術（1歯につき）（歯根端閉鎖の費用を含む）
- 歯科CT，手術用顕微鏡を使用 … 2,000（3,000）
- 上記以外 …………………… 1,350（2,025）
- 注）歯根端切除と歯根嚢胞摘出を同時に行った場合の従たる手術は50/100算定

口腔内軟組織異物（人工物）除去術
- 簡単なもの ……………………… 30（45）
- 困難なもの
  - 浅在性のもの ………………… 680（1,020）
  - 深在性のもの ……………… 1,290（1,935）

歯肉，歯槽部腫瘍手術（エプーリスを含む）
- 軟組織に限局するもの ……… 600　（900）
- 硬組織に及ぶもの ………… 1,300（1,950）

顎関節脱臼非観血的整復術
（片側） …………………………… 410　（615）

歯槽骨骨折非観血的整復術
- 1〜2歯 …………………… 680（1,020）
- 3歯以上 …………………… 1,300（1,950）

創傷処理（口腔内縫合術）
- 長径5cm未満（小深）……… 1,400（2,100）
- 〃 5〜10cm未満（中深）… 1,880（2,820）
- 〃 5cm未満（小浅）……… 530　（795）
- 〃 5〜10cm未満（中浅）… 950（1,425）

歯周外科手術
- 歯周ポケット掻爬術 ……………… 80（120）
- 新付着手術 ……………………… 160（240）
- 歯肉切除手術 …………………… 320（480）
- 歯肉剥離掻爬手術 ……………… 630（945）
- 歯周組織再生誘導手術（GTR術）（材料料は別算定）
  - 1次手術（誘導膜の固定）……… 840（1,260）
  - FOpおよびGTR1次手術時
    歯根面レーザー応用加算 …… ＋60（＋90）
  - 2次手術（非吸収性膜の除去）… 380　（570）
- 歯肉歯槽粘膜形成手術
  - 歯肉弁根尖側移動術 …………… 770（1,155）
  - 歯肉弁歯冠側移動術 …………… 770（1,155）
  - 歯肉弁側方移動術 ……………… 770（1,155）
  - 遊離歯肉移植術（手術野ごと）… 770（1,155）
  - 口腔前庭拡張術 ……………… 2,820（4,230）
  - 結合組織移植術 …………… 840（1,260）
- SPT開始後の歯周治療を目的とする歯周外科手術は50/100で算定
- 頬，口唇，舌小帯形成術 ………… 630（945）

歯冠修復

補綴時診断料（1装置につき）
- 新製（ブリッジ，有床義歯の新製）…………… 90
- 新製以外 ……………………………………… 70

歯冠形成
（1歯につき）　　（大臼歯の4/5冠は生活歯をブリッジの支台に用いる場合に限る）

	金　属　冠				非金属冠		既製冠
	前歯¾冠・前歯レジン前装金属冠・レジン前装チタン冠	白歯レジン前装金属冠	白歯¾冠・FMC・チタン冠	接着冠	硬質レジン	CAD/CAM冠・高強度硬質レジンBr	乳歯金属冠既製冠
生PZ	796（1,194）	646（969）	306（459）	796（1,194）	306（459）	796（1,194）	120（180）
失PZ	636（954）	466（699）	166（249）		166（249）	636（954）	114（171）

- ブリッジ支台歯形成加算（金属冠，非金属冠）………… ＋20（＋30）

即時充填形成（充形） ………………… 128（192）
インレー修復形成（修形） …………… 120（180）

充　填（1歯につき，材料料を除く）
〔 〕内は歯科訪問診療料および歯科診療特別対応加算1〜3算定患者の点数

充填1（歯面処理を行う場合）		充填2（充填1以外）	
単純なもの	複雑なもの	単純なもの	複雑なもの
106（159）〔170〕	158（237）〔253〕	59（89）〔94〕	107（161）〔171〕

テンポラリークラウン（1歯1回）
（製作，装着，装着材料の費用を含む）…………………………… 34（51）
（前歯のレジン前装金属冠，レジン前装チタン冠，硬質レジンジャケット冠，CAD/CAM冠の場合のみ）

窩洞形成（KP）
- ｛単純なもの ……………………… 60（90）
- 複雑なもの ……………………… 86（129）
- ※Br支台歯形成加算として複雑なもののみ（1歯につき）＋20（＋30）
- う蝕歯無痛的窩洞形成加算（う蝕無痛）……… ＋40（＋60）
  （KPと充形が対象）
- CAD/CAMインレー窩洞形成加算 ……………………… ＋150（＋225）
  （KPと修形が対象）

支台築造（材料料を含む）

	メタルコア	その他
大臼歯	276（367）	159（222）
前・小臼歯	214（292）	147（210）

ファイバーポスト（材料料を含む）
（大・小臼歯は根管数により最大2本まで）

	ファイバーポスト	直接法	間接法
大臼歯	1本	262（349）	299（405）
	2本	323（410）	360（466）
前・小臼歯	1本	224（298）	256（346）
	2本	285（359）	317（407）

充填用材料（1窩洞につき）

			単純	複雑
歯科充填用材料I	・光重合型複合レジン（複合レジン系）		11	29
	・光重合型レジン強化グラスアイオノマー（グラスアイオノマー系）	標準型	8	21
		自動練和型	9	23
歯科充填用材料II	・複合レジン（複合レジン系）		4	11
	・グラスアイオノマーセメント（グラスアイオノマー系）	標準型	3	8
		自動練和型	6	17

印象採得料（1個につき）
　支台築造（メタルコア・ファイバーポストの印象）‥‥‥‥‥‥‥‥50（75）
　単　　純‥‥‥‥‥‥‥‥‥‥‥‥‥‥‥‥‥‥‥‥‥‥‥‥‥32（48）
　連　　合‥‥‥‥‥‥‥‥‥‥‥‥‥‥‥‥‥‥‥‥‥‥‥‥‥64（96）
　歯科技工士連携加算1（対面）‥‥‥‥‥‥‥‥‥‥‥‥‥‥+50（+75）
　歯科技工士連携加算2（情報通信機器使用）‥‥‥‥‥‥‥‥+70（+105）
　（前歯部のレジン前装金属冠，レジン前装チタン冠，CAD/CAM冠に限る）
光学印象（1歯につき）（CAD/CAMインレーに限る）‥‥‥‥‥100（150）
　光学印象歯科技工士連携加算（対面）‥‥‥‥‥‥‥‥‥‥‥+50（+75）
咬合採得料（1個につき）‥‥‥‥‥‥‥‥‥‥‥‥‥‥‥‥‥‥18（27）
装着料（1個につき）
　歯冠修復‥‥‥‥‥‥‥‥‥‥‥‥‥‥‥‥‥‥‥‥‥‥‥‥45（68）
　内面処理加算1（CAD/CAM冠，CAD/CAMインレー）‥‥‥‥+45（+68）

装着材料料
　歯科用合着・接着材料I
　　接着性レジンセメント（レジン系）標準型‥‥‥‥‥‥‥‥‥‥‥17
　　　　　　　　　　　　　　　　　自動練和型　‥‥‥‥‥‥‥‥38
　　グラスアイオノマー系レジンセメント（グラスアイオノマー系）標準型‥‥‥‥10
　　　　　　　　　　　　　　　　　　自動練和型　‥‥12
　歯科用合着・接着材料II‥‥‥‥‥‥‥‥‥‥‥‥‥‥‥‥‥‥‥‥12
　　（グラスアイオノマーセメント（接着用），シアノアクリレート系セメント）
　歯科用合着・接着材料III‥‥‥‥‥‥‥‥‥‥‥‥‥‥‥‥‥‥‥‥4
　　（歯科用燐酸亜鉛セメント，ハイボンド燐酸亜鉛セメント，カルボキシレートセ
　　メント，水硬性セメント）
　仮着用セメント（1歯につき）‥‥‥‥‥‥‥‥‥‥‥‥‥‥‥‥‥4
乳歯冠（材料料を含む）
　乳歯金属冠‥‥‥‥‥‥‥‥‥‥‥‥‥‥‥‥‥‥‥‥‥‥230（330）
　乳歯ジャケット冠‥‥‥‥‥‥‥‥‥‥‥‥‥‥‥‥‥‥‥391（586）
　CRジャケット冠（複合レジン系）（乳歯・永久歯の前歯のみ）
　　充填用材料I‥‥‥‥‥‥‥‥‥‥‥‥‥‥‥‥‥‥‥‥430（625）
　　充填用材料II‥‥‥‥‥‥‥‥‥‥‥‥‥‥‥‥‥‥‥405（600）
既製金属冠（材料料含む）‥‥‥‥‥‥‥‥‥‥‥‥‥‥‥229（329）

歯冠修復

歯冠修復（材料料を含む，装着料・装着材料料は別算定）

金属歯冠修復		インレー		前歯¾冠	臼歯⅘冠[1]	FMC
		単純なもの	複雑なもの			
乳歯	銀合金	208	320			510
小臼歯・前歯	金パラ	441	782	984	924	1,226
	銀合金	208	320	412	352	510
大臼歯	金パラ	558	964		1,164	1,531
	銀合金	217	331		369	529
14K（前歯に限る）			1,937	2,434		

レジン前装金属冠[2]		ブリッジ支台歯以外	ブリッジ支台歯
前歯	金パラ	2,126	2,130
	銀合金	1,283	1,287
小臼歯	金パラ		2,056
	銀合金		1,213

1）大臼歯の4/5冠は生活歯をブリッジの支台に用いる場合に限る
2）レジン前装金属冠は前歯またはブリッジ支台の小臼歯に限る

根面被覆（材料料を含む）

		前歯・小臼歯	大臼歯
根面板	金パラ	444	561
	銀合金	211	220
レジン充填	複合レジン系	117 (170)	
	グラスアイオノマー系　標準型	114 (167)	
	自動練和型	115 (168)	

非金属歯冠修復（材料料を含む）

レジンインレー	単　純	157
	複　雑	220
硬質レジンジャケット冠（前歯・小臼歯）（大臼歯は金属アレルギーに限る）	光重合	951
	加熱重合	776

小児保隙装置‥‥‥‥‥‥‥‥‥‥‥‥‥‥‥‥‥‥‥‥‥600（900）
（印象採得料は単純印象で算定，乳臼歯または第一大臼歯にクラウンループまたはバンドループを装着した場合に限る）

チタン冠（大臼歯に限る）‥‥‥‥‥‥‥‥‥‥‥‥‥‥‥‥‥1,266
レジン前装チタン冠（前歯に限る）‥‥‥‥‥‥‥‥‥‥‥‥‥1,866
CAD/CAM冠／CAD/CAMインレー（材料料を含む）

	CAD/CAM冠用材料	CAD/CAM冠		CAD/CAMインレー
		エンクラ以外	エンクラ	
小臼歯	I	1,381		931
	II	1,363		913
大臼歯	III	1,516	1,766	1,066
	V	1,815		
前歯	IV	1,588		

（CAD/CAM冠用材料（III）を大臼歯に使用する場合は金属アレルギー患者または上下顎両側の咬合支持の要件を満たす第一，第二大臼歯に限る）
注）CAD/CAM冠用材料（III）を小臼歯に対して使用した場合は，CAD/CAM冠用材料（I）または（II）により算定する．

ブリッジ（1装置につき）

	5歯以下	6歯以上
印象採得料	282 (423)	334 (501)
咬合採得料	76 (114)	150 (225)
リテーナー	100 (150)	300 (450)
試適料（前歯部に係る場合）	40 (60)	80 (120)
装着料	150 (225)	300 (450)
仮着料	40 (60)	80 (120)

内面処理加算1（高強度硬質レジンブリッジ）……………+90（+135）

内面処理加算2（接着ブリッジ）（接着冠ごとに）…{ 1歯…+45（+68）／2歯…+90（+135）}

歯科技工士連携加算1（対面）……………………+50（+75）

歯科技工士連携加算2（情報通信機器使用）……………+70（+105）
（6歯以上の咬合採得に限る）

注）○5歯以下：支台歯とポンティック数の合計が5歯以下の場合
　　○6歯以上：支台歯とポンティック数の合計が6歯以上の場合
　　○支台装置ごとの装着料は，ブリッジの装着料に含まれる（装着材料料は支台装置ごとに算定）．
　　○ブリッジ未装着の場合は，ブリッジの装着料を算定しない．
　　○脱離再装着の場合は，ブリッジの装着料を算定する（装着材料料は支台装置ごとに算定）．
　　○接着ブリッジは，1歯欠損症例のみで，支台歯のうち1歯以上が接着ブリッジ支台歯の場合．

高強度硬質レジンブリッジ（1装置につき）（材料料を含む）……4,429

接着冠（材料料を含む）

	前歯	小臼歯	大臼歯
金パラ	982	922	1,162
銀合金	410	350	367

ポンティック（1歯につき）（材料料を含む）

鋳造	金パラ	小臼歯	1,363
		大臼歯	1,668
	その他　銀合金	大・小臼歯	490
レジン前装金属	金パラ	前歯	1,921
		小臼歯	1,563
		大臼歯	1,728
	その他　銀合金	前歯	1,251
		小臼歯	705
		大臼歯	565

冠およびポンティックの修理

レジン前装金属冠 レジン前装チタン冠 レジン前装金属ポンティック	窩洞形成　　　充填 60　＋　106　＋　材料料 (90)　　(159)〔170〕
歯冠継続歯，レジンジャケット冠，ポンティック，高強度硬質レジンブリッジ（修理内容および部位にかかわらず3歯として算定）	修理 70　＋　人工歯料 (105)

クラウン・ブリッジ維持管理料（補管）

（1装置につき）（文書により情報提供を行った場合に算定）

歯冠補綴物	5歯以下ブリッジ	6歯以上ブリッジ
100	330	440

注）
○5歯以下：支台歯とポンティックの数の合計が5歯以下の場合（高強度硬質レジンブリッジ含む）
○6歯以上：支台歯とポンティックの数の合計が6歯以上の場合

注）当該補綴物の装着時に算定する．

○クラウン・ブリッジ維持管理料には2年以内における同一部位を含む新たな歯冠補綴物またはブリッジ（接着ブリッジ，高強度硬質レジンブリッジを含む）の製作にかかわる費用を含む．
○クラウン・ブリッジ維持管理中の補綴物の脱離再装着，対象歯の充填治療については，クラウン・ブリッジ維持管理料に含まれる（装着材料料は別算定）．
○クラウン・ブリッジ維持管理の対象となる歯冠補綴物は，チタン冠，レジン前装チタン冠，硬質レジンジャケット冠，CAD/CAM冠である．

○すべての支台をインレーとするブリッジはクラウン・ブリッジ維持管理の対象としない．
○乳歯（後継永久歯が先天的に欠如している乳歯を除く）はクラウン・ブリッジ維持管理の対象としない．
○6歳未満の乳幼児もしくは著しく歯科診療が困難な者を診療した場合，または歯科訪問診療についてはクラウン・ブリッジ維持管理の対象としない．
○金属アレルギー患者に対する非金属歯冠修復，CAD/CAM冠および高強度硬質レジンブリッジについては，クラウン・ブリッジ維持管理料の対象としない．
○令和6年5月31日までにクラウン・ブリッジ維持管理料を算定した歯冠補綴物に係る規定については，なお従前の例による．

有床義歯 （装着料・材料料を含む，人工歯料は別算定）

《 》内は歯科訪問診療料のみ算定患者の点数

		レジン床義歯	熱可塑性義歯	有床義歯内面適合法（硬質材料）	
					6月以内
局部義歯	1歯〜4歯	686（716）	721（751）	276（457）《427》	168（274）《244》
	5歯〜8歯	830（860）	864（894）	328（546）《516》	194（318）《288》
	9歯〜11歯	1,167（1,227）	1,199（1,259）	490（809）《749》	305（495）《435》
	12歯〜14歯	1,629（1,689）	1,659（1,719）	692（1,152）《1,092》	406（666）《606》
総義歯		2,660（2,775）	2,767（2,882）	1,020（1,688）《1,573》	625（1,017）《902》

下顎総義歯内面適合法（軟質材料）

シリコーン系 ……… 1,596（2,551）《2,436》
　6月以内 …………… 996（1,531）《1,416》
アクリル系 ………… 1,529（2,484）《2,369》
　6月以内 …………… 929（1,464）《1,349》
歯科技工加算1 ……… +55（+94）《+94》
歯科技工加算2 ……… +35（+60）《+60》

装着料
少数歯欠損（1歯〜8歯）…………… 60（90）
多数歯欠損（9歯〜14歯）………… 120（180）
総義歯 …………………………… 230（345）

磁性アタッチメント （材料料を含む）

		前歯・小臼歯	大臼歯
キーパー付き根面板（キーパー代を含む）	金パラ	1,278	1,460
	銀合金	816	827
磁石構造体		1,237（1,467）	

鋳造鉤 （材料料を含む）

		双子鉤		二腕鉤（レスト付）		
		大大・大小	犬小・小小	大臼歯	小臼・犬歯	前歯
14	K	2,131	1,782	1,762	1,409	1,140
金パラ		1,247	1,032	917	829	786
コバルトクロム合金		265	265	245	245	245

線鉤 （材料料を含む）

		双子鉤	二腕鉤（レスト付）	レストなし
14	K	1,111	842	−
不銹鋼・特殊鋼		233	165	140

コンビネーション鉤 （材料料を含む，線鉤は不銹鋼・特殊鋼）

		大臼歯	小臼・犬歯	前歯
鋳造鉤	金パラ	585	540	519
	コバルト	276	276	276

バー （1個につき）（材料料を含む）
屈曲　不銹鋼・特殊鋼 …………………………… 298
鋳造　金パラ ……………………………………… 2,040
　　　コバルトクロム合金 ………………………… 476
保持装置（1個につき）…………………………… +62
間接支台装置（1個につき）……………………… 111

有床義歯修理 （装着料を含む）

《 》内は歯科訪問診療料のみ算定患者の点数

		6月以内の修理
少数歯欠損（1歯〜8歯）	290（435）《420》	160（240）《225》
多数歯欠損（9歯〜14歯）	320（480）《450》	190（285）《255》
総義歯	375（563）《505》	245（368）《310》

印象採得料 （1装置につき）
単純印象　簡単なもの …………………………… 42（63）
　　　　　困難なもの …………………………… 72（108）
連合印象 …………………………………………… 230（391）
特殊印象 …………………………………………… 272（462）

咬合採得料 （1装置につき）
少数歯欠損（1床1歯〜8歯）…………………… 57（97）
多数歯欠損（1床9歯〜14歯）………………… 187（318）
総義歯 ……………………………………………… 283（481）
　歯科技工士連携加算1（対面）………………… +50（+85）
　歯科技工士連携加算2（情報通信機器使用）…… +70（+119）
　（多数歯欠損，総義歯に限る）

仮床試適料 （1床につき）
少数歯欠損（1床1歯〜8歯）…………………… 40（60）
多数歯欠損（1床9歯〜14歯）………………… 100（150）
総義歯 ……………………………………………… 190（285）
　その他の場合 …………………………………… 272（408）
　歯科技工士連携加算1（対面）………………… +50（+75）
　歯科技工士連携加算2（情報通信機器使用）…… +70（+105）
　（多数歯欠損，総義歯に限る）

人工歯料 （有床義歯，ジャケット冠）

材料 ＼ 部位	前歯部		小・臼歯部	
	両側	片側	両側	片側
レジン歯	24	12	24	12
スルフォン樹脂	62	31	87	43
硬質レジン歯	58	29	73	37
床用陶歯	187	94	101	51

補綴隙（1個につき）…………………………… 65

歯科技工加算1
（院内技工士により当日に修理，新たな欠損に対する増歯の場合）…… +55（+83）《+83》

歯科技工加算2
（院内技工士により翌日に修理，新たな欠損に対する増歯の場合）…… +35（+53）《+53》

注）○印象採得，咬合採得を行った場合はそれぞれの点数を算定する．
　　○有床義歯の修理，床裏装の際，人工歯を使用した場合それぞれの人工歯料を別に算定する．

注）○著しく歯科診療が困難な者の点数は，全身麻酔を行った場合は算定できない．
　　○6歳未満の乳幼児が著しく歯科診療が困難な者であった場合については，6歳未満の乳幼児加算のみを算定する．

本書に付属する動画のご利用について

以下のURLまたはQRコードからウェブページにアクセスしてください．ページ上の項目をクリック／タップすると動画を視聴することができます．

https://www.ishiyaku.co.jp/ebooks/rkshb2/

本文中に掲載されているQRコードを読み込むことでも，該当の動画を直接再生することができます．

なお，特定非営利活動法人日本歯周病学会　歯周病学基礎実習動画については本文中のQRコードまたは https://www.perio.jp/news/basic_practice.shtml よりご利用ください．

[動作環境]
Windows 10以上のMicrosoft Edge，Google Chrome最新版
macOS 12以上のSafari最新版
Android 11.0以上のGoogle Chrome最新版
iOS／iPadOS 15以上のSafari最新版
※フィーチャーフォン（ガラケー）には対応しておりません．

■ 注意事項
・お客様がご負担になる通信料金について十分にご理解のうえご利用をお願いします．
・本コンテンツを無断で複製・公に上映・公衆送信（送信可能化を含む）・翻訳・翻案することは法律により禁止されています．

■ お問い合わせ先
以下のページからお問い合わせをお願いします．
https://www.ishiyaku.co.jp/ebooks/inquiry/
※お電話でのお問い合わせには対応しておりません．ご了承ください．

【監修者略歴】

粟野 秀慈
- 1965 年　北海道に生まれる
- 1992 年　九州歯科大学卒業
- 1996 年　九州歯科大学大学院修了
- 1997 年　九州歯科大学助手
- 2001 年　九州歯科大学講師
- 2015 年　九州歯科大学教授，現在に至る
- 2020 年　九州歯科大学学部長
- 2022 年　九州歯科大学理事・学部長
- 2024 年　九州歯科大学理事長・学長，現在に至る

米田 雅裕
- 1960 年　福岡県に生まれる
- 1987 年　九州大学歯学部卒業
- 1991 年　九州大学大学院歯学研究科修了
- 1992 年　九州大学歯学部助手
- 2004 年　福岡歯科大学講師
- 2005 年　福岡歯科大学助教授（2007 年　准教授）
- 2011 年　福岡歯科大学教授（口腔医療センター）
- 2014 年　福岡歯科大学教授（総合歯科学講座総合歯科学分野）
- 2021 年　福岡歯科大学主任教授（総合歯科学講座），現在に至る

必修　歯科臨床研修実践ハンドブック
令和 6 年度診療報酬改定対応版　　ISBN978-4-263-45687-3

2024 年 10 月 25 日　第 1 版第 1 刷発行

監修者　粟　野　秀　慈
　　　　米　田　雅　裕
発行者　白　石　泰　夫
発行所　医歯薬出版株式会社

〒113-8612　東京都文京区本駒込 1-7-10
TEL.(03)5395-7638（編集）・7630（販売）
FAX.(03)5395-7639（編集）・7633（販売）
https://www.ishiyaku.co.jp/
郵便振替番号 00190-5-13816

乱丁，落丁の際はお取り替えいたします　　印刷・あづま堂印刷／製本・皆川製本所
© Ishiyaku Publishers, Inc., 2024. Printed in Japan

本書の複製権・翻訳権・翻案権・上映権・譲渡権・貸与権・公衆送信権（送信可能化権を含む）・口述権は，医歯薬出版（株）が保有します．
本書を無断で複製する行為（コピー，スキャン，デジタルデータ化など）は，「私的使用のための複製」などの著作権法上の限られた例外を除き禁じられています．また私的使用に該当する場合であっても，請負業者等の第三者に依頼し上記の行為を行うことは違法となります．

[JCOPY] ＜出版者著作権管理機構　委託出版物＞
本書をコピーやスキャン等により複製される場合は，そのつど事前に出版者著作権管理機構（電話 03-5244-5088，FAX 03-5244-5089，e-mail : info@jcopy.or.jp）の許諾を得てください．

■ 痛みのフローチャート

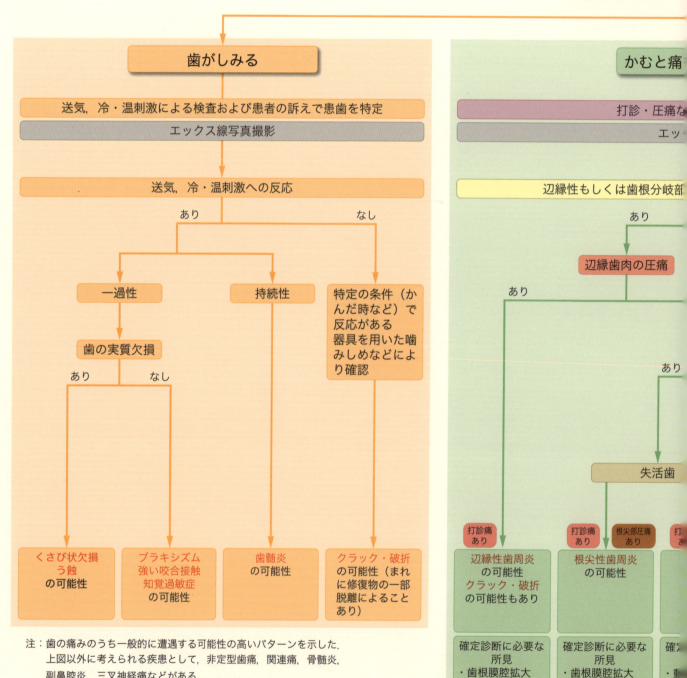

注：歯の痛みのうち一般的に遭遇する可能性の高いパターンを示した．
上図以外に考えられる疾患として，非定型歯痛，関連痛，骨髄炎，
副鼻腔炎，三叉神経痛などがある．
また，クラック，歯根破折に関しては限局性のポケットが触知でき
ないことも多々あるため注意が必要である．